科学出版社"十四五"普通高等教育本科规划教材

供中西医结合类、中医学类专业及其他相关类专业使用

中西医结合生理学

第 3 版

赵铁建　储利胜　主　编

科 学 出 版 社

北　京

内 容 简 介

本教材是第 3 版，是科学出版社"十四五"普通高等教育本科规划教材之一，编写以培养学生创新思维、树立中西医结合医学理念、实现基础向临床过渡为主导思想，内容突出介绍生理学基本知识及与中医基础理论的关系，旨在促进两者有机地结合。为体现中西医结合学科的体系特点，本教材在编写过程中探索性地将中医基础理论与生理学基本知识进行穿插编写、有机融合，结合临床案例，生动有趣地介绍教学内容。全书共 12 章，分别为绪论、细胞的基本功能、血液、血液循环、呼吸、消化和吸收等。全书以生理学的功能系统为主线，分别介绍机体各部分的主要功能及其调节机制。融入与现代生理学认识基本一致的中医基础理论知识；引导学生理解中医脏腑理论与生理学相关器官、系统的功能及相互关系；培养学生以人体功能系统为基础学习中医脏腑理论的思维模式。

本教材为高等医药院校中西医结合类、中医学类专业及其他相关类专业的本科生教材，亦可作为研究生、教师及临床医师的参考用书。

图书在版编目（CIP）数据

中西医结合生理学 / 赵铁建，储利胜主编. —3 版. —北京：科学出版社，2023.1
科学出版社"十四五"普通高等教育本科规划教材
ISBN 978-7-03-074798-3

Ⅰ. ①中…　Ⅱ. ①赵…　②储…　Ⅲ. ①中西医结合-人体生理学-高等学校-教材　Ⅳ. ①R33

中国国家版本馆 CIP 数据核字（2023）第 016106 号

责任编辑：郭海燕 / 责任校对：刘　芳
责任印制：霍　兵 / 封面设计：蓝正设计

科 学 出 版 社 出版
北京东黄城根北街 16 号
邮政编码：100717
http://www.sciencep.com

天津市新科印刷有限公司印刷
科学出版社发行　各地新华书店经销

＊

2013 年 6 月第　一　版　开本：787×1092　1/16
2023 年 1 月第　三　版　印张：20 3/4
2025 年 1 月第十九次印刷　字数：600 000

定价：69.80 元
（如有印装质量问题，我社负责调换）

《中西医结合生理学》第 3 版

编 委 会

第 3 版前言

为了适应当前深化教育改革和发展高等中医药教育的实际需求，培养传承中医药文明、继承中医药事业的复合型、实用型高等中医药专业人才，根据《国家中长期教育改革和发展规划纲要（2010—2020）》《关于医教协同深化临床医学人才培养改革的意见》和高等中医药院校本科培养规划和要求，编委会在总结过去教材成功经验的基础上，组织出版了中医药院校本科案例式教改教材。

本教材编委会由全国多所中西医院校的生理学或中医学专家、教授组成，他们几十年来一直从事生理学教学及教改工作，对中医学基本理论亦有深刻认识，对教材的功能理解深刻，并熟悉目前国内外教材的编写内容和形式。在进行本次修订第 3 版教材期间，编委会对本书的编写目的和要求进行了认真讨论，统一了编写的思想、内容和形式。在编写过程中，坚持对现代生理学与中医生理学采取比较分析的方法，重点阐述现代生理学理论，也介绍了中医生理学的研究进展。按中医药院校中医学类和中西医结合类专业的教学大纲进行编写，将精选案例和课程内容有机地结合，做到叙述简明，重点突出。为满足执业医师考试的要求，本教材新增了执业医师考试的考点栏目（简称执医考点），在案例中增加了治法和代表方，并保留第 2 版的学习要求、学习框架和复习思考题等栏目，将各章知识点进行适当整合并联系临床。结合生理学知识的介绍，适当地渗入有关中医理论的现代研究进展。

本教材将生理学知识框架和中医生理学知识相融合，同目前国内外的生理学教材比较，具有如下特点：①"案例"既使生理学知识得以适度地外延，又具有激发学习兴趣的作用。②整合融入中医知识，使宏观的中医认识与微观的现代生理研究相结合，培养学生对案例与问题的思考和分析能力。③教材渗透相关中医理论与现代生理学研究内容，可激发学生求知欲望，形成正确的专业思想和探索精神，有利于培养传承中医药文明、继承中医药事业的复合型、实用型专业人才。

本教材努力把握中医药本科教学内容和课程体系的改革方向，在突出课程的基础理论、基本知识和基本技能的基础上，体现思想性、科学性、启发性、先进性和适用性的原则，尽可能使教材通俗易懂、重点突出、贴近教学，符合学校实际的教学需求。在编写中力求概念清楚、准确，语言精练、简洁，便于学生学习和理解。在编排形式上为使学生明确目标、把握要点，在章前列出学习要求，在章后列出学习框架、思考题，此外，在教材中用二维码链接了各章 PPT 课件，便于学生预习、总结、复习之用。

本教材可作为五年制中医学类、中西医结合类等专业学生的生理学教材，亦可作为临床各专业成人教育本科学生的生理学教材，还可供医药学专科学生和从事基础、临床教学的教师参考。

本教材的编写得到了广西中医药大学领导的大力支持和相关学科专家的热忱帮助，参编各院校对本书的编写给予了极大的支持和帮助，在此一并表示感谢。

　　由于本教材内容涉及学科领域较广，尤其在中西医结合的形式、程度与内容等方面仍然存在一些遗憾和不足，书中如存在不当之处，恳请广大同仁和读者提出宝贵意见和建议，以便再版时加以改正。

《中西医结合生理学》（第 3 版）编委会

2022 年 12 月

本书 PPT 课件请扫以下二维码：

目　录

第一章 绪 论

🎯 **学习要求**

1. 掌握兴奋性、机体功能调节方式和负反馈。
2. 熟悉生理学的研究水平、正反馈。
3. 除列入掌握、熟悉的教学内容外，其他列入的均为了解内容；相关中医内容结合其他课程自学。

🎓 **执医考点** 生理学概念、研究对象和任务；生命活动基本特征；内环境与稳态概念及生理意义；三大调节的概念及特点；正、负反馈概念及生理意义。

第一节 中西医结合生理学概述

一、生理学的研究对象与任务

生理学（physiology）是以生物机体生命活动现象及其各组成部分的功能为研究对象的一门科学，是生物科学的一个重要分支，中西医结合生理学是现代生理学知识与中医生理基础知识相融合的新兴学科。生理学按研究的对象不同，可分为植物生理学、动物生理学和人体生理学等。由于研究机体功能的方法、角度不同，生理学不断产生新的分支，有些已成为新的独立学科，如生物化学、营养学等；有些与其他学科的研究结合，产生了一些新兴学科，如神经生物学、中西医结合生理学。

生理学的任务是研究机体及其各组成部分的功能活动规律及其产生机制，以及内外环境变化对其的影响和机体的调节。生理学既是以解剖学和组织胚胎学为基础，又是后续学习病理生理、药理学和临床科学的基础，所以它是一门承前启后的重要医学基础课程。中西医各专业的学生掌握必要的生理学知识，不仅为学习其他基础医学和进行科学研究奠定基础，也为中西医临床实践提供重要的客观诊治依据和检测标准，还可为研究中医药理论、继承和发扬中医药传统、加速中医药现代化奠定基础。

二、生理学的研究方法与水平

（一）生理学的研究方法

生理学是一门实验性很强的学科，生理学的知识主要是在实验中获得的。根据实验对象的不同，生理学实验分为动物实验与人体实验观察。一般生理学研究以动物实验为主，只有在不影响机体健康的情况下，才允许在人体上进行实验观察。人与动物在进化程度上有很大的差异，而且动物实验是在特定条件下进行的，虽然在动物体上获得的资料与人体具有某些共性，但不能将实验结果视为人体的规律，更不能将动物实验资料不加区别地用于人体。传统上生理学的动物实验方法分为急性和慢性实验两大类。

1. 急性实验 根据实验目的不同又可分为离体实验和在体实验两种：①离体实验是指从活的或

刚被处死的动物体中取出所要研究的器官、组织或细胞等，放置于人工控制的实验环境中进行观察，分析其功能活动规律及原理的实验，如把蛙的心脏离体置于林格液中，观察其在不同温度中的节律活动的变化等。②在体实验是指用药物先将实验动物麻醉后或用破坏脑和脊髓等方法，手术暴露所需要进行实验的器官，施加各种因素进行各种预定的观察、记录等，如解剖暴露动物的迷走神经和心脏，用电刺激迷走神经，观察心脏频率和收缩力的变化。急性实验的优点是实验条件易于控制、观察直接、无关因素的影响少，结果易于分析等，所以实验结果比较明确。

2. 慢性实验　通常是在无菌条件下，对动物施行手术，暴露、破坏、切除或移植某些器官，待手术创伤恢复后，在动物清醒或接近正常生活状态下，观察其功能缺损、功能紊乱表现等，以分析各器官、组织在正常状态下的功能活动规律的实验。如在无菌手术下制备各种器官的瘘管（胃瘘、肠瘘、唾液腺瘘等），观察各种因素对其分泌的影响。慢性实验最大的优点在于实验动物处于清醒状态，各器官间保持了自然关系，其各种功能接近常态。另外，实验动物能较长时间存活下去，可多次、重复进行实验观察、分析，所获得的结果更接近于整体自然状态。但慢性实验方法复杂，影响因素较多。

（二）生理学的研究水平

人体的各种功能活动是以相应的结构为基础的。在结构上，人体是由器官、系统组成的，器官、系统是由组织细胞构成，细胞又是由许多分子构成，特别是一些生物大分子（如核酸、蛋白质）在机体的生命活动中发挥着非常重要的作用。所以，对机体功能活动的研究通常是在三个水平——细胞和分子水平、器官和系统水平、整体水平上进行的。

1. 细胞和分子水平　细胞是组成人体最基本的结构与功能单位，组成细胞的基本成分是生物大分子。因此，细胞的生理特性是由构成细胞的细胞器和各种生物大分子的理化特性所决定的。细胞和分子水平研究的主要任务是研究细胞内各亚微结构的功能和生物大分子的理化变化过程，如腺细胞的分泌、神经细胞的信息传导与传递、肌细胞收缩的分子机制等。细胞和分子水平的研究有助于对器官、系统功能的深入认识并深入揭示生命活动的本质。

2. 器官和系统水平　人们对生理学的研究最早是在器官和系统水平上进行的。这一水平主要是研究机体各器官和系统的活动规律、调节机制和内外环境变化的影响等，如肾脏生成尿液的过程、在不同机体功能状态下尿量和成分变化的机制，以及肾脏在内环境稳态中的作用等。在器官水平上研究获得的基本知识构成了器官生理学（organ physiology）的内容，如肾脏生理学、消化生理学、呼吸生理学、循环生理学等。

3. 整体水平　以完整的机体作为研究对象，研究机体各器官、系统之间功能活动的内在联系与规律，以及内外环境因素变化对整体功能活动的影响。例如，研究机体运动时体内代谢、循环、呼吸和其他功能系统的活动变化及机制；生物和心理及社会因素对整体功能活动的影响。中医就是在整体水平对机体进行的研究，经过几千年的沉淀，中医对机体有很深刻的认识。

三、中医学对人体生理功能的认识

《黄帝内经》是我国具有 2000 多年历史的医学经典，其对人体的功能活动进行了描述，如"心主血脉""肺主气司呼吸""肾主水、主骨"等；有关"心主血脉"，气血循行体内"如环之无端，莫知其继，周而复始"的叙述，类似现代生理学血液循环的概念；在"心为君主之官"和"怒伤肝，喜伤心，思伤脾，忧伤肺，恐伤肾"等的解释中，表明人体调节系统对整体调控的主导地位，以及人的情感和意志等对体内多种功能活动的影响；尤其认为"经络"遍布全身，统率脏腑，联络肢体，通表达里，沟通上下，是机体之间的联系通路，若经络失常、气血不和，则导致机体功能紊乱，表明了人体是一个统一的整体，人体与环境之间有着密切的联系。通过进一步的发展，建立了独特而完整的中医学脏腑功能的理论体系。中医学认为，精气是构成人体和维持生命功能的物质基础。维持生命活动的精气分为阴、阳两个方面，两者既对立又统一，阴阳相互消长转化是体内各种功能发生变化的根本原因。阴阳平衡，整体生命活动正常；阴阳失调则表现为疾病。

中医学以中国古代朴素的唯物论和辩证法为指导思想，用气血、阴阳、五行等重要的学术理论，从宏观的层面解释人体的各种生命现象和调控机制、各脏腑功能及其相互关系、人体内外环境的相互影响，并建立了阴阳五行学说、脏象学说、气血津液学说、经络学说、体质学说等用于解释人体的生命现象。随着现代医学的发展许多有识之士从基础理论、临床实践等方面进行中西医汇通的研究。当代中医基础理论研究的热点就是通过实验研究证明中医人体生理功能和调节机制的正确性，并通过实验研究找到中医学某些理论的客观物质基础。

第二节 生命活动的基本特征

各种生物体均能够以各自特点进行多种形式的生命活动，这些活动的基本特征是新陈代谢、兴奋性、适应性、生殖与衰老。

一、新陈代谢

新陈代谢（metabolism）是指机体与环境之间不断进行物质和能量交换，以实现自我更新的过程。它包括物质代谢和能量代谢两个方面，物质代谢又分为合成代谢与分解代谢两种。

在生命活动进行过程中，一方面，机体从外界环境中获取营养物质并将之转变成自身的组成物质，同时储存能量；另一方面，机体又不断地将自己原有物质分解为代谢产物并排出体外，同时释放出能量以满足机体生命活动的需要。前一过程称为合成代谢或同化作用，后一过程称为分解代谢或异化作用。在新陈代谢过程中，物质的变化与能量的转化是同一活动中的两个方面，两者是紧密联系的。物质的合成代谢是储存能量的过程，其分解代谢是释放能量的过程。新陈代谢一旦停止，生命也将结束。

二、兴奋性

各种生物体都在一定的环境中生活，其生活的内外环境不断在发生变化。细胞、组织或有机体对于内外环境变化发生反应的能力或特性，称为兴奋性（excitability）。而这种能够引起机体产生反应的内外环境变化，称为刺激。生理学将由刺激引起机体内部代谢及外部活动发生的相应改变称为反应（reaction）。反应有两种表现形式：一种由相对静止变为活动状态，或由活动较弱变为活动较强的过程，称为兴奋（excitation）；另一种反应与兴奋相反，在接受刺激后由活动状态转为静止状态，或由活动较强转为活动较弱的过程，称为抑制（inhibition）。对活体组织或细胞进行刺激究竟引起兴奋还是抑制，一方面取决于刺激的质和量；另一方面也由组织、细胞的功能状态和特性来决定。

不同组织和细胞的兴奋性是不一样的，在机体中神经细胞、肌细胞和腺细胞的兴奋性最高，因此，在生理学中将此类细胞称为可兴奋细胞（excitable cell）。兴奋的表现形式多种多样，如腺细胞的分泌、肌细胞的收缩、神经细胞的神经冲动等。三种可兴奋细胞虽然在兴奋时有不同的外部表现，但在细胞水平均有一个共同的变化，即产生可传导的跨膜电位变化——动作电位，故动作电位通常被认为是可兴奋性细胞发生兴奋的标志。

三、适应性

适者生存是生物进化过程中的基本规律之一。机体会根据内外环境的变化，调整其体内各部分的功能及相互关系，以保持内环境和机体生理功能的稳定，保持生命活动的正常进行，机体的这种生命活动特性称为适应性（adaptability）。机体的适应性是生物在进化过程中所获得的一种能力和特性。适应（adaptation）又分为行为适应和生理适应两种。

生物体长期生存于某一特定的环境中，在不断变化的环境影响下，能够形成一种与环境相适应的自身生存模式，并随着生物不断进化而增强。人的适应性远高于其他动物，当人体遇到各种突然而强烈的环境变化时，能够迅速产生各种适应性反应，以保护机体免受损害。但机体的适应性是有一定限度的，如果超过限度，就会产生适应不全甚至导致病理性损害。

四、生殖

生物体生长发育到一定阶段后，具有产生与自己相似的子代个体的功能称为生殖（reproduction）。因为通过个体的生殖功能实现了种族的不断繁衍和生命活动的延续，所以生殖也是生命活动的基本特征。人类辅助生殖技术的发展，不仅解决了人类不孕不育症的困扰，而且使优生优育成为可能。此外，克隆（clone）技术的不断发展也对伦理学和传统生殖方式提出了新的挑战，考验着人类理性发展的智慧。

五、衰老

生命周期中有一个随着时间的进展而表现出功能活动的不断减退、衰弱，直至死亡的过程，这个过程称为衰老（senescence）。衰老的主要表现是随着年龄的增长，人体各器官系统及其组织细胞功能出现退行性变化或衰退状态，对内外环境适应能力逐渐减弱，具有全身性、进行性、内在性和衰退性的特点。在衰老过程中机体的运动功能，生殖功能，基础代谢，能量代谢，糖、蛋白质和脂肪三大代谢功能等随着年龄的增长均出现进行性衰退的改变。

新陈代谢是一切生命活动的基础，机体对环境因素的变化具有发生反应和产生适应的能力，同时使机体发育成熟后获得创造新生命的能力。生命是一个不可逆的过程，衰老和死亡是生命活动的最后阶段，是生命活动发展的必然结果。

第三节　机体的内外环境与稳态

环境（environment）一般是指生物体周围一切的总和，它包括空间及其中可以直接或间接影响生物体生活、发展的各种因素。外环境（external environment）是指机体赖以生存和生活的自然环境和社会环境。人体的绝大多数细胞并不直接与外界接触，而是浸浴在细胞外液之中，所以细胞外液是细胞在体内直接所处的环境，故称为内环境（internal environment）。内环境是供体内细胞生存和进行功能活动的环境，以区别于整个机体所处的外环境。机体内的某些液体，如肾小管、汗腺导管和胃肠道内的液体，都是和外环境连通的，不属于内环境。机体的生命活动是在外环境和内环境中发生和发展的。

一、机体与外环境的关系

（一）人类与自然环境的共生关系

自然界是人类赖以生存和发展的基础及物质来源，人类利用自然界中的物质经转化后构成其生命的组分。机体从自然环境的植物和其他动物中获取全面的营养物质，并从大气中摄入代谢所需的 O_2，同时将细胞代谢的产物（有机废物和 CO_2 等）及多余的物质和热量排出体外。所以，自然环境与人类的活动是息息相关的，环境限制生物，生物适应环境，即"适者生存"。人体依据外环境的变化调整自身生理功能和心理活动的过程称为适应。这种适应通常表现在形态、生理和行为等种种变化上，如人从明亮处突然进入暗处，起初一无所见，随着眼对光的敏感性提高，逐渐恢复了暗视觉，这就是眼的暗适应过程。

（二）机体与社会环境的和谐关系

机体从社会环境中获得生活所需的条件。生态因子（ecological factors）是在环境中对生物生长、发育、生殖、行为和分布起作用的环境要素。其中，生物因子（biological factors）是指同种生物的其他有机体（种内关系）和异种生物的其他有机体（种间关系）。例如，当人变换生活环境时，起初会在人际关系、饮食起居等方面产生不适应，出现胃纳不佳、睡眠不深、生疏孤独等现象，经过一段时间的自我调适、互相关照、沟通理解，就能适应新的生活学习环境。但人类对环境的适应，并不是完全的、绝对的，而是有限的、相对的。

二、内环境及其稳态

细胞外液是体内细胞赖以生存和发挥其功能的环境，是机体的内环境（internal environment）。内环境是相对于机体生存的外部自然环境而言，在高等动物中更是如此，这是生命活动的一个重要基本规律。内环境中各种成分的理化因素保持相对稳定的状态，称为稳态（homeostasis）。例如，血浆 pH 维持在 7.4 左右，体温在 37℃ 上下，葡萄糖浓度、各种离子（Na^+、K^+、Cl^-、Ca^{2+}、H^+等）、动脉血压、血浆中氧和二氧化碳分压、细胞外液的容积、渗透压等都维持在一个相对恒定的水平。

内环境的稳态是一种动态平衡，稳态并不是不变的，由于细胞不断代谢活动，物质交换在细胞外液不断地发生，就会不间断地扰乱或破坏内环境的稳态。细胞外液包括血浆和组织液，其在体内处于循环状态，运动着的细胞外液既是细胞发挥功能活动的环境，又是机体各部分细胞间相互联系和与外环境间进行物质交换的媒介；因此，外环境因素的改变也会影响内环境的稳态。稳态为机体各种组织细胞的生化代谢和生理功能的正常进行提供了必需的条件，稳态的维持又是体内各细胞、器官正常生理活动的结果，故两者互为因果关系。环境的各种理化性质的变动如果超过一定范围，就可能引起疾病；相反，在疾病情况下，细胞、器官的活动发生异常，内环境的稳态就会受到破坏，细胞外液的一些成分就会发生变化，变动范围超出正常。临床上给患者做许多检查，目的在于判断有关生理指标是在正常的变动范围内，还是有较大程度的偏离。

案 例 思 考

患者，男性，30 岁，4d 前淋雨后出现咳嗽，咳铁锈色样痰，少量。发热，伴寒战，体温波动于 38.5～39.7℃ 之间。自觉前胸隐痛，气短，周身乏力，无明显喘息，无腹痛腹泻，无尿频，无头晕、头痛。查体：体温（T）39.2℃，脉搏（P）110 次/分，呼吸（R）20 次/分，血压（BP）125/80mmHg*。神志清楚，精神萎靡，颜面潮红。右下肺叩诊实音，呼吸音粗。心律齐。腹软，无压痛。血常规示白细胞（WBC）$13×10^9$/L，中性分叶核粒细胞（N）0.82。胸片示右肺下叶大片密度增高。

中医辨证：脉浮滑数；舌质红，苔薄黄腻；大便调，小便短黄。

西医诊断：右下叶肺炎；中医诊断：咳嗽（风热犯肺证）。

治法：疏风清热，宣肺止咳。

代表方：桑菊饮。

问题与思考：

（1）如何理解内环境稳态是一种动态平衡？

（2）肺炎主要临床症状和引起机体内环境理化性质改变的关系是怎样的？

提示：

（1）维持体温在 37℃ 上下是机体内环境稳态的重要指标。感染原为细菌，是机体外致热原，激活机体产生内致热原，作用于体温中枢，导致产热增加、散热减少，出现发热。

（2）发热，感染，增加机体耗氧量，会出现心率和呼吸频率的增快以代偿。

（3）发热使机体各组织尤其大脑代谢受到一定影响，肺部感染导致机体缺氧等，患者会表现出精神萎靡。

---

* 1mmHg≈0.133kPa。

第四节　机体功能的调节与自动控制

生理功能的调节（regulation）是指通过机体的内在控制机制，保持各种功能活动在内外环境因素变化时能相对稳定的过程。机体对各种功能活动进行调节的方式主要有三种，即神经调节、体液调节和自身调节。

一、机体功能的调节方式

机体功能活动主要受神经、内分泌和免疫系统的调节，自身调节的作用较小。体内的多种生物活性物质（神经肽、激素和细胞因子等）是神经、内分泌和免疫调节系统共同的信息物质。机体具有完整复杂的调节机构，通过调节使各器官、系统的功能活动在空间上和时间上相互配合、相互制约，从而达到整体功能活动的协调、统一，这称为整合作用（integration action）。整合作用是机体实现各种功能活动，进而适应内外环境变化的主要方式。而整合作用的实现则是通过机体内错综复杂的调节形式完成的。

（一）神经调节

神经调节（nervous regulation）是指通过中枢神经系统的活动，经周围神经纤维对人体功能发挥的调节作用。神经调节的基本方式是反射（reflex）。反射是指机体在中枢神经系统参与下，对内外环境变化做出有规律性的适应性反应。反射活动的结构基础是反射弧（reflex arc）。反射弧由五部分组成：感受器、传入神经、反射中枢（reflex center）、传出神经和效应器。机体有各种各样的感受器，每一种感受器能够感受体内外环境的某种特定变化，并将这种变化转变成一定的神经信号，通过传入神经纤维传至相应的反射中枢，反射中枢对传入信号进行整合并产生传出信息，通过传出神经纤维改变相应效应器的功能活动，即完成一次反射活动。反射分为非条件反射与条件反射两类。神经调节在维持正常生命活动中起着非常重要的作用，在以后各章的学习中，都将会具体叙述到神经系统对机体某种功能的调节过程。

神经调节是人体中最重要的调节形式，其特点是反应迅速、精确，作用短暂而影响范围局限。

（二）体液调节

体液调节（humoral regulation）是指体内细胞产生和分泌的某些特殊化学物质，经体液运输到相应的靶细胞，从而影响其生理功能的一种调节方式。根据调节范围的大小，可分为全身性和局部性的体液调节两类。

1. 全身性体液调节　是指内分泌腺或内分泌细胞分泌的激素，通过血液循环或其他体液途径运送到相应的靶器官或靶细胞，对其功能活动进行的调节。由于内分泌腺和内分泌细胞的活动直接或间接地受神经系统的调节，故这类体液调节可视为神经调节的一个传出环节，常称为神经-体液调节。例如，肾上腺髓质受交感神经节前纤维末梢支配，交感神经兴奋时，肾上腺髓质分泌肾上腺素和去甲肾上腺素，从而使神经与体液因素共同参与机体功能调节。此外，某些神经细胞也可分泌激素，由神经细胞分泌激素的方式称为神经分泌。

2. 局部性体液调节　也称为旁分泌（paracrine）调节，是指某些散在的内分泌细胞（如胃肠道内的）或其他具有分泌功能的细胞，在所处环境因素变化时，分泌的激素或其他生物活性物质，经组织液扩散到相邻细胞，对自身（自分泌）或相邻细胞功能活动的调节。除激素外，组织细胞代谢产生的组胺、乳酸、CO_2，各细胞因子，某些气体分子（如 NO、CO、H_2S 等）产生的调节作用也视为局部性体液调节。

体液调节的特点是反应相对迟缓、作用范围广泛、持续时间较长。

（三）自身调节

某些组织、细胞不依赖于神经或体液因素，自身对周围环境变化所发生的适应性反应，称为自身调节（autoregulation）。例如，动脉血压在一定范围发生波动时，肾脏小动脉平滑肌可以相应地收缩或舒张以改变血流阻力，使肾血流量不会发生较大起落变化，以保证尿液的正常生成。

自身调节的特点是，范围和幅度都比较小，其生理意义不及神经调节与体液调节，但是对于局部器官、组织的生理功能的调节仍有着重要的意义。

机体还存在多种调节方式，如免疫调节、神经免疫调节（neuroimmunomodulation）等。免疫调节（immunological regulation）是指通过免疫系统的活动对机体防御系统功能的调节。免疫系统是由免疫器官（骨髓和淋巴结等）、免疫细胞（淋巴细胞和单核-巨噬细胞等）和免疫活性分子（免疫球蛋白和细胞因子等）组成。免疫系统的功能主要有三个方面：①防止外界病原体的入侵和清除已进入体内的病原体；②对其他有害生物性分子产生免疫反应并将其清除；③清除体内已衰老和突变的细胞或早期的肿瘤细胞。故从本质上讲，机体免疫系统的功能是识别"自己"和排除"异己"。在正常情况下，免疫系统同神经和内分泌系统一起，通过相同的信息物质，构成机体的网络调节系统以维持内环境的稳态。

二、机体功能活动的自动控制

机体功能活动的调节过程与工程技术的控制过程具有极其相似的调节原理和规律。人体内存在各种控制系统，对机体各种活动进行调节。控制系统分为非自动控制系统和自动控制系统两大类。任何控制系统都主要由控制部分和受控部分组成。体内的控制系统包括神经中枢、内分泌腺和细胞信息传递中的控制部分等，受控系统主要包括组织和细胞、参与反应的酶、信息传递中的某些信息分子等。由于机体的功能活动受非自动控制调节较少，现只介绍自动控制系统对机体功能活动的调节。自动控制系统是一个闭合环路，存在反馈和前馈两种调节形式。

（一）反馈控制系统

每一个自动控制系统都是一个闭合回路，即控制部分—受控部分—监测装置—比较器—控制部分，将此闭合回路联系，又称为反馈联系（图 1-1）。

与人体的对应关系可以认为，在控制部分（反射中枢或内分泌细胞）与受控部分（效应器、靶细胞）两者之间也存在着双向联系。由控制部分发出的调节受控部分活动的信息，称为控制信息；由受控部分返回的修整控制部分活动的信息，称为反馈信息，即控制信息到达受控部分，同时受控部分也会不断地有反馈信息回输至控制部分。反馈信息在不同的控制系统中，其传递信息的形式可以不同，但主要是电信号（神经冲动）及化学信号（激素或生物活性物质）等。由受控部分将信息通过反馈联系传回

图 1-1 机体反馈控制系统与工程学反馈控制系统比较示意图
A. 机体反馈控制系统；B. 工程学反馈控制系统

到控制部分的过程称为反馈（feedback）。反馈又分为负反馈与正反馈。

1. 负反馈调节　负反馈（negative feedback）是指受控部分发出的反馈信息调节控制部分的功能，最终使受控部分的活动向其原活动相反的方向改变。当体内某受控部分活动超出正常范围时，可通过负反馈控制机制使该活动下调或减弱，反之则可以通过负反馈控制机制使其活动增强。例如，体温、血压和血液中激素水平的调节等都属于负反馈调节。负反馈调节的作用是维持体内某些功能活动处于相对稳定的状态，因而是可逆的过程，并具有双向调节的特点。负反馈控制系统在机体内各种调节活动中最常见，机体各种功能活动的正常进行和内环境稳态的维持，就是通过相应的负反馈控制系统发挥其作用来实现的。

负反馈控制都有一个调定点（set point）。调定点是指自动控制系统所设定的一个工作点，使受控部分的活动只能在这个设定的工作点附近的小范围内变动。如正常人体体温的调定点约为 37℃，当各种原因使体温偏离调定点时，即可通过负反馈控制，使体温回到正常水平，从而维持正常体温的相对稳定。调定点并非永恒不变，而是在一定情况下可发生变动，这称为重调定（resetting）。

2. 正反馈调节　正反馈（positive feedback）是指受控部分发出的反馈信息，通过反馈联系到达控制部分后，促进或上调了控制部分的活动，最终使受控部分的活动朝向它原先活动相同的方向改变。因此，正反馈不是维持系统的稳态或平衡，而是打破原先的平衡状态，使整个调控系统处于一种不断重复与加强状态，如排尿反射、血液凝固和分娩过程都属于正反馈调控。正反馈控制能使一些生理活动过程快速完成。有人认为，正常机体中的一些正反馈机制可看成是维持整个机体稳态的一个组成部分。例如，血液凝固的结果是血凝块的形成，使出血停止，全身血量的稳态能得以维持。

（二）前馈控制系统

前馈控制（feed-forward control）是指控制部分发出信号指令受控部分进行某一活动的同时，又通过另一快捷途径向受控部分发出前馈信号，及时地调控受控部分的活动，使活动更加准确。人体在内外环境因素的不断变化中，前馈控制与负反馈调节一起维持各种功能的稳定。如上所述，负反馈调节中的反馈信息回输到控制部分，只有在输出变量与控制信息发生较大偏差后，才能够启动负反馈控制系统，所以其调节总是出现滞后现象，并且在纠正偏差时又常常由于矫枉过正而出现波动。通常负反馈调节越敏感则出现的波动越大，而敏感性越低，则滞后越久。因此负反馈控制往往与前馈相结合发挥调节作用，以达到互补。例如，在寒冷环境中，皮肤的温度感受器受到寒冷刺激，或者通过降温预报，信息通过非条件反射或条件反射迅速传递到中枢神经并立即发出指令增加机体产热、减少散热活动。可见，机体改变产热和散热活动并不一定是到达寒冷环境、体温降低之后发生，所以这种调节属于前馈调节。前馈调节由于临时环境条件变化也会出现失误。

前馈控制的主要意义是可以在生理效应未出现变化之前，控制部分就对效应器可能出现的变化进行调节。同负反馈控制比较，前馈控制更为快速，可避免负反馈调节将出现的较大波动与滞后反应。

第五节　中医学与人体系统稳态调控

一、中医整体观念

整体观念是中医学的基本特点之一，贯穿在整个中医理论体系中，指导着中医对人体的生理、病理、诊法、辨证、养生和治疗等方面的认识和实践。其主要内涵包括两个方面：一方面，机体是一个以心为主宰、以五脏为中心的有机整体。脏象学说认为人体是以心、肝、脾、肺、肾五脏为中心，以精、气、血、津液为物质基础和信息载体，通过经络有规律地循行和交会，把五脏、六腑、五官、九窍和四肢百骸联络起来，组成五个功能系统，即心系统、肝系统、脾系统、肺系统和肾系统。各功能系统不仅有自身特定的功能，还通过体内的调控机制进行着调节和控制，使机体整体功能处于有序、协调和稳定状态。另一方面，机体与自然、社会环境也是一个有机统一的整体。以五脏为主体的功能系统，能通过自身内部的调节来适应不断变化的自然环境和社会环境，以维持机体功能的稳定和协调。

以"整体观念"为指导思想的中医生理学是典型的整体调控研究。在"整体观念"指导下，以"气""阴阳""五行"学说为说理工具，以"脏象、经络、精气血津液神"为理论核心，对机体功能活动规律进行了整体性阐释，并系统阐释了在不断变化的外界环境影响下人体功能的适应性变化。

二、中医脏腑调控系统

（一）阴阳平衡与内环境稳态

中医从整体观念出发，以阴阳为总纲阐释人体生理功能活动的规律。机体根据内部功能规律有序的程度分为最佳有序状态、有序状态、亚有序状态、有序地破坏四种不同的状况。最佳有序状态，即体内各脏腑器官功能协调运行处于内环境稳态，亦所谓达到了阴阳平衡。若阴阳二气出现"偏盛"或"偏衰"，即内环境遭到某种程度的破坏而失衡，此时机体可能处于有序状态或亚有序状态，但是通过体内的调控机制可调节到最佳有序状态，即阴阳恢复平衡。

"阴阳自和"是阴阳的根本属性和自发趋势。张仲景《伤寒论》指出"凡病，若发汗、若吐、若下、若亡血、亡津液、阴阳自和者，必自愈"，这里提出了疾病自愈的机制，即通过阴阳双方的对立制约、互根互用、消长转化等交互作用的自我调节，达到阴阳"和"的状态。由此可见，机体具有"阴阳自和"能力，即体内存在着自我调控机制。

（二）五脏调控与机体稳态

机体达到阴阳平衡，主要是通过体内自我调控机制——五脏调控系统而实现。五脏调控系统主要包括了五脏系统的自我调控和五脏系统与外部环境之间的调节两个方面。一方面，五脏功能系统既分别主司各自功能和代谢活动；又相互联系组成一个统一整体，从而保证五脏六腑功能活动的相互协调，维持人体内环境的稳定。另一方面，五脏调控系统调节并维持五脏系统与外部环境之间的协调。中医学根据人体脏腑器官的生理功能及病理表现的不同特点，运用五行学说将人体心、肝、脾、肺、肾五脏分别归属于火、木、土、金、水五行。五脏调控系统依据五行生克制化的规律，通过反馈联系进行调节和控制，使机体内环境保持相对稳定，维持正常的生理活动。

（三）五行制化与机体调控

五行的生克制化，是指五行之间既相互资生，又相互制约，以维持五行之间的协调与稳定。五行之间的相生相克是维持体内动态平衡不可分割的两种方式：没有相生，就没有事物的发生与成长；没有相克，事物就会产生过度的亢奋而失去协调。只有生中有克、克中有生，相反相成、协调平衡，事物才能生化不息。五行之间的制化调节，具体可归纳如下：木生火，火生土，木又克土；火生土，土生金，火又克金；土生金，金生水，土又克水；金生水，水生木，金又克木；水生木，木生火，水又克火——如此往复循环。通过上述生克制化关系可知，五行之中的任何"一行"，都存在着来自于其他事物的"生我""我生"及"克我""我克"的联系，从而确保五行之间任一阶段的协调和稳定。

现代研究认为，五行的生克制化观点与控制论的反馈调节原理有密切的联系。五行中的每一行既是控制系统，也是受控对象。五行的生与克，实际上就是代表控制信号和反馈信号。从控制论来看，五行生克制化运行规律，在结构上是一个闭环的反馈控制系统，两种相互关联的脏腑、器官之间由信息传递构成一个反馈系统。由控制部位输出的信息控制受控部位；而受控部位的反馈信息又影响着控制部位的决策，如此反复进行着多级的控制和反馈调节，保持着整体的协调平衡。五行中的每一行，皆可同时发出和接收相生、相克两种相反的控制信息，因而五行的反馈调节表现为正反馈和负反馈两种形式。当某一行发出相生（或相克）的信息，另一行接收到的也是相生（或相克）信息时，是正反馈作用；当某一行发出的是相生（或相克）信息，另一行接收到的是相克（或相生）信息时，是负反馈作用。五行的反馈调节以负反馈为主，通过五行之间的负反馈调节，维持系统整体的稳定。例如，机体某个系统在内外因素的干扰下发生太过或不及等偏离正常状态的变化，五脏调控系统就通过反馈联系，调动其他系统对它进行调控，从而恢复平衡状态；若通过自我调节不能恢复正常平衡，五脏各系统之间的平衡被打破，控制信号与反馈信号的传递过程就会紊乱，而出现"母子相及""相乘""相侮"等异常的相生、相克现象，内环境的稳态则被破坏。

五行学说作为一种普遍规律，能够说明有关各类事物联系的协调平衡。例如，以现代内分泌学研究五行生克乘侮的调节机制为例，下丘脑-垂体-肾上腺皮质轴的激素调节就可用五行生克乘侮的调节系统加以说明（图1-2）。

图 1-2　下丘脑-垂体-肾上腺皮质轴的五行生克乘侮关系
CRH：促肾上腺皮质激素释放激素；ACTH：促肾上腺皮质激素

控制论运用反馈控制系统和前馈控制系统理论，对机体各种生理功能之间的动态平衡产生和调控机制进行了比较深入的论述。五行学说理论不仅对人体组织结构、生命活动基本物质进行归类，而且更重要的是通过五行生克制化理论，对整体各脏腑器官之间的功能协调统一、相互之间动态平衡关系的自动调控机制及其规律等进行了解释。在人体功能自动控制机制的认识上，控制论与五行生克制化理论之间有着某些共同点，两种理论均认为，在绝大部分控制系统与受控系统之间存在反馈联系，机体功能活动的各种信息通过反馈联系相互协调、相互制约。此外，该两种理论又各自有着明显的侧重点。自动控制理论特别强调某一脏腑或系统内部功能活动之间的调控机制，如循环系统中的血压调节、呼吸系统中的呼吸运动调节机制等；而五行生克制化理论则重在强调脏腑与脏腑、系统与系统功能活动之间的调控机制。由此可见，五行生克制化理论在一定程度上弥补了自动控制论对脏与脏、系统与系统之间相互制约、调控关系的认识不足；而自动控制理论对脏腑与系统内的功能调控机制的阐明，又为五行生克制化理论对脏腑与系统间的制约、调控机制的深入认识奠定了理论基础。

学习框架

绪论

1. 生理学概述
- 生理学的研究对象与任务
- 生理学的研究方法与水平
  - 研究方法
    - 急性实验
    - 慢性实验
  - 研究水平
    - 细胞和分子水平
    - 器官和系统水平
    - 整体水平
- 中医学对人体生理功能的认识

2. 生命活动的基本特征
- ①新陈代谢:物质代谢和能量代谢,前者又分合成代谢与分解代谢
- ②兴奋性:刺激(兴奋性;可兴奋细胞)、反应(兴奋与抑制)
- ③适应性:行为适应和生理适应
- ④生殖:克隆与无性繁殖
- ⑤衰老:退行性变化与进行性衰退

3. 机体的内外环境与稳态
- 机体与外环境的关系
  - 人类与自然环境的共生关系
  - 机体与社会环境的和谐关系
- 内环境及其稳态
  - 稳态是一种动态平衡
  - 稳态为生化代谢和生理功能提供了必需条件

4. 机体功能的调节与自动控制
- 机体功能的调节方式
  - 神经调节
  - 体液调节
  - 自身调节
- 机体功能活动的自动控制
  - 反馈控制系统
    - 负反馈
    - 正反馈
  - 前馈控制系统

5. 中医学与人体系统稳态调控
- 中医整体观念
- 中医脏腑调控系统
  - 阴阳平衡与内环境稳态
  - 五脏调控与机体稳态
  - 五行制化与机体调控

1. 试述生理学的研究对象与任务。
2. 简述生命活动的基本特征。
3. 机体功能活动的调节方式主要有哪些? 有何特点及意义?
4. 简述内环境与稳态的生理学意义。
5. 何谓正反馈和负反馈? 试举例说明它们在生理功能调节中的作用及意义。

(储利胜　赵铁建　海青山)

第二章　细胞的基本功能

🎯 学习要求

1. 掌握细胞膜的物质转运功能；细胞的生物电现象及其产生原理；骨骼肌的兴奋-收缩耦联。
2. 熟悉细胞兴奋的引起和传导；骨骼肌收缩的形式及影响收缩效能的因素。
3. 除列入掌握、熟悉的教学内容外，其他列入的均为了解内容；相关中医内容结合其他课程自学。

🎓 执医考点　　细胞膜物质转运功能的单纯扩散、易化扩散、主动转运、出胞和入胞；细胞兴奋性和生物电现象中静息电位和动作电位产生的机制；兴奋的引起，阈值、阈电位和动作电位的关系；兴奋在同一细胞膜上传导的机制和特点；骨骼肌收缩功能，神经-骨骼肌接头处的兴奋传递；骨骼肌兴奋-收缩耦联。

细胞（cell）是构成人体的基本结构和功能单位。体内所有的生理功能和生化反应，都是在细胞及其产物的物质基础上进行的。人体的细胞有 200 多种，不同细胞的结构和功能有很大的差异，但其功能活动有许多共同的特征。本章主要讨论细胞膜的物质转运功能、细胞的生物电现象和肌细胞的收缩功能。

第一节　细胞膜的基本结构和物质转运功能

细胞膜（cell membrane）是包围细胞的一层界膜，又称质膜（plasma membrane）。它把细胞内容物与细胞周围的环境分隔开来，使细胞能相对地独立于环境而存在，对维持细胞正常的功能有重要作用。此外，胞内的各种细胞器也被类似细胞膜的膜性结构包被，因此，将细胞膜和细胞器膜统称为生物膜（biological membrane）。

一、细胞膜的基本结构

细胞膜主要由脂质、蛋白质和少量的糖类组成，其中糖类主要与蛋白质和脂类结合，分别形成糖蛋白和糖脂。关于细胞膜中各种物质的排列形式，目前公认的是 1972 年 Singer 和 Nicholson 提出的液态镶嵌模型（fluid mosaic model）。该模型的基本内容是，细胞膜以液态脂质双分子层为基架，其中镶嵌着具有不同分子结构和功能的蛋白质（图 2-1）。

（一）脂质双分子层

膜脂质主要有三类，其中磷脂占脂质总量的 70%以上，其次是胆固醇，含量低于 30%，其余为少量的糖脂。它们以脂质层的形式存在于细胞膜。磷脂和胆固醇都是双嗜性分子，磷脂分子中磷酸和碱基及胆固醇分子中的羟基形成亲水性基团，它们分子中的另一端是脂肪酸烃链形成的疏水性基团。在膜中，亲水性基团都朝向膜的外表面或内表面，而脂肪酸烃链则在膜的内部两两相对。细胞

图 2-1　细胞膜的液态镶嵌模型

膜脂质双分子层中的脂质成分呈不对称分布，含氨基酸的磷脂（磷脂酰丝氨酸、磷脂酰乙醇胺、磷脂酰肌醇）几乎全部分布在膜的靠近胞质的内层，而磷脂酰胆碱和糖脂主要分布在膜的外层。

膜脂质的熔点较低，在体温条件下呈液态，因而膜具有流动性。但是脂质双分子层的流动性仅限于脂质分子做侧向运动，分子在同一层内做"掉头"运动或做跨层运动的机会非常少。胆固醇含量增高可抑制脂质和蛋白质在膜内的移动，引起膜流动性降低。膜脂质的流动性使细胞能进行变形运动。

（二）细胞膜的蛋白

膜结构中的蛋白质分子是以α螺旋或球形结构分散镶嵌在膜的脂质双分子层中，主要以表面蛋白（peripheral protein）和整合蛋白（integral protein）两种形式与膜脂质结合，前者占膜蛋白的 20%～30%，以其肽链中带电的氨基酸残基或基团与膜两侧的脂质极性基团相互吸引，使蛋白分子附着在膜的表面；后者占膜蛋白的 70%～80%，其肽链一次或多次反复贯穿整个脂质双分子层，两端露出在膜的两侧。

细胞膜的功能在很大程度上同上述的镶嵌蛋白质的功能密切相关。有的蛋白质与物质的跨膜转运有关，如载体蛋白、通道蛋白、离子泵等；有的与信息传递有关，如分布在膜外表面的受体蛋白，能将环境中的特异性化学物质或信号传递到胞内，引起细胞功能的相应改变；还有一类蛋白质与能量转化有关，如 ATP 酶能分解三磷酸腺苷（adenosine triphosphate，ATP）而提供生理活动所需的能量；膜内侧存在腺苷酸环化酶系统，当配体与其特异性受体结合后可被激活，将膜内胞质中的 ATP 转变为环腺苷酸，进而引起胞内的生物效应，所以该酶系既与能量转化有关，又起到信息传递的作用。

（三）细胞膜的糖类

细胞膜上糖类的含量在 2%～10%，主要是一些寡糖和多糖链。它们以共价键的形式与膜的脂质或蛋白质结合，形成糖脂或糖蛋白。这些糖链均分布于膜的外表面，糖脂和糖蛋白的主要意义是，作为细胞的特异性标志物，与免疫识别等功能密切相关。例如，红细胞膜上 ABO 血型系统的抗原就是由结合于糖蛋白和糖脂上的寡糖链所决定的。还有的糖脂或糖蛋白上的糖链作为膜受体的"可识别"部分，能特异性地与某种递质、激素或其他化学信号分子相结合。表 2-1 概括了细胞膜的结构与功能。

表 2-1　细胞膜的结构与功能

结构/功能	要点	说明
结构	脂质双层液态镶嵌	以液态的脂质双分子层为基架，镶嵌着不同功能的蛋白质和糖类
功能	屏障	脂质双分子层构成了细胞内容物和细胞环境之间的屏障
	转运	膜上含有载体、通道、离子泵等，起着转运物质的作用
	识别	膜外侧有特异性糖链，可作为细胞的"标记" 膜上有特殊的受体，能识别和传递化学信息
	信号传递	膜对离子有选择通透性，通过生物电活动传递信息

二、细胞膜的物质转运功能

细胞膜的物质转运功能是细胞维持正常代谢、进行各项生命活动的基础。细胞在新陈代谢过程中不断有各种各样的物质进出细胞，不同理化性质的物质其转运机制不同。脂溶性物质和少数分子很小的水溶性物质能够直接通过细胞膜，大多数水溶性小分子物质和离子的跨膜转运，都需要靠镶嵌在膜上的各种特殊蛋白质分子介导来完成。根据跨膜转运是否消耗能量，可将其分为被动转运（passive transport）和主动转运（active transport）两大类。而某些大分子物质或物质团块则通过细胞膜以囊泡转运的方式进行。

（一）被动转运

物质顺浓度差或电位差，不需要消耗能量通过细胞膜进出细胞的过程，称为被动转运。根据其是否需要膜蛋白的帮助，又分为单纯扩散和易化扩散两种形式。

单纯扩散（simple diffusion）是指脂溶性的小分子物质从细胞膜高浓度一侧向低浓度一侧移动的过程。它是一种简单的物理扩散，没有生物学的转运机制参与。扩散的方向和速度取决于膜两侧该物质的浓度差和膜对该物质的通透性，后者取决于物质的脂溶性和分子大小，扩散的最终结果是该物质在膜两侧的浓度差消失。一般来说，脂溶性高而分子量小的物质容易穿越脂质双分子层（图 2-2）。例如，人体内 O_2、CO_2、NO、尿素等都属于这类物质，它们都是以单纯扩散方式进行跨膜转运的。

图 2-2 单纯扩散示意图

易化扩散（facilitated diffusion）是指体内有些物质虽不溶于脂质或在脂质中溶解度很小，不能直接跨膜转运，但它们在细胞膜特殊蛋白质的协助下，也能从膜的高浓度一侧向低浓度一侧移动的扩散，如细胞外液中葡萄糖、氨基酸进入胞内，Na^+、K^+、Ca^{2+}等离子的跨膜转运，转运特点是它们必须依靠膜上特殊蛋白的介导来完成。根据参与蛋白质的功能不同，易化扩散可分为由载体介导和通道介导的两种不同转运类型。

1. 载体介导的易化扩散 许多重要的营养物质，如葡萄糖、氨基酸等，依据它们在脂质和水中的溶解度、分子大小和带电状况等物理特性，很难通过细胞膜，而实际上它们跨膜转运的速率比预期的要快得多，介导这一过程的膜蛋白称为载体蛋白或载体（carrier）。载体是一些贯穿脂质双层的整合蛋白。迄今尚不清楚它们是如何将溶质进行跨膜转运的，一般认为，载体与溶质的结合位点随构象的改变而交替暴露于膜的两侧，当它在溶质浓度较高的一侧与溶质结合后，即发生构象的改变，并在其浓度较低的一侧与溶质解离（图 2-3）。

以载体为中介的易化扩散有以下特点：①结构特异性高，即每一种载体蛋白只能转运具有某种特定结构的物质；②具有饱和现象，在浓度较小的范围内载体转运某一物质的量与该物质的浓度差成正比，但当浓度增加到某一限度时，载体转运该物质的能力不再增加，即出现饱和现象，其原因在于膜上载体和载体结合位点的数目是有限的；③竞争性抑制，如某一载体对 A 和 B 两种

图 2-3 经载体易化扩散的过程

结构相似的物质都有转运能力，提高 B 物质浓度将会减弱载体蛋白对 A 物质的转运数量，这是因为 B 物质占据了一定数量的结合位点。

2. 通道介导的易化扩散 非脂溶性分子或者脂溶性很小的物质，如 Na^+、K^+、Ca^{2+}、Cl^- 等带电离子，不能自由通过细胞膜的脂质双分子层，必须借助细胞膜上特殊蛋白质的帮助才能实现跨膜转运。这种能使离子跨过膜屏障转运的蛋白质又称为离子通道（ion channel），是一类贯穿脂质双分子层的、中央带有亲水性孔道的膜蛋白。通道有以下两个基本特征。

（1）具有高度选择性：离子通道的活动表现出明显的离子选择性（ionic selectivity），即每种通道都对一种或几种离子有较高的通透能力，其他离子则不易或不能通过。依据离子的选择性可将通道分为钠通道、钾通道、钙通道、氯通道、非选择性阳离子通道等相应离子通道。例如，钾通道对 K^+ 和 Na^+ 的通透性之比约为 100∶1；乙酰胆碱（acetylcholine，ACh）受体阳离子通道对小的阳离子都具有高度通透性，但不能通过 Cl^-。

（2）具有"门控"特性：离子通道有门控（gating）的特性，每一个通道蛋白分子有两种或三种相对稳定的分子构象。不同分子构象的转换决定离子通道是处于开放（激活）状态还是关闭（备用或失活）状态。离子扩散的条件是离子通道必须开放。离子通道在未激活时是关闭的，在一定条件下"门"被打开，才允许离子通过，这一过程称为门控过程，时间一般都很短。门控离子通道分为三类（图 2-4）：①电压门控通道（voltage gated channel），它们在膜去极化到一定电位时开放，因此也称为电压依从性通道，如神经元上的钠通道。②配体门控通道（ligand gated channel）或化学门控通道（chemically gated channel），受膜环境中某些化学性物质的影响而开放。配体是能够与受体特异结合的化学物质，一般来说配体来自细胞外液，如激素、递质等。已知 N_2 型乙酰胆碱受体本身包含钠、钾离子通道，当乙酰胆碱与受体结合时，通道开放，Na^+、K^+ 同时扩散转运。有些细胞内因子也能激活离子通道，如胞内 G 蛋白、环鸟苷酸（cyclic guanosine monophosphate，cGMP）、Ca^{2+} 等也可从胞内直接与离子通道相结合，并使之激活。③机械门控通道（mechanically gated channel），感受细胞膜表面的应力变化，如摩擦力、压力、牵张力、重力和剪力等，将细胞机械刺激的信号转化为电化学信号，引起细胞的反应，如触觉的神经末梢、听觉的毛细胞、血管壁上的内皮细胞及心肌细胞等都具有这类通道。

图 2-4 通道的门控性示意图
A. 电压门控通道；B. 化学门控通道；C. 机械门控通道

除上述门控离子通道外还有一类被称为"非门控"通道。"非门控"通道总是处于开放状态，外在因素对之无明显影响。这类通道在维持静息膜电位方面起重要作用。

（二）主动转运

物质逆浓度差或电位差，消耗能量通过细胞膜进出细胞的过程，称为主动转运。介导这一过程的细胞膜蛋白称为离子泵（ion pump）。离子泵可将细胞内的 ATP 水解为腺苷二磷酸（adenosine diphosphate，ADP），并利用高能磷酸键储存的能量完成离子的跨膜转运。离子泵由于具有水解 ATP 的能力，所以也称作 ATP 酶。根据能量利用的形式不同，主动转运分为原发性主动转运和继发性主动转运。

1. 原发性主动转运 细胞直接利用分解 ATP 产生的能量将离子逆电化学梯度进行跨膜转运的过程，称为原发性主动转运（primary active transport）。在哺乳动物的细胞膜上普遍存在的离子泵就是钠-钾泵（sodium-potassium pump），简称钠泵（sodium pump），也称 Na$^+$，K$^+$-ATP 酶。当细胞内 Na$^+$浓度升高或细胞外 K$^+$浓度升高时，都可激活钠泵，ATP 分解产生能量，逆浓度梯度将细胞内的 Na$^+$移至细胞外和将细胞外的 K$^+$移入细胞内，从而维持细胞膜内外 Na$^+$和 K$^+$的浓度差。由于钠泵的活动，细胞内液 K$^+$的浓度为细胞外液中的 30 倍左右，而细胞外液中 Na$^+$的浓度为细胞内液的 10 倍左右。

用分子生物学方法已可将钠泵蛋白质克隆出来，钠泵分子包括α和β两个必需的亚单位，其最小的功能单位是α、β二聚体。α亚单位是催化亚单位，肽链上有 ATP 结合位点、磷酸化位点、阳离子结合位点等。分子量约为 100 000，具有多次跨膜结构域。转运 Na$^+$、K$^+$和促使 ATP 分解的功能主要由α亚单位完成；β亚单位的分子量约为 50 000，是一种糖蛋白，只有一次跨膜结构域，其功能还不明确，不直接参与酶的离子转运活动，但对保持酶的活性是必需的，α与β分离将使酶不可逆地失活。钠泵转运 Na$^+$、K$^+$的过程，目前认为可能的机制是，裸露在胞内侧的α亚单位有 3 个与 Na$^+$结合的位点，当 Na$^+$与α亚单位结合后，激活 ATP 酶，使胞内 ATP 水解而释放能量，并使泵蛋白转入另一种构象，这就使得三个 Na$^+$被排出至细胞外；而裸露在细胞外液一侧的α亚单位上有 2 个能与 K$^+$结合的位点，K$^+$的结合触发钠泵又回复到原先的构象，此时它向胞内排入 2 个 K$^+$（图 2-5）。

图 2-5 钠泵的功能活动及分子结构示意图
A. 钠泵分子二级结构；B. 钠泵进行主动转运的方式及正电荷的净移动

现认为 Na$^+$的结合与 ATP 酶的磷酸化有关；而 K$^+$的结合与其去磷酸化有关。钠泵活动时，它泵出 Na$^+$和泵入 K$^+$两个过程是耦联在一起进行的。在一般情况下，每分解 1 分子 ATP，可泵出 3 个 Na$^+$，同时泵入 2 个 K$^+$。由于钠泵的这种活动使细胞外正离子净增而使电位升高，因此也将钠泵称为生电钠泵（electrogenic sodium pump）。钠泵的这种作用可被其特异性抑制剂哇巴因（ouabain）（毒毛花苷）所阻断。

细胞代谢能量的 1/3 以上用于维持钠泵的活动，钠泵的活动具有重要的生理意义：①钠泵活动造成的胞内高 K$^+$浓度，是胞质内许多代谢反应所必需的，如核糖体合成蛋白质就需要高 K$^+$环境。②钠泵活动有效地防止了胞质渗透压升高和细胞肿胀，维持了胞质渗透压和细胞容积的相对稳定。

③Na⁺在膜两侧的浓度差也是其他许多物质继发性主动转运（如葡萄糖、氨基酸的主动吸收等）的动力。④钠泵活动造成的膜内外 Na⁺和 K⁺的浓度差，是细胞生物电活动产生的前提条件。此外，钠泵活动的生电性，可使膜内电位的负值增加，在一定程度上影响静息电位。

主动转运是人体最重要的物质转运形式，除钠泵外，目前了解较多的还有钙泵，也称 Ca^{2+}-ATP 酶，广泛分布于细胞膜、内质网膜和肌质网膜上。质子泵（proton pump），有 H^+, K^+-ATP 酶和 H^+-ATP 酶两种。这些泵蛋白在分子结构上和钠泵类似，都以直接分解 ATP 为能量来源，将有关离子进行逆浓度差的转运。

2. 继发性主动转运　物质在进行逆电化学梯度的跨膜转运时，所需的能量并不直接来自 ATP 的分解，而是来自 Na⁺在膜两侧的浓度势能差，是钠泵利用分解 ATP 释放的能量建立的。这种间接利用 ATP 能量的主动转运过程称为继发性主动转运（secondary active transport）。此过程有一个将 Na⁺向胞内扩散与其他物质跨膜转运相耦联起来的细胞膜载体蛋白，即协同转运体（cotransporter）。如果被转运的物质与 Na⁺运动方向相同，称为同向转运（symport），相应的转运体也称为同向转运体（symporter）；如果两者运动方向相反，则称为反向转运或交换，相应的转运体称为反向转运体（antiporter）或交换体（exchanger）。葡萄糖和氨基酸在小肠黏膜上皮的吸收及在肾小管上皮细胞被重吸收的过程，神经递质在突触间隙被神经末梢重摄取的过程，甲状腺上皮细胞的聚碘过程，细胞普遍存在的 Na⁺-H⁺交换和 Na⁺-Ca²⁺交换等过程，均属于继发性主动转运。

葡萄糖在小肠黏膜和肾小管上皮细胞的吸收是通过 Na⁺-葡萄糖同向转运体（Na⁺-glucose symporter）完成的（图 2-6）。

由于上皮细胞基底侧膜钠泵的活动，造成细胞内低 Na⁺，并在顶端膜的膜内外形成 Na⁺浓度差。顶端膜上的同向转运体则利用 Na⁺的浓度势能，将管腔中的 Na⁺和葡萄糖分子一起转运至上皮细胞内。这一过程中 Na⁺的转运是顺浓度梯度，是转运过程的驱动力，而葡萄糖分子的转运是逆浓度梯度，是间接利用钠泵分解 ATP 释放的能量完成的主动转运。用药物抑制钠泵的活动后，葡萄糖的

图 2-6　葡萄糖、氨基酸的继发性主动转运示意图

继发性主动转运也就减弱或消失。进入上皮细胞的葡萄糖分子可经基底膜上的葡萄糖载体扩散至组织液，完成葡萄糖在管腔中的吸收过程。氨基酸也是以同样的模式被吸收的。

（三）囊泡转运

大分子物质或物质团块不能直接穿越胞膜，需要在细胞膜产生的囊泡的帮助下才能进出细胞，称为囊泡转运（vesicular transport），因细胞在转运中伴有膜的运动，故又称为膜动转运。显然大分子物质或物质团块进出细胞的过程要更为复杂，除涉及膜机制之外，还有胞内机制参与。这些物质进出细胞的过程分别称为入胞（endocytosis）和出胞（exocytosis）（图 2-7）。

细胞外液

细胞内液

(囊泡与质膜融合) (囊泡内容物释放)
A

(质膜凹陷)

(形成囊袋) (形成囊泡)
B

图 2-7　囊泡转运示意图
A. 出胞过程；B. 入胞过程

1. 入胞　是指大分子物质或物质团块（如细菌、细胞碎片等）进入细胞的过程。如进入的物质是颗粒物质或物质团块，称为吞噬（phagocytosis），是液体则称为吞饮（pinocytosis）。吞噬仅发生于单核细胞、巨噬细胞和中性粒细胞这样的一些特殊细胞，而吞饮则可发生于体内几乎所有细胞。首先，细胞对环境中的物质进行识别，随之发生接触，与物质接触处的细胞膜内陷或细胞伸出伪足将物质包被后再内陷，然后细胞膜结构断裂，入胞的物质和包被的细胞膜一起进入细胞形成吞噬泡。入胞的是异物和病原体，即被溶酶体酶消化、降解；是大分子营养物，则被细胞代谢利用。吞饮又可分为液相入胞（fluid-phase endocytosis）和受体介导入胞（receptor-mediated endocytosis）两种形式。液相入胞是细胞本身固有的活动，指细胞外液及所含溶质连续不断地进入细胞内。受体介导入胞则是通过被转运物质与膜受体特异结合，再通过膜的内陷形成囊泡，囊泡脱离膜而进入胞内。许多重要的大分子物质（激素、生长因子、血清转运蛋白）及外来异物都是以这种方式进入细胞的。

2. 出胞　是指胞质内的大分子物质以分泌囊泡的形式排出细胞的过程。例如，外分泌腺细胞将合成的酶原颗粒和黏液排放到腺导管、内分泌腺细胞将合成的激素分泌到血液或组织液中，以及神经纤维末梢突触囊泡内神经递质的释放等均属于出胞过程。分泌物通常是在粗面内质网上的核糖体合成，再转移到高尔基体，被修饰成周围由胞膜包裹的分泌囊泡，这些囊泡逐渐移向细胞膜的内侧，并与细胞膜发生膜的融合、破裂，最后将分泌物排出细胞，而囊泡膜随即成为细胞膜的组成部分。出胞有两种形式：①囊泡所含的大分子物质不间断地排出细胞，它是细胞本身固有的功能活动，如小肠黏膜杯状细胞持续分泌黏液的过程；②合成的物质首先储存在胞内，当受到化学信号或电信号的诱导时才排出细胞，是一种受调节的出胞过程，如神经末梢递质的释放，就是由动作电位的刺激引起的出胞过程。这种受调节的出胞过程与刺激物引起的 Ca^{2+} 内流有关，是由胞内 Ca^{2+} 浓度升高引发的。

现将细胞膜的物质转运功能概括如表 2-2。

表 2-2　细胞膜的物质转运功能比较

转运类型	过程	特点
被动转运	单纯扩散	物质从高浓度侧向低浓度侧的净移动，膜的存在与否均可
	易化扩散	物质在膜特殊蛋白协助下，从高浓度侧向低浓度侧移动扩散
	由载体介导	分子在载体蛋白的帮助下跨膜扩散，只消耗浓度差势能而细胞本身无须耗能，有结构特异性、饱和现象和竞争性抑制等
	由通道介导	某些离子在膜上有相应的离子通道；开放时，离子顺浓度梯度扩散；可受特异性阻断剂影响
主动转运	原发性主动转运	物质在特殊蛋白质的帮助下逆电-化学梯度跨膜转运，需要细胞本身消耗能量
	继发性主动转运	是主动转运的另一种形式，在伴随 Na^+ 转运的同时逆浓度差或电位差转运其他物质，能量来自势能储备
囊泡转运	出胞	是胞质内的大分子物质以分泌囊泡的形式排出细胞的过程
	吞饮	细胞摄取液体大分子物质的过程
	吞噬	细胞摄取固体颗粒物质的过程

第二节　细胞的跨膜信号转导

细胞具有感受并转导环境刺激信号，调节细胞代谢、增殖、分化等各种功能活动及凋亡的复杂机制。这一调节过程是通过体内细胞产生和分泌的神经递质、激素、细胞因子、气体分子等作用于相应的受体来进行的。这些能与受体发生特异性结合的活性物质称为配体（ligand），它们作用于与它相接触的或邻近的靶细胞，也可通过血液循环作用于远距离靶细胞。这些信号分子除少数可以扩散通过细胞膜而作用于细胞内受体外，绝大多数是水溶性分子，只能作用于细胞膜表面的受体，再经跨膜和细胞内的信号转导，引发靶细胞相应的功能改变，这一过程被称为跨膜信号转导（transmembrane signal transduction）。根据细胞膜上感受信号物质的蛋白质分子的结构和功能的不同，跨膜信号转导的路径大致可分为 G 蛋白耦联受体介导的信号转导、酶耦联受体介导的信号转导和离子通道受体介导的信号转导三类。

一、G 蛋白耦联受体介导的信号转导

G 蛋白耦联受体（G protein-linked receptor）介导的信号转导是经膜受体→G 蛋白→G 蛋白效应器→第二信使→蛋白激酶（protein kinase，PK）等一系列信号分子的连锁活动来完成的。由于这类膜受体都要通过 G 蛋白才能发挥作用，故称 G 蛋白耦联受体介导的信号转导（图 2-8）。

大多数激素、神经递质和其他信息分子调节细胞的功能是通过 G 蛋白耦联受体介导的。G 蛋白是鸟苷酸结合蛋白（guanine nucleotide binding protein）的简称。与 G 蛋白耦联的受体是细胞表面受体的最大家族，包括肾上腺素α和β受体、γ-氨基丁酸受体、5-羟色胺受体、

图 2-8　G 蛋白耦联受体介导的信号转导的主要步骤
PKA：蛋白激酶 A；PKC：蛋白激酶 C；cAMP：环腺苷酸；cGMP：环鸟苷酸；IP_3：肌醇三磷酸；DG：二酰甘油；CaM：钙调蛋白

嗅觉受体、视紫红质受体及多数肽类激素的受体等，总数多达 1000 种。这些受体由结构和功能相似的多肽链构成，每条多肽链由 7 个跨膜节段组成，其胞外侧和跨膜节段内部有配体结合位点，胞质侧有 G 蛋白结合的位点。受体与配体结合后，其分子构象发生变化，引起对 G 蛋白的结合和激活。

G 蛋白由α、β和γ三个亚单位组成，其中α亚单位具有鸟苷酸结合位点和三磷酸鸟苷（guanosine triphosphate，GTP）酶活性。未激活的 G 蛋白在膜内是与受体分离的，其α亚单位与 GDP 结合。当配体与受体结合后，α亚单位与二磷酸鸟苷（guanosine diphosphate，GDP）解离而与 GTP 结合，三聚体 G 蛋白则分成两部分具有活性的 G 蛋白，即α-GTP 复合物和β-γ二聚体（图 2-9），它们进一步激活膜的 G 蛋白效应器，通过第二信使完成信号转导。

图 2-9　G 蛋白的激活和失活

A. 失活状态 G 蛋白的α亚单位与 GDP 结合；B. 配体与受体结合后活化的受体与 G 蛋白α亚单位结合；C. α亚单位的构象改变导致其与 GDP 解离而与胞质中的 GTP 结合并激活；D. α亚单位与β-γ亚单位和受体解离，形成α-GTP 和β-γ两部分，进一步激活下游的效应器（酶或离子通道），把信息传导至细胞内部。由于α亚单位的 GTP 酶活性，可将与它结合的 GTP 水解为 GDP，并与 GDP 和β-γ亚单位结合，回到失活状态

　　G 蛋白效应器指催化生成或分解细胞内第二信使物质的酶和离子通道。主要的酶有腺苷酸环化酶（adenylyl cyclase，AC）、磷脂酶 C（phospholipase C，PLC）、磷脂酶 A_2（phospholipase A_2，PLA_2）和磷酸二酯酶（phosphodiesterase，PDE）等。G 蛋白通过调节酶的活性使胞质中第二信使的浓度增加或下降，将信号转导到细胞内。

　　第二信使是指细胞外信号物质，激素、递质（第一信使）等作用于细胞膜后产生的细胞内信号分子，它们可把细胞外的信息传递到细胞内。主要的第二信使有环腺苷酸（cyclic adenosine monophosphate，cAMP）、肌醇三磷酸（inositol triphosphate，IP_3）、二酰甘油（diacylglycerol，DG）、环鸟苷酸（cyclic guanosine monophosphate，cGMP）和 Ca^{2+} 等。

　　G 蛋白耦联受体介导的信号转导主要有两条途径：一是受体-G 蛋白-AC 途径，G 蛋白激活后通过 cAMP 含量的变化影响胞质中蛋白激酶 A 的活性实现其信号转导作用；二是受体-G 蛋白-PLC 途径，G 蛋白激活后通过 IP_3 和 DG 调节细胞内 Ca^{2+} 及蛋白激酶 C 活性实现其信号转导。G 蛋白也可直接或间接通过第二信使调节离子通道的活动实现信号转导。

二、酶耦联受体介导的信号转导

　　细胞膜的酶耦联受体通常具有两个组成部分，即细胞膜外侧的与配体结合的受体部分和细胞膜内侧的具有酶功能的部分。当细胞外的配体与受体结合后能够激活酶的部分实现信号转导功能。酶耦联受体中较重要的有酪氨酸激酶受体、酪氨酸激酶结合型受体和鸟苷酸环化酶受体。

　　酪氨酸激酶受体通常只有一个跨膜α螺旋，其配体结合位点位于细胞外侧，而胞质侧为具有酪氨酸激酶的结构域，本身具有酶活性，即受体与酶是同一蛋白分子。大部分生长因子和一部分肽类激素都是通过酪氨酸激酶受体将信号转导至细胞核，从而引起基因转录的改变。这类受体结构简单，当细胞外信号分子与它的胞外侧位点结合时，引起胞质侧酪氨酸激酶激活，导致受体自身或细胞内靶蛋白的磷酸化。这一过程与 G 蛋白无关。

　　酪氨酸激酶结合型受体的膜内侧没有酪氨酸激酶的结构域，但当它与配体结合而被激活，可与细胞内的酪氨酸蛋白激酶结合并激活它，并通过对自身和底物蛋白的磷酸化作用把信号转入细胞内。这类受体包括了促红细胞生成素受体、生长激素和催乳素受体，以及许多细胞因子和干扰素的受体等。

鸟苷酸环化酶受体通常也只有一个跨膜α螺旋，其配体结合位点位于细胞外侧，当配体与受体结合时，可激活细胞质中的鸟苷酸环化酶（guanylyl cyclase，GC）。鸟苷酸环化酶催化 GTP 生成 cGMP，进而结合并激活 cGMP 依赖性蛋白激酶 G，使底物蛋白磷酸化，产生生理学效应。鸟苷酸环化酶受体的一个重要配体是心房钠尿肽（atrial natriuretic peptide，ANP）。还有一种存在于胞质中的可溶性鸟苷酸环化酶是一氧化氮（nitric oxide，NO）的受体。NO 是 20 世纪 80 年代后期发现的一种气体信息分子，参与神经递质引起的血管舒张反应。以后证实它广泛存在于中枢和外周神经系统中，与多种机体功能的调节有关。

三、离子通道受体介导的信号转导

离子通道受体也称促离子型受体（ionotropic receptor），这些受体本身就是离子通道的组成部分，由多个跨膜亚单位组成，这些亚单位围成"孔道"结构。当受体激活后，蛋白质构象发生改变，使通道开放，引起跨膜离子流动，从而实现信号的跨膜转导。典型的例子就是骨骼肌的 N_2 型胆碱能受体（图 2-10）。

当支配骨骼肌的神经末梢释放的乙酰胆碱与骨骼肌终板膜上 N_2 型胆碱能受体结合后，导致通道发生构象变化，通道开放，Na^+等经通道的跨膜流动，从而实现神经向肌细胞的信号转导。这类通道都是胞膜上的化学门控通道。由于离子通道受体直接操纵离子通道的开关，因此大多介导快速的信号转导，且路径简单。

电压门控通道和机械门控通道不称为受体，但它们是接收电信号和机械信号的另一种类型"受体"，通过通道的开启、关闭及由此造成的离子跨膜流动把信号传递到胞内。

图 2-10　N_2 型胆碱能受体结构模式图
A. 由五个亚单位组成的 N_2 型胆碱能受体；
B. 中间为离子通道，受体埋在胞膜内

总之，细胞的功能及其调控机制是非常复杂的，不能靠单一信号转导来完成。各种信号转导途径之间存在着复杂的信号网络。只有在网络中各条信号通路相互协调，细胞才能对各种刺激做出迅速而准确的反应。

第三节　细胞的生物电现象

机体所有的细胞不论在安静状态下还是在活动状态下，都具有电的变化，这种现象称为生物电现象（bioelectricity phenomenon）。生物电是一种普遍存在又十分重要的生命现象，机体细胞的多种活动，如腺细胞的分泌、肌肉细胞的收缩等都是以生物电活动为基础的。在体表记录到的心电、脑电、肌电、视网膜电、胃肠电活动等都是生物电现象的表现。细胞生物电是细胞膜内外两侧带电离子的不均匀分布和一定形式的跨膜移动的结果。在正常情况下，细胞膜两侧存在一定的电位差，称为膜电位（membrane potential）。细胞的膜电位主要有两种表现形式：一种是细胞在安静状态下相对稳定的静息电位；另一种是细胞受到刺激时膜电位一过性地迅速变化的动作电位。此外，某些细胞如感受器细胞还可产生局部电位。本节将重点讨论静息电位和动作电位及其产生的离子机制。

一、静息电位及其产生原理

（一）静息电位的概念

静息电位（resting potential，RP）是指细胞在静息状态下存在于细胞膜两侧的电位差。将一参考电极放在细胞外液中，另将一微电极（测量电极）插入神经细胞内，则可测量细胞膜两侧的电位差，这种测量方法称为细胞内记录法（图 2-11）。将细胞外的电极接地，此时记录到的电位是以细胞外为零电位的膜内电位。各种细胞的膜内电位在静息状态下是稳定的、分布均匀的负电位，范围在 $-100\sim-10\text{mV}$，如骨骼肌细胞的静息电位约为 -90mV，神经细胞约为 -70mV，平滑肌细胞约为 -55mV，红细胞约 -10mV。

图 2-11　神经纤维静息电位测定示意图（A）和神经纤维电位变化（B）
当测量电极中的一个微电极刺入轴突内部时，可发现膜内较膜外电位低 70mV。当受到一次短促的阈上刺激时，
膜内电位迅速上升到 +35mV，经 $0.5\sim2.0\text{ms}$ 后又恢复到刺激前的状态

由于在记录膜电位时以细胞外为零电位，所以膜内负值越大，表示膜两侧的电位差越大，静息电位也就越大。人们通常把静息电位存在时细胞膜电位内负外正的状态称为极化（polarization）；若膜电位增大称为超极化（hyperpolarization），如由静息电位的 -70mV 变化为 -80mV；膜电位减小称为去极化（depolarization），如由静息电位的 -70mV 变化为 -60mV；去极化至零电位后膜电位如进一步变为正值（内正外负），则称为反极化或超射（overshoot）；细胞膜去极化后再向静息电位方向恢复的过程称为复极化（repolarization）。

（二）静息电位产生原理

静息电位的产生与细胞膜内外两侧的离子不均衡分布及膜在不同生理条件下对各种离子的通透性不同有关。细胞膜内外离子分布很不相同，膜外有较多的 Na^+ 和 Cl^-，膜内有较多的 K^+ 和带负电的大分子有机物（表 2-3）。据测定，各类细胞 Na^+ 浓度膜外为膜内的 $7\sim12$ 倍，而膜内的 K^+ 浓度为膜外的 $20\sim40$ 倍。膜内外各种离子的不均衡分布为离子被动跨膜移动提供了势能贮备。在不同的生理条件下，膜对不同离子的通透性是不一样的。安静状态下，膜对 K^+ 的通透性最大，对 Cl^- 次之，对 Na^+ 的通透性很小，仅为 K^+ 的 $1/100\sim1/50$，而对带负电的大分子有机物则几乎不通透。因此，静息时，钾通道开放，K^+ 顺浓度差向膜外扩散，而膜内带负电的大分子有机物由于细胞膜对它几乎不通透而留在细胞内。这样，随着 K^+ 的外移，膜外正电荷数增多，电位升高，膜的两侧就产生了电位差，即膜外带正电，膜内带负电。但 K^+ 外流并不能无限制地进行下去，因为 K^+ 外流形成的外正内负的电场力会阻止 K^+ 继续外流。当浓度差（即促使 K^+ 外流的动力）和电位差（即阻止 K^+ 外流的阻力）使 K^+ 移动的效应达到平衡时，K^+ 的跨膜净通量为零。这时，K^+ 外流所造成的膜两侧的电位差也稳定于某一数值不变，这种内负外正的电位差称为 K^+ 的平衡电位（K^+ equilibrium potential，E_K）。根据 Nernst 公式，K^+ 平衡电位（E_K）的数值可由膜两侧原有的 K^+ 浓度算出，即：

表 2-3 枪乌贼大神经和哺乳类动物骨骼肌细胞内液及外液中主要离子的浓度和平衡电位

组织/离子	细胞外液（mmol/L）	胞质（mmol/L）	平衡电位（mV）	静息电位（mV）
枪乌贼大神经				-60
Na^+	440	50	+50	
K^+	20	400	-75	
Cl^-	560	52	-60	
有机负离子		385		
哺乳动物骨骼肌				-90
Na^+	145	12	+67	
K^+	4	155	-98	
Cl^-	120	4	-90	
有机负离子		155		

$$E_K = \frac{RT}{ZF} \cdot \ln \frac{[K^+]_o}{[K^+]_i}$$

式中，E_K 是 K^+ 的平衡电位；R 是气体常数 [8.31J/（K·mol）]；T 为绝对温度；Z 是离子价数；F 是法拉第常数（96 500C/mol）；式中只有 $[K^+]_o$ 和 $[K^+]_i$ 是变数，分别代表膜外和膜内的 K^+ 浓度。若室温以 27℃计算，再把自然对数转换成常用对数，则上式可改写为

$$E_K = \frac{8.31 \times (273 + 27)}{1 \times 96500} \times 2.3 \log \frac{[K^+]_o}{[K^+]_i}$$

$$= 59.5 \log \frac{[K^+]_o}{[K^+]_i} (mV)$$

由 Nernst 公式计算得到的 K^+ 平衡电位的数值，与实际测得的静息电位的数值非常接近，由此证明，安静时膜两侧形成的静息电位主要由 K^+ 外流造成。为了证明这一点，在实验中人为地改变细胞外液中 K^+ 的浓度，使 $[K^+]_o/[K^+]_i$ 比值发生改变，静息电位的数值也发生相应的变化。结果与根据 Nernst 公式计算得到的预期值基本一致（图 2-12）。

由此可见，细胞的静息电位主要是由细胞内 K^+ 的外流所产生。K^+ 外流的动力是细胞膜内外的浓度差，外流的条件是安静时细胞膜对 K^+ 有通透性。

图 2-12　改变细胞外液 K^+ 的浓度对蛙缝匠肌静息电位的影响

通常静息电位的实际测量值要比 K^+ 平衡电位的理论值要小一些。如表 2-3 所示，枪乌贼大神经的静息电位是 -60mV，其 K^+ 平衡电位的数值为 -75mV；哺乳动物骨骼肌的静息电位是 -90mV，K^+ 平衡电位是 -98mV。实验已经证明，这是由于在安静时膜不仅对 K^+ 有通透性，而且对 Na^+ 也有较小的通透性，Na^+ 移入膜内将抵消一部分 K^+ 外流所造成的膜内负电位。另外，安静时细胞膜对 Cl^- 也有一定的通透性，但一般认为，细胞膜对 Cl^- 不存在原发性主动转运，因此，Cl^- 在膜两侧的分布是被动的，主要不是由它决定膜电位，而是由膜电位决定它在膜内外的分布，所以 Cl^- 平衡电位总是非常接近静息电位。

细胞膜内外的 Na^+ 和 K^+ 均处于不平衡状态，各自都有推动其通过细胞膜的化学驱动力，但在静息状态下，细胞膜主要对 K^+ 的通透性较高，所以细胞的静息电位就接近 K^+ 的平衡电位。

静息电位的形成，还与胞膜上钠泵对 Na^+、K^+ 不等比例的转运等其他离子转运机制有关。

二、动作电位及其产生原理

（一）动作电位的概念

在静息电位的基础上，给细胞一个有效的刺激，细胞膜电位会发生一次迅速的、短暂的、可向远端传播的电位波动，称为动作电位（action potential，AP）。动作电位是各种可兴奋细胞发生兴奋时所具有的特征性表现，因此，常作为兴奋的标志。实验观察发现：哺乳动物的神经纤维和肌细胞在安静时，膜的外侧面带正电，内侧面带负电，其静息电位值为-90～-70mV，当细胞受到适宜的刺激而发生兴奋时，膜内外的电位差迅速减小直至消失，而且可进一步出现膜两侧电位极性倒转的现象，即膜外带负电，膜内带正电，如果将膜外电位值看作零，则膜内电位值为+20～+40mV。

然而，这种膜电位极性倒转现象只是暂时的，它很快就会恢复到受刺激前膜外正、膜内负的极化状态，即静息电位水平。动作电位可分为上升支和下降支。上升支又称为去极相，历时很短，约0.5ms，包括膜电位的去极化和反极化两个过程；下降支又称为复极相，即膜电位的复极化过程。动作电位的上升支和下降支形成尖锋样波形，称为锋电位（spike potential），在锋电位的下降支恢复到静息电位水平以前，膜电位还要经历一段微小而缓慢的波动，称为后电位（after potential），包括负后电位（nagative after potential）和正后电位（positive after potential）（图2-11）。负后电位是指快速复极化之后膜电位在接近静息电位之前的缓慢的复极化，而正后电位是指膜电位水平大于静息电位水平的电位变化。各种可兴奋细胞的动作电位均由去极相和复极相组成，但是，它们的形状、幅度和持续时间各不相同。例如，神经纤维的动作电位一般仅持续 0.5～2.0ms，而心室肌细胞的动作电位则可持续几百毫秒。

细胞动作电位具有以下特征：①"全或无"定律，当给予可兴奋细胞的刺激强度太小时，不能引起动作电位；一旦刺激强度达到阈值时，就能引起一个动作电位，并且其幅度不会因刺激强度增加而增加，这一特性称为"全或无"定律（all or none law）。②可扩布性，动作电位产生后并不局限于受刺激部位，而是迅速向周围扩布，直至整个细胞膜都依次产生动作电位。③不衰减传导，是动作电位在扩布过程中其幅度不因传导距离增加而减小的特性。

（二）动作电位产生原理

细胞膜对 K^+、Na^+ 通透性的改变是静息电位和动作电位产生的关键因素。实验发现细胞膜去极化可使钠通道和钾通道开放，且随去极化程度的增大而增加。但钾通道在去极化全过程保持开放，并不失活。而钠通道的开放和关闭均比钾通道快，且经历三种不同状态：①备用，在静息电位时钠通道大多关闭，对 Na^+ 几乎无通透性，但能接受刺激而开放，称为备用状态；②激活，当细胞受到有效刺激时，钠通道开放，膜对 Na^+ 通透性大增引起 Na^+ 内流，形成动作电位的去极相，此时通道呈激活（activation）状态；③失活，由于细胞膜去极化而引起细胞膜两侧电位差的改变，导致钠通道关闭，此时任何强度的刺激都不能使之开放，通道处于失活（inactivation）状态，膜对 Na^+ 的通透性消失。上述离子通道功能状态的改变是由膜电位决定的，因此，这类通道称为电压依赖性通道。

细胞在静息时，膜大多数钠通道处于关闭状态，对 Na^+ 相对不通透。当细胞受刺激发生兴奋时，钠通道蛋白质的结构由于被激活发生变构，大量钠通道开放，膜对 Na^+ 的通透性突然增大，并超过膜对 K^+ 的通透性，这时大量 Na^+ 迅速流入膜内，于是膜内负电位也随着正电荷的进入而迅速被抵消，进而使膜内出现正电位，形成动作电位上升支（即去极相）。在动作电位发生的过程中，细胞膜两侧 Na^+ 的浓度差及由静息时 K^+ 外移造成的外正内负的电位差是 Na^+ 内流的动力，而 Na^+ 内流所造成的膜内正电位，则形成了 Na^+ 进一步内流的阻力。随着 Na^+ 内流的增加，这种阻力也不断增大，当 Na^+ 内流的动力与阻力达平衡时，膜上 Na^+ 的净通量为零，这时膜两侧的电位差达到了一个新的平衡点，即 Na^+ 的平衡电位（Na^+ equilibrium potential，E_{Na}），这一过程可被钠通道的阻滞剂河鲀毒素阻断。将膜内、外 Na^+ 的浓度代入 Nernst 公式可计算出 Na^+ 平衡电位的数值，此数值与实验中实际测得的动作电位的超射值很接近。动作电位的时程很短，当细胞膜内出现正电位后，并不停留在正电位状态，而是很快出现复极过程。这是因为膜上钠通道开放的时间很短，它很快就进入失活状态，即钠通道关闭，从而使膜对 Na^+ 的通透性变小。这时，膜对 K^+ 的通透性进一步增大，并很快超过对 Na^+ 的通透性，于是膜内 K^+ 又由于浓度差和电位差（膜内带正电）的推动而向膜外扩散，使膜内电位由正值向负值发展，直至回到原初安静时接近于 K^+ 平衡电位的静息电位水平。此时，形成动作电位下降支（即复极相），通道的失活状态解除，回复到可被激活的备用状态；膜对 K^+ 的通透性也恢复正常，细胞又能接受新的刺激。复极后，膜电位虽已恢复到静息电位水平，细胞膜对 Na^+、K^+ 的通透性也恢复，但是膜内、外的离子分布尚未恢复。此时细胞内 Na^+ 浓度稍增加，细胞外 K^+ 浓度也增加（据估计，神经纤维每兴奋一次，进入胞内的 Na^+ 量大约使膜内 Na^+ 浓度增加 1/80 000，逸出的 K^+ 量也近似这个数值）。这种膜内 Na^+ 增多，膜外 K^+ 增多的状态激活了细胞膜上的钠泵，使之加速运转，将细胞内多余的 Na^+ 运至细胞外，将细胞外多余的 K^+ 运回细胞内，从而使细胞膜内外的离子分布恢复到原初安静时的水平。K^+ 外流可被钾通道阻滞剂四乙铵（tetraethylammonium，TEA）所阻断。

图 2-13　神经动作电位和与其有关的膜对 Na^+、K^+ 通透性（电导）改变的关系

细胞膜对离子的通透性可用膜电导（电阻的倒数）来表示，图 2-13 表示神经动作电位的产生与细胞膜 Na^+、K^+ 电导的关系。

三、局部电位及动作电位的引起

（一）局部电位的概念

如果刺激强度太小不足以引起细胞兴奋产生动作电位，则在刺激停止后膜电位又复极到静息电位水平，这样形成的膜电位波动称为局部电位（local potential）。去极化的局部电位是由去极化电紧张电位和少量钠通道开放 Na^+ 内流产生的电位叠加形成。局部电位具有下列特点：①以电紧张的形式扩布，其电位幅度随传播距离的增加而减小，因而不能进行远距离传播；②在一定范围内，局部电位的幅度可随刺激的增强而增大，不具有"全或无"的特征；③局部电位没有不应期，可产生时间总和（temporal summation）和空间总和（spatial summation）（详见第十章第二节）。当局部电位经过总和使静息电位减小（去极化）到阈电位时，细胞膜便可产生一次动作电位。局部电位也是机体内常见的一种反应形式，如肌细胞的终板电位、感受器细胞的感受器电位、神经元突触处的突触后电位等均为局部电位。局部电位和动作电位的比较如表 2-4 所列。

表 2-4　局部电位与动作电位的比较

项目	局部电位	动作电位
刺激强度	阈下刺激	阈刺激或阈上刺激
开放的钠通道	较少	多

续表

项目	局部电位	动作电位
电位变化幅度与刺激强度的关系	①小（在阈电位以下波动）；②分级性反应，随阈下刺激强度的增加而增大	①大（达阈电位以上）。②"全或无"现象；单个阈下刺激不能产生动作电位，阈或阈上刺激产生动作电位的幅度相等
不应期	无	有
可总和性	有（包括时间总和和空间总和）	无
传播特点	呈电紧张扩布，随时间和距离延长迅速衰减，不能连续向远处传播	能以局部电流的形式连续而不衰减地向远处传播

（二）动作电位的引起

动作电位形成的主要机制在于钠通道的开放和 Na⁺ 大量内流。当细胞膜受到较弱刺激时只产生小的去极化，称为电紧张电位（electrotonic potential），钠通道并未开放。如果刺激强度增大，可引起受刺激局部细胞膜的少量钠通道被激活，膜对 Na⁺ 的通透性轻度增加。少量 Na⁺ 内流和电刺激造成的去极化使膜电位有所减小。由于钠通道的开放具有电压依赖性，膜的去极化程度越大，通道的开放率和 Na⁺ 内向电流越大。当增加刺激强度使膜电位去极化达到某个临界值时，细胞膜上的电压门控钠通道快速被激活，大量钠通道开放，使膜对 Na⁺ 的通透性突然增大，Na⁺ 大量内流，出现动作电位的上升支，这个临界值称为阈电位（threshold potential）（图 2-14）。

图 2-14　刺激引起膜局部超极化、去极化及局部电位在时间上的总和效应

a. 刺激引起膜局部超极化、兴奋性降低；b. 阈下刺激引起的局部去极化达不到阈电位水平，只引起局部电位；c、d. 均为阈下刺激，但 d 在 c 引起的去极化局部电位基础上给予，产生总和效应，达到阈电位引发动作电位

动作电位的上升支实际上是膜的进一步去极化，而膜的这种去极化又导致更多的钠通道开放，有更多 Na⁺ 的内流，这种正反馈过程使细胞膜迅速、自动地去极化，直至达到 Na⁺ 的平衡电位数值。阈电位一般比静息电位小 10～20mV，如神经细胞的静息电位为-70mV，阈电位约为-55mV。如上所述，细胞膜受到刺激后会产生电紧张电位并引发 Na⁺ 内流使膜去极化。

（三）动作电位的传导

动作电位一旦在细胞膜的某一点上产生，就会沿着细胞膜向周围进行不衰减的传播，直到传遍整个细胞为止，这个过程称为动作电位的传导。在神经纤维上传导的动作电位称为神经冲动（nerve impulse）。

动作电位传导的原理可用局部电流学说来解释。细胞膜受到刺激兴奋产生动作电位时，兴奋部位的膜电位呈内正外负的反极化状态，而邻近未兴奋部位的膜电位则是内负外正的极化状态。这样，在膜的兴奋部位与邻近未兴奋部位之间存在着电位差，因此会产生由正电位到负电位的电流流动，其流动方向是：在膜外侧，电流由未兴奋部位流向兴奋部位；在膜内侧，电流由兴奋部位流向未兴奋部位。这种在兴奋部位与未兴奋部位之间产生的电流称为局部电流（local current）。局部电流流动的结果是使邻近未兴奋部位的膜发生去极化，膜电位减小。当膜电位减小到阈电位时，细胞膜即

可暴发动作电位。于是兴奋由原先部位传导到邻近部位。这样的过程在膜上连续进行下去，从而使整个细胞膜都依次发生兴奋，这就表现为兴奋在整个细胞上传导（图 2-15）。

图 2-15　动作电位在神经纤维上的传导示意图
A. 无髓纤维；B. 有髓纤维

上述传导机制是可兴奋细胞兴奋传导的共同原理，包括骨骼肌、心肌和神经细胞。由于神经细胞具有较长的轴突，兴奋在轴突上的传导又有它自身的特点，尤其在有髓鞘的神经纤维上。这主要由于有髓鞘神经纤维的轴突外面包有高电阻的髓鞘，只有郎飞结处无髓鞘，此处轴突可以和细胞外液直接接触，允许离子做跨膜移动。因此，有髓鞘神经纤维发生兴奋时，只有郎飞结处的轴突膜出现膜内外的离子移动，局部电流只能在相邻的郎飞结处产生，这种神经兴奋的传导方式，称为跳跃式传导（saltatory conduction）。因此，有髓鞘神经纤维的传导速度要比无髓鞘神经纤维快得多，这对于高等动物缩短对外界刺激做出反应的时间具有重要意义。由于动作电位的传导实际上是通过局部电流的刺激，不断地产生新的动作电位，故在传播过程中其幅度不会随距离的增加而减小，这就是动作电位不衰减传导的原因。

四、组织的兴奋和兴奋性

（一）兴奋和可兴奋细胞

机体、器官、组织或细胞受到刺激时由相对静止转变为活动，或由弱的活动变为强的活动，称为兴奋。兴奋的本质是指产生动作电位的过程。并不是所有的细胞接受刺激后都能产生动作电位，只有具有电压门控钠通道或钙通道的细胞受到适宜刺激后才能产生以这些离子通道激活为基础的动作电位过程。凡在受到适宜刺激后能产生动作电位的细胞，称为可兴奋细胞（excitable cell），如神经细胞、肌细胞和腺细胞等。可兴奋细胞受到刺激后产生动作电位的能力称为细胞的兴奋性。

（二）刺激引起兴奋的条件

刺激（stimulus）是指能引起细胞、组织或机体发生反应的环境变化。刺激的种类很多，有化学、机械、温度及声、光、电等，并不是任何刺激都能引起组织细胞的兴奋，要使细胞发生兴奋，必须达到一定的刺激量。刺激量通常包括三个参数：一定的刺激强度、一定的刺激持续时间及一定的强度时间变化率，这三个参数不是固定不变的，而是可以相互影响的。由于电刺激操作方便，参数易于控制，而且一般能引起组织兴奋的电刺激并不造成组织损伤，可重复使用，因此在实验室中常采用各种形式的电刺激。

为了研究刺激的各参数之间的相互关系，可将其中一个参数值固定，观察其余两个参数的相互影响。例如，当使用方波电脉冲作为刺激时，由于每个方波上升支或下降支的斜率相同，故可认为不同强度方波刺激的强度时间变化率是固定不变的，只要观察刺激强度（即方波的波幅）与刺激的持续时间（即方波的波宽）两个参数就可了解两者之间的相互关系。在用神经或肌肉组织进行实验时，一般采用不同波宽的方波脉冲作为刺激，测定某一波宽条件下，各自能引起组织兴奋所需的刺激强度。结果发现，在一定范围内，方波波宽越小（即作用的持续时间越短），能引起组织兴奋所需的刺激强度就越大（即方波波幅越大）；方波的波宽越大，则能引起组织兴奋所需的刺激强度值就越小。

图 2-16　可兴奋组织的强度-时间曲线

图 2-16 曲线上任何一点代表一个具有一定强度和一定时程的能引起组织发生兴奋反应的最小刺激量。该曲线表明，当刺激强度低于某一临界值时，即使刺激时间无限长，也不能引起细胞兴奋，表现为曲线的右下支与横坐标平行；同样，当作用时间短于某一临界值时，即使刺激强度无限大，也不能引起细胞兴奋，表现为曲线左上支与纵坐标平行。在刺激作用时间足够长的条件下，能引起兴奋的最小刺激强度，称为基强度。用基强度作刺激要引起细胞兴奋所需的最短作用时间称为利用时。为了比较不同组织细胞的兴奋性，从理论上可以选用基强度和利用时作为比较指标。但该两项指标均处于曲线右端，难以精确测定，故有人主张用时值作为测定兴奋性高低的指标。时值是指用二倍基强度刺激时，引起组织细胞兴奋的最短作用时间。时值的位置大体上处于曲线上曲度最明显的部位，可以较精确地反映组织细胞的兴奋性。但时值的测定较为复杂，不便于应用，最简便的方法就是采用阈值作为指标。一般所指阈值（threshold）是强度阈值，也称阈强度（threshold intensity），即在刺激作用时间和强度时间变化率固定不变的条件下，能引起组织细胞兴奋所需的最小刺激强度，达到这种强度的刺激称为阈刺激（threshold stimulus）。阈刺激或阈强度为衡量细胞兴奋性常用的指标，阈值大，表示组织细胞的兴奋性低；阈值小，表示兴奋性高。当可兴奋细胞受到一个阈强度的刺激时，其膜电位正好达到阈电位，并引发动作电位。强度小于阈值的刺激称为阈下刺激（subthreshold stimulus），它不能引起组织细胞兴奋，但可以引起局部反应。

（三）细胞兴奋后兴奋性的变化

细胞在发生一次兴奋后，其兴奋性会出现一系列变化（图 2-17）。

在兴奋发生的当时及兴奋后最初的一段时间，无论施加多强的刺激也不能使细胞再次兴奋，即兴奋性降低到零，这段时间称为绝对不应期（absolute refractory period）。在绝对不应期之后，细胞的兴奋性逐渐恢复，在一定时间内，受刺激后可发生兴奋，但刺激强度必须大于原来的阈强度，这段时期称为相对不应期（relative refractory period）。相对不应期是细胞兴奋性从无到有直至接近正常的一个恢复时期。相对不应期过后，有的细胞还会出现兴奋性的波动，即轻度高于正常水平称为超常期（supra-normal period），轻度低于正常水平称为低常期（subnormal period）。绝对不应期大约相当于峰电位发生的时

图 2-17　动作电位与兴奋性变化的时间关系
ab. 绝对不应期；bc. 相对不应期；cd. 超常期；de. 低常期

间，所以峰电位不会发生叠加，而且产生峰电位的最高频率也受到绝对不应期的限制。如果绝对不应期为 2ms，则理论上峰电位的最大频率不可能超过每秒 500 次/秒。相对不应期和超常期大约相当于负后电位出现的时期；低常期相当于正后电位出现的时期。

案 例 思 考

患者，28 岁，女性，患有胰岛素依赖型糖尿病，伴高血压，医生同时给她使用胰岛素和普萘洛尔治疗。患者近来明显感觉肌肉无力。检查发现：肢体无力呈对称性，发作时腱反射减退，皮肤感觉正常，血钾为 6.5mmol/L（正常值是 4.5mmol/L）。医生决定减少服用普萘洛尔的剂量并增加胰岛素用量。数日后，血钾降至 4.7mmol/L，其肌力恢复正常。

中医辨证：脉滑数，舌质红，苔黄腻，大便正常，小便短黄。

西医诊断：高血钾性肌无力。中医诊断：痿证（湿热浸淫证）。

治法：清热利湿，通利经脉。

代表方：二妙丸。

问题与思考：

（1）血钾的变化对细胞的兴奋性有何影响？

（2）试分析患者肌无力的原因。

（3）调整胰岛素用量为何有利于改善肌无力症状？

提示：

（1）患者血钾浓度高于正常的原因：①胰岛素用量不足，因为胰岛素能促进组织细胞摄取 K^+，提高细胞内 K^+ 浓度；②普萘洛尔有降低血压、减慢心率、升高血钾等作用。

（2）血钾升高是肌肉无力的主要原因。骨骼肌细胞静息电位大小取决于细胞膜内外 K^+ 浓度差。血钾升高使细胞内外 K^+ 浓度差降低，静息电位减小。钠通道是电压门控通道，若静息电位过小，可使钠通道直接进入失活状态，导致肌细胞不能产生动作电位，亦就不会引起收缩，故致肌无力。

第四节　骨骼肌的收缩功能

人体各种形式的运动，都是由肌肉的舒缩活动实现的。躯体运动和呼吸运动主要由骨骼肌的舒缩活动来完成。骨骼肌属于随意肌，接受躯体运动神经的支配，在中枢神经控制下，当神经冲动沿运动神经纤维传到末梢时，经过神经-肌肉接头传递给肌细胞，引起肌细胞兴奋，进而通过兴奋-收缩耦联触发肌细胞的收缩。

一、骨骼肌细胞的微细结构

骨骼肌最基本的结构和功能单位是肌细胞，又称为肌纤维。细胞在结构上的主要特点是含有大量的肌原纤维和丰富的肌管系统，而且这些结构在排列上是高度规则有序的，这是肌肉进行机械收缩的基础。

（一）肌原纤维和肌小节

每个肌细胞都含有上千条平行排列的肌原纤维（myofibril），直径在 $1\sim2\mu m$，纵贯肌细胞全长（图 2-18）。肌细胞 80% 的容积被肌原纤维所占据，肌细胞的收缩成分就在肌原纤维上。在光学显微镜下可见每条肌原纤维的全长都呈现规则的明、暗相间，分别称为明带和暗带；而且在平行的各肌原纤维之间，明带和暗带又都分布在同一水平上，这就使肌细胞的外观呈横纹状，故骨骼肌又称为横纹肌。暗带的长度比较固定，不论肌肉处于静止状态还是受到被动牵拉或进行收缩时，它都保持1.5μm的长度；在暗带中央，有一段相对透明的区域，称为H带，它的长度随肌肉所处状态的不同而有变化；在H带中央即整个暗带的中央，有一条横向的暗线，称为M线。明带的长度是可变的，它在肌肉安静时较长，并且在一定范围内可因被动牵拉而变长；在肌肉收缩时可变短。明带中央也有一条横向的暗线，称为Z线。肌原纤维上相邻两条Z线之间的区域，称为肌小节（sarcomere），其是肌肉收缩和舒张的基本单位，它包含一个位于中间部分的暗带和两侧各1/2的明带。由于明带的长度可变，肌小节的长度在不同情况下可变动于1.5～3.5μm。

肌原纤维镜下规则的明、暗带相间，是由两套粗细不同的肌丝及其不同程度的重叠所造成的。粗肌丝（thick filament）直径约为10nm，其长度与暗带相同，约为1.6μm；实际上暗带的形成就是由于粗肌丝的存在，M线则是把

图2-18 骨骼肌细胞的肌原纤维和肌管系统

成束的粗肌丝固定在一起的细胞骨架蛋白。细肌丝（thin filament）直径约5nm，它们由Z线结构向两侧明带伸出，每侧的长度都是1.0μm。在肌小节总长度小于3.5μm的情况下，细肌丝游离端必然有一段要伸入暗带，和粗肌丝交错重叠；如果伸入暗带的细肌丝未能相遇而隔有一段距离，这就形成了H带。肌肉被动拉长时，细肌丝由暗带重叠区被拉出，肌小节长度增大，同时明带的长度也增大，H带也相应增宽。在肌原纤维的横断面上可观察到，粗、细肌丝相互重叠时，在空间上也呈规则排列，这种几何形状的排列为粗、细肌丝的相互作用提供了力学基础。

（二）肌管系统

包绕在每一条肌原纤维周围的膜性囊管状结构称为肌管系统（sarcotubular），包括横管系统和纵管系统。

1. 横管（transverse tubule） 也称T管，是由肌细胞膜向内凹入而成，凹入部分形成的管道，与细胞外液相通但不与胞质相通，因此T管中的液体就是细胞外液；T管走行方向与肌原纤维相垂直，在明带和暗带的交界处形成环绕肌原纤维的相互交通管道。肌膜和T管膜上分布着L型电压门控钙通道，它们的激活与肌细胞的兴奋-收缩耦联有关。

2. 纵管（longitudinal tubule） 即L管，也称肌质网（sarcoplasmic reticulum，SR），相当于其他细胞的内质网。它们的走行方向和肌原纤维平行，根据他们分布的部位和功能，肌质网由彼此相通的两部分组成：①纵行肌质网（longitudinal SR，LSR），即包绕在肌原纤维周围的肌质网；②连接肌质网（junctional SR，JSR），即肌质网接近横管时，末端变得膨大或呈扁平状，也称终池（terminal cisterna），使纵管可以较大的面积和横管相靠近。终池是细胞内储存Ca^{2+}的场所，肌肉安静时，终池内的Ca^{2+}浓度是胞质的数千至上万倍，称为细胞内的Ca^{2+}库。纵行肌质网和连接

肌质网相互沟通，但不与细胞外液或胞质相通。连接肌质网膜上有钙通道，又称雷诺丁受体（ryanodine receptor，RyR），该通道开放，Ca^{2+} 释放入胞质；连接肌质网膜上有钙泵，可将胞质中 Ca^{2+} 主动转运到肌质网中。

每一横管和其两侧的连接肌质网形成三联管（triad）结构。三联管是发生兴奋-收缩耦联活动的关键结构。

（三）肌丝的分子结构

1. 粗肌丝 由肌球蛋白（myosin）分子组成，每个肌球蛋白分子由一个长杆部和两个球形的头组成，状似"豆芽"。在组成粗肌丝时，各长杆部朝向 M 线并聚合成束，形成粗肌丝的主干，球形头部则有规律地裸露在 M 线两侧的粗肌丝主干的表面，形成横桥（cross bridge）（图 2-19），每条粗肌丝表面伸出的横桥有 300～400 个。

图 2-19　骨骼肌肌丝分子结构示意图
A. 肌球蛋白分子；B. 粗肌丝（由肌球蛋白分子构成）；C. 细肌丝（由肌动蛋白、原肌球蛋白、肌钙蛋白分子构成）

当肌肉处于安静状态时，横桥与主干的方向相垂直，由粗肌丝表面突出约 6nm。其在粗肌丝表面的分布位置也是严格有序的，每个横桥都能分别同环绕它们的 6 条细肌丝相对，这有利于它们之间的相互作用。横桥的主要特性：①横桥在一定条件下可以和细肌丝上的肌动蛋白分子呈可逆性结合，同时出现横桥向 M 线方向扭动；②横桥具有 ATP 酶的活性，可分解 ATP 而获得能量，作为横桥扭动和做功的能量。

2. 细肌丝 由肌动蛋白（actin，也称肌纤蛋白）、原肌球蛋白（tropomyosin，也称原肌凝蛋白）、肌钙蛋白（troponin）三种蛋白质组成，它们在细肌丝中的比例是 7：1：1。

（1）肌动蛋白：肌动蛋白的分子呈球形，它们聚合在一起构成一条双螺旋链，形成细肌丝的主干。肌动蛋白上有横桥的结合位点，与肌丝滑行直接相关，因此和肌球蛋白一同被称为收缩蛋白质。

（2）原肌球蛋白：也呈双螺旋状，位于细肌丝双螺旋沟中，并与之松散结合。肌肉安静时原肌球蛋白的位置正好在肌动蛋白和横桥之间，将肌动蛋白上的结合位点覆盖，可阻碍二者相互作用。

（3）肌钙蛋白：在细肌丝上不直接和肌动蛋白分子相连接，而只是以一定的间隔出现在原肌球蛋白的双螺旋结构上（图 2-20）。

图 2-20　肌原纤维的分子结构与功能

二、骨骼肌的收缩原理

（一）骨骼肌的兴奋-收缩耦联

图 2-21　骨骼肌的兴奋-收缩耦联示意图
T 管为横管；L 管为纵管

肌细胞的兴奋表现为细胞膜上可传导的动作电位，而肌细胞的收缩则源于细胞内肌丝的滑行。肌细胞的兴奋不能直接导致肌肉收缩，二者之间存在耦联过程（图 2-21）。这种把肌细胞的兴奋过程和机械收缩过程联系在一起的中介过程称为兴奋-收缩耦联（excitation-contraction coupling）。神经-骨骼肌接头兴奋传递过程后叙（具体内容见第十章第三节）。

兴奋-收缩耦联过程至少包括三个步骤：①兴奋通过横管系统传向肌细胞的内部，肌膜上产生的动作电位可沿着凹入细胞内部的横管膜传导，并激活横管膜上的一种 L 型钙通道；②三联管结构处的信息传递，骨骼肌横管膜上的 L 型钙通道因膜的去极化导致自身分子的变构效应，直接引起终池膜上钙通道开放；③肌质网中的 Ca^{2+} 释放入胞质及 Ca^{2+} 由胞质向肌质网的再聚积，终池膜上钙通道开放，Ca^{2+} 释放进入胞质，使胞质中的 Ca^{2+} 浓度升高 100 倍，促使 Ca^{2+} 与肌钙蛋白的肌原蛋白 C 结合，引起肌肉收缩。Ca^{2+} 浓度升高引起肌肉收缩的同时，激活肌质网膜上的钙泵，钙泵逆浓度差将 Ca^{2+} 从胞质转运到肌质网中，胞质 Ca^{2+} 浓度降低，肌肉舒张。

可见，横管系统的作用是将肌细胞膜兴奋时出现的电变化沿 T 管膜传入细胞内，肌质网和终池的作用是通过 Ca^{2+} 的储存、释放和再积聚，触发肌丝的滑动，使肌节收缩和舒张，而三联管结构正是把肌细胞膜的电变化和胞内的收缩过程衔接或耦联起来的关键部位。因此三联管被认为是兴奋-收缩耦联的结构基础，而 Ca^{2+} 被认为是兴奋-收缩耦联的因子。

（二）肌丝滑行过程

根据骨骼肌微细结构的形态学特点及它们在肌肉收缩时长度的改变，Huxley 等在 20 世纪 50 年代初期就提出了用肌节中粗、细肌丝的相互滑行来说明肌肉收缩的机制，提出肌丝滑行理论（myofilament sliding theory），从分子水平阐释肌肉收缩与舒张的机制。目前，肌丝滑行的机制已基本上从组成肌丝的蛋白质分子结构的水平得到阐明。

粗肌丝主要由肌球蛋白所组成，它们的分子在粗肌丝中呈独特、有规则的排列。一条粗肌丝大约含有 200 个呈长杆状的肌球蛋白分子，其一端有膨大的球状部。在组成粗肌丝时，各杆状部朝向 M 线而聚合成束，形成粗肌丝的主干，球状部则有规则地裸露在 M 线两侧的粗肌丝主干的表面，形成所谓横桥。当肌肉安静时，横桥与主干的方向相垂直，由粗肌丝表面突出，每个横桥都分别同环绕它们的 6 条细肌丝相对，有利于它们之间的相互作用。横桥有两个主要特性：①横桥在一定条件下可以和细肌丝上的肌动蛋白分子呈可逆性结合，同时出现横桥向 M 线方向扭动；②横桥具有 ATP 酶的作用，可以分解 ATP 而获得能量，作为横桥扭动和做功的能量来源。

细肌丝由肌动蛋白、原肌球蛋白、肌钙蛋白三种蛋白分子组成（见图 2-20），其中 60% 是肌动蛋白，肌动蛋白分子单体呈球状，但它们在细肌丝中聚合成双螺旋状，成为细肌丝的主干。肌动蛋白与肌丝滑行有直接的关系，和肌凝蛋白一同被称为收缩蛋白。原肌球蛋白、肌钙蛋白不直接参与肌丝间的相互作用，但可影响和控制收缩蛋白之间的相互作用，故称为调节蛋白。原肌球蛋白也呈双螺旋结构，在细肌丝中和肌动蛋白双螺旋并行，但在肌肉安静时原肌球蛋白的位置正好在肌动蛋白和横桥之间，阻碍了二者相互作用；肌钙蛋白在细肌丝上不直接和肌动蛋白分子相连接，而只是以一定的间隔出现在原肌球蛋白的双螺旋结构上。肌钙蛋白的分子呈球形，含有三个亚单位，即肌原蛋白 T、肌原蛋白 C 及肌原蛋白 I。肌原蛋白 T 附着在原肌球蛋白上，肌原蛋白 I 附着在肌动蛋白上，肌原蛋白 C 在二者之间具有带双负电荷的结合位点，因而对肌质中出现的 Ca^{2+} 有很大的亲和力；当它与 Ca^{2+} 结合时，可把信息传递给原肌球蛋白，引起后者发生分子构象改变，解除对肌动蛋白和横桥相互结合的阻碍作用。

肌肉收缩时，肌丝滑行的基本过程为：当肌质中 Ca^{2+} 浓度升高时（10^{-5}mol/L），Ca^{2+} 迅速与肌钙蛋白结合，引起肌钙蛋白构型发生改变，3 个亚基间的连接由松散状态变成坚固，此时抑制亚基肌原蛋白 I 与肌动蛋白分离，使原肌球蛋白移位，从表面移向肌动蛋白的双螺旋深部。这样，肌动蛋白分子上能与肌球蛋白横桥结合的位点暴露。横桥与肌动蛋白结合后，ATP 酶被激活，水解 ATP，释放出能量，引起横桥摆动，牵引肌动蛋白丝向粗肌丝的间隙移动 10nm。ATP 分解后，原来的横桥复位，并迅速与肌动蛋白分离。在 ATP 不断补充的情况下，横桥又重新和细肌丝的位点结合，ATP 分解，横桥摆动，再次发生上述反应。如此周而复始，依次将肌动蛋白丝向 M 线方向牵拉。上述横桥与肌动蛋白结合、摆动、复位和再结合的过程，称为横桥周期（cross bridge cycling）。横桥的这种循环在一个肌节以至整个肌肉中都是非同步地进行的，这样才可能使肌肉产生恒定的张力和连续的缩短。在一定肌节长度内，细肌丝滑动距离越大，肌张力也越大。活动的横桥数目越多，肌张力和缩短的距离越大。能参与循环的横桥数目及横桥循环的进行速率，则是决定肌肉缩短程度、缩短速度及所产生张力的关键因素。当 Ca^{2+} 下降到阈值（10^{-7}mol/L）以下时，与肌钙蛋白结合的 Ca^{2+} 被解脱出来，肌钙蛋白的抑制亚基重新与肌动蛋白连接，原肌球蛋白也恢复到原来位置，在肌肉弹性的被动牵引下，肌丝复位，肌肉进入舒张状态。

三、骨骼肌的收缩形式与影响收缩效能的因素

骨骼肌收缩可表现为肌肉的长度与张力的机械变化，肌肉长度缩短可使躯体对抗某种阻力而移位，完成一定的物理功；肌肉张力增加，可保持躯体一定的体位，但并不存在移位与做功。

（一）骨骼肌的收缩形式

1. 等张收缩与等长收缩　当肌肉发生兴奋而出现收缩时，根据肌肉的长度与张力的改变可区分为等张收缩和等长收缩两种形式：①等张收缩。肌肉收缩时长度明显缩短，但张力始终不变，这种收缩形式称为等张收缩（isotonic contraction）。等张收缩所消耗的能量主要转变为缩短肌肉及移动负荷而完成一定的物理功。②等长收缩。肌肉收缩时长度不变，但张力明显增大，这种收缩形式称为等长收缩（isometric contraction）。等长收缩所消耗的能量主要转变为张力增加，并无移位和做功。

等张收缩和等长收缩时肌细胞发生的电变化和化学变化是相同的，即横桥被激活，并产生力作用于细肌丝。等长收缩时，横桥产生力作用于细肌丝，但肌纤维不缩短；等张收缩时，横桥产生力牵拉细肌丝向 M 线移动，引起肌纤维缩短。

在机体内，不同肌肉收缩时所遇到的负荷不同，故其收缩形式也不同。一些与维持身体固定姿势和克服外力（如重力）有关的肌肉，如项背肌等收缩时以产生张力为主，接近于等长收缩；一些与肢体运动有关的肌肉，则表现为不同程度的等张收缩。在整体内骨骼肌的收缩多表现为既改变长度又增加张力的混合收缩形式。但由于不同部位肌肉的附着或功能特点不同，其收缩形式侧重有所不同。

2. 单收缩和强直收缩　根据肌肉的刺激频率不同，肌肉兴奋收缩时可表现为单收缩和强直收缩两种形式。在实验条件下，给予骨骼肌单个电刺激，可产生一个动作电位，引起一次迅速而短暂的收缩，称为单收缩（single twitch）。单收缩整个过程可分为收缩期和舒张期（图 2-22）。收缩的总和（summation of contraction）是由多个有效刺激引起收缩重叠的形式。如果给肌肉以连续地短促刺激，当刺激频率较低时，后一个刺激落在前一个刺激引起的收缩过程结束之后，则只引起一连串各自分开的单收缩。随频率增加，若后一个刺激落在前一个刺激引起的收缩过程中的舒张期，则形成不完全强直收缩（incomplete tetanus），表现为既有收缩期又有舒张期。若刺激频率再增加，每一个后面的刺激落在前一个收缩过程中的收缩期，于是各次收缩的张力变化和长度缩短完全融合或叠加起来，就形成完全强直收缩（complete tetanus），表现为只有收缩期没有舒张期。通常所说的强直收缩是指完全强直收缩。

图 2-22　不同频率的刺激对肌肉收缩形式的影响
↑表示同强度的刺激信号

骨骼肌每次受刺激而兴奋时，其绝对不应期很短，约为 1ms，因此能接受较高频率的刺激而再次兴奋，这是强直收缩产生的基础。在整体内，运动神经传到骨骼肌的兴奋都是快速连续的，因此骨骼肌的收缩几乎都属于强直收缩，强直收缩较单收缩能产生更大程度的张力和缩短。

（二）影响收缩效能的因素

肌肉的收缩效能（performance of contraction），包括收缩时产生的张力、长度的缩短，以及产生张力或缩短的速度，是由肌肉收缩时承受的负荷、肌肉自身的收缩能力等多种因素决定的。

1. 前负荷对肌肉收缩的影响　前负荷（preload）指肌肉在收缩前所承受的负荷。前负荷决定了肌肉在收缩前的长度，即肌肉的初长度（initial length），因此肌肉的前负荷也可用初长度来表示。在生理学实验中，可以测定在不同的肌肉初长度情况下肌肉收缩产生的张力。将肌肉在安静时牵拉到一定长度，会产生一定的被动张力（passive force）；在施加刺激后，又可记录到一个收缩时张力，该张力为被动张力与肌肉收缩时产生的主动张力（active force）之和，即总张力（total force）。

将肌肉固定于不同的初长度，然后分别记录在不同初长度时的被动张力和总张力，就可得到被动张力和总张力与肌肉长度的关系曲线，将这两条曲线中各同等长度时的张力数值相减，即可得到主动张力与肌肉长度的关系曲线（图 2-23）。

图 2-23 肌肉等长收缩时的长度-张力曲线
A. 肌肉的长度-张力关系曲线；B. 肌节的长度-张力关系曲线

张力关系曲线表明，骨骼肌收缩存在着一个最适初长度（optimal initial length），在这一初长度下，肌肉收缩可以产生最大的主动张力，大于或小于这个初长度，产生的张力都会下降。骨骼肌在最适初长度下所承受的负荷称为最适前负荷（optimal preload）。张力关系曲线的这一特点与肌节长度的变化有关。图 2-23B 中 d 点，肌节的初长度最长，粗、细肌丝完全不重叠，肌肉收缩时的主动张力为零；在曲线的 c 点和 b 点，肌节的初长度分别为 2.2μm 和 2.0μm，粗、细肌丝处于最适重叠状态（M 线两侧各 0.1μm 范围内无横桥），即所有的横桥都能与细肌丝接触，肌肉等长收缩时的主动张力亦达最大值；在曲线的 a 点，肌节长度为 1.6μm，细肌丝穿过 M 线，造成两侧细肌丝相互重叠并发生卷曲，影响了部分横桥与细肌丝的接触，肌肉收缩产生的张力相应减小。以上结果表明，肌肉收缩产生的张力是与能和细肌丝接触的横桥数目成比例的。

2. 后负荷对肌肉收缩的影响 后负荷（after-load）指肌肉开始收缩后所遇到的负荷。后负荷是肌肉做功的对象或收缩的阻力，能影响肌肉收缩产生的张力和速度。通常，肌肉开始缩短前，先有肌张力增加（等长收缩），当张力超过后负荷时，才表现为肌肉的缩短，从肌肉开始缩短至收缩结束，肌肉张力保持恒定不变（等张收缩），并与后负荷相等。

在前负荷不变的条件下，如果将同一肌肉在不同后负荷下所产生的张力和它的缩短速度绘成坐标曲线，便得到张力-速度曲线（图 2-24）。由此图可见，随着后负荷的增加，肌肉收缩产生的张力不断增大，但缩短速度却逐渐减小。当后负荷理论上为零时，肌肉可产生最大的缩短速度（V_{max}）；相反，当后负荷增大到肌肉完全不能缩短时，就可得到肌肉的最大收缩张力（P_0）。由于肌肉收缩所产生的机械功=负荷（张力）×负

图 2-24 肌肉等张收缩时的张力-速度曲线
V_{max}：负荷为零时肌肉缩短的最大速度；
P_0：肌肉收缩的最大张力

荷移动的距离（肌肉缩短的长度），因此该曲线还反映出后负荷过大时，肌肉将完全不能缩短，缩短速度也成为零，不利于做功；而后负荷过小时，缩短速度虽然增大，但张力却减小或为零，也不利于做功。

3. 收缩能力对肌肉收缩的影响　收缩能力（contractility）是指与前、后负荷无关的肌肉内在的收缩特性。肌肉的这种特性取决于许多因素，包括兴奋-收缩耦联时 Ca^{2+} 水平、收缩蛋白对 Ca^{2+} 的敏感性、横桥的 ATP 酶活性、肌质网钙泵的类型和活性等。许多内源性体液物质、病理因素或药物等都可通过各种途径来调节和影响肌肉的收缩能力。这一点对心肌有着特别重要的意义。

第五节　中医脏腑功能与细胞生理

中医学强调人体是一个有机整体，而细胞同样也是一个微小的有机整体。根据中医基础理论对机体活动不同方面的描述可以发现：阴阳理论描述了机体活动的变化规律；气、血、精、津液理论描述了活动的物质基础；脏腑理论描述了活动的内在联系；而经络理论则描述了机体活动之间的联系。人体活动的基础是细胞活动，细胞活动由分子活动组成，细胞活动包括细胞代谢和代谢分子的吸收、转化和排泄。中医理论可以对细胞的活动和结构做出解释，其中，脏腑功能活动与细胞功能活动的表现是一致的。

一、中医脏腑与西医脏器、细胞功能比较

整体观念是中医脏象学说的基本特点，脏象学说以脏腑为基础，以五脏为中心，通过经络联属关系把人体各部分组成一个既分工又合作的有机整体，从而维持人体正常的生命活动。脏象学说中的心、肝、脾、肺、肾，以及胃、小肠、大肠、胆、膀胱等脏腑，虽与现代人体解剖学脏器名称相同，但在生理、病理的含义上却完全不同。中医一个脏腑的功能可能包括西医几个脏器的功能，西医一个脏器的功能，可能分散在中医几个脏腑功能之中。这是因为脏腑在中医学中不单纯是一个解剖学概念，更重要的是一个生理学或病理学方面的概念。中医虽然用器官描述脏腑，但却是从功能而不是形态的角度进行说明。

（一）中医脏腑功能与西医脏器功能之异

有关中医脏腑功能的现代研究表明，中医某"脏"的功能可涉及西医多个系统的功能。如中医的"脾"，其主运化水谷和水液的功能与现代医学的消化及泌尿功能相关，脾主统血功能与血液循环功能相关，脾为后天之本与内分泌和免疫功能相关，脾为生痰之源与呼吸系统的痰及组织液中代谢产物堆积而致的"稠水"相关，脾主肌肉及脾藏意为思则与神经、肌肉的功能相关。中医学的"肾""肝""心""肺"等功能也与上述系统的功能相关，如肾主藏精与内分泌、神经、免疫等功能相关，肾主水、藏命门之火与泌尿、消化、循环系统功能相关，肾主纳气与呼吸功能相关。肝主疏泄、主藏血，调畅气机，调节情志，促进消化，与神经-内分泌、消化系统及实质肝脏功能有关。肺主气、司呼吸，主宣发肃降，主行水，则与肺脏本身及呼吸、内分泌系统有关。心主血脉、主藏神与心血管系统、神经系统、血液系统及免疫等功能相关。可见，中医所谓的五脏是宏观结构的人体功能系统，是对人体生理功能、病理变化及病证现象的整体概括，每一脏均涉及现代医学的多系统的部分结构和功能，是物质与功能的高度专一。中医学每一脏所主的功能均不是现代医学某一系统所能独立完成的，其在神经、内分泌、免疫等系统内均有所划分和交叉，通过系统内的结构联系产生功能的相互作用，同时又通过系统间共有的递质、激素、细胞因子等信息物质传递，对人体各系统、器官、细胞功能进行多层次的相互调节和整合。

（二）中医脏腑功能与细胞功能之似

在所有类型的细胞中，最基本的细胞活动是相同的，细胞吸收的主要营养是碳水化合物、氨基酸和氧气，细胞的基本物质代谢从碳水化合物氧化开始，碳水化合物氧化产生氢和α-酮酸（包括乙酰辅酶 A），α-酮酸氧化产生氢和二氧化碳，氢与氧气结合生成水，与乙酰辅酶 A 结合生成脂类化合物和水，α-酮酸与氨结合生成氨基酸和水，细胞的基本能量代谢活动从碳水化合物产生的氢与氧气结合生成水开始，经磷酸化/去磷酸循环完成，细胞的基因信息来自 DNA 中的核苷酸排列顺序，在核酸和蛋白质的合成/分解过程中被代谢，细胞主要排泄的代谢产物是含氮的水溶性分子和脂溶性的碳氢化合物分子。

有学者比较了中医脏腑与细胞活动的功能后发现，心表现为能量控制物质代谢活动的功能（主血脉）和维持相应的功能（主神志）与细胞内三磷酸腺苷（ATP）为状态因素的分子活动功能一致，对细胞活动中的所有需要 ATP 的分子活动，ATP 都是十分重要的状态因素。肝表现转化（主疏泄）和存储（藏血）代谢原料的功能与细胞内脂代谢活动、转化和存储氮氧代谢剩余的α-酮酸的功能一致。肺表现控制能量代谢（主气）、呼吸和分布挥发性物质（主宣发）和小分子（主肃降）的功能与生物膜的功能一致，氧气则作为氧化磷酸化的输入决定能量代谢。小肠的功能是主动吸收消化产生的营养，小肠的功能与细胞主动吸收水溶性物质活动的功能相似，ATP 提供主动吸收活动所需能量。胆的功能是储藏和排泄脂溶性代谢产物，胆的功能与生物转化活动的功能一致。胃的功能是加工代谢原料，胃的功能与大分子消化活动的功能一致。大肠的功能是转运排泄物，排泄物转运决定水的分布，大肠的功能与细胞被动扩散活动的功能一致。膀胱的功能是生产水溶性代谢产物，膀胱的功能与含氮化合物分解代谢活动的功能一致。三焦的功能是提供所有活动的原料和进行能量的形式转化，三焦与产生α-酮酸的代谢一致。

（三）中医脏腑功能与细胞活动之联

从细胞分子水平研究而言，中医脏腑功能中的心、肺、肝、肾、脾等功能与细胞的某些功能活动相对应。

1. 中医"脾"的功能与线粒体的功能活动有关　线粒体通过三羧酸循环，氧化从消化系统吸收而来的营养物质，生成 ATP，此外，线粒体的三羧酸循环是糖、脂、氨基酸三大营养物代谢的最终通路和相互转化的枢纽，三羧酸循环的中间产物为细胞合成生命活动所需的各种活性物质提供了前体，当线粒体的功能异常将不可避免地导致细胞凋亡，所以，线粒体是细胞乃至整个生命体进行各项生命功能活动的枢纽和核心，线粒体功能正常与否决定着脏器功能的盛衰，所以被称为"气血生化之源""后天之本"。另外，线粒体是对体液环境高度敏感的细胞器，渗透压、pH 异常和细菌内毒素等（水湿之邪）都可能对其结构和功能造成损害，这和中医学"脾恶湿"的特性相吻合。所有对能量高度需求的器官，其组成细胞内都有数目众多的线粒体，如肌肉的运动、小肠对营养物的吸收、肾小管的重吸收等都需要大量能量，而这些器官细胞内富含线粒体，这与中医学关于"脾主运化水谷精微""主肌肉四肢""脾制水"的理论相吻合。血小板中富含 ATP，血小板中所产生的 ATP 有近 50%以上来自线粒体氧化磷酸化。如果血小板中线粒体的功能失常，将严重影响血小板的凝血功能，而易出血。线粒体所产生 ATP 保证了血小板的凝血功能正常，使血液不溢出脉道，这与"脾气摄血"的理论相符。

2. 中医"肾"的功能与染色体的功能活动有关　染色体是细胞的先天遗传信息系统。中医学认为"先天之精"首先是指禀受于父母的生殖之精，它是构成胚胎发育的原始物质，在胚胎成形后藏之于肾，并在脾胃运化生成的水谷精气和各脏腑化生的精气等组成的"后天之精"的不断充养及资助下，化生一身之元气（元阴、元阳），发挥其生理效应，调控机体的生长、发育和生殖。从现代医学角度看，生殖的物质基础精子与卵子，其中最主要的细胞结构就是染色体 DNA，而生殖的最主要目的是把遗传物质染色体 DNA 传给下一代。在出生后，藏于体细胞细胞核染色体 DNA 内的遗传信息通过复制、转录和表达，控制着每个细胞的生长、增殖、凋亡及各项生命活动。从宏观和整体的角度来看，众多细胞的生长、增殖、凋亡和时刻进行的生命活动就构成了机体的生长、发育、生殖和衰老，而 DNA 中遗传信息的正常与否必然决定机体健康与否。肾所主的器官组织，包括骨、髓、脑、性腺、齿、发等都有一个共同的特点，即其器官组织中起着关键作用的细胞，其染色体 DNA 都时刻在高度复制和（或）转录表达，所有抑制 DNA 正常功能的药物，如许多用于化疗和免疫抑制的细胞毒药物，都有损伤"肾"的副作用，所有补"肾"中药都有保护和增进 DNA 正常功能的功效。

3. 中医"肝"的功能与配体-受体-信号转导系统功能活动有关　　中医学认为，肝主升发阳气，具有启迪诸脏、调畅气机的作用，喜条达，恶抑郁，体阴而用阳。这与在细胞间起信息传递作用的物质（激素、神经递质）的作用特点很相似，激素和神经递质起着激发和调节靶器官细胞生理功能的作用（升发阳气，启迪诸脏，调畅气机）。激素、神经递质发挥生理作用后就必须马上被灭活，如果滞留在体内，则导致调节功能的紊乱（喜条达，恶抑郁）。激素与血液内的白蛋白结合，缓慢地释放出来发挥生理效应（体阴而用阳），如果血液白蛋白太低而使游离激素浓度过高，则使靶细胞反应过亢而出现"阴虚阳亢"的症状。现代研究认为，中医"肝"的实质与神经系统、内分泌系统、消化系统、肌肉运动系统有关，神经和内分泌细胞等即是细胞受体-信号转导系统的主导，神经末梢释放的递质和内分泌细胞分泌的激素从根本上说都是一种细胞信号（配体），它作用于靶细胞的受体，激活细胞内的第二信号系统，从而产生细胞内一系列的生理反应。

4. 中医"肺"的功能与生物膜功能活动有关　　中医学认为，肺主宣发肃降，主呼吸，通过呼浊吸清，吐故纳新，促进气的生成，调节气的升降出入，并主通调水道。从细胞角度来看，细胞膜（广义上包括所有的生物膜）覆盖于细胞的最外层，通过膜上的自由扩散、各种载体蛋白的协助转运、主动运输及胞饮、胞吐作用（宣发肃降），实现细胞内外物质的交换（吐故纳新，气的升降出入，通调水道）。当细胞膜把细胞内的生理或病理产物通过胞吐等作用分泌到细胞外以实现其功能（如汗腺细胞分泌汗液）则称为"宣发"，当细胞膜通过载体运送细胞所需要的物质以保证内液的各种物质成分的稳定，则称为"肃降"。从宏观角度看，所有以分隔和（或）交换功能为主要功能的器官组织，如肺、气管、支气管、血管内皮、肾小球（主要结构为肾小囊和毛细血管球）、皮肤，都为"肺"所主。这些器官组织的一个显著特点是，细胞是以细胞膜为最主要的细胞器，细胞膜面积巨大，而细胞内其他细胞器不发达。血管内皮的舒缩直接影响着血液的流畅与否，故中医学有"肺朝百脉""气为血帅"之说。肾小球是尿液从血中过滤的最开始之处，这应与"肺为水之上源"相关。

二、中医脏腑功能与运动生理的联系

中医学认为，脾主运化、肝藏血，从而为运动提供能量和物质基础；脾主肌肉、肝主筋，而肌肉和筋都属运动器官，所以中医的脾、肝与运动关系密切，其中脾主肌肉、肝主筋与运动的关系最直接。

（一）脾主运化，脾主肌肉

脾主运化是指脾具有把饮食水谷转化为水谷精微（即谷精）和津液（即水精），并把水谷精微和津液吸收、转输到全身各脏腑的生理功能。脾主肌肉是指全身的肌肉都有赖于脾运化的水谷精微及津液的营养滋润，才能壮实丰满，并发挥其收缩运动的功能。

中医学认为，只有脾的功能健运，肌肉才能得养而壮实有力，否则脾虚运化失司，能源物质不足，则运动功能减退，脾虚产生的病理产物在损伤肌肉筋骨的同时还会阻滞经络，导致气血壅滞，进一步影响人体的运动功能，导致肌肉瘦削，软弱无力甚至萎废不用。

有学者探讨脾气虚与骨骼肌超微结构的关系发现，脾气虚大鼠线粒体的形态发生变异，数量减少，同时肌纤维明显变细，使用具有健脾益气作用的扶正健脾药物能使损伤的线粒体得到修复，肌纤维明显增粗，故认为脾气虚时骨骼肌、线粒体结构损伤是肌肉不耐疲劳和剧烈运动的原因之一。通过研究骨骼肌微量元素含量变化，发现脾虚动物骨骼肌中与肌肉收缩有关的微量元素明显减少，服用健脾益气中药后上述变化可恢复正常，使人体运动功能恢复正常。

（二）肝主疏泄，肝主筋

肝主疏泄是指肝气具有疏通、畅达全身气机，进而促进精血津液的运行输布、脾胃之气的升降、胆汁的分泌排泄及情志的舒畅等作用。肝主筋是指全身的筋膜有赖于肝之阴血的滋养，肝血充盛，筋膜才能强韧健壮。

关于肝与运动的关系，早在《黄帝内经》中就有论述，如《素问·痿论》中的"肝主身之筋膜"，《素问·五运行大论》中的"肝……其用为动"，《素问·上古天真论》中的"丈夫……七八，肝气衰，筋不能动"等。可见，肝主筋与运动关系密切。筋，即筋膜，附着于骨而聚于关节，是连接关节、肌肉的组织，包括现代所称的肌腱、韧带和筋膜。中医学认为，筋得到水谷精微化生的肝之阴血滋养才能使人体运动灵活有力，"肝亏""筋急"则影响人体的运动。有研究表明，具有养肝血作用的养肝柔筋方对骨骼肌的糖原储存和利用具有正向调节作用，对大强度运动后即刻血乳酸有促进其清除的作用，改善心肌能量代谢，逆转疲劳心肌的线粒体结构损伤，并能在一定程度上促进肝内糖异生和肝糖原分解，增加运动肌肉血流量，促进肌细胞摄取血糖，提高骨骼肌细胞能源物质有氧氧化供能率，减少肌糖原在运动后期消耗，改善疲劳大鼠骨骼肌能源物质的贮备和代谢的状态，提示肝主疏泄功能正常，则气机调畅，血脉和顺，筋膜得到肝血滋养，有利于促进运动性疲劳的恢复。

学习框架

1. 试说明细胞膜物质转运的方式有哪些？各有何特点。

2. 举例说明单纯扩散和易化扩散有何异同。

3. 试述静息电位和动作电位的概念及其产生机制。

4. 简述局部兴奋和动作电位有何特征。

5. 试比较有髓神经纤维和无髓神经纤维兴奋传导的异同。

6. 骨骼肌受人工刺激而兴奋后，如何完成一次单收缩？

（尹　娜　李中华　吴　江）

第三章 血 液

血液（blood）是一种在心血管系统内循环流动的红色、黏稠的液体组织，由血浆和血细胞构成，是机体体液的重要组成部分。在心泵活动的推动下，血液在血管内循环流动，通过呼吸、消化、排泄等器官保持机体与外环境的联系。作为心血管系统内的流体组织，血液在循环过程中不断实现着运输、缓冲、调节和免疫防御等功能。一旦失血过多，必须根据血型进行输血，否则危及生命。

中医学认为血是脉管中流动的红色液体，具有营养和滋润的作用。血由营气和津液组成。《灵枢·邪客》记载"营气者，泌其津液，注之于脉，化以为血""津液和润，变化而赤为血"，说明营气和津液对血液的生成具有重要作用。津液与血之间可以相互转化，故血的生成是以营气、津液等为物质基础，通过脏腑功能活动而完成的。

《素问·五脏生成》记载"肝受血而能视，足受血而能步，掌受血而能握，指受血而能捏"，说明人体必须有血的滋养才能进行各种正常功能活动。此外，血又是神志活动的物质基础。

第一节 概 述

一、体液与津液

体液（body fluid）是机体内液体的总称。成人的体液约占体重的 60%，其中 1/3 分布于细胞外，称为细胞外液（extracellular fluid，ECF）；2/3 分布在细胞内，称为细胞内液（intracellular fluid）。

细胞外液主要包括组织液（约占体重的 15%）和血浆（占体重的 4%～5%），还有少量的淋巴液和脑脊液（约占体重的 1%）等。细胞内液（约占体重的 40%）与细胞外液之间以细胞膜相隔，在组织液与血浆、淋巴液之间则以毛细血管壁或淋巴管壁相隔。由于细胞膜、毛细血管壁和淋巴管壁均具有一定通透性，因而各部分的体液既彼此隔开，又相互沟通（图 3-1）。细胞外液是生命活动进行中最为活跃的场所，尤其血浆不停地循环流动，成为沟通各部分体液与外环境的媒介。所以，

图 3-1　体液的组成

ICF：细胞内液；ISF：组织液；ECF：细胞外液

血浆成分及理化性质的改变能直接反映组织代谢的情况。因此，血液学检验已成为临床诊治疾病的重要依据。

中医学认为，津液是体内各种正常水液的总称，可分为津和液两种。清而稀者为津，稠而浊者为液。津与液两者本质相同，都是水谷所化生，故通常津液并称。津液包括脏腑内外的水液，如胃液、肠液、关节腔内液、汗液、泪液及尿液等。

津液与血，都属于体液。两者的生成来源于水谷精微，都有营养、滋润的作用。不同的是，血色赤，循环于脉管之中；而津液透明无色，存在于脉管之外。津能生血，血能化津，两者相互转化，关系极为密切，故有"养血可以生津，保津即保血"之说。总的看来，中医学的"血"和"津液"与现代医学的血液和体液的认识基本相似。

二、血液的组成及血量

血液由血细胞和血浆组成。血细胞包括红细胞、白细胞和血小板，其中以红细胞最多，约占总数的 99%，白细胞最少（图 3-2）。

（一）血细胞

血细胞是血液中的有形成分。取一定量抗凝后的血液置于有刻度的试管中离心，由于血细胞和血浆密度不同，管内的血液发生分层：上层为淡黄色的血浆，下层是深红色不透明的红细胞，中间有一薄层为白色不透明的白细胞和血小板（约占 1%）。血细胞在血液中所占的容积百分比称为血细胞比容（hematocrit）。成年男性的血细胞比容为 40%～50%，女性为 37%～48%，新生儿约为 55%。因白细胞和血小板在血细胞中所占容积比很小，故血细胞比容近似于红细胞比容，血细胞比容数值反映血液中红细胞数量的相对值（图 3-3）。

图 3-2　血液的组成

图 3-3　血液的组成示意图

（二）血浆的成分及其作用

血浆（plasma）是血管中的细胞外液，是机体内环境的重要组成部分。正常情况下，血浆中各种成分和理化性质保持相对稳定。当机体患病时，可引起血浆中的某些成分偏离正常范围。因此，临床上检测血浆成分的变化有助于某些疾病的诊断。

1. 水 占血浆总量的91%～92%。血浆中的营养物质、代谢产物等大多是溶解于水而运输的。水还能运输热量，参与体温调节。

2. 血浆蛋白 是血浆中各种蛋白质的总称。用盐析法可将血浆蛋白分为白蛋白（albumin，A）、球蛋白（globulin，G）和纤维蛋白原（fibrinogen）三大类；用电泳法又可将球蛋白进一步分为α_1-球蛋白、α_2-球蛋白、β-球蛋白、γ-球蛋白等。健康成人血浆蛋白总量为 60～80g/L，其中白蛋白为40～50g/L，球蛋白为20～30g/L，白蛋白/球蛋白（A/G）的比值为（1.5～2.5）∶1，白蛋白和大多数球蛋白主要由肝脏产生（γ-球蛋白来自浆细胞），因此，肝脏疾病常导致血浆蛋白合成减少，出现A/G值下降甚至倒置。

血浆蛋白的功能：①运输功能，血浆蛋白可作为载体，运输激素、脂质、离子、药物和某些代谢产物。血浆蛋白通过其所含的亲脂点与脂溶性物质结合，帮助其运输；血浆蛋白也可与一些低分子量物质（如激素、各种正离子等）可逆性结合，防止它们从肾脏流失，以保持其在血液中有较长的半衰期。②营养功能，健康成人血浆总量约为 3L，其中白蛋白约 200g，起着营养储备功能。人体内的某些细胞，特别是单核-巨噬细胞可吞饮血浆蛋白，由胞内的酶将其分解为氨基酸并释放入血液，供其他细胞合成新蛋白质之用。③缓冲功能，白蛋白及其钠盐组成缓冲对，保持血液 pH 的相对稳定。④形成血浆胶体渗透压功能，血浆蛋白形成血浆胶体渗透压，在调节血管内、外水的分布中起重要作用。⑤免疫功能，免疫球蛋白 IgG、IgA、IgM、IgE，以及一些补体均为血浆球蛋白，参与机体的体液免疫。⑥参与凝血和抗凝血功能，绝大多数的血浆凝血因子、生理性抗凝物质和促纤溶物质都是血浆蛋白。

3. 电解质 血浆中含有多种电解质，大多数以离子形式存在。血浆中的阳离子主要有 Na^+，还有少量的 K^+、Ca^{2+}、Mg^{2+} 等；阴离子以 Cl^- 为主，还有少量的 HCO_3^-、HPO_4^{2-}、SO_4^{2-} 等。这些离子参与形成血浆晶体渗透压、维持酸碱平衡和保持神经肌肉的兴奋性。由于这些离子和水都很容易透过毛细血管壁与组织液中的物质进行交换，所以血浆中电解质的含量与组织液的基本相同（表 3-1）。

表 3-1 人体内各种体液电解质含量 （单位：mmol/L）

正离子	血浆	组织液	细胞内液	负离子	血浆	组织液	细胞内液
Na^+	142	145	12	Cl^-	104	117	4
K^+	4.3	4.4	139	HCO_3^-	24	27	12
Ca^{2+}	2.5	2.4	<0.001（游离）a	$HPO_4^{2-}/H_2PO_4^-$	2	2.3	29
Mg^{2+}	1.1	1.1	1.6（游离）a	蛋白质 b	14	0.4	54
				其他	5.9	6.2	53.6
总计	149.9	152.9	152.6	总计	149.9	152.9	152.6

a. 表示游离 Ca^{2+} 和 Mg^{2+} 的浓度

b. 蛋白质是以当量浓度（mEq/L）表示，而不是用摩尔浓度

4. 非蛋白有机物 血浆非蛋白有机物包括含氮和不含氮两类。血浆中的非蛋白含氮化合物有氨基酸、尿素、尿酸、肌酐等，均为蛋白质和核酸的代谢中间产物。临床上把非蛋白含氮化合物中所含的氮，总称为非蛋白氮。血浆中的非蛋白氮主要通过肾脏排出体外，故检测血浆中非蛋白氮或尿

素氮的含量，有助于了解体内蛋白质代谢和肾功能的状况。血浆中不含氮的有机物主要是葡萄糖，还有各种脂类、酮体、乳酸等。

5. 其他 血浆中还有气体（O_2、CO_2）、激素和维生素等物质。

（三）血量

血量（blood volume）是指循环系统中存在的血液总量，由血细胞和血浆构成。安静时，全身血液的大部分（约占总血量的 80%）在心脏和血管中快速地循环流动，称为循环血量；小部分的血液滞留在肺、肝、腹腔静脉和皮下静脉丛中，流动较慢，称为贮备血量。这些储存血液的部位称为贮血库。当人体在大失血、剧烈运动时，贮备血量可补充循环血量，用以维持正常血压及心、脑等重要脏器的血液供应。健康成人的血液总量相当于体重的 7%～8%，即每千克体重有 70～80ml 的血液，因此，体重 60kg 的人，其血量为 4.2～4.8L，平均约为 4.5L。在正常情况下，按单位体重计算的全血量，男性高于女性，幼儿高于成人，身体强壮者高于体弱者，肥胖者低于非肥胖者，女性妊娠期以血浆量增多为主。

血量的相对稳定对于维持生命活动具有极其重要的意义。当机体失血时，如一次失血量不超过血液总量的 10%，机体可反射性引起心血管活动加强、血管收缩，使心血管内血液充盈度不发生显著变化；同时，贮血库血管收缩，可动员贮备血量用以补充循环血量，因而不出现明显的临床症状。血浆中丢失的水和电解质，可在 1～2h 内由组织液进入毛细血管得以补充；丢失的蛋白质，可由肝脏加速合成，在 1～2d 内得到补充；由于失血使组织供氧减少，肾脏产生促红细胞生成素增多，使骨髓生成红细胞加快，红细胞数量可在 1 个月左右恢复。健康成人一次失血 300ml 以内，机体通过上述调节，各种生理功能无明显影响；但如果一次失血过快过多，失血量超过体内血液总量的 20%，则血压会显著下降，导致机体生理活动障碍而出现一系列临床症状；若失血超过体内血液总量的 30% 就可能危及生命。因此，大量失血时需要及时进行输血治疗。

三、血液的理化特性

（一）血液的比重与黏度

1. 血液的比重 正常人全血的比重为 1.050～1.060，主要取决于血液中的红细胞数量；血液中红细胞数量越多，全血的密度就越大。血浆的比重为 1.025～1.030，主要取决于血浆中的蛋白质含量；红细胞的比重为 1.090～1.092，主要取决于红细胞内的血红蛋白含量。利用不同血细胞及血浆密度的差异，采用离心的方法分别获得血浆、红细胞、白细胞、血小板等不同的成分，也可用红细胞和血浆密度的差异进行红细胞沉降率的测定。

2. 血液的黏度 液体的黏度（viscosity）源于液体内部分子或颗粒间的摩擦，即内摩擦。如果以水的黏度为 1，当温度为 37℃时，全血的相对黏度为 4～5，血浆相对黏度为 1.6～2.4。当温度不变时，全血的黏度主要取决于血细胞比容的高低，血浆的黏度主要取决于血浆蛋白含量的多少。血液的黏度是形成血管内阻力和影响微循环灌注量的主要因素之一。在人体内，因某些疾病导致微循环处的血流速度显著减慢时，则红细胞易发生叠连和聚集，血液黏度增高，血流阻力增大，微循环的灌注压明显降低。

（二）血浆 pH

正常人血浆的 pH 为 7.35～7.45。血浆 pH 的相对恒定有赖于血液中缓冲系统的调节作用，以及肺、肾功能的调节。血浆中最主要的缓冲对是 $NaHCO_3/H_2CO_3$，二者的比值为 20：1。血浆中还有其他缓冲对，如 Na_2HPO_4/NaH_2PO_4、蛋白质钠盐/蛋白质。红细胞中的缓冲对有血红蛋白钾盐/血红蛋白、氧合血红蛋白钾盐/氧合血红蛋白、K_2HPO_4/KH_2PO_4、$KHCO_3/H_2CO_3$ 等。在机体代谢过程中，当各种酸性或碱性物质进入血液时，通过这些缓冲对的缓冲作用，可使血浆 pH 变化不大；特别是肺和肾脏不断排出体内过多的酸或碱，使血浆 pH 保持相对稳定。机体在特殊情况下，如血浆 pH 低于 7.35，称为酸中毒；如血浆 pH 高于 7.45，称为碱中毒。血浆 pH 如低于 6.9 或高于 7.8，都将危及生命。

（三）血浆渗透压

1. 渗透现象与渗透压 渗透现象（osmosis）是指用半透膜将两种不同浓度的同种溶液隔开时，水分子从低浓度溶液一侧通过半透膜向高浓度溶液一侧扩散的现象。渗透的动力是渗透压。渗透压（osmotic pressure）是指溶液中的溶质分子所具有的吸引水分子透过单位面积半透膜的力量。溶液渗透压的高低与单位体积溶液中溶质的颗粒数目成正比，而与溶质的种类、形状和颗粒大小无关。医学上通常用渗透浓度来表示溶液的渗透压，单位是 mmol/L。

2. 血浆渗透压的形成及数值 血浆渗透压（plasma osmotic pressure）由晶体渗透压（crystal osmotic pressure）和胶体渗透压（colloid osmotic pressure）两部分组成。正常情况下，血浆总渗透压约为 300mmol/L（相当于 770kPa 或 5790mmHg）。一部分是由血浆中的小分子晶体物质（主要是 NaCl）形成的渗透压，称为晶体渗透压，约为 298.5mmol/L（相当于 767.7kPa 或 5764.8mmHg），晶体渗透压约占血浆总渗透压的 99.6%。由于血浆与组织液中的晶体物质的浓度几乎相等，故二者的晶体渗透压也基本相等。另一部分是由血浆中的蛋白质形成的渗透压，称为胶体渗透压，由于蛋白质的分子量较大，数量相对晶体物质少，所以产生的胶体渗透压很小，仅为 1.5mmol/L（相当于 3.3kPa 或 25mmHg），约占血浆总渗透压的 0.4%。在血浆蛋白中，白蛋白的分子量小，数量多，故血浆胶体渗透压主要由白蛋白形成。

3. 血浆渗透压的生理作用

（1）血浆晶体渗透压的生理作用：水分子易通过细胞膜，但细胞外液中的晶体物质大多不易通过细胞膜，可使细胞外液中的晶体渗透压保持相对稳定。因此，血浆晶体渗透压在维持细胞膜内外的水平衡、保持血细胞的正常形态和功能方面起着重要作用。

（2）血浆胶体渗透压的生理作用：毛细血管壁的通透性较高，允许除蛋白质以外的其他小分子物质进出，故血浆胶体渗透压在维持血管内外水平衡、保持正常血容量方面起着重要作用。血浆渗透压的组成和作用归纳为表 3-2。

表 3-2 血浆渗透压的组成和生理作用

	晶体渗透压	胶体渗透压
所占比重	占绝大多数（770kPa）	占很少（3.3kPa）
形成物质	主要由 Na^+、Cl^- 形成	主要由白蛋白形成
生理作用	维持细胞内外水平衡和细胞正常体积	维持血管内外水平衡和正常血浆容量

4. 等渗溶液与等张溶液 在生理实验和临床所使用的各种溶液中，其渗透压与血浆渗透压相等的称为等渗溶液（isosmotic solution），如 0.85%NaCl 溶液或 5%葡萄糖溶液。渗透压低于或高于血浆渗透压的溶液分别称为低渗或高渗溶液。通常把能够使悬浮于其中的红细胞保持正常形态和大小的溶液称为等张溶液（isotonic solution）。实际上等张溶液是由不能自由透过细胞膜的颗粒所形成的等渗溶液。由于 NaCl 和葡萄糖都不易通过胞膜，故红细胞可在这些溶液中维持正常的形态和容积，因而 0.85% 的 NaCl 溶液和 5% 的葡萄糖溶液既是等渗溶液，也是等张溶液。1.9%尿素溶液虽然也是等渗溶液，但尿素易通过胞膜，红细胞置于其中会发生溶血，所以不是等张溶液。

四、血液的功能

血液的生理功能由其各组成成分完成，包括以下几个方面。

1. 运输功能 血液可运送 O_2 和各种营养物质到组织细胞，并及时将组织细胞的代谢产物（如

CO_2、肌酐、尿酸、尿素等），运送到排泄器官排出体外。血液还可运送各种激素到相应的靶器官和靶细胞，从而发挥其调节作用。

2. 免疫和防御功能　血浆中含有多种免疫物质，能使机体抵御病原微生物的侵袭；白细胞对侵入机体的病原微生物有吞噬和分解、破坏的作用。血液中的各种血细胞、抗体和补体是机体免疫系统的重要组成部分。

3. 调节体温　血液通过两种方式调节体温：①缓冲作用，血浆中有大量的水，水的比热较大，可吸收机体产生的热量；②运输作用，即将机体深部产生的热量运至体表散发。

4. 维持内环境稳态　血液在维持内环境中各种营养物质及电解质的含量、渗透压、体温、pH等理化因素保持相对稳定方面起着重要作用。

5. 参与生理性止血　血小板和血浆中凝血因子有止血和凝血作用。

第二节　血细胞生理

血细胞可分为红细胞、白细胞和血小板三类，其中红细胞数量最多，约占血细胞总数的99%，白细胞数量最少。

一、红细胞生理

（一）红细胞的形态和数量

正常的红细胞（erythrocyte，red blood cell，RBC）呈双凹圆盘形，平均直径为7～8μm，边缘厚，中央薄，无细胞核，胞质内含有血红蛋白，因而使血液呈红色。红细胞保持双凹圆盘形需要消耗能量，由于成熟的红细胞无线粒体，故通过糖酵解是其获得能量的唯一途径。红细胞可从血浆中获取葡萄糖，通过糖酵解产生ATP，用以维持细胞膜上的钠泵活动，从而保持红细胞内外Na^+、K^+的正常分布、细胞容积和双凹圆盘形态。

红细胞是血液中数量最多的血细胞。通常用1L血液中红细胞的个数来表示红细胞数量。我国健康成年男性红细胞数量为（4.0～5.5）×10^{12}/L，女性为（3.5～5.0）×10^{12}/L。红细胞内的蛋白质主要是血红蛋白（hemoglobin，Hb），我国成年男性血红蛋白浓度为120～160g/L，成年女性为110～150g/L。年龄、性别和居住地的海拔高度均可影响红细胞数量和血红蛋白浓度，如新生儿的红细胞数量可高达6.0×10^{12}/L以上，血红蛋白达200g/L以上；高原地区居民的红细胞数量和血红蛋白含量均高于海拔较低地区的居民。外周血中红细胞和血红蛋白减少，临床上称为贫血（anemia）。

（二）红细胞的生理特性

1. 悬浮稳定性（suspension stability）　红细胞具有悬浮于血浆中不易下沉的特性，称为红细胞的悬浮稳定性。将经过抗凝处理的血液置于垂直竖立的血沉管中，红细胞因比重大于血浆而下沉，但正常时下沉速度十分缓慢。通常以红细胞在第1h末下沉所出现的血浆柱的高度（mm）表示红细胞沉降的速度，称为红细胞沉降率（erythrocyte sedimentation rate，ESR），简称血沉。血沉的正常值（魏氏法），男性为0～15mm/h，女性为0～20mm/h。红细胞沉降率越大，表示红细胞的悬浮稳定性越小。

红细胞的悬浮稳定性是因为红细胞彼此之间相同膜电荷所产生的排斥力及红细胞与血浆之间的摩擦力阻碍了红细胞的下沉。双凹圆盘形的红细胞，其表面积/容积值大，使其与血浆之间产生的摩擦力也大，故下沉较慢。临床上许多疾病可出现血沉加快，如活动性肺结核、风湿热等，故检查血沉可作为辅助诊断方法之一。血沉加快主要是由于红细胞发生叠连，即红细胞彼此以凹面相贴重叠在一起。发生叠连后，红细胞的表面积/容积值减小，血沉加快。红细胞发生叠连，主要取决于血浆成分的变化而非红细胞本身。如果将血沉加快的患者红细胞置于健康人的血浆中，红细胞的沉降速度并不加快；反之，若将健康人的红细胞置于血沉加快的患者血浆中，则红细胞较快发生叠连而沉降加快。通常血浆中白蛋白增多，血沉减慢；而球蛋白、纤维蛋白原及胆固醇增多，血沉加快。

2. 可塑变形性（deformability）　正常红细胞的双凹圆盘形状使其表面积相对于内容物较大，因而具有很大的变形能力。红细胞在血管中循环运行时，通常需要发生扭曲变形，才能通过小于其直径的毛细血管和血窦孔隙，通过后又恢复原状，此特性称为可塑变形性（图3-4）。

图 3-4　红细胞挤过脾窦的内皮细胞裂隙过程（大鼠）

红细胞变形能力主要受以下三个因素的影响：①表面积与体积的比值，比值越大变形能力越大；②红细胞膜的弹性，弹性降低，变形能力减弱；③红细胞内的黏度，黏度越大变形能力越小。红细胞内血红蛋白浓度增高或变性，均可使黏度增大。变形能力减弱的红细胞在血液流动过程中容易破裂而发生溶血，故可塑变形性是红细胞生存所需要的最重要特性。

3. 渗透脆性（osmotic fragility）　红细胞在低渗盐溶液中发生膨胀破裂的特性，称为红细胞的渗透脆性，可反映红细胞对低渗盐溶液的抵抗能力。若抵抗力低，表示渗透脆性大，易破裂；抵抗力高，表示渗透脆性小，不易破裂。

生理条件下，红细胞的渗透压与血浆基本相等。如果将红细胞置于不同浓度的 NaCl 溶液中可以看到，在高渗溶液中红细胞会皱缩；在等渗溶液中红细胞的形状和大小保持不变；将红细胞悬浮于不同浓度的低渗溶液中时，可见红细胞随着渗透压的降低，逐渐膨胀、变为球形，最后破裂、溶血（指红细胞膜破裂，血红蛋白逸入血浆的现象）。健康人的红细胞一般在 0.42% 的 NaCl 溶液中开始破裂，在 0.35% 的 NaCl 溶液中完全溶血。新生的红细胞脆性小，抵抗力大，不易破裂；某些患溶血性疾病患者的红细胞及衰老的红细胞脆性大，抵抗力小，易破裂。

（三）红细胞的功能

红细胞主要具有运输功能。运输 O_2 和 CO_2，血液中 98.5% 的 O_2 是以与血红蛋白结合成氧合血红蛋白的形式存在的。红细胞运输的 O_2 大约为溶解于血浆中 O_2 的 65 倍。CO_2 在血液中主要以碳酸氢盐和氨基甲酰血红蛋白的形式存在，分别占 CO_2 运输总量的 88% 和 7%。红细胞中含有大量的碳酸酐酶，在其催化下，CO_2 能迅速与 H_2O 反应生成碳酸，后者再解离为 HCO_3^- 和 H^+。红细胞的双凹圆碟形使其具有较大的气体交换面积，红细胞运输 O_2 的功能由血红蛋白来实现，一旦红细胞破裂，血红蛋白逸出到血浆中即丧失运输 O_2 的能力。

红细胞还有缓冲功能。红细胞内有多种缓冲对，可缓冲体内过多的酸碱物质，在维持血浆 pH 的稳定中起重要作用。此外，红细胞表面还具有Ⅰ型补体的受体（CR1），可与抗原-抗体-补体复合物相结合，促进巨噬细胞对免疫复合物的吞噬，防止免疫复合物沉积于组织内而引起免疫性疾病，因此其具有免疫调节功能。

（四）红细胞的生成和调节

1. 红细胞的生成过程　骨髓是成年人生成红细胞的唯一场所。红骨髓中的造血干细胞首先分化成为红系定向祖细胞，再经过原红细胞、早幼红细胞、中幼红细胞、晚幼红细胞和网织红细胞的阶段，最终成为成熟的红细胞。网织红细胞（reticulocyte）是一种刚从红骨髓进入血液、尚未完全成熟的红细胞，胞质内残留部分核糖体，在血流中经过 1～3d 后完全成熟，核糖体消失。成人血液内的网织红细胞占红细胞总数的 0.5%～1.5%。网织红细胞计数是检查红骨髓造血能力的重要指标，对血液病诊断及疗效判定具有重要意义。骨髓造血功能发生障碍的患者网织红细胞计数降低；而贫血患者在治疗后如果网织红细胞计数增加，说明治疗有效。

2. 红细胞生成所需的原料　蛋白质和铁是合成血红蛋白的基本物质。在红细胞的发育、成熟过程中，DNA 的合成必须有维生素 B_{12} 和叶酸作为核苷酸合成的辅助因子。此外，红细胞生成还需要氨基酸，维生素 B_2、维生素 B_6、维生素 C、维生素 E 及微量元素铜、锰、钴、锌等。

（1）铁：是合成血红蛋白必不可少的原料。健康成人每天需要 20～30mg 的铁用于红细胞生成，但每天仅需从食物中吸收 1mg，其余 95% 来自体内铁的再利用。衰老的红细胞被巨噬细胞吞噬后，血红蛋白被分解，释放出铁，血浆中的转铁蛋白穿行在巨噬细胞和幼红细胞之间，将铁运至骨髓参与红细胞生成，此过程称为铁再利用循环。此外，巨噬细胞与幼红细胞还能通过直接接触，提供合成血红蛋白所需的铁。故因造血功能增强而体内铁的供应不足或铁代谢紊乱，均可导致血红蛋白合成不足而引起低色素小细胞性贫血，又称缺铁性贫血。

（2）维生素 B_{12} 和叶酸：是红细胞合成 DNA 所需的重要辅酶。叶酸需在体内转化成四氢叶酸后，才能参与 DNA 的合成。叶酸的转化需要维生素 B_{12} 的参与。当维生素 B_{12} 缺乏时，叶酸的利用率降低，可引起叶酸的相对不足，使幼红细胞合成 DNA 减少，幼红细胞分裂增殖减慢，红细胞体积异常变大，出现巨幼红细胞贫血，又称大细胞性贫血。

生理情况下，食物中维生素 B_{12} 的含量能满足红细胞生成的需要，但是，维生素 B_{12} 的吸收需要胃黏膜壁细胞分泌的内因子（intrinsic factor）与其结合，形成复合物才能保护和促进维生素 B_{12} 在回肠末端被吸收。当萎缩性胃炎、全胃或胃大部分切除致内因子分泌减少或体内产生抗内因子抗体时，均可导致维生素 B_{12} 吸收障碍，从而导致巨幼红细胞贫血的发生。

3. 红细胞的生成及其调节　红细胞的生成与多种调节因子的作用有关。红系祖细胞向红系前体细胞增殖分化是红细胞生成的关键。红系祖细胞发育阶段分为两个亚群：①早期红系祖细胞称为爆式红系集落形成单位（burst forming unit-erythroid，BFU-E），因为它们在体外培养时能形成很大的集落，并依赖爆式促进活性因子（burst promoting activity，BPA）的刺激作用。研究发现，白细胞介素-3（interleukin-3，IL-3）和粒-巨噬细胞集落刺激因子（GM-CSF）也具有爆式促进活性因子的效应。②晚期红系祖细胞称为红系集落形成单位（colony forming unit-erythroid，CFU-E），它们在体外培养时只能形成很小的集落。晚期红系祖细胞对爆式促进活性因子不敏感，主要受促红细胞生成素（erythropoietin，EPO）和雄激素的调节。

（1）促红细胞生成素：主要促进晚期红系祖细胞的发育、增殖；也促进早期红系祖细胞的增殖分化。促红细胞生成素是一种分子量为 34 000 的糖蛋白，主要由肾脏合成，肝脏也有少量合成。当组织细胞缺氧时可促进肾脏合成、分泌促红细胞生成素增加，刺激骨髓的红系祖细胞的增殖分化，红细胞生成增加，从而缓解低氧状况。目前利用基因重组的人红细胞生成素（rhEPO）已大量应用于临床，除治疗肾性贫血外，对各种贫血，如恶性肿瘤所致贫血、慢性炎症或感染性贫血等均取得疗效。再生障碍性贫血可能是由于红系祖细胞上促红细胞生成素受体有缺陷所致。促红细胞生成素对红细胞生成的调节过程如下

贫血、缺氧等 → 肾脏等器官供氧不足 → 肾(主要)和肝脏合成分泌促红细胞生成素↑ → 骨髓红系细胞生成和释放增加

改善肾脏等器官供氧 ← 运输至组织的氧增加 ← 血液红细胞数量↑

（2）雄激素：也有促进红细胞生成的作用，它既可促进肾脏合成促红细胞生成素，又能增加骨髓红系祖细胞的数量，所以临床上用人工合成的雄激素衍生物治疗再生障碍性贫血有一定疗效。成

年男性的红细胞数量和血红蛋白含量均高于女性，可能与体内雄激素的水平有关。

此外，生长激素、甲状腺激素、肾上腺糖皮质激素等也可促进红细胞的生成。

（五）红细胞的破坏

红细胞在循环血液中的平均寿命约为 120d。每天约有 0.8% 的衰老红细胞被破坏。红细胞的破坏包括两种方式：①血管内破坏，约 10% 的衰老红细胞膜脆性增加，在血流湍急处可因机械冲击而破裂；②血管外破坏，约有 90% 的衰老红细胞被巨噬细胞吞噬，当衰老的红细胞通过比它直径小的毛细血管及微小孔隙时，易停滞在脾和骨髓中被巨噬细胞所吞噬。红细胞无论在血管内被破坏还是在血管外被破坏，血红蛋白都会被网状内皮细胞吞噬并进行分解。血红蛋白先分解为触珠蛋白和血红素。触珠蛋白继续分解为氨基酸加入机体代谢。血红素脱掉 Fe^{2+}，Fe^{2+} 一部分被骨髓重新利用以合成新的红细胞，一部分以铁蛋白的形式暂贮于网状内皮细胞，供以后利用。脱铁血红素转变为胆色素，在肝脏进行代谢。

二、白细胞生理

（一）白细胞的数量和分类

1. 白细胞的数量和形态　白细胞（leucocyte，white blood cell，WBC）是一类无色、有核的血细胞，一般呈球形。健康成人白细胞总数为（4.0～10.0）×10^9/L。生理情况下，白细胞数目变动范围较大。新生儿高于成人，为（12.0～20.0）×10^9/L。进食、疼痛及情绪激动时白细胞数量均可升高；女性在月经、妊娠和分娩期，白细胞数量也有所升高；剧烈运动时白细胞数量明显升高，运动停止数小时后可恢复到原来水平。

2. 白细胞的分类和分类计数　按白细胞胞质内有无特殊的嗜色颗粒，可分为颗粒细胞和无粒细胞。按颗粒细胞胞质颗粒的嗜色特性的不同又可分为中性粒细胞（neutrophil）、嗜酸性粒细胞（eosinophil）和嗜碱性粒细胞（basophil）；无粒细胞又可分为单核细胞（monocyte）和淋巴细胞（lymphocyte），其分类计数的正常值见图 3-2。

健康人白细胞的总数和分类计数保持相对稳定，但在各种急慢性炎症、组织损伤或白血病等情况下，可发生特征性变化，在临床诊断中有重要参考价值。

（二）白细胞的生理特性和功能

机体内各类白细胞均有防御功能。白细胞所具有的变形、游走、趋化、吞噬和分泌等特性，是其执行防御功能的生理基础。除淋巴细胞外，其余的白细胞均能伸出伪足做变形运动，通过变形运动，白细胞可穿过血管壁进入组织间隙，称为白细胞渗出。白细胞具有趋向某些化学物质游走的特性，称为趋化性（chemotaxis）。吸引白细胞发生定向运动的化学物质，称为趋化因子（chemokine）。能诱发白细胞趋化作用的物质有细胞的降解产物、抗原抗体复合物、细菌毒素和细菌等。白细胞游走到细菌等异物周围，把异物包围起来并吞入胞质的过程，称为吞噬（phagocytosis）。各类白细胞中都含有一些酶类，如蛋白酶、淀粉酶、多肽酶、酯酶和脱氧核糖核酸酶等，可分解吞噬的异物或释放出来破坏周围的组织。

白细胞的功能主要是参与机体的防御和免疫反应，防止病原微生物的入侵，但各类白细胞的具体生理功能又有所不同。根据白细胞的胞质中是否含有特殊的嗜色颗粒，将其分为颗粒细胞和无粒细胞，其中颗粒细胞又根据嗜色颗粒的性质不同分为中性粒细胞、嗜酸性粒细胞和嗜碱性粒细胞。

1. 颗粒细胞

（1）中性粒细胞：中性粒细胞的核呈分叶状，故又称多形核白细胞，占白细胞总数的 50%～70%，是数量最多的白细胞。血管中的中性粒细胞约有一半随血液流动而循环，称为循环池。通常的白细胞计数仅反映这部分中性粒细胞的数量；另一半则滚动在小血管壁的内皮细胞上，称为边缘池。通常两部分的细胞可相互交换，保持动态平衡。肾上腺素能促进边缘池中性粒细胞进入循环池，在5～10min可使外周血中性粒细胞数增高50%。此外，骨髓中还贮备了大量成熟的中性粒细胞，当机体需要时，边缘池和骨髓中贮备的中性粒细胞均可大量进入血液循环发挥作用。中性粒细胞的变形能力、趋化性及吞噬能力都很强，所以在血液的非特异性免疫中起重要作用。中性粒细胞在血液中停留的时间平均只有6～8h，很快穿过血管壁进入组织发挥作用。它首先到达炎症部位的效应细胞，入侵的细菌被中性粒细胞包围在一个局部，不能在体内扩散，当中性粒细胞吞噬了数十个细菌后，本身也分解死亡，释放出各种溶酶体酶，溶解周围组织形成脓肿。当中性粒细胞的数量明显减少时，机体的抵抗力明显下降，易发生感染。此外，它还参与吞噬和清除衰老、坏死的细胞和组织碎片及抗原-抗体复合物等。

（2）嗜酸性粒细胞：血液中的嗜酸性粒细胞的数量有明显的昼夜周期性波动，一般清晨细胞数量减少，午夜时细胞数量增多，两者可相差40%以上。这种周期性的波动可能与血液中肾上腺皮质激素的含量有关。嗜酸性粒细胞的胞质内含有过氧化物酶和碱性蛋白，但因缺乏溶菌酶，故虽有微弱的吞噬能力，但基本上无杀菌作用。嗜酸性粒细胞在体内的主要功能：①限制嗜碱性粒细胞和肥大细胞在Ⅰ型超敏反应中的作用。嗜酸性粒细胞从三个方面限制嗜碱性粒细胞的活性，嗜酸性粒细胞可产生前列腺素E，抑制嗜碱性粒细胞合成和释放生物活性物质；嗜酸性粒细胞可吞噬嗜碱性粒细胞所释放的颗粒，使其所含的生物活性物质不能发挥作用；嗜酸性粒细胞能释放组胺酶，破坏嗜碱性粒细胞所释放的组胺活性。②参与对蠕虫的免疫反应。因此，过敏反应或某些寄生虫感染时，常伴血液中嗜酸性粒细胞数目的升高。

（3）嗜碱性粒细胞：成熟的嗜碱性粒细胞常存在于血液中，在机体发生炎症时受趋化因子的诱导迁移到组织中。嗜碱性粒细胞胞质中的碱性染色颗粒内含有肝素、组胺、嗜酸性粒细胞趋化因子A等。其中，组胺、过敏性慢反应物质可使毛细血管壁通透性增加，支气管、胃肠道等处的平滑肌收缩而引起荨麻疹、哮喘、腹痛、腹泻等过敏反应症状。此外，嗜碱性粒细胞还能释放一种被称为嗜酸性粒细胞趋化因子A的小肽物质，它能吸引嗜酸性粒细胞聚集于局部，从而减轻过敏反应。近年研究资料显示，在机体抗寄生虫免疫应答中嗜碱性粒细胞也起重要作用。

2. 无粒细胞

（1）单核细胞：在血液中停留2～3d后便穿出血管壁进入到周围组织中，发育转化成巨噬细胞。与其他血细胞相比，其细胞体积增大，含有较多的溶酶体和非特异性酯酶，因此具有更强的吞噬能力。巨噬细胞的主要功能：吞噬消灭病毒、疟原虫、真菌及结核分枝杆菌等；识别和杀伤肿瘤细胞；清除变性的蛋白质、衰老受损的细胞及碎片。巨噬细胞在吞噬过程中还参与激活淋巴细胞的特异性免疫功能。此外，激活的单核巨噬细胞还能合成和释放多种细胞因子，如集落刺激因子（colony-stimulating factor，CSF）、白细胞介素（IL-1、IL-3、IL-6等）、肿瘤坏死因子、干扰素等，这些细胞因子能调节其他细胞的生长，并在特异性免疫反应中起重要的作用。

（2）淋巴细胞：是机体内的免疫细胞。血液中的淋巴细胞可分为三大类：①胸腺依赖淋巴细胞，是由骨髓生成的淋巴干细胞，在胸腺的作用下发育成熟，又称为T淋巴细胞；②骨髓依赖淋巴细胞，在骨髓或肠道淋巴组织中发育成熟，又称为B淋巴细胞，主要停留在淋巴组织中；③自然杀伤细胞（natural killer cell，NK），是不同于T淋巴细胞、B淋巴细胞的一类非特异性免疫细胞，是机体天然免疫的重要执行者，占人外周血淋巴细胞总数的5%～10%。淋巴细胞常在血液、淋巴系统和组织间隙之间往返循环流动，寿命较长。淋巴细胞主要执行特异免疫功能，其中T淋巴细胞主要执行细胞免疫功能，B淋巴细胞主要执行体液免疫功能；NK细胞具有多种功能，不仅与抗肿瘤、抗病毒感染和免疫调节有关，而且在某些情况下参与超敏反应和自身免疫性疾病的发生。

（三）白细胞的生成、调节与破坏

1. 白细胞的生成及其调节 白细胞与其他血细胞一样，都起源于骨髓的造血干细胞；均经历造血干细胞→定向祖细胞→可识别的前体细胞等阶段，从而生成具有各种功能的成熟白细胞。目前对淋巴细胞生成调节机制了解甚少。粒细胞的生成受集落刺激因子的调节。集落刺激因子在体外可刺激造血细胞形成集落。集落刺激因子分为粒-巨噬细胞集落刺激因子（GM-CSF）、粒细胞集落刺激因子（G-CSF）、巨噬细胞集落刺激因子（M-CSF）等。GM-CSF 由活化的淋巴细胞产生，能刺激中性粒细胞、单核细胞和嗜酸性粒细胞的生成。GM-CSF 还可与骨髓基质细胞产生的干细胞因子联合作用，刺激早期造血干细胞与祖细胞的分化。G-CSF 由巨噬细胞、内皮细胞和间质细胞释放，促进粒系祖细胞和前体细胞的增殖与分化，增强成熟粒细胞的功能，动员骨髓中干细胞与祖细胞进入血液。GM-CSF 和 M-CSF 诱导单核细胞的生成。另外，转化生长因子β、乳铁蛋白等可抑制白细胞生成，并与促进白细胞生成的刺激因子共同调节白细胞的正常生成。

2. 白细胞的破坏 白细胞的寿命各不相同。粒细胞和单核细胞主要是在组织中发挥作用。一般来说，中性粒细胞在循环血液中停留 4～8h 即进入组织，4～5d 后即衰老死亡，或经消化道黏膜从胃肠道排出；若有细菌入侵，粒细胞在吞噬活动中可因释放出的溶酶体酶过多而发生"自我溶解"，与被杀灭的细菌和组织碎片一起构成脓液。单核细胞在循环血液中 2～3d 后进入组织，继续发育成巨噬细胞，在组织中可生存 3 个月左右。淋巴细胞一般寿命较长，它们往返于血液、组织液、淋巴液之间，而且可以在淋巴结等处增殖分化。

三、血小板生理

（一）血小板的形态和数量

正常的血小板（platelet）呈双凸扁盘状，直径为 2～4μm，有完整细胞膜，无细胞核。在电镜下可以看到其具有相当复杂的超微结构，如致密体、α-颗粒、溶酶体、过氧化物酶体、开放小管系统、致密小管系统及微管等。血小板是骨髓中成熟的巨核细胞（megakaryocyte）胞质脱落而成的具有生物活性的小块胞质。健康成人的血小板数量是（100～300）×10⁹/L，平均约为 160×10⁹/L。正常人体血小板计数可有 6%～10%的变动范围，通常午后较清晨多；冬季较春季多；静脉较毛细血管多；剧烈运动后及妊娠中、晚期增多。

血小板有维护血管壁完整性的功能，当血小板数量减少到 50×10⁹/L 以下时，可出现异常出血现象，如皮肤、黏膜的瘀点、瘀斑甚至大块紫癜，称为血小板减少性紫癜；若血小板的数量增加到1000×10⁹/L 以上时，称为血小板增多，容易形成血栓，应采取必要的防栓措施。血液循环中的血小板通常处于"静止"状态，当血管损伤时，血小板被激活后在生理性止血中起重要作用。

（二）血小板的生理特性

1. 黏附 血小板黏着于非血小板表面的过程称为血小板黏附（platelet adhesion）。当血管内皮细胞受损时血小板即可黏附于内皮下组织。血小板黏附需要血小板膜上的糖蛋白（glycoprotein，GP）、内皮下成分（主要是胶原纤维）和血浆性假血友病因子（von Willebrand factor，vWF）的参与。当血管受损伤时，内皮下暴露胶原，vWF 首先与胶原纤维结合，引起 vWF 变构，再使血小板膜上的主要 GPIb 与变构 vWF 结合，使血小板黏附于胶原纤维上。因此，在 GPIb 缺损、vWF 缺乏和胶原纤维变性等情况下，血小板黏附功能受损时，可能发生出血倾向。

2. 聚集 血小板彼此黏着的现象称为血小板聚集（platelet aggregation）。此过程需要纤维蛋白原、Ca²⁺和 GPⅡb/Ⅲa 参与。当血小板受到刺激时，血小板发生聚集形成血小板栓子。假如血管损伤很小，血小板栓子可完全阻止血液流失，这对于微小血管损伤的封闭极为重要。ADP 是引起血小板聚集最重要的物质。

血小板聚集可分为可逆性聚集和不可逆性聚集两个时相。引起血小板聚集的因素称为致聚剂（诱导剂）。生理性致聚剂主要有胶原、ADP、组胺、5-羟色胺（5-hydroxytryptamine, 5-HT）、凝血酶、血栓烷 A_2（TXA_2）、前列腺素类物质等；病理性致聚剂有细菌、病毒、抗原抗体复合物、药物等。血小板聚集的反应形式可因致聚剂种类和浓度的不同而出现差异。

3. 释放 当血小板受到刺激后，在发生黏附和聚集的同时，将储存在致密体、α-颗粒或溶酶体内的多种活性物质释放出来的过程称为血小板释放。血小板释放的物质包括致密体中的 ADP、ATP、5-羟色胺、Ca^{2+}，α-颗粒中的血小板特异蛋白质、纤维蛋白原、vWF、许多凝血和抗凝因子、纤溶抑制物，以及溶酶体中的酸性蛋白水解酶和组织水解酶等。此外，血小板被激活后还释放血栓烷 A_2，其具有强烈的聚集血小板和收缩血管的作用。血小板释放的这些物质有促进血小板聚集、血管收缩，加速血液凝固等多种复杂的生理功能。阿司匹林（aspirin）可减少血栓烷 A_2 的生成，故具有抗血小板聚集的作用。

4. 吸附 血小板表面能吸附血浆中的多种凝血因子（如 I、V、XI、XIII等）。当血管内皮受损时，血小板可在破损的局部黏附和聚集，使局部凝血因子的浓度升高，促进血液凝固和生理止血。

5. 收缩 血小板的收缩与血小板内的收缩蛋白有关。在血小板中含有与骨骼肌类似的收缩蛋白系统，如肌动蛋白、肌球蛋白、微管和微丝等。当血小板活化后，胞质中的 Ca^{2+} 浓度增高引起血小板收缩反应。血凝块中的血小板收缩时导致血块回缩。若血小板数量减少或功能降低时，可引起血块回缩不良。临床上常根据体外血块回缩的状态大致估计血小板的数量与功能是否正常。

图 3-5　生理性止血过程示意图
5-HT：5-羟色胺；TXA_2：血栓烷 A_2

（三）血小板的生理功能

血小板的主要生理功能是参与止血、促进凝血和维持毛细血管内皮细胞的完整性。

1. 血小板在生理性止血中的作用 小血管破损而引起的出血，在几分钟内会自然停止，这一现象称为生理性止血。临床上常用小针刺破耳垂或指尖使血液自然流出，然后测定出血延续时间，这段时间称为出血时间，正常人为 $1\sim3min$。在血小板减少时，出血时间延长甚至出血不止。生理性止血过程主要包括血管收缩、血小板栓子形成和纤维蛋白血凝块生成三个过程（图 3-5）。

生理性止血首先表现为受损局部血管和邻近的小血管收缩，以减少局部血流。如血管破损小，可使血管破口封闭，达到制止出血的效果。引起血管收缩的主要原因：①损伤刺激反射性引起血管收缩；②血管壁损伤引起局部血管肌源性收缩；③黏附于损伤处的血小板释放血栓烷 A_2、5-羟色胺等缩血管物质，引起血管收缩。血管损伤后，由于血管内皮下胶原的暴露，血小板黏附、聚集，形成血小板血栓堵塞伤口，达到初步的止血作用。

2. 血小板在促进血液凝固中的作用 血小板促进血液凝固的主要环节：①激活的血小板提供磷脂表面，以利于血液凝固反应的进行；②血小板吸附大量凝血因子，使局部的凝血因子浓度升高，并相继激活，极大地提高凝血酶原转变成凝血酶的速度；③血小板α-颗粒释放纤维蛋白原，增加纤维蛋白的形成，可加固血凝块；④血凝块中的血小板伸出伪足进入纤维蛋白网，血小板内的收缩蛋白收缩，使血凝块回缩形成坚实的止血栓，牢固地封闭血管破口。血小板通过上述的几个环节促进血液凝固，使凝血酶原转变成凝血酶的速度提高 30 万倍，血液凝固过程大大加速。

3. 血小板在维持血管内皮细胞完整性中的作用　血小板可以融合入血管内皮细胞，并能随时沉着于血管壁，以填补内皮细胞脱落留下的空隙。因此，血小板对于毛细血管内皮细胞的修复具有重要作用。当血小板数量减少至 $50 \times 10^9/L$ 以下时，皮肤、黏膜及内部组织会发生多处出血点，临床上称为血小板减少性紫癜。患者即使受到微小创伤，也可能引起出血甚至出现自发性出血。

（四）血小板的生成、调节与破坏

1. 血小板的生成及其调节　生成血小板的巨核细胞也是从骨髓造血干细胞分化而来的。一个巨核细胞可产生 200～700 个血小板。从原始巨核细胞到释放血小板入血，需 8～10d，进入血液的血小板，一半以上在外周血液中循环，其余的储存于脾脏。1985 年有人发现在血小板减少症患者或动物的血浆中存在着一种物质，可以促进巨核细胞发育成熟及生成血小板，故被命名为血小板生成素（thrombopoietin，TPO）。血小板生成素主要由肝细胞产生，肾脏也可少量产生。血小板生成素为一种糖蛋白，能刺激造血干细胞向巨核系祖细胞分化，特异性地促进巨核祖细胞增殖、分化及巨核祖细胞成熟并释放血小板。血小板生成素促血小板生成的作用是通过其受体 Mpl（为原癌基因 *c-mpl* 基因表达的蛋白质产物）实现的。血小板生成素是体内血小板生成最重要的生理调节因子。研究发现造血干细胞、巨核细胞与血小板的胞膜上都存在血小板生成素受体，提示血小板生成素对血小板生成的全过程均有一定的调控作用。此外，血小板生成素与其他造血因子有协同作用，促进其他血细胞生成。

2. 血小板的破坏　血小板平均寿命为 7～14d，但只有进入血液的最初 2d 具有生理功能。血小板可因衰老而被脾、肝、肺组织的巨噬细胞吞噬；也可融入血管内皮细胞，或发生聚集、释放反应时在血管被破坏。同时，在生理性止血过程中，血小板聚集后解体并释放出全部活性物质，在发挥生理功能时被消耗。

第三节　血液凝固和纤维蛋白溶解

一、血液凝固

血液凝固（blood coagulation）简称凝血，是指血液由流动的液体状态变成不流动的凝胶状态的过程，其实质就是血浆中可溶性的纤维蛋白原转变为不溶性的纤维蛋白多聚体，并交织成网，把血细胞和其他成分网罗在内，形成血凝块。血凝后 1～2h，血凝块会发生收缩，并释出淡黄色的液体，称为血清（serum）。血清与血浆的区别在于血清中缺少纤维蛋白原和血凝发生时消耗掉的一些凝血因子，并增添了一些血凝时由血管内皮细胞和血小板释放出来的化学物质。血液凝固是一系列复杂的酶促反应过程，需要多种凝血因子的参与。

（一）凝血因子

血浆与组织中直接参与血液凝固的物质，统称为凝血因子（coagulation factor 或 clotting factor）。目前已知的凝血因子有 14 种，其中由国际凝血因子命名委员会按照发现的先后顺序，以罗马数字编号的有 12 种（表 3-3），即凝血因子 Ⅰ～ⅩⅢ（简称 FⅠ～FⅩⅢ，其中 FⅥ是血清中活化的 FⅤa，故已被取消）。此外，参与凝血的还有前激肽释放酶、高分子激肽原和血小板磷脂等。

表 3-3　按国际命名法编号的凝血因子

因子	同义名	合成部位	主要激活物	主要抑制物	主要功能
I	纤维蛋白原	肝细胞			形成纤维蛋白聚集
II	凝血酶原	肝细胞（需维生素 K）	凝血酶原酶复合物	抗凝血酶	凝血酶促进纤维蛋白原转变为纤维蛋白；激活 FV，FVIII，FXI，FVIII 和血小板，正反馈促进凝血
III	组织因子	内皮细胞和其他细胞			作为 FVIIa 的辅因子，是生理性凝血反应过程的启动物
IV	钙离子（Ca^{2+}）				辅因子
V	前加速素易变因子	内皮细胞和血小板	凝血酶和 FXa，以凝血酶为主	活化的蛋白质 C	加速 FXa 对凝血酶原的激活
VII	前转变素稳定因子	肝细胞（需维生素 K）	FXa，FIXa，FVIIa	组织因子途径抑制物，抗凝血酶	与组织因子形成 VIIa-组织因子复合物，激活 FX 和 FIX
VIII	抗血友病因子	肝细胞	凝血酶，FXa	不稳定，自发失活；活化的蛋白质 C	作为辅因子，加速 FIXa 和 FX 的激活
IX	血浆凝血活酶	肝细胞（需维生素 K）	FXIa，VIIa-组织因子复合物	抗凝血酶	FIXa 与 VIIIa 形成因子 X 酶复合物，激活 FX 为 FXa
X	斯图亚特（Stuart-Prower）因子	肝细胞（需维生素 K）	FIXa，VIIa-组织因子复合物	抗凝血酶	形成凝血酶原酶复合物激活凝血酶原，FXa 还可激活 FVII，FVIII 和 FV
XI	血浆凝血活酶前质	肝细胞	FXIIa，凝血酶	α_1 抗胰蛋白酶，抗凝血酶	激活 FIX 为 FIXa
XII	接触因子或哈格曼（Hageman）因子	肝细胞	胶原、带负电的异物表面	抗凝血酶	激活 FXI 为 FXIa
XIII	纤维蛋白稳定因子	肝细胞和血小板	凝血酶	抗凝血酶	使纤维蛋白单体相互交联聚合形成纤维蛋白网
HK	高分子量激肽原	肝细胞			辅因子，促进 FXIIa 对 FXI 和 PK 的激活，促进 PK 对 FXII 的激活
PK	前激肽释放酶	肝细胞	FXIIa	抗凝血酶	激活 FXII 为 FXIIa

凝血因子的特点：①除 FIV（Ca^{2+}）和血小板磷脂外，其余的凝血因子均为蛋白质，而且多数在肝脏内合成，其中 FII、VII、IX、X 的合成过程中需要维生素 K 的参与，故又称为维生素 K 依赖因子。②除 FIII（tissue factor，TF，又称组织因子）由损伤组织释放外，其余的凝血因子均存在于血浆中。③血液中具有酶特性的凝血因子都以无活性的酶原形式存在，必须通过其他酶的水解，暴露或形成活性中心后，才成为具有活性的酶。这一过程称为凝血因子的激活。习惯上在被激活的因子代号的右下角标上"a"（activated），如凝血酶原（FII）被激活成为凝血酶（FIIa）。

（二）血液凝固过程

血液凝固过程可分为三个基本步骤：①凝血酶原酶激活物的形成；②凝血酶的形成；③纤维蛋白的形成（图 3-6）。

根据凝血酶原激活物生成的途径，将凝血过程分为内源性凝血和外源性凝血两条途径。

1. 内源性凝血途径（intrinsic pathway of blood coagulation）　是指参与凝血的因子全部来自血管内血浆中，由 FXII 被激活所启动。首先 FXII 接触到异物表面而被激活成 FXIIa，FXIIa 转而使 FXI 激活，成为 FXIa。FXII 在体外可由带负电的物质所激活，如玻璃、白陶土、胶原纤维等；在体内以血管内皮下胶原组织的激活作用最为重要。形成的 FXIIa 可使前激肽释放酶生成激肽释放酶，激肽释放酶反过来又能激活 FXII，以正反馈的效应形成大量的 FXIIa。FXIa 在 Ca^{2+} 的参与下将 FIX 转变为 FIXa。此外，FIX 还能被 FVIIa 和组织因子复合物所激活。FIXa 再与 FVIIIa、Ca^{2+}、PF_3 结合形成复合物，即可使FX激活成FXa。在FXa生成后，内源性和外源性凝血过程进入相同的途径。

图 3-6 血液凝固与抗凝血系统过程示意图
⊖ 表示抑制作用；黑色箭头表示促进或者酶的激活作用

2. 外源性凝血途径（extrinsic pathway of blood coagulation） 指由来自血液之外的组织因子（因子Ⅲ）进入血液而启动的凝血过程。FⅢ可由受损组织释放。在 Ca^{2+} 的存在下，FⅢ与FⅦ形成复合物，进一步激活FX成为FXa。另外，FⅦ和FⅢ形成的复合物还能激活FIX成为FIXa，从而将内、外源性凝血联系起来，共同完成凝血过程。

通过上述两条途径生成FXa后，FXa与FVa被 Ca^{2+} 连接在血小板磷脂表面，形成凝血酶原激活物，后者进一步激活凝血酶原为凝血酶，凝血酶裂解纤维蛋白原形成纤维蛋白单体。在 FXⅢa 和 Ca^{2+} 的作用下，纤维蛋白单体相互聚合、交联形成纤维蛋白多聚体，组成牢固的纤维蛋白网，并网罗血细胞形成非常稳定的血凝块。

（三）生理性凝血机制

当机体内组织或器官损伤时，暴露出的组织因子和胶原纤维可分别启动外源性凝血和内源性凝血两条途径。临床观察发现，患有先天性缺乏 FXⅡ和前激肽释放酶或高分子量激肽原的患者，几乎无出血症状，说明这些凝血因子并不是机体生理性凝血机制的必需因子。目前认为外源性凝血途径在生理性凝血过程的启动中发挥重要作用，组织因子是凝血反应的启动因子。机体内凝血过程可分为启动和放大两个阶段。组织因子与FⅦa结合成复合物后，又激活FX成为FXa而启动凝血反应。

在启动阶段由外源性凝血途径形成的凝血酶通过对FV、FⅧ、FXI和血小板的激活作用产生放大效应，通过内源性凝血途径形成大量的因子X酶复合物，激活大量的FXa和凝血酶，完成纤维蛋白的形成过程。

二、抗凝系统

在日常生活中人体常会有轻微的血管损伤发生，体内常有低水平的凝血系统激活，但在血管内循环的血液并不会凝固。即使当组织损伤而发生生理性止血时，凝血现象也只限于损伤部位形成止血栓，并不延及未损伤部位，说明生理性凝血过程在空间上和时间上都受到控制，是多种因素综合作用的结果。其中血管内皮细胞在防止血液凝固反应蔓延中起重要的作用。体内的抗凝系统可分为细胞抗凝机制和体液抗凝机制两个方面，前者指内皮细胞的抗凝作用；单核-吞噬细胞系统对激活的凝血因子、凝血酶原复合物及可溶性纤维蛋白单体的吞噬作用；而后者主要是指抗凝血酶Ⅲ（AT-Ⅲ）、肝素、蛋白质C系统和组织因子途径抑制物等，其作用部位见图3-6。

（一）血管内皮细胞的抗凝作用

正常情况下，血管内皮细胞（vessel endothelial cell，VEC），可防止凝血因子、血小板与内皮下的成分接触，避免凝血系统的激活和血小板活化，起到屏障保护作用。血管内皮细胞可分泌多种物质参与机体生理止血过程，主要包括：①合成硫酸乙酰肝素蛋白多糖覆盖内皮细胞表面，与抗凝血酶结合后，破坏FⅡa、FⅨa等多种活化的凝血因子；②血管内皮细胞合成、释放的前列环素（PGI$_2$）和NO，可抑制血小板的聚集；③合成并在膜上表达凝血酶调节蛋白（TM），灭活FVa、FⅧa；④合成和分泌组织型纤溶酶原激活物（t-PA），降解纤维蛋白，保证血管通畅。

（二）纤维蛋白的吸附、血流稀释及单核巨噬细胞的吞噬作用

纤维蛋白与凝血酶有高度亲和力，85%～90%的凝血酶可被纤维蛋白吸附，这不但可以促进其局部血液凝固，并且能够避免凝血酶向其他部位扩散。进入血液循环中活化的凝血因子可被血流稀释，并被血浆中的抗凝物质灭活，被单核巨噬细胞吞噬。

（三）生理性抗凝物质

1. 丝氨酸蛋白酶抑制物 血浆中有许多丝氨酸蛋白酶抑制物，主要有抗凝血酶Ⅲ、C$_1$抑制物、α$_2$-巨球蛋白、α$_2$-抗纤溶酶、α$_1$-抗胰蛋白酶等，其中最重要的是抗凝血酶Ⅲ。

抗凝血酶Ⅲ是由肝细胞和血管内皮细胞产生，能与内源性途径产生的蛋白酶如凝血酶、凝血因子（FⅨa、FXa、FXIa、FXIIa）等分子活性中心的丝氨酸残基结合而抑制其活性。当肝素缺乏时，抗凝血酶Ⅲ的直接抗凝作用非常弱，不能有效地抑制凝血，但它与肝素结合后，其抗凝作用可增强上千倍。但正常情况下，循环血液中几乎无肝素存在，抗凝血酶Ⅲ主要通过与内皮细胞表面的硫酸乙酰肝素结合，从而加强血管内皮细胞的抗凝功能。

2. 组织因子途径抑制物（tissus factor pathway inhibitor，TFPI） 是由小血管内皮细胞分泌的一种糖蛋白，是外源性凝血途径的特异性抑制物。TFPI能与FXa和FⅦa-组织因子复合物结合而抑制其活性。但只有结合FXa后才能结合FⅦa-组织因子复合物。TFPI可与内皮细胞表面的硫酸乙酰肝素结合，因而，注射肝素可引起内皮细胞结合的TFPI释放，使血浆中的TFPI水平升高数倍。

3. 肝素（heparin） 是一种酸性黏多糖，主要由肥大细胞和嗜碱性粒细胞产生。肺、心、肝、肌肉等组织中含量丰富，生理情况下血浆中的含量甚微。无论在体内还是体外，肝素的抗凝作用都很强，主要是通过增强抗凝血酶Ⅲ的活性而发挥间接的抗凝作用。故临床上把它作为抗凝剂广泛应

用。肝素还可刺激血管内皮细胞释放 TFPI，使其在体内的抗凝作用强于体外。

4. 蛋白质 C 系统　主要包括蛋白质 C、凝血酶调节蛋白、蛋白质 S 和蛋白质 C 的抑制物。蛋白质 C 由肝脏合成，其合成需要维生素 K 参与。蛋白质 C 以酶原的形式存在于血浆中，当凝血酶与损伤部位脱离再与正常血管内皮细胞上的凝血酶调节蛋白结合后，可激活蛋白质 C，后者可水解灭活 FVa 和 FVⅢa，抑制凝血酶和 FXa 的激活，避免凝血过程向周围正常血管部位扩展。蛋白质 C 活化后还有促进纤维蛋白溶解的作用，在血浆中，蛋白质 S 是蛋白质 C 活化的辅助因子，可增强灭活 FVa 和 FVⅢa 的作用。

（四）促凝和抗凝

临床可采用各种方法防止血液凝固或促进血液凝固，如外科手术中常用温热生理盐水纱布等进行压迫止血，主要是通过纱布作为异物激活因子Ⅻ和血小板，而凝血又是一系列的酶促反应过程，适当加温可加速凝血反应。相反，降低温度或增加异物的光滑面可延缓血凝的过程。由于血液凝固过程中的多个环节都需要 Ca^{2+} 的参加，通常使用枸橼酸钠、草酸钾等作为体外抗凝剂，它们能与 Ca^{2+} 结合而除去血浆中的 Ca^{2+}，从而起到抗凝的作用。由于少量的枸橼酸钠进入血液循环后不会产生毒素，因此也常用它作为抗凝剂来处理输血用的血液。维生素 K 拮抗剂（如华法林、warfarin）可抑制 FIX、FⅡ、FⅦ、FX 等维生素 K 依赖性凝血因子的合成，在体内具有抗凝作用。

三、纤维蛋白溶解系统

正常情况下，机体组织损伤后所形成的止血栓在完成使命后将逐步溶解，从而保证血管的畅通，也有利于受损组织的修复和再生。止血栓的溶解主要依赖纤维蛋白溶解系统（简称纤溶系统）的作用。

（一）纤溶系统

纤维蛋白溶解（fibrinolysis）简称纤溶，是指纤维蛋白被分解液化的过程。纤溶可使止血过程中形成的纤维蛋白凝血块适时溶解、清除，以保持血流畅通，从而有利于损伤组织的修复、愈合及血管的再生。纤溶系统主要包括纤维蛋白溶解酶原（plasminogen，纤溶酶原）、纤溶酶（plasmin）、纤溶酶原激活物（plasminogen activator）和纤溶酶抑制物。纤溶的基本过程有两个阶段：纤溶酶原的激活和纤维蛋白的降解（图 3-7）。

正常情况下，血浆中的纤溶酶是以无活性的纤溶酶原形式存在的，必须在纤溶酶原激活物的

图 3-7　纤维蛋白溶解系统激活与抑制示意图
⟶ 催化作用；⇢ ：抑制作用

作用下，才能成为有活性的酶。纤溶酶原主要由肝脏合成，嗜酸性粒细胞也可合成少量纤溶酶原。纤溶酶原激活物包括组织型纤溶酶原激活物（t-PA）、尿激酶型纤溶酶原激活物（u-PA）、激肽释放酶等，以前二者最为重要。t-PA 由血管内皮细胞产生，刚分泌出来即有激活纤溶酶原的活性；u-PA 由肾小管、集合管上皮细胞产生，主要功能是溶解血管外的蛋白，其次才是清除血浆中的纤维蛋白。当血液与异物表面接触而激活 FⅫ时，机体一方面启动内源性凝血系统；另一方面也通过 FⅫa 激活激肽释放酶而激活纤溶系统，使体内纤溶与凝血相互配合，保持平衡状态。在体外循环的情况下，由于循环的血液大量接触带负电荷的异物表面，可使激肽释放酶成为纤溶酶原的主要激活物。

（二）纤维蛋白降解

纤溶酶属于丝氨酸蛋白酶，它最敏感的底物是纤维蛋白和纤维蛋白原。在纤溶酶的作用下，纤维

蛋白和纤维蛋白原可被裂解为许多可溶性的小肽，称为纤维蛋白降解产物。这些降解产物通常不再发生凝固，其中部分还有抗凝血作用。纤溶酶是血浆中活性最强的蛋白水解酶，特异性较低，除主要降解纤维蛋白和纤维蛋白原外，对 F Ⅱ、F Ⅴ、F Ⅷ、F Ⅹ、F Ⅻ等凝血因子也有一定的降解作用。当纤溶系统功能亢进时，可因血液中凝血因子大量分解及纤维蛋白降解产物的抗凝作用而发生出血倾向。

（三）纤溶抑制物

机体内有多种物质抑制纤溶系统的活性，主要有α_2-抗纤溶酶（α_2-AP）和纤溶酶原激活物抑制物-1（plasminogen activator inhibitor type-1，PAI-1）。α_2-抗纤溶酶主要由肝脏产生，血小板α-颗粒中也贮有少量的α_2-抗纤溶酶。α_2-抗纤溶酶可通过与纤溶酶结合成复合物而抑制纤溶酶的活性。PAI-1主要由血管内皮细胞产生，通过与组织型纤溶酶原激活物和尿激酶结合而使之灭活。正常情况下，血管内皮细胞分泌的PAI-1高于t-PA 10倍，加之α_2-抗纤溶酶对纤溶酶的抑制作用，故血液中纤溶活性很低。当血管壁上有纤维蛋白形成时，血管内皮分泌t-PA增多。同时，因纤维蛋白对t-PA和纤溶酶原有较高的亲和力，使t-PA、纤溶酶原与纤维蛋白结合，有利于t-PA对纤溶酶原的激活又可避免PAI-1对t-PA的灭活。结合于纤维蛋白上的纤溶酶也可避免血液中α_2-抗纤溶酶对它的灭活。上述作用保证血栓形成的部位既有适度纤溶过程，又不会引起全身性纤溶亢进，从而维持凝血和纤溶之间的动态平衡。临床上常用的止血药氨甲苯酸、氨基己酸和氨甲环酸，就有抑制纤溶酶的生成及其作用的功能。

综上所述，体内存在凝血系统与抗凝系统和纤溶系统，三者相互之间存在着双向调制作用，相互依存，相互影响，相互制约，协调有序地共同作用，维持着凝血、抗凝和纤溶相互之间的动态平衡（图3-8）。从而保持血液的正常流动状态，使机体既不发生出血，又无血栓形成。当这种动态平衡被破坏时，可能导致血栓形成、纤维蛋白沉积过多或出血倾向等。

图3-8　凝血系统、抗凝系统与纤溶系统的组成与相互关系

第四节　血型与输血

一、血型与红细胞凝集

血型（blood group）通常指血细胞膜上特异性抗原的类型。至今已经发现了ABO、Rh、MNSs、等25个不同的红细胞血型系统，其中与临床关系密切的是 ABO 血型系统和 Rh 血型系统。血型是由遗传因素决定的，所以，血型鉴定对法医学和人类学的研究具有重要意义。当给人体输入不相容的血液时，可在血管内发生红细胞彼此凝集成簇，这种现象称为红细胞凝集（agglutination）。在补体的作用下，可引起凝集的红细胞破裂，发生溶血反应，严重者危及生命。因此，血型鉴定是安全输血的前提条件。

白细胞和血小板除了也存在一些与红细胞相同的血型抗原外，还有其本身特有的血型抗原。白细胞上最强的同种抗原是人类白细胞抗原（human leukocyte antigen，HLA）系统，可应用于器官移植、亲子鉴定和人类学等方面的研究。人类血小板表面也有一些特异性的血小板抗原系统，如 PI、Zw、Ko 等，与输血后血小板减少症的发生有关。

二、红细胞血型

目前，已经发现的红细胞血型系统有 29 个，涉及 193 种抗原。红细胞凝集的实质是红细胞膜上的特异性抗原（凝集原，agglutinogen）和相应的抗体（凝集素，agglutinin）发生的抗原-抗体免疫反应。

（一）ABO 血型系统

1. ABO 血型系统的分型依据 ABO 血型系统根据红细胞膜上是否存在凝集原 A 与凝集原 B 将血液分为四种血型。凡红细胞膜上只含凝集原 A 的称为 A 型，只含凝集原 B 的称为 B 型，两种凝集原都存在的称为 AB 型，两种凝集原都没有的称为 O 型。

ABO 血型系统存在与 A、B 凝集原相对应的天然凝集素，不同血型人的血清中含有不同的凝集素，但不含与自身红细胞所含凝集原相对抗的凝集素，即 A 型血的血清中只含抗 B 凝集素；B 型血的血清中只含抗 A 凝集素；AB 型血的血清中不含抗 A 和抗 B 凝集素；而 O 型血的血清中则含有抗 A 和抗 B 凝集素。ABO 血型系统还有几种亚型，其中最重要的亚型是 A 型中的 A_1 和 A_2 亚型。A_1 型红细胞上含有 A 抗原和 A_1 抗原，而 A_2 型红细胞上仅含有 A 抗原；A_1 型血的血清中只含有抗 B 凝集素，而 A_2 型血的血清中则含有抗 B 凝集素和抗 A_1 凝集素。同样，AB 型血型中也有 A_1B 和 A_2B 两种主要亚型（表 3-4）。虽然在我国汉族人中 A_2 型和 A_2B 型者分别只占 A 型和 AB 型人群的 1% 以下，但由于 A_1 型红细胞的 A_1 抗原可与 A_2 型血清中的抗 A_1 凝集素发生凝集反应，而且 A_2 型和 A_2B 型红细胞比 A_1 型和 A_1B 型红细胞的 A 抗原的抗原性弱很多，故在用抗 A 凝集素做血型鉴定时，容易将 A_2 型和 A_2B 型血误定为 O 型及 B 型。因此在输血时应特别注意 A 型中亚型的存在。

表 3-4 ABO 血型系统中的凝集原和凝集素

血型		红细胞上的抗原	血清中的抗体
A 型	A_1	$A+A_1$	抗 B
	A_2	A	抗 B+抗 A_1
B 型		B	抗 A
AB 型	A_1B	$A+A_1+B$	无抗 A，无抗 A_1，无抗 B
	A_2B	A+B	抗 A_1
O 型		无 A，无 B	抗 A+抗 B

2. ABO 血型系统的抗原 血型是先天遗传的，决定血型抗原的基因是位于一对常染色体上同一位置的等位基因。我们将血型系统遗传基因的组成称为血型的基因型（genotype），在红细胞膜检测到的相应基因产生的抗原称为血型的表现型（phenotype）。ABO 血型系统的抗原主要取决于红细胞膜上的糖蛋白或糖脂上所含的糖链。这些糖链都是由暴露在红细胞表面的少数糖组成的寡糖链。A 抗原和 B 抗原都是在 H 抗原的基础上生成的。H 抗原是在一个含有四个糖基的前驱物质的基础上形成的。在 *H* 基因编码的岩藻糖基转移酶的作用下，使前驱物质半乳糖末端上连接岩藻糖而形成 H 抗原。在 *A* 基因的控制下，细胞合成的转糖基酶能使一个乙酰半乳糖胺基连接到 H 物质上，形成 A 抗原；而在 *B* 基因控制下合成的转糖基酶，能把一个半乳糖基连接到 H 物质上，形成 B 抗原；O 型红细胞膜上虽然不含有 A 抗原和 B 抗原，但有 H 抗原。有人也把 ABO 血型系统称为 ABH 血型系统，但 H 抗原的抗原性较弱，因此一般血浆中都不含有抗 H 抗体。前驱物质、H、A 和 B 抗

原的化学结构见图3-9。

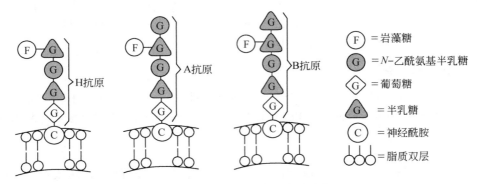

图 3-9   ABH 抗原物质的化学结构

H、A 和 B 抗原不仅存在于红细胞膜上，还广泛地存在于淋巴细胞、血小板及体内大多数上皮细胞和内皮细胞膜上。

3. ABO 血型系统的抗体   分为天然抗体和免疫抗体两类，ABO 血型系统的抗体属于天然抗体。新生儿的血液中尚无 ABO 血型系统抗体，出生后 2～8 个月开始自发产生相应天然抗体，8～10 岁时达高峰。天然抗体多属 IgM，分子量大，不能透过胎盘。因此，与胎儿血型不合的孕妇，不会使胎儿的红细胞发生凝集而破坏。免疫抗体是机体接受了自身不存在的红细胞抗原刺激后所产生的。免疫抗体属 IgG 抗体，分子量小，可以透过胎盘进入胎儿体内。若母亲体内因接受外源性 A 抗原或 B 抗原进入体内而产生免疫性抗体时，则在妊娠时，若孕妇与胎儿血型不合，可因母亲体内免疫性抗体进入胎儿体内而引起胎儿红细胞的破坏，发生新生儿溶血。

案例思考

男婴，足月顺产，出生后第 2d 发现患儿皮肤发黄并迅速加深。检查见患儿全身皮肤呈黄色，巩膜有轻度黄染。全身健康状况尚好，轻度嗜睡和拒食。实验室检查：母亲 O 型血；血清抗体 IgG 抗 A 阳性；患儿 A 型血；脐血胆红素 15mg/dl，尿中胆红素阳性，粪内胆色素明显增多，血红蛋白 115g/L。

中医辨证：指纹紫红。舌质红，苔薄少。大便烂，小便短少。

西医诊断：新生儿 ABO 溶血；中医诊断：黄疸（胆腑郁热证）。

治法：疏肝泄热，利胆退黄。

代表方：大柴胡汤。

问题与思考：

（1）患儿黄染，血胆红素增高，尿中胆红素阳性，粪胆色素明显增多，血红蛋白降低说明什么？

（2）母 O 型血，血清抗体 IgG 抗 A 阳性；儿 A 型血，这些与患儿临床表现有何关系？

分析讨论：

（1）足月顺产儿，出生后第 2d 皮肤发黄，巩膜轻度黄染，轻度嗜睡和拒食。脐血胆红素 15mg/dl，尿胆红素阳性，粪胆色素明显增多，血红蛋白 115g/L，提示有溶血表现。

（2）抗 A 抗体 IgG 可通过胎盘屏障进入胎儿血液中，产生抗原抗体免疫反应，攻击患儿红细胞，造成 ABO 溶血。

提示：

（1）新生儿溶血是由母体存在与胎儿血型不相容的血型抗体（IgG）所致。因胎儿红细胞进入母体，刺激母体产生相应的血型抗体，此抗体通过胎盘进入胎儿循环，则引起胎儿红细胞凝集和破坏。

（2）ABO 血型不合引起的溶血，多发生于 O 型血产妇所生的 A 型或 B 型血的婴儿。因为 O 型血孕妇中的抗 A、抗 B 抗体 IgG 可通过胎盘屏障进入胎儿血循环。理论上母亲 A 型血，胎儿 B 型或 AB 型血，或母亲 B 型血，胎儿 A 型或 AB 型血也可发病，但临床少见。主要是由于 A 型或 B 型血的产妇，其抗 B、抗 A 的"天然"抗体主要为 IgM，不易通过胎盘屏障进入胎儿血循环。

（3）由于 A、B 抗原因子在自然界广泛存在，O 型血妇女在孕前可能受血型物质的刺激，如寄生虫、感染、注射疫苗及进食某些含有 A、B 抗原的植物等，使机体产生抗 A、抗 B 的 IgG，妊娠期间这些抗体可通过胎盘进入胎儿体内而引起溶血，本病也会发生在第一胎。

（二）Rh 血型系统

1. Rh 血型系统的发现和分布　1940 年兰茨坦纳（Landsteiner）与维勒（Wiener）在恒河猴（Rhesus monkey）红细胞表面发现了另一类凝集原，即 Rh 抗原。这种血型系统称为 Rh 血型系统（Rh blood group system），它是仅次于 ABO 血型的另一重要的血型系统。我国汉族人和其他大部分民族的 Rh 阳性者约占 99%，Rh 阴性者占 1%。但在某些少数民族中，Rh 阴性的人数较多，如塔塔尔族为 15.8%，苗族为 12.3%，布依族和乌孜别克族为 8.7%。

2. Rh 血型系统的抗原与分型　Rh 血型系统中的抗原有 40 多种，与临床关系密切的有 D、E、C、c、e 五种，其中以 D 抗原的抗原性最强，具有重要的临床意义。通常将红细胞表面存在 D 抗原称为 Rh 阳性，无 D 抗原称为 Rh 阴性。控制 Rh 血型抗原的等位基因位于 1 号染色体上，抗原的特异性决定于蛋白质中氨基酸的序列。Rh 血型抗原只存在于红细胞上，在出生时已发育成熟。

3. Rh 血型系统的抗体　Rh 血型系统与 ABO 血型系统不同，人的血清中不存在抗 Rh 的天然抗体，只有当 Rh 阴性者在接受 Rh 阳性的血液后，才会通过体液性免疫而产生抗 Rh 抗体，但首次一般不产生明显的反应，但当再次接受 Rh 阳性血液时，就会发生凝集反应。

Rh 血型系统的抗体主要是不完全抗体 IgG，分子量小，能透过胎盘。因此，当 Rh 阴性的孕妇怀有 Rh 阳性的胎儿时，胎儿的红细胞因某种原因（如分娩时胎盘剥离）进入母体，可使母体产生抗 Rh 抗体，此抗体可通过胎盘进入胎儿的血液，使胎儿的红细胞发生溶血，引起新生儿溶血性贫血，严重时可导致胎儿死亡。

三、输血原则

输血（blood transfusion）已经成为临床治疗某些疾病、抢救伤员生命和保证一些手术得以顺利进行的一种特殊而重要的手段。但如果输血不当，将会造成严重后果。为了确保输血安全，必须严格遵守输血原则。输血的原则是血型相合，配血相合。

1. 血型相合　在输血前，首先必须鉴定血型，保证 ABO 血型相合，因为 ABO 血型不合引起的输血反应常引起严重的后果。生育年龄的妇女和需要反复输血的患者，必须使供血者与受血者的 Rh 血型相合，避免受血者在被致敏后产生抗 Rh 的抗体。

2. 配血相合　即使在 ABO 系统血型相同的人之间进行输血，在输血前还必须进行交叉配血试验（cross match test）。交叉配血试验有主、次侧之分，主侧是指将供血者的红细胞与受血者的血清进行配合试验；次侧是指将受血者的红细胞与供血者的血清进行配合试验（图 3-10）。

若主、次侧均不发生凝集反应，则为配血相合，可以进行输血；若主侧发生凝集反应，则为配血不合，不能输血；如果主侧不发生凝集反应，而次侧发生凝集反应，则只能在紧急情况下，缓慢少量（不宜超过 200ml）输血，且密切监视输血过程，一旦发生输血反应，必须立即停止输血。以往把 O 型血的人称为"万能供血者"，即认为 O 型的血液可以输给任何其他血型的人。但目前认为这种输血是不可取的，因为 O 型血的血浆中含有抗 A 和抗 B 凝集素，能与其他血型受血者的红细胞发生凝集反应。当输入的血量较大，供血者血浆中的凝集素未被受血者的血浆足够稀释时，受血

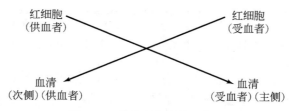

图 3-10　交叉配血试验示意图

者的红细胞会被广泛凝集。因此，只能在紧急情况下进行少量异型血相输，输血速度也不宜过快；也曾称 AB 型血的人为"万能受血者"，即 AB 型的人可以接受其他任何 ABO 血型的血液，这种说法同样也是不可取的。

　　总之，输血是一个多环节的过程，每个环节上的失误都将造成严重后果。因此，在输血时，必须严格遵守输血原则，密切注意观察；且在确实需要时才进行输血，绝不可盲目滥用。

　　3. 成分输血　随着医学科学技术的进步和血液成分分离技术的广泛应用，输血疗法已从输注全血发展到成分输血。成分输血是把人血液中的各种不同成分，如红细胞、粒细胞、血小板及血浆，分别制备成高纯度或高浓度的制品，根据患者的不同需求进行输注。如严重贫血的患者主要是红细胞缺乏，总血量不一定减少，可适合输入浓缩红细胞悬液；而大面积烧伤患者主要因创面渗出导致血浆大量丢失，适宜输入血浆或血浆代用品；对各种出血性疾病的患者，根据疾病的情况输入浓缩血小板悬液或含凝血因子的新鲜血浆，以促进凝血或止血过程。成分输血不仅针对性强、节约血源，而且因纯度大、浓度高而疗效好，还可减少不良反应，使输血更加安全，逐渐成为目前输血的主要手段。

　　近年来自体输血也得到迅速发展。自体输血是指收集患者自身血液进行回输。这种输血疗法不仅可以节约库血，减少输血反应和疾病传播，而且输血前不需要进行血型鉴定和交叉配血试验。

第五节　中医脏腑功能与血液生理

　　中医学认为血是循行于脉中而富有营养的红色液体物质，是构成人体和维持人体生命活动的基本物质之一。水谷精微和肾精是血液化生的基础，它们在脾胃、心、肺、肝肾等脏腑的共同作用下，经过一系列气化过程，而得以化生为血液。

一、脾主运化，化谷生血

　　饮食水谷摄入后，首先通过胃的受纳腐熟，再经脾运化为水谷精微，进而转化为血液化生的主要物质基础——营气和津液。正因为脾胃所化生的水谷精微是化生血液的基本物质，所以中医将脾胃称为后天之本，血液化生之源。若脾胃运化功能失调，则可导致血液生成不足而形成血虚的病理变化。脾气虚患者小肠吸收功能降低，营养物质吸收障碍，从而引起贫血、低蛋白血症。在缺铁性贫血治疗方面，有研究结果显示健脾方药临床疗效优于复方枸橼酸铁铵，同时观察到中药能改善患儿食欲，促进肠胃的消化功能。

　　血液在血脉内运行，使其不溢出脉外归功于脾的统摄、约束功能。若脾气虚，气衰而固摄功能减退，血液失去固摄则可导致血溢脉外，出现各种出血症状。有研究探讨了补元饮治疗慢性血液病脾不统血证的作用机制，观察结果表明，慢性血液病脾不统血证患者治疗前血小板数目减少，血小板功能降低，微循环方面出现异常病理改变。

二、肝疏泄藏血，调节血量

《素问·六节藏象论》说："肝者……以生血气"。在《素问·五脏生成》有"故人卧血归于肝，肝受血而能视，足受血而能步，掌受血而能握，指受血则能摄"的论述，即指"肝藏血"的生理功能。中医学认为"肝藏血"包含储藏血液、调节血量、防止出血的生理功能。

现代研究发现，肝脏是人体重要的储血器官，肝脏细胞可合成相关凝血因子达到凝血目的，同时可控制抗凝血及纤维蛋白溶解等因素以保证凝血功能正常。"肝藏血"功能与促红细胞生成素通路相关，肾脏和肝脏分泌的促红细胞生成素是一种激素样物质，具有促进红细胞生成功能。体现了中医理论"肝藏血""肾精化血，归精于肝"的思想，也体现了肝参与血液生成（即"肝主生血"）的理念。因此，临床上治疗血虚证时，亦采用补益肝肾疗法，促进血液化生。

三、肾主骨生髓，藏精化血

"肾为水脏，主藏精而化血"。肾为先天之本，主骨生髓、藏精；肾中所藏之精，可以转化为血液，而血液也可以补充肾精，即精可化血，血可养精，故称为"精血同源"。肾主骨生髓而化血，与现代医学的骨髓造血功能一致。现代研究发现，有补肾作用的中药，能促进血细胞的增殖和分化，参与造血干细胞调控造血活动，从而有提高血色素的作用。

骨髓基质细胞是造血诱导微循环的主要结构成分，除提供造血细胞宿居的场所外，还分泌细胞因子调控造血细胞的增殖和分化。有研究表明，以平阴阳、调气血、清热毒的治法，组方的调血益髓方能提高慢性再生障碍性贫血患儿骨髓造血细胞与非造血细胞比值，使外周血象得到改善，适用于儿童慢性再生障碍性贫血各证型的治疗。其作用机制可能与稳定骨髓自身修复机制、促进造血干细胞增殖、调节免疫有关。

四、心主血脉，调控血行

心气推动和调控血液在脉管中运行，流注全身，发挥营养和滋润作用，称为"心行血，主血脉"，心主血脉包括心行血和心生血。心行血与现代医学中的心泵作用相吻合，如心气虚衰，推动无力，则血行无力而致心脉瘀阻，可见面色灰暗，舌色青紫，胸部憋闷刺痛。

关于心生血，有研究表明，小鼠贫血模型在造模后腹腔注射补气中药黄芪注射液，可以促进贫血小鼠骨髓成纤维细胞集落增殖，提高基质细胞分泌的干细胞因子水平。有研究应用造血细胞体外培养技术，观察人参总皂苷对小鼠红系发生的影响，表明能明显刺激小鼠早期红系祖细胞和晚期红系祖细胞的增殖及分化，说明"补心气生血"机制可能是直接和（或）间接地通过作用于多能造血干细胞、造血祖细胞、造血微环境和内分泌系统调控造血活动。

五、肺主宣发，滑利血脉

肺主行水，是指肺气通过宣发和肃降，对体内水液的输布和排泄具有疏通及调节作用，发挥滋润濡养的作用，维持水液代谢平衡；津液可渗入血脉之中，成为血液的基本成分，并起着濡养和滑利血脉的作用。津液和血液都是水谷精微所化生，二者之间又可以相互渗透转化，又有"津血同源"之说。津液充沛，血始能行，津亏则不足以载血，血行涩滞则易形成血瘀。如果津液大量损耗，不仅渗入脉内之津液不足，甚至脉内的津液还会渗出到脉外，形成津枯血燥的病变。

有研究发现，麦冬、生地等养阴药有调节抗凝系统和纤溶系统及抗自由基损伤作用。养阴药具有显著提高组织型纤溶酶原激活物的活性，抑制组织型纤溶酶原抑制物活性等作用。养阴生津方药主要是通过增水行血、濡润脉道、消散瘀滞、滋养脏腑以调节血行等多种作用机制来达到消除瘀血的目的。

学习框架

1. 血浆渗透压的组成及生理作用是什么?

2. 红细胞的生成与哪些影响因素有关?

3. 简述白细胞的数量、分类及功能。

4. 简述血液凝固的基本过程,并比较内源性凝血与外源性凝血。

5. ABO 血型如何鉴定?

（郭　健　李　育　黄德伦）

第四章 血液循环

🎯 **学习要求**

1.掌握心肌的生物电现象；心肌生理特性及其影响因素；心动周期与心率；心脏泵血过程及其机制；心脏泵血功能的评价；影响心排血量的因素；动脉血压的形成原理及影响因素；心血管活动的调节（降压反射、肾上腺素与去甲肾上腺素、血管紧张素）。

2.熟悉心电图各波的意义；心音的组成及第一心音和第二心音的意义；微循环；静脉血压及影响静脉回心血量的因素；组织液生成与回流及其影响因素；冠脉循环。

3.了解各类血管的功能特点；血流量、血流阻力和血压；动脉脉搏；淋巴循环；肺循环和脑循环；相关中医内容结合其他课程自学。

🎓 **执医考点**　工作细胞和自律细胞的跨膜电位及其形成机制；心肌的兴奋性、自律性和传导性；正常心电图的波形及生理意义；心动周期的概念；心脏泵血的过程和机制；心脏泵血功能评价：每搏输出量、每分输出量、射血分数、心排血指数、心脏做功、心力贮备；心脏泵血功能调节：每搏输出量的调节和心率对心泵功能的影响。

动脉血压的形成、正常值和影响因素；中心静脉压、静脉回心血量及其影响因素；微循环的组成及作用；组织液的生成及其影响因素；神经与体液调节：心交感神经、心迷走神经、交感缩血管神经纤维；颈动脉窦和主动脉弓压力感受性反射；肾素-血管紧张素系统、肾上腺素和去甲肾上腺素；冠脉循环的血流特点和血流量的调节。

循环系统（circulatory system）主要由心血管系统（cardiovascular system）和淋巴系统（lymphatic system）组成。心血管系统是由心脏、血管和血液组成的运输系统。在循环系统中，心脏是推动血液流动的动力器官，通过心脏节律性的收缩和舒张运动，血液在心血管系统中按一定的方向周而复始地循环流动，称为血液循环（blood circulation）。血液从左心室射出，经主动脉到达全身各器官组织的毛细血管，与组织进行物质交换后经腔静脉回流至右心房，称为体循环（systemic circulation）。由体循环回流到右心房的血液，进入右心室后射入肺动脉，通过肺毛细血管与肺泡进行气体交换，再经肺静脉回流到左心房，称为肺循环（pulmonary circulation）。

血液循环的主要生理功能：①物质运输，运输营养物质、代谢产物、激素、体液因子等，以保证机体新陈代谢的正常进行；②调节功能，血液循环实现体液调节和免疫防御并参与机体的稳态调节、维持体温和体液平衡；③内分泌功能，心血管系统的心脏、血管平滑肌细胞和内皮细胞可分泌多种激素，如心房钠尿肽、内皮素、血管紧张素和 NO 等。

中医学认为，心主血脉，全身血脉皆属于心。《黄帝内经》记载"心主身之血脉""诸血者，皆属于心"，说明心有推动血液在脉管内运行的作用；脉为血之府，是血液运行的管道；血依赖心气推动，循行周身而起营养全身的作用。心、脉、血三者虽密切相关，但心在血液运行方面起主导作用。

第一节　心肌的生物电现象和生理特性

心肌细胞属于可兴奋细胞，其动作电位是触发心肌细胞收缩和心脏泵血功能的始动因素。根据心肌的组织学和电生理学特性，可将心肌细胞分为普通心肌细胞和特殊分化的心肌细胞两类：①普通心肌细胞包括心房肌细胞和心室肌细胞，这类细胞含有丰富的肌原纤维，具有稳定的静息电位，主要执行收缩功能，故又称工作细胞（working cell）。它们具有兴奋性、传导性和收缩性。②特殊分化的心肌细胞又称自律细胞（autorhythmic cell），主要包括窦房结、房室交界（房结区、结区和结希区）、房室束（也称希氏束）和浦肯野纤维等，它们组成了心脏的特殊传导系统（specialized conduction system）。这类细胞没有稳定的静息电位，不具有收缩性，但具有自律性、兴奋性和传导性。

根据不同细胞动作电位中 0 期去极化形成的离子机制的不同，将心肌细胞分为两种：①快反应细胞（fast response cell），快反应细胞的 0 期去极化主要与快钠通道的活动有关，0 期去极化速度快，如心房肌、心室肌及浦肯野细胞等；②慢反应细胞（slow response cell），慢反应细胞的 0 期去极化主要与慢钙通道的活动有关，0 期去极化速度慢，如窦房结和房室交界的心肌细胞。按此分类方法，心房肌细胞和心室肌细胞属于快反应非自律细胞，窦房结和房室交界细胞属于慢反应自律细胞，浦肯野细胞属于快反应自律细胞。快反应细胞兴奋时产生快反应动作电位（fast response action potential），而慢反应细胞兴奋时产生慢反应动作电位（slow response action potential）。

一、心肌细胞生物电现象

图 4-1　各类心肌细胞的动作电位

与骨骼肌细胞和神经细胞相比，心肌细胞的跨膜电位在波形和形成机制上要复杂得多，众多的离子通道和离子流都参与了心肌细胞跨膜电位的产生。不同类型的心肌细胞跨膜电位的波形、幅度、持续时间和形成机制各不相同（图 4-1）。

（一）工作细胞的跨膜电位及其形成机制

工作细胞包括心房肌细胞和心室肌细胞。两者的静息电位和动作电位及其形成机制相似，以下以心室肌细胞为例介绍工作细胞的跨膜电位及其形成机制。

1. 静息电位　人和哺乳类动物的心室肌细胞静息电位约为-90mV。静息电位的形成机制与神经和骨骼肌细胞基本相同，即在静息状态下，细胞膜对 K^+ 的通透性较高，对其他离子通透性低，由于此时细胞内外存在很大的 K^+ 浓度差，细胞内呈高钾状态，细胞外呈低钾状态，细胞内外 K^+ 浓度比为（35～40）∶1（表 4-1），因此，K^+ 顺浓度梯度向膜外扩散，直至达到平衡，形成 K^+ 平衡电位（E_K），导致膜外为正、膜内为负的极化状态，这是工作细胞静息电位形成的主要离子基础。静息电位时的 K^+ 外流是通过一种内向整流钾通道来实现的，整流钾通道没有门控特性，始终处于开放状态，但开放程度受膜电位的影响。除此之外，钠背景电流、钠泵和钠-钙交换等也参与了工作细胞静息电位的形成。

表 4-1 心肌细胞内液和外液中几种主要离子的分布

离子	浓度（mmol/L）		内/外比值	平衡电位（mV）
	细胞内液	细胞外液		
Na^+	10	145	1：14.5	+70
K^+	140	4	35：1	-94
Ca^{2+}	10^{-4}	2	1：20 000	+132
Cl^-	9	104	1：11.5	-65

2. 动作电位 心室肌细胞属于快反应非自律细胞，其动作电位与神经和骨骼肌细胞的动作电位在形态和产生机制上明显不同。其特点是复极过程复杂，升降支不对称（去极化迅速，复极化缓慢），持续时间长。参与心室肌动作电位的离子通道电流包括使膜电位去极化的内向电流——电压门控钠通道电流、L 型钙通道电流和使膜电位复极化的外向电流——瞬时外向电流、延迟整流钾通道电流和内向整流钾通道电流。

通常将心室肌细胞的动作电位分为去极化和复极化两个过程，包括去极化的 0 期和复极化的 1、2、3、4 期，共 5 个时期（图 4-2）。

（1）0 期（去极化期）：是心肌细胞迅速去极化的过程。由起搏点下传的兴奋或在适宜的外来刺激作用下，心室肌细胞兴奋，膜电位迅速从静息状态的-90mV 上升到+20～+30mV，去极化幅度大（约 120mV），去极化速度快（最大速率 V_{max} 可达 300V/s 左右），这个过程仅占 1～2ms。和神经纤维、骨骼肌细胞一样，心室肌细胞 0 期去极化的形成也是由于膜上快钠通道开放，Na^+ 顺电-

图 4-2 心室肌细胞跨膜电位和主要离子流
TP：阈电位

化学梯度快速内流所致。钠通道是一种激活快、开放快、失活快的电压依赖性通道，是一种快通道（fast channel），开始时少量钠通道开放，引起少量 Na^+ 内流，膜轻度去极化；当膜电位去极化达到阈电位水平（-70mV）时，钠通道大量开放，Na^+ 大量快速内流，形成快钠电流（I_{Na}），膜电位很快达到 Na^+ 平衡电位（E_{Na}）。此时膜电位由膜内负电位的极化状态转变为膜内正电位的反极化状态。因此，心室肌细胞动作电位 0 期去极化速度快，升支陡峭。心肌细胞快钠通道可被河鲀毒选择性阻断。

（2）1 期（快速复极初期）：心肌细胞膜内电位由峰值+30mV 迅速下降至 0mV 左右，历时约 10ms。1 期与 0 期共同构成锋电位。此期快钠通道已失活，一种主要由 K^+ 负载的瞬时外向电流（transient outward current，I_{to}）通道被激活，出现 K^+ 迅速外流，使膜内电位快速复极至 0mV 左右。瞬时外向电流通道可被 K^+ 通道阻断剂四乙铵和 4 氨基吡啶所阻断。快钠通道的失活和 K^+ 负载的瞬时外向电流通道的激活是形成 1 期快速复极化的主要离子基础。

（3）2 期（缓慢复极期，平台期）：复极过程缓慢，膜电位维持在 0mV 水平，呈一平台状，故又称平台期（plateau），历时 100～150ms。平台期是心室肌动作电位持续时间长的主要原因，也是心肌细胞动作电位区别于神经和骨骼肌细胞动作电位的主要特征。

平台期的形成主要是由于内向离子流（主要为 Ca^{2+} 内流）与外向离子流（K^+ 外流）处于相对平

衡状态，使膜电位稳定在零电位左右。研究表明，心室肌细胞膜的钙通道开放过程缓慢，开放持续时间长，属于 L 型钙通道（L type Ca^{2+} channel），其电流为 I_{Ca-L}。L 型钙通道激活慢、失活慢，又称慢钙通道。慢钙通道可被锰和钙通道阻断剂维拉帕米（Verapamil，又称异搏定）等所阻断。平台期的外向离子流是由 K^+ 负载的，有多种钾通道参与，主要为内向整流钾电流（inward rectifying potassium current，I_{K1}）通道和延迟整流钾电流（delayed rectifier potassium current，I_K 通道。内向整流钾电流通道对 K^+ 的通透性因膜的去极化而降低的特性可阻碍平台期细胞内 K^+ 的外流，是造成平台期较长的原因之一。另一个重要的外向电流是随着时间延长而逐渐增加的延迟整流钾电流，延迟整流钾电流通道在 0 期去极化末开始激活，但通透性增大缓慢，从而使平台期 K^+ 的外流逐渐增加，并成为 3 期快速复极化的主要外向离子流。

（4）3 期（快速复极末期）：复极化速度较快，膜内电位由平台期 0mV 左右快速复极到 -90mV，从而完成复极化过程。此期历时 100～150ms。从 0 期去极化开始到 3 期复极化完成的时间，称为动作电位时程（action potential duration，APD），历时 200～300ms。

3 期是由于慢钙通道失活，Ca^{2+} 内向离子流停止，而 K^+ 外向离子流（主要为延迟整流钾电流，3 期末内向整流钾电流也参与）进一步增强所致。3 期复极化的 K^+ 外流是再生性的，即 K^+ 外流使膜内电位更负；而膜内电位越负，膜对 K^+ 通透性就越大，使 K^+ 外流加快，这一正反馈过程导致膜的复极化加速，直到复极化完成。

（5）4 期（静息期）：膜电位已恢复到 -90mV 静息电位水平。在此期离子泵将内流的 Na^+ 和 Ca^{2+} 排出膜外，而将外流的 K^+ 转运进入膜内，从而恢复细胞内外各种离子的正常分布，使心室肌细胞又重新恢复到静息状态，为再度兴奋创造了条件。Ca^{2+} 的逆浓度梯度从膜内向膜外主动转运的能量是由 Na^+ 的内向性浓度梯度提供的，而 Na^+ 的内向性浓度梯度的维持，则依赖钠泵的主动转运来实现。可见，Na^+-Ca^{2+} 交换活动是相互偶合进行的，Ca^{2+} 的主动转运也是钠泵活动的结果。4 期膜电位将保持稳定，若无外来刺激，工作细胞不会产生动作电位。参与此期离子转运的主要有离子泵（钠泵和钙泵）和离子交换体（钠-钙交换体、钠-钾交换体等）。

心房肌细胞的跨膜电位形态及其形成机制与心室肌细胞基本相似，不同的是心房肌细胞动作电位的时程较短，去极化和复极化全过程仅 150～200ms。

（二）自律细胞的跨膜电位及其形成机制

特殊传导系统的心肌细胞在没有外来刺激时，能够自动地发生节律性兴奋，这一类心肌细胞被称为自律细胞。自律细胞兴奋，产生的动作电位传导到心房肌细胞和心室肌细胞，引起心房肌和心室肌兴奋及收缩。自律细胞与非自律工作细胞跨膜电位的最大区别在于：自律细胞具有 4 期自动去极化和最大舒张电位。工作细胞 4 期电位稳定，形成静息电位；而自律细胞 4 期电位不稳定，在动作电位 3 期复极末，膜电位达到最大值，此为最大舒张电位（maximum diastolic potential，MDP），也称为最大复极电位（maximum repolarization potential），之后开始自动去极化，当去极达到阈电位时便引发下一个动作电位。如此周而复始，自律细胞产生节律性兴奋。4 期自动去极化是自律细胞产生自动节律性的基础。不同自律细胞的动作电位的特征和产生机制也不尽相同。

1. 窦房结 P 细胞 属于慢反应自律细胞。它们兴奋产生慢反应动作电位，其动作电位明显不同于非自律细胞的心房肌、心室肌细胞和自律细胞的浦肯野纤维（图 4-3），它们的动

图 4-3 窦房结 P 细胞的动作电位发生原理示意图

I_K：延迟整流钾通道电流；I_{Ca-T}：T 型钙通道电流；I_{Ca-L}：L 型钙通道电流；I_f：内向起搏电流

作电位具有以下特征：①最大舒张电位（-70mV～-60mV）和阈电位（-40mV）较小；②与快反应细胞相比，P细胞0期去极化速度慢（约10V/s），时程长（约7ms），幅度小（约70mV）；③无明显的复极化1期和2期；④与其他自律细胞相比，P细胞的4期自动去极化快（约0.1V/s）。通常窦房结P细胞的动作电位只有0、3、4三个时期，其动作电位形成的机制如下。

（1）0期：去极化由慢钙通道（L型钙通道）开放，Ca^{2+}内流（L型钙通道电流）引起。当窦房结P细胞自动去极化达到阈电位时，慢钙通道激活，Ca^{2+}内流，产生去极化。由于慢钙通道激活慢、失活慢，故0期去极化缓慢，持续时间长。

（2）3期：复极化主要由K^+外流所致。此期慢钙通道逐渐失活，Ca^{2+}内流逐渐减少，而延迟整流钾电流通道被进一步激活，K^+外流进一步增强，产生复极化膜电位。

（3）4期：自动去极化过程较复杂，主要由一种外向离子流的衰减和两种内向离子流的增强所形成。①延迟整流钾电流通道的时间依从性关闭，K^+外流逐渐减少。当复极化接近最大舒张电位时，延迟整流钾电流通道失活而关闭，K^+外流逐渐减少，造成内向电流超过外向电流，形成4期自动去极化。所以，这种延迟整流钾电流通道的时间依从性关闭，K^+外流减少被认为是4期自动去极化最重要的离子基础。②Na^+负载的内向起搏电流（I_f）的激活。内向起搏电流是超级化激活的进行性增强的内向离子流，其激活电位为-60mV，最大激活电位为-100mV，故在窦房结4期自动去极化的形成仅发挥一定作用。内向起搏电流通道电流与其0期去极化过程中的钠电流完全不同，内向起搏电流通道不能被河鲀毒所阻断，但可被铯（Cs^{2+}）选择性阻断。③短时开放的T型钙通道电流（I_{Ca-T}）。此通道在4期自动去极化达-50mV时被激活，引起Ca^{2+}内流，加速4期自动去极化。

2. 浦肯野纤维 浦肯野纤维的自律细胞属于快反应自律细胞，兴奋后产生快反应动作电位。其动作电位的形状与心室肌细胞相似，具有分明的0、1、2、3、4期，且幅度高、持续时间长。其中0、1、2、3期的形成机制与心室肌细胞基本相同，但与心室肌细胞不同的是其具有自律细胞的特征——4期自动去极化。

目前认为，浦肯野纤维4期自动去极的形成机制是4期K^+外流（延迟整流钾电流）进行性衰减与由Na^+内流为主的起搏电流共同形成。

房室交界细胞中，房结区和结希区均属于自律细胞，其动作电位与窦房结细胞相似，但4期自动去极化速度较窦房结细胞慢。

二、心肌的生理特性

心肌细胞具有自动节律性、兴奋性、传导性和收缩性四种生理特性，其中前三者以膜的生物电为基础，称为电生理特性，表现为心脏内兴奋的产生和传导。收缩性是工作细胞所具有的、在动作电位触发下的收缩特性，以收缩蛋白之间的生物化学和生物物理反应为基础，属机械特性。

（一）兴奋性

兴奋性指心肌细胞受刺激时产生兴奋，即形成动作电位的能力。一般用阈值衡量心肌兴奋性的高低，二者呈反变关系，即阈值大表示兴奋性低，而阈值小则表示兴奋性高。

1. 影响心肌兴奋性的因素 心肌兴奋的过程实质上是细胞膜电位从静息电位，或从最大复极电位，去极化达到阈电位水平，引起相关离子通道激活和失活进而导致相关离子进出细胞的过程。因此，心肌的兴奋性受到膜电位、离子通道等因素的影响。

（1）静息电位或最大舒张电位与阈电位之间的差距：在一定范围内，静息电位（或最大舒张电位）增大，或阈电位水平上移，两者之间的差距加大，兴奋性降低；反之，静息电位（或最大舒张电位）减小，或阈电位水平下移，两者之间的差距减小，则兴奋性增高。

（2）离子通道状态：钠通道和钙通道都存在激活（开放）、失活（或关闭）和备用（或静息）

三种功能状态。通道通过激活、失活和复活在三种状态之间依次转换，只有备用状态的通道才能被正常激活。因此，兴奋性的高低取决于备用状态的通道数量所占的百分比，即通道的可利用率。与钠通道相比，L型钙通道的激活、失活和复活的速度均较慢，其复活过程须待膜电位完全复极后才开始。

2. 心肌兴奋性的周期性变化   心肌细胞在发生一次兴奋而产生动作电位过程中，随着膜电位的变化，膜通道状态发生一系列规律性的变化，其兴奋性也随之发生周期性变化，表现为对第二个刺激的反应能力的规律性改变。此变化在快慢反应细胞有所不同。现以心室肌细胞为例来分析其兴奋性的周期性变化。

兴奋性的周期性变化过程可分为以下几个时期（图4-4）。

图4-4   心室肌细胞的动作电位、心室肌机械收缩与兴奋性变化的关系

（1）有效不应期：包含绝对不应期和局部反应期。从0期去极化开始到复极3期膜电位恢复到-55mV这段时间内，第二个刺激不论多强，心肌细胞都不会发生任何程度的去极化，故此期称为绝对不应期（absolute refractory period，ARP）。从-55mV到-60mV这一段短暂的时间内，给予足够强大的刺激，可发生局部兴奋，但不能引起动作电位，此期称为局部反应期（或局部兴奋期），即从0期去极化开始到复极化至-60mV这段时间内，给予细胞任何强度的刺激均不能诱发动作电位，故称为有效不应期（effective refractory period，ERP）。有效不应期产生的原因是此期钠通道处于完全失活或刚刚开始复活状态，兴奋性缺失或极低，不足以引起可扩布的动作电位。

（2）相对不应期：从复极化的-60mV到-80mV这段时间，阈刺激或阈下刺激不能引起动作电位，而阈上刺激能够引起可扩布的动作电位，称为相对不应期（relative refractory period，RRP）。处于相对不应期内的动作电位0期去极化幅度和速率都比正常动作电位小，兴奋的传导也较慢。相对不应期产生的原因是钠通道部分复活，但未恢复至备用状态，其开放能力仍低于正常，故兴奋性也低于正常。

（3）超常期：从复极化的-80mV到-90mV的这段时间，阈下刺激即能引起心肌兴奋，产生动作电位，称为超常期（supranormal period，SNP）。此期钠通道已基本恢复到可被激活的备用状态，同时膜电位处于静息电位与阈电位之间，即膜电位更接近阈电位水平，接受刺激容易产生动作电位，故兴奋高于正常。此期产生的动作电位的0期除极幅度和速度、时程、不应期及兴奋传导速度仍然低于正常。

当膜电位完全恢复到原先的静息电位水平后，心肌的兴奋也随之恢复到正常水平。心肌的有效不应期较长，心室工作细胞的有效不应期长达200ms以上，几乎相当于心肌的收缩期及舒张期的前四分之一的时程，如此长的有效不应期使心肌不会产生强直收缩，这对心脏泵血功能具有重要意义。

3. 期前收缩与代偿间歇   在正常情况下，心房肌和心室肌接受由窦房结发出的兴奋而进行节律性收缩和舒张。如果心房肌和心室肌在有效不应期之后、下一次窦房结的兴奋到达之前接受一个人工的或来自窦房结以外的异位兴奋刺激，就有可能产生一次正常节律以外的、提前出现的兴奋和收缩，由于此次兴奋和收缩出现在正常窦房结引起的兴奋和收缩之前，故称为期前兴奋或期前收缩

（premature systole），又称早搏（premature beat）。期前收缩本身也有自己的有效不应期，当紧接在期前收缩后的窦房结的兴奋传至心室时，如恰好落在期前兴奋的有效不应期内，则不能引起心室肌兴奋，要等到再次窦房结兴奋传来时才发生兴奋和收缩，故在一次期前收缩之后，常伴有一段较长时间的心室舒张期，称为代偿间歇（compensatory pause）（图4-5）。但若窦性心律较慢，当期前兴奋的有效不应期结束后随后的窦性兴奋才到达则仍可引起心室新的兴奋和收缩，这种情况下可不出现代偿间歇。

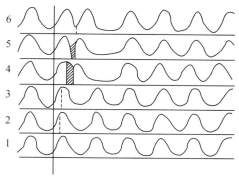

图 4-5　期前收缩与代偿间歇

虚线指示给予刺激时间。曲线 1～3：刺激落在有效不应期，不引起反应。曲线 4～6：刺激落在相对不应期，引起期前收缩和代偿间歇

（二）自动节律性

心肌细胞在无外来刺激的情况下能自动发生节律性兴奋的特性，称为自动节律性，简称自律性（autorhythmicity）。自律性的高低常用单位时间内自律细胞发生兴奋的次数表示。心肌自律细胞动作电位的 4 期自动去极化是自律性产生的基础。

1. 影响自律性的因素　自律性的高低取决于 4 期自动除极的速度、最大舒张电位水平和阈电位水平（图4-6），以 4 期自动去极化速度最为重要。

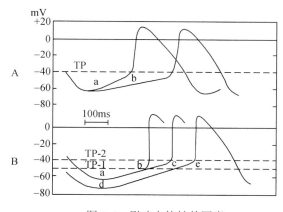

图 4-6　影响自律性的因素

A.起搏电位斜率由 a 降低到 b 时，自律性降低；B.最大复极电位水平由 a 达到 d，或阈电位水平由 TP-1 升到 TP-2 时，自律性下降；TP：阈电位

（1）4 期自动去极化速度：保持其他条件不变，4 期自动去极化速度越快，达阈电位所需时间越短，单位时间内产生的兴奋次数越多，自律性越高；反之，4 期自动去极化速度越慢，则自律性越低。

（2）最大舒张电位水平：保持其他条件不变，最大舒张电位绝对值减小，则与阈电位之间的距离减小，4 期自动去极达阈电位所需的时间缩短，自律性增高；反之，两者差距加大，自律性降低。

（3）阈电位水平：保持其他条件不变的情况下，阈电位下移，与最大舒张电位之间的距离缩小，4 期自动去极化快，达到阈电位时间缩短，自律性增高；反之，两者距离加大，自律性降低。

2. 自律性等级（rank of autorhythmicity）　指各种心肌自律细胞的自律性存在等级差别。在无神经支配的情况下，窦房结 P 细胞的自律性最高，为 60～100 次/分，房室交界自律细胞为 40～60 次/分，浦肯野细胞最低，为 15～40 次/分。正常情况下，由于窦房结 P 细胞的自律性最高，产生的节律性冲动按一定顺序传播，引起心脏其他各部位心肌细胞兴奋，产生与窦房结 P 细胞一致的节律性收缩活动，即窦房结的活动控制了整个心脏的活动，因此窦房结是心脏的正常起搏点（normal pacemaker），所形成的心脏节律称为窦性心律（sinus rhythm）。

由于窦房结之外的自律细胞自律性均较窦房结低，因此处于窦房结的控制之下，其本身的自律性并不表现出来，只起兴奋传导作用，故称为潜在起搏点（latent pacemaker）。在异常情况下，如窦房结的病变导致自律性下降、心脏起搏异常或潜在起搏点的自律性异常增高等，潜在起搏点的自律性可替代窦房结成为心脏节律的控制者。当潜在起搏点控制部分或整个心脏的活动时，就成为异位起搏点（ectopic pacemaker），其引发的心律称为异位心律（ectopic rhythm）。潜在起搏点可以在窦

房结发生功能障碍时保证心脏仍能以较低的频率搏动，保证心肌的收缩和机体供血。但当其自律性超过窦房结时可能会出现心律失常。

3. 窦房结对潜在起搏点的控制　生理状态下，窦房结对潜在起搏点的控制通过两种方式实现：抢先占领（capture）和超速驱动压抑（overdrive suppression）。由于窦房结的自律性最高，动作电位 4 期自动去极化的速度最快，达到阈电位水平而发出自律性冲动最早，这样就使其他潜在起搏细胞随其刺激而兴奋，结果其他潜在起搏细胞自身的自律性兴奋无法显现，故称为抢先占领。超速驱动压抑作用是窦房结细胞对潜在起搏细胞的直接抑制作用。起搏细胞与潜在起搏细胞二者的自律性相差越大，抑制作用越强。若超速驱动停止，则心脏停搏的时间也越长。因此，在病理状态下，窦房结停止发放冲动或冲动下传受阻后，则首先由自律性相对较高、受超驱动压抑较轻的房室交界来替代，而不是由自律性更低的心室传导组织来替代。根据这一原理，临床上应用人工起搏器时，如需停止使用或更换起搏器，应逐渐减慢起搏频率，避免发生心搏骤停。

（三）传导性

所有心肌细胞都具有传导兴奋的能力，这种特性称为传导性（conductivity），即心肌细胞可把来自窦房结的兴奋不断地传导下去，直至整个心脏兴奋。传导性的高低可用动作电位沿细胞膜的传导速度来衡量。

1. 心脏内兴奋的传播

（1）兴奋在心肌细胞之间的传导：对单一心肌细胞而言，细胞膜某处发生的兴奋能以局部电流的方式沿细胞膜传导至整个细胞。某一心肌细胞兴奋后，相邻细胞之间通过心肌细胞闰盘中的缝隙连接（gap junction）传导兴奋，且由于缝隙连接是低电阻结构，允许多种离子通过，兴奋传导速度快，因此可迅速引起整个心肌的兴奋和收缩。因此，兴奋可以局部电流的形式通过缝隙连接迅速传播至心房和心室，实现心房肌和心室肌的同步收缩，使心房和心室各自构成功能性合胞体。

（2）兴奋在心脏内的传播途径及特点：①兴奋传播途径，兴奋在心脏内沿特殊传导系统的特定途径传播。心肌兴奋由窦房结 P 细胞产生后，首先传导到左右心房，使心房肌细胞兴奋和收缩；同时兴奋通过心房内的"优势传导通路"（即心房内的浦肯野细胞，这些细胞排列整齐，兴奋传导

图 4-7　兴奋在心内的传导途径

速度快）迅速传导到房室交界区，再依次沿房室束、左右束支、浦肯野纤维网传导至心室肌，引起整个心室肌细胞兴奋和收缩。其传播途径见图 4-7。②不同心肌细胞兴奋传导速度的差异性和房-室延搁，各种心肌细胞的兴奋传导速度不同，心房肌较慢，约为 0.4m/s，"优势传导通路"较快，为 1.0～1.2m/s，它可使窦房结的兴奋较快地传导到房室交界；房室交界区的传导速度慢，约为 0.05m/s，其中又以结区最慢，为 0.02m/s；心室内传导系统即房室束、左右束支、末梢浦肯野纤维网的传导速度最快，为 2～4m/s。整个兴奋传导通路中，由于房室交界的结区传导速度最慢（0.02m/s），因此兴奋从心房经房室结到达心室所需时间较长，约为 0.1s，兴奋在此延搁一段时间，这种现象称为房-室延搁（atrio-ventricular delay）。房-室延搁的生理学意义在于保证心房收缩完毕之后心室收缩，有利于心室的血液充盈和射血。然而，房室交界处的兴奋传导速度最慢的特点也使该处成为临床上常见的心律失常——房室传导阻滞的好发部位。

2. 影响传导性的因素　心肌细胞传导兴奋的能力受心肌结构性因素和心肌电生理特性的影响。

（1）结构性因素：心肌细胞的直径与胞内的电阻呈反变关系，直径小的细胞电阻大，产生的局部电流小，传导速度较慢；直径大的细胞电阻小，传导速度较快。心房肌、心室肌和浦肯野纤维细胞直径大于窦房结和房室交界细胞，其传导速度也较快，末梢浦肯野纤维细胞直径最大，传导速度

最快；而结区细胞直径最小，故传导速度最慢。

（2）电生理特性：影响心肌传导能力的电生理特性如下。①动作电位 0 期去极化的速度和幅度：0 期去极化的速度越快，局部电流的形成越快，邻近未兴奋部位膜电位去极化达阈电位的速度越快，因而兴奋传导越快；0 期去极的幅度越大，兴奋与未兴奋部位之间的电位差越大，形成的局部电流越强，局部电流扩布的距离也越远，因而兴奋传导越快。②相邻未兴奋部位膜的兴奋性：兴奋的传导是因局部电流从已兴奋膜传至未兴奋膜而引起的。因此，邻近未兴奋部位膜的兴奋性必然影响兴奋的传导。同时，兴奋性与钠通道所处的状态、静息电位和阈电位的差值等有关。静息电位和阈电位的差值增大，兴奋性降低，传导速度减慢；反之，传导速度加快。钠通道若处在静息状态，则传导速度快；若处于失活状态，则传导受阻。

（四）收缩性

心肌的收缩性是指由参与收缩的心肌细胞共同表现出的一种内在的能力或特性。心脏工作细胞的收缩机制与骨骼肌细胞相似，心肌细胞在受到刺激后产生动作电位，通过兴奋-收缩耦联引起肌丝滑行，产生心肌收缩。与骨骼肌细胞相比，心肌收缩还具有其自身的特点。

1. 同步收缩 心脏内的特殊传导系统使兴奋在心脏内快速传导，相邻心肌细胞间大量低电阻的闰盘联系，使兴奋在心肌细胞间快速传导。当阈刺激或阈上刺激使一个心房肌或心室肌细胞兴奋时，整个心房肌或心室肌同步兴奋和收缩，称为"全或无"式收缩。

2. 不发生强直收缩 心肌细胞产生一次兴奋后，其有效不应期特别长，相当于整个收缩期和舒张早期。在此期间，无论多强的刺激都不能引起心肌细胞再次兴奋而产生收缩。因此，心脏不会产生强直收缩，这对于保证心脏射血与充盈的正常交替，维持正常心脏泵血功能具有重要意义。

3. 对细胞外 Ca^{2+} 的依赖性 与骨骼肌细胞相比，心肌细胞的肌质网和终池不发达，Ca^{2+} 贮备量较小，因此心肌兴奋-收缩耦联所需的 Ca^{2+} 除来自终末池外，还需要心肌兴奋过程中经细胞膜 L 型钙通道从细胞外内流的 Ca^{2+} 及 Ca^{2+} 对肌质网 Ca^{2+} 的触发（钙触发、钙释放）；心肌细胞的横管系统较骨骼肌发达，可以为 Ca^{2+} 内流提供更大的面积。在一定范围内增加细胞外液 Ca^{2+} 浓度，可增强心肌收缩力；反之，细胞外液 Ca^{2+} 浓度降低，则心肌收缩力减弱。当细胞外液中 Ca^{2+} 浓度很低，甚至无 Ca^{2+} 时，虽然心肌细胞仍能产生动作电位，却不能引起收缩，这一现象称为兴奋-收缩脱耦联。

三、心电图

在一个心动周期中，由窦房结产生的兴奋，按一定的途径和时程，依次传向心房和心室，引起心脏发生一系列的生物电变化。人体是一个导电性能良好的容积导体，心脏的生物电活动可传播到机体的任何部位。若将引导电极安置在体表的特定部位，借助于心电图机就能记录到心脏电活动的波形，即体表心电图（electrocardiogram，ECG）（图 4-8）。心电图反映的是整个心脏兴奋的产生、传导和恢复过程中每个瞬间生物电的综合变化。

不同导联的心电图所记录的波形有差异，但基本波形分别由 P 波、QRS 波群和 T 波构成，偶尔可见 U 波。正常心电图的波形、间期及其

图 4-8 正常人体心电图模式图

意义：①P 波，代表左、右两心房的去极化过程，其时程反映去极化在整个心房传播所需的时间，P 波波形小而圆钝，历时和波幅见表 4-2。②QRS 波群，代表左、右两心室的去极化过程，包括三

个顺序相连的电位波动：第一个向下的 Q 波，随后向上的 R 波和最后向下的 S 波。QRS 波群代表兴奋在心室肌的扩布。QRS 各波在不同导联中差异较大。③T 波，反映左、右两心室复极化（3 期）过程中的电位变化，其方向与 QRS 波群主波的方向一致。④U 波，见于 T 波之后，小而低宽，方向一般与 T 波一致，成因及意义不明。⑤P-R 间期（或 P-Q 间期），是指从 P 波起点到 QRS 波起点的时程，代表兴奋从窦房结产生并传到心室肌所需的时间。房室传导阻滞时，P-R 间期延长。⑥PR 段，是从 P 波终点到 QRS 波起点之间的线段，反映去极化通过房室交界、房室束、左右束支及浦肯野纤维网需要的时间，因综合电位很小难以记录，表现为基线水平。⑦Q-T 间期，是指 QRS 波起点到 T 波终点的时程，代表心室开始兴奋到完全复极的时间。Q-T 间期的长短与心率呈反变关系，心率越快，Q-T 间期越短。⑧ST 段，是指从 QRS 波终点到 T 波起点的线段，代表心室各均处于去极化状态，相当于平台期的时程。正常心电图 ST 段与基线平齐。ST 段的移位（抬高或下移）超出一定范围有重要的临床诊断意义。

表 4-2　心电图各波、段（期）的意义及正常值

名称	生理意义	波幅（mV）	历时（s）
P 波	两心房去极化	0.05～0.25	0.08～0.11
QRS 波群	两心室去极化，并含心房复极化	变化较大	0.06～0.10
T 波	两心室复极化	0.10～1.50	0.05～0.25
P-R 间期	心房开始兴奋到心室开始兴奋所需的时间		0.12～0.20
PR 段	去极化通过房室交界传至心室所需的时间	与基线同水平	0.06～0.14
Q-T 间期	两心室兴奋的总时程		<0.40
ST 段	两心室处于去极化状态	与基线同水平	0.05～0.15

案 例 思 考

患者，男性，43 岁，连日加夜班工作后，感觉心悸、头晕和乏力。曾有类似病史。检查发现第一心音强度变化不定、心室率极不规则；正常 P 波消失，代以大小不等、形态各异的颤动波（f 波），心房活动频率为 350～450 次/分，心室率为 120～160 次/分。医生用维拉帕米（钙通道阻滞剂）治疗。

中医辨证：脉细弱，舌质淡，苔薄白，大便溏薄，小便调。

西医诊断：心房颤动；中医诊断：心悸（心脾两虚证）。

治法：补血养心，益气安神。

代表方：归脾汤。

问题与思考：

（1）房室结在兴奋传导过程中有何作用？

（2）患者为何出现心音、心室率和心电图改变？

（3）心房颤动对心室射血有何影响？

提示：

（1）房室结是心脏传导系统中传导速度最慢的部位，有"房-室延搁"作用，保证心房收缩时心室得以舒张。除兴奋传导速度缓慢外，房室结的有效不应期较长，心率加快时，不应期缩短也不明显。故对高频率兴奋具有过滤作用。

（2）心房颤动是临床上常见的心律失常，其发生机制可能是心房的异位节律或折返激动所致。患者心房率为 350～450 次/分，而心室率只有 60～120 次/分，这是因为大部分心房异位点兴奋在下传心室的过程中，由于房室结的过滤而不能传至心室，使心房颤动时的心室率还能保持相对较慢的状态。

（3）心房颤动对心室射血的影响主要表现在两个方面：①使心室率过快。尽管有房室结的过滤作用，但因心室率明显快于窦性频率，心动周期缩短使心舒张期缩短，心室充盈量减少，心搏出量急剧减少。②心房丧失了初级泵功能，使心室充盈量减少10%～30%，亦使心搏出量减少。由于患者的心排血量减少，不能满足整体代谢的需要而出现头昏和乏力。

第二节　心脏的泵血功能

心脏在循环系统中所起的主要作用是泵出血液，保证机体各脏器的血液供应，以适应机体新陈代谢的需要。心脏由心肌组织构成，心肌组织在电活动（动作电位）的基础上，通过兴奋-收缩耦联引发心肌的机械收缩。心肌组织有节律地、交替进行地收缩和舒张活动起着"泵"的作用。在心脏瓣膜的配合下，心肌收缩，将血液射入动脉，为血液的流动提供能量；心肌舒张，静脉血液回流，充盈心腔。这种协调有序的活动周而复始，循环往复，完成心脏的泵血功能。

一、心动周期

心脏每收缩和舒张一次，构成一个机械活动周期，称为心动周期（cardiac cycle）。在一次心动周期中，心房和心室各自经历一次收缩期（systole）和舒张期（diastole）。首先是两心房收缩和舒张，当心房开始舒张时两心室同步收缩和舒张，接着两心房又开始收缩，进入下一个心动周期。以健康成人心率平均为75次/分计算，每个心动周期历时0.8s（图4-9），其中心房收缩期0.1s，舒张期0.7s；心室收缩期0.3s，舒张期0.5s。一个心动周期中，不论是心房还是心室，其舒张期均长于收缩期，房室同时处于舒张状态的时期称为全心舒张期。在心动周期0.8s中，全心舒张期占0.4s。

图4-9　心动周期中心房和心室活动的顺序与时间的关系
1. 第一心音 2. 第二心音 3. 第三心音 4. 第四心音

心动周期时程的长短与心率密切相关，心率越快，心动周期越短，此时收缩期和舒张期均相应缩短，但舒张期缩短更显著。因此，当心率过快时，心脏收缩或工作时间相对长，而心肌舒张或休息充盈的时间明显缩短，心脏泵血功能就会减弱。

心脏每分钟搏动的次数称为心率（heart rate，HR）。健康成人安静状态下心率为60～100次/分，平均75次/分。心率因年龄、性别和生理情况不同而异。新生儿的心率快，可达140次/分以上，以后随着年龄的增长而逐渐减慢；女性心率略快于男性；经常进行体育锻炼或从事体力劳动的人，心率较慢。安静或睡眠时心率减慢，运动或情绪激动时心率加快。安静时心率如低于60次/分称为窦性心动过缓（sinus bradycardia）；超过100次/分称为窦性心动过速（sinus tachycardia）。

二、心脏泵血过程

心脏的泵血功能主要依靠心室来完成。一个心动周期包括心室收缩期和心室舒张期两个过程，心室收缩完成心脏射血，心室舒张完成血液充盈，左右心室同步收缩和舒张，故其射血和充盈过程基本同步进行。以下以左心室为例说明心脏的泵血过程（图4-10）。

图4-10　心动周期各时相中左心室内压力、流量、
容积、心音与心电图变化

1. 心房收缩期；2. 等容收缩期；3. 快速射血期；4. 减慢射血期；5. 等容舒张期；6. 快速充盈期；7. 减慢充盈期

（一）心室在心脏泵血过程中的作用

1. 心室收缩期（ventricular systole）　分为等容收缩期、快速射血期和减慢射血期三个时期。

（1）等容收缩期：心室开始收缩，心室内压升高，当超过心房内压时，心室内血液推动二尖瓣，将其关闭。此时心室肌继续收缩，室内压持续上升，但仍低于主动脉压，故主动脉瓣仍处于关闭状态，心室内容积不变，称为等容收缩期（isovolumetric contraction phase）。由于血液是一种不可压缩的液体，此期房室瓣和动脉瓣都处于关闭状态，心室肌的收缩无法改变心室腔的容积。此期室内压迅速升高，成为心动周期中室内压上升速率和上升幅度最大的时期。此期约持续0.05s。

（2）快速射血期：心室肌继续收缩，心室内压继续上升，当心室内压超过主动脉压时，主动脉瓣开启，血液顺压力梯度由心室射入主动脉。由于心室肌的强烈收缩，血流速度快，这一时期射出的血量约占总射血量的2/3，故称为快速射血期（rapid ejection phase）。此期由于心室腔内的血液被迅速射入主动脉，因而心室内容积迅速缩小，成为室内容积下降速率最快的时期，约占0.1s。

（3）减慢射血期：快速射血期后，由于大量血液进入主动脉，主动脉压相应增加，心室内血液减少，心室肌收缩强度有所减弱，心室容积缩小的速度也减慢，所以称为减慢射血期（reduced ejection phase）。此期心室内压和主动脉压已由峰值逐渐下降，心室内压于中后期略低于主动脉压，但由于惯性作用，心室内血液继续流向主动脉。此期约持续0.15s。

2. 心室舒张期（ventricular diastole）　可分为等容舒张期、快速充盈期、减慢充盈期和心房收缩期四个时期。

（1）等容舒张期：心室肌开始舒张后，心室内压急剧下降，当心室内压低于主动脉压时，主动脉内血液逆向推动主动脉瓣，使之关闭。但此时心室内压仍显著高于心房内压，二尖瓣依旧处于关闭状态，心室内容积不变，故称为等容舒张期（isovolumetric relaxation phase）。此期心室内压下降速率最快且幅度最大。此期约持续0.07s。

（2）快速充盈期：心室肌继续舒张，心室内压继续下降。当心室内压低于心房内压时，二尖瓣开放，心房和大静脉内的血液受到心室内低压的"抽吸"作用而迅速进入心室。此期心室内容积迅速增加，流入心室的血液约为总充盈量的2/3，故称为快速充盈期（rapid filling phase）。此期历时约0.11s。

（3）减慢充盈期：随着血液继续充盈，心室内血液不断增加，心室、心房和大静脉之间的压力差逐渐减小，心室血液充盈速度减慢，故称为减慢充盈期（reduced filling phase）。此期约需 0.22s。

（4）心房收缩期：心室舒张期的最后 0.1s，心房开始收缩，将心房内的血液挤入心室，使心室在原有充盈的基础上进一步增加其充盈量，故称为心房收缩期（atrial systole）。心房收缩期引起的心室充盈量占总充盈量的 10%～30%。此期约占 0.1s。

综合以上心脏泵血过程，心室肌的收缩和舒张造成的室内压变化及因此而形成的心室、心房和大动脉之间的压力梯度是推动血液流动的主要动力，也是实现心脏泵血功能的根本原因，心脏瓣膜和大动脉瓣的定向启闭保证了血液沿特定的方向流动。

（二）心房在心脏泵血活动中的作用

在心动周期的大部分时间中，心房都处于舒张状态，接纳、储存从静脉不断回流的血液，起到血液从大静脉反流回心室的通道作用。而在心室舒张期的后期，心房收缩增加心室血液充盈。由于心房壁薄，收缩力量不强，收缩时间短，其收缩对心室的充盈起辅助作用，使心室舒张末期容积增大，心室肌收缩力增加，从而提高心室的泵血功能效率。

心动周期中心房内压发生周期性变化，心房内压力曲线依次出现 a、c、v 三个小的正向波。心房收缩时，心房内压升高，形成 a 波的升支；随后心房舒张，压力回落形成 a 波的降支。心室开始收缩，房室瓣关闭，由于心室内血液的推动，使室瓣向心房腔突起，造成房内压轻度上升，形成 c 波；之后，心室舒张，静脉血回流入心房，使心房内血液量增加，心房内压逐渐升高，形成缓慢上升的 v 波，其中 a 波可作为心房收缩的标志。在整个心动周期中，心房压力波的变化幅度较小。

（三）心音和心音图

心动周期中，由于心肌活动、瓣膜关闭和血液冲击心室壁引起振动等导致心音产生，借助听诊器在胸壁一定部位听到的这种与心搏相关联的声音，称为心音（heart sound）。若用换能器将声音振动能量转换成电信号记录下来，即为心音图（phonocardiogram）。

正常心脏在一次搏动过程中可产生 4 个心音，分别称为第一心音、第二心音、第三心音和第四心音。多数情况下只能听到第一心音和第二心音，在某些健康儿童和青年中可听到第三心音。40 岁以上的健康人可能出现第四心音。

心音的产生原因、意义与特点：①第一心音标志着心室收缩期的开始。第一心音的产生是由于房室瓣关闭所引起的室壁振动及心室射血，血液撞击大血管壁引起的振动，其特点为音调较低，持续时间较长，在心尖搏动处听得最清楚。②第二心音标志着心室舒张期的开始。形成原因是动脉瓣关闭引起的振动及心室舒张引起的室壁振动和大血管内血液流动等产生的振动，其特点为音调较高，持续时间较短，在胸骨旁第 2 肋间隙听得最清楚。③第三心音发生在快速充盈期末，特点是低频、低幅，其可能是因血液从心房流入心室引起室壁和乳头肌振动而形成。④第四心音发生在心室收缩期前，与心房收缩引起心室充盈有关，也称为心房音。

心音听诊对于判断瓣膜功能极为重要。第一心音反映房室瓣关闭情况，第二心音反映半月瓣关闭情况，心脏活动异常和形态变异可以产生杂音或其他异常心音。因此，听取心音和记录心音图对于心脏疾病的诊断具有一定的意义，其特征比较见表 4-3。

表 4-3　第一心音与第二心音的比较

特点	第一心音	第二心音
产生	心室收缩及房室瓣关闭	心室舒张及主动脉瓣与肺动脉瓣关闭
性质	音调低，时间长，响度强	音调高，时间短，响度弱
部位	心尖部明显	心底部明显

续表

特点	第一心音	第二心音
时间	与心尖搏动、颈动脉搏动一致，其后为收缩期	与桡动脉及足背动脉搏动相近，其后为舒张期
间隔	第二心音距前第一心音近	第二心音距后第一心音较远
意义	标志心室收缩期开始，反映房室瓣关闭情况	标志心室舒张期开始，反映半月瓣关闭情况

三、心脏泵血功能的评价

心脏的主要功能是泵出血液，供给全身组织器官所需，以保证机体新陈代谢的正常进行。心脏泵血功能是否正常可用如下常用指标来衡量。

（一）心脏输出的血量

1. 每搏输出量与射血分数　心脏每搏动一次由一侧心室射出的血量，称为每搏输出量，简称搏出量（stroke volume，SV）。健康成人安静时的搏出量为 60～80ml。搏出量占心室舒张末期容积的百分比，称为射血分数（ejection fraction，EF），即射血分数=（搏出量÷心室舒张末期容积）×100%。健康成人安静状态下的射血分数为 55%～65%。

健康成人心脏的搏出量与心室舒张末期容积相适应，即心室舒张末期容积增加，通过加强心肌收缩，使搏出量相应增加，从而保持射血分数基本不变。但在心功能减退、心室扩大等病理情况下，心肌不能有效加强收缩，致使搏出量不能与扩大的心室舒张末期容积相适应，导致射血分数下降。因此，射血分数是评定心功能的重要指标之一。

2. 每分输出量与心指数　每分钟由一侧心室射出的血液总量称为每分输出量（minute volume），又称心排血量（cardiac output，CO）。每分输出量为搏出量与心率的乘积。健康成年男性安静状态下，心率平均为 75 次/分，心排血量约为 5L/min（4.5～6L/min）。心排血量随机体代谢和活动情况而变化，剧烈运动时，心排血量可比安静时提高 5～7 倍。

身材、体重不同的个体其心排血量存在差异，仅用心排血量作为指标来比较不同个体间的心脏泵血功能是不恰当的。为消除这些因素的影响，可用体表面积对心排血量进行校正，即用心排血指数来分析和比较不同个体间的泵血功能。心指数（cardiac index，CI）是指以每平方米体表面积计算的心排血量。安静、空腹状态下的心指数为静息心指数。正常成人体表面积为 1.6～1.7m^2。安静空腹情况下，心排血量为 4.5～6L/min，静息心指数为 3.0～3.5L/（min·m^2）。心指数随不同生理条件而不同，女性比男性低 7%～10%，新生儿较低，约为 2.5L/（min·m^2），10 岁左右，心指数最大，可达 4L/（min·m^2）以上。以后随年龄增加而逐渐下降，到 80 岁时，接近于 2L/（min·m^2）。运动、妊娠、情绪激动和进食时心指数增加。

（二）心脏做功量

血液在心血管内流动过程中所消耗的能量由心脏做功供给。在不同血压条件下，心脏完成不同的心排血量所需的做功不同。因此，心脏做功也是评定心脏泵血功能的重要指标之一。

心脏收缩一次所做的功称为每搏功（stroke work），简称搏功。一侧心室每分钟所做的功称为每分功（minute work）。每搏功可用搏出血液所增加的压强能和动能来表示。压强能等于搏出量乘以射血压力，动能等于（血液质量×流速^2）×1/2，因此，每搏功=搏出量×射血压力+动能。由于动能所占的比例很小（1%左右），可省略不计。射血压力为射血期左心室内压与左心室舒张末压的压力差。为便于实际应用，以平均动脉压代替射血期左心室内压，以左心房平均压代替左心室舒张末压，因此，每搏功计算简式如下：

$$每搏功（J）= 搏出量（L）\times（平均动脉压-左心房平均压）（mmHg）$$
$$\times 13.6（g/cm^3）\times 9.807 \times（1/1000）$$

每分功等于每搏功乘以心率。例如，某人心率为 75 次/分，搏出量为 70ml，平均动脉压为 92mmHg，左心房平均压为 6mmHg，则按上式计算得出每搏功为 0.803J，每分功为 60.2J/min。

正常情况下，由于肺循环的阻力远较体循环低，肺动脉平均压仅为主动脉平均压的 1/6，所以右心室的做功量仅为左心室的 1/6。

作为评定心脏泵血功能的指标，心脏做功量较心排血量更全面。因为心脏收缩不仅要射出一定量的血液，而且要使这部分血液具有较高的压强及较快的流速。心室要射入动脉，必须克服动脉压所形成的阻力才能完成。在不同的动脉压的条件下，心室射出相同血量所消耗的能量或做功量是不同的，在动脉压增高的情况下，心脏要射出与原先等量的血液，就必须加强收缩。因此，心脏做功量也是评价心功能的重要指标，对动脉压高低不等的个体之间及同一个体动脉血压发生变动前后的心泵血功能比较更有意义。

四、影响心排血量的因素

心排血量为搏出量与心率的乘积，因此，凡能影响搏出量和心率的因素均可影响心排血量。搏出量的多少取决于心室肌收缩的强度和速度，受前负荷、后负荷及心肌收缩能力的影响。完整机体内的心脏泵血功能是在神经、体液和自身调节等多因素的调控下完成的。本节内容是假定其他因素不变，探讨某一因素改变对心排血量的影响。

（一）前负荷

心肌前负荷（preload）是指心室收缩之前所承受的负荷，即心室舒张末期容积，它决定着心肌的初长度。由于心室内压力与容积相关，且心室内压力的测量较心室容积的测量更方便和精确，故可用心室舒张末期压力来反映前负荷的大小。又因为心房舒张末期的压力几乎与心室舒张末期压力相等，故也可用心房舒张末期的压力来间接反映心室的前负荷。

对心肌来说，心室舒张末期容积主要由心室舒张末期充盈的血液量来决定，而心室舒张末期充盈的血量是静脉回心血量和射血后心室内剩余血量（心室收缩末期容积）之和。也就是说，静脉回心血量越多，心室舒张末期容积越大，心肌初长度越长，心室的前负荷越大。

1895 年德国生理学家 Frank（弗兰克）在离体蛙心实验中观察到了心肌收缩力随心室舒张末期容积增加而增强的现象。1914 年英国生理学家 Starling（斯塔林）在狗的心-肺制备标本实验中也发现，心室舒张末期容积适当增大可增强心室收缩力。后来人们把这种心肌收缩力与心室舒张末期容积的关系称为 Frank-Starling 心脏定律，将对应于不同心室舒张末压或心室舒张末期容积的心室搏出量或搏功绘制成坐标图，称为心室功能曲线（ventricular function curve）或 Frank- Starling 曲线（图 4-11）。著名的 Frank-Starling 心脏定律揭示了心室的射血量与静脉的回心血量之间的关系。根据 Frank-Starling 定律，在一定限度内，心肌前负荷越大，心肌的初长度越长，心肌收缩力就越强，从而使搏出量增多。这种不需要神经和体液因素参与，只是通过心肌细胞本身初长度的变化而引起心肌细胞收缩强度变化的过程，称为心肌的异长自身调节（heterometric autoregulation）。其意义在于对心搏出量进行及时而精确的调节，从而使心室的搏出量与

图 4-11 左心室功能曲线

静脉回心血量之间保持平衡，防止心室舒张末压或心室舒张末期容积发生过度和过久的变化。

心室功能曲线可分为三段：①心室舒张末压在 1.60～2.00kPa（12～15mmHg）时，心室肌具有最适前负荷，这时的心肌初长度为最适初长度，肌小节长度为 2.0～2.2μm。在到达最适前负荷之前，每搏功随心肌初长度的增加而增加，心室功能曲线呈迅速上升状态，构成心室功能曲线的升支。通常情况下，心室舒张末压为 0.67～0.80kPa（5～6mmHg）时，表明心室具有较大程度的初长度贮备。②心室舒张末压为 2.00～2.67kPa（15～20mmHg）时，曲线趋于平坦，表明前负荷在此范围内变动时对心肌泵血功能的影响不大。③心室舒张末压超过 2.67kPa（20mmHg）时，曲线平坦或轻度下倾，但不出现明显的降支。这一点明显不同于骨骼肌，说明正常心脏即使心室舒张末压超过 2.67kPa（20mmHg），每搏功不变或仅轻度减少，这对维持正常心脏的收缩和射血功能非常重要。心功能曲线不出现降支的原因与心肌组织结构的特殊性有关。心肌细胞外基质内含有大量胶原纤维，且心室壁内多层肌纤维呈交叉排列，这使心室肌具有抵抗过度伸展的能力。只有当心室严重病变时，心功能曲线才出现下降。

（二）后负荷

心肌后负荷（afterload）指心室开始收缩时遇到的负荷。心肌后负荷即为大动脉内的血压。主动脉压为左心室的后负荷，肺动脉压为右心室的后负荷。心室收缩时，必须克服动脉压的阻力，推开动脉瓣将血液射入动脉。

正常人主动脉血压在 80～170mmHg 波动时，心排血量无明显改变，只有当动脉血压高于 170mmHg 时，心排血量才开始下降，说明体内存在多种机制协同调节血压水平。在其他条件不变的情况下，动脉压升高导致等容收缩期延长，射血期缩短，射血速度减慢，搏出量减少，心排血量相应减少。但搏出量减少使心室内剩余血量增加，如静脉回心血量不变，则心室舒张末期容积增大，心肌初长度增加，即心肌前负荷增加。前负荷增加可激发异长自身调节，从而加强心肌收缩，提高搏出量，最终使搏出量恢复到正常水平。如果动脉血压持续升高（如慢性高血压患者），心室肌将因长期收缩活动加强而出现代偿性增厚及相应的组织结构病理改变，导致泵血功能减退，最终出现心力衰竭。

（三）心肌收缩能力

心肌收缩能力（cardiac contractility）是指心肌不依赖于前、后负荷而改变其力学活动（包括收缩强度和速度）的内在特性。通过心肌收缩能力的改变，即通过改变心肌细胞本身收缩活动的强度和速度而改变搏出量（或每搏功），这种调节方式与心肌初长度的改变无关，故称等长调节（homeometric regulation）。

影响心肌细胞兴奋-收缩耦联过程中各环节的因素都能影响心肌收缩能力，如活化的横桥数量、ATP 酶的活性、心肌细胞兴奋时胞质内 Ca^{2+} 浓度、肌钙蛋白对 Ca^{2+} 的亲和力和横桥循环中各步骤的速率等，其中活化的横桥数量和 ATP 酶的活性是调控心肌收缩的关键因素。活化的横桥数增多，则心肌收缩能力增强，心排血量增加；反之，心肌收缩能力减弱。活化横桥数与最大横桥数的比例取决于心肌细胞兴奋后胞质内 Ca^{2+} 的升高程度和肌钙蛋白对 Ca^{2+} 的亲和力。

机体的许多神经体液调节因素可影响心肌收缩能力，如心交感神经兴奋、儿茶酚胺（包括肾上腺素和去甲肾上腺素）增多均可通过增加细胞内的 Ca^{2+} 浓度，使心肌收缩力增强。而副交感神经兴奋、乙酰胆碱增多等则通过减少 Ca^{2+} 内流而降低心肌收缩能力。临床上常用的洋地黄类强心剂就是通过加强心肌收缩能力而改善心力衰竭的。缺氧、酸中毒等则使心肌收缩力减弱。

（四）心率

在安静状态下，健康成年人的心率平均为 75 次/分左右，正常范围为 60～100 次/分。心排血量是搏出量与心率的乘积。在一定范围内，正常人心率增快，可使心排血量随之增多。心率超过180 次/分时，因为心室的充盈时间明显缩短，其充盈血量减少，此时心搏出量可减少到正常时的一半左右，所以心排血量不但没有增多，反而降低。如果心率过度减慢，低于 40 次/分时，心室的充盈时间虽有所延长，但由于心室的充盈量早已达到极限，搏出量也不可能增多。心率过度减慢，心率与心搏出量的乘积必然减少。

心率受自主神经控制，交感神经活动增强时，心率加快；迷走神经活动增强时，心率减慢。影响心率的体液因素主要有肾上腺素、去甲肾上腺素和甲状腺激素等。此外，心率还受体温的影响，体温每升高1℃，心率可增加 12～18 次/分。可将影响心排血量的主要因素归纳于图 4-12。

图 4-12 影响心排血量的因素
ESV：收缩末期容积；EDV：舒张末期容积

五、心脏泵血功能的储备

健康成人安静时的心排血量约为 5L，而剧烈运动或强体力劳动时，心排血量显著增加，可达25～30L，是安静状态下的 5～6 倍。可见，健康成人有相当大的心力储备。心脏泵血功能储备（cardiac reserve）是指心排血量随机体代谢需要增加而增加的能力，也称为心力储备。心脏泵血功能储备的大小取决于搏出量和心率能有效提高的程度，即搏出量储备和心率储备。

（一）搏出量储备

搏出量储备来源于收缩期储备和舒张期储备。搏出量是心室舒张末期容积与收缩末期容积之差，二者都有一定的储备量。收缩期储备是指通过增强心脏收缩能力，提高射血分数来增加搏出量，减少收缩末期容积；而舒张期储备则是通过增加心室舒张末期容积来增加搏出量的。由于心肌的抗过度伸展特性，心室舒张末期容积增加量有限，舒张期储备量相对较小；相比之下，收缩期储备比舒张期储备要大得多（表 4-4）。

表 4-4 心脏泵血功能储备举例

举例	心室舒张末期容积	心室收缩末期容积	搏出量	心率	心排血量
休息	145ml	75ml	70ml	75 次/分	5L
剧烈运动	160ml	20ml	140ml	180 次/分	30L

（二）心率储备

心排血量是搏出量与心率的乘积，若保持搏出量不变，在一定范围内，心率加快，心排血量就会增多，此谓心率储备。剧烈运动时，心率由 75 次/分增加到 180 次/分，动用心率储备，可使心排血量增加 2～2.5 倍，其意义在于当机体活动增强时，心排血量能够相应地增加，以满足代谢活动的需要。

坚持体育锻炼可促进心肌肌纤维增粗，心肌收缩力增强，收缩期储备增加。同时增加的心率储备会有效提高心力储备，增强心脏的泵血功能。

第三节　血管生理

血管系统与心脏相连接构成一个相对密闭的心血管系统，血管的相对密闭，保证血容量相对稳定；血管具有一定弹力，使间断的心脏跳动变成连续的血流成为可能，也缓冲了脉压，通过管道内流动着的血液，可实现体内物质运输和与组织、细胞物质交换等重要生理功能。

一、各类血管的结构和功能特点

在心血管系统内，心脏主要完成泵血功能，血管起着运送血液、分配血量和物质交换的作用。血管按组织形态学分类，可分为动脉、静脉和毛细血管，动脉和静脉可进一步分为大、中、小、微动脉和大、中、小静脉。《难经·十八难》曰："脉有三部九候，各何所主之，然三部者，寸关尺也，九候者，浮中沉也"，这些对各种血管做了较深刻的论述。现代医学根据不同血管的结构（图 4-13）和功能特点，可将血管分为以下几类。

图 4-13　各类血管的内径、管壁厚度和管壁四种基本组织比例示意图

1. 弹性贮器血管　主要指主动脉、肺动脉主干及其最大分支。这些血管管壁厚，壁内含丰富的弹性纤维，具有弹性和可扩张性，称为弹性贮器血管（windkessel vessels）。心室射血时，一方面推动血液向前流动；另一方面使主动脉扩张，心室射入主动脉的血液一部分暂存于被扩张的大动脉内，缓冲收缩压；心室舒张时，心脏停止射血，被扩张的大动脉管壁发生弹性回缩，将储存于大动脉内的部分血液继续推向外周。因此，虽然心脏射血是间断的，但血液在血管内的流动是连续的。大动脉的这种缓冲动脉血压和保证血管内血液流动的连续性的作用称为弹性贮器作用（windkessel effect）。

2. 分配血管　指从弹性贮器血管之后的分支到小动脉之间的动脉管道，相当于中动脉。其管壁平滑肌较丰富，收缩性较强。分配血管的功能是将血液输送至各组织器官，称为分配血管（distribution vessel）。

3. 阻力血管　指小动脉和微动脉。其管壁富含平滑肌，收缩性好，血管口径小，形成的血流阻力大，故称为阻力血管（resistance vessel）。阻力血管经常受神经及体液因素的调节，通过平滑肌的舒缩改变血管口径大小，调节血流阻力，影响动脉血压和器官血流量。通常将阻力血管分为三种：①小动脉、微动脉称为毛细血管前阻力血管，是构成外周阻力的主要成分，可维持动脉血压；②毛细血管前括约肌，它的舒缩可控制毛细血管的开闭，决定某一时间毛细血管开放的数量；③毛细血

管后阻力血管是微静脉，微静脉因口径较小，对血流也产生一定的阻力。其舒缩可影响毛细血管前阻力和毛细血管后阻力的比值，从而改变毛细血管内压力及体液在血管和组织间的分布。

4. 交换血管 指真毛细血管。其管壁薄，仅由一单层内皮细胞和外侧一薄层基膜构成，通透性好，加之数量多、分布广，与组织细胞接触面积大，因而成为血液与组织细胞之间进行物质交换的主要场所。这些血管被称为交换血管（exchange vessel）。

5. 短路血管 指小动脉和小静脉之间的吻合支，主要分布在手指、足趾和耳郭等处的皮肤中。当这些吻合支开放时，血液可不经过真毛细血管网直接从小动脉流入小静脉，因此它们被称为短路血管（shunt vessel）。短路血管的功能与体温调节有关。

6. 容量血管 指静脉系统。与动脉系统相比，静脉的数量多、口径大、管壁薄、可扩张性大。安静时循环血量的 60%～70% 储存于静脉内，因此，静脉起着血液储存库的作用，故称为容量血管（capacitance vessel）。

二、血流量、血流阻力和血压

血液在血管内流动的一系列物理力学称为血流动力学（hemodynamics）。其最基本内容是血流量、血流阻力、血压及其相互关系。由于血管系统是比较复杂的弹性管道系统，血液是含有血细胞和胶体物质等多种成分的液体而不是理想液体，因此血流动力学既具有一般流体力学的共性，又有其自身的特点。

（一）血流量和血流速度

1. 血流量 单位时间内流经某一血管截面的血量称为血流量（blood flow），单位为 ml/min 或 L/min。血流量多少主要取决于两个因素，即血管两端的压力差和血管对血流的阻力。根据流体力学原理，血流量（Q）与血管两端的压力差（ΔP）成正比，与体循环血流阻力（R）成反比，即：$Q = \Delta P/R$。

对某一器官而言，公式中的 Q 为器官血流量，ΔP 为灌注该器官的平均动脉压和静脉压之差，R 为该器官的血流阻力。在整个体循环和肺循环中，Q 相当于心排血量，R 相当于总外周阻力，ΔP 相当于平均动脉压（P_A）与右心房压力之差。正常情况下，右心房压力接近于零，故 ΔP 可用 P_A 代替。即：$Q = P_A/R$。

在整体内，供应不同器官血液的动脉血压基本相同，而供应该器官血流量的多少则主要取决于该器官对血流的阻力，因此，器官血流阻力的变化是调节器官血流量的主要因素。

2. 血流速度 血液中的一个质点在血管内移动的线速度称为血流速度（velocity of blood flow），单位为 cm/s 或 m/s。血液在血管内流动时，血流速度与血流量成正比，与血管的截面积成反比。在各类血管中，主动脉的血流速度最快（200mm/s），毛细血管血流速度最慢（0.3mm/s）（图 4-14），这是因为毛细血管的总血流量与主动脉相同，但总横截面积远大于主动脉，因而血流速度远低于主动脉。

图 4-14　各段血管的血压、血流速度、血流阻力和血管截面积关系示意图

血液在血管内稳定流动时，血液中各质点流动的方向一致，与血管的长轴平行，分层流动，流层间没有横向混杂，称为层流（laminar flow），但各质点的流速不一，在血管轴心处流速最快，越靠近血管壁流速越慢，贴近管壁的薄层血浆基本不流动。当血流速度加速到一定程度之后，层流情况

即被破坏，此时血液中各个质点的流动方向不再一致甚至出现漩涡，称为湍流（turbulence flow）。此外，当血液黏度过低，血管内膜表面粗糙及血流受到某种阻碍或发生急剧转向等情况时也容易发生湍流。湍流可使血小板离开血管轴心而靠近管壁，增加了血小板和血管内膜接触和碰撞的概率，使血小板易于黏附到血管内膜上而形成血栓，如静脉血栓多发生于静脉瓣处，就是因为静脉瓣处的血流易形成湍流的缘故。血液流动呈湍流时所消耗的能量比层流多，湍流区别于层流的特点之一是它能发出声音，表现为临床听诊的心血管杂音。

（二）血流阻力

血液在血管内流动时所遇到的阻力称为血流阻力（blood flow resistance）。血流阻力主要来源于血液成分之间和血液与管壁间的摩擦力。由于血流阻力的作用，血液在血管内流动时不断消耗能量，故血管内压力逐渐下降。主动脉和大动脉段阻力小，血压降落小，小动脉、微动脉段阻力大，血压降落大，其中微动脉段阻力最大，其压力降落也最显著（见图 4-14）。

根据流体力学原理，血流阻力与血管口径、长度及血液黏度有关。

其关系可用公式表示：$R = 8\eta L/\pi r^4$

公式中，R 为血流阻力，η 为血液黏度，L 为血管长度，r 为血管半径。此式仅适用于层流。湍流时，摩擦力增大，血流阻力远较层流时大。上式表明，血流阻力与血管长度和血液黏度成正比，与血管半径的四次方成反比。血管口径发生很小的变化，血流阻力即发生很大的改变，如血管半径缩小一半，则血流阻力增加至原来的 16 倍。

血液黏度是决定血流阻力的另一因素。全血的黏度为水的黏度的 4～5 倍。血液黏度的高低取决于：①血细胞比容，是决定血液黏度重要的因素，比容越大，血液黏度越高；②血流切率，是指在层流下相邻两层血液流速的差和液层厚度的比值，在切率高时血液黏度较低，在切率低时血液黏度增高；③温度，血液的黏度随温度的降低而升高，如将手指浸于冰水中局部血液的黏度可增加 2 倍。

（三）血压

血压（blood pressure，BP）是指血管内流动的血液对单位面积血管壁的侧压力，即压强。压强的国际标准计量单位为帕（Pa），即牛顿/平方米（N/m^2）或千帕（kPa）。血管系统各部分都具有血压，分别称为动脉血压、静脉血压及毛细血管压。通常所说的血压系指动脉血压。动脉血压常用千帕（kPa）或毫米汞柱（mmHg）表示，二者之间的换算关系是 1mmHg≈0.133kPa；静脉血压较低，常用厘米水柱（cmH$_2$O）表示，二者之间的换算关系是 1cmH$_2$O≈0.098kPa。血压是血液对血管的充盈、心脏的射血、循环系统的外周阻力和大动脉壁的弹性等基本因素共同作用的结果。

三、动脉血压和动脉脉搏

（一）动脉血压

1. 动脉血压的形成　动脉血压（arterial blood pressure）通常是指主动脉血压。动脉血压的形成条件主要包括以下四个基本因素。

（1）心血管系统有足够的血液充盈：是动脉血压形成的前提条件。循环系统中血液的充盈程度可用循环系统平均充盈压（mean circulatory filling pressure）来表示。循环系统平均充盈压的高低取决于血量和循环系统容积之间的相对关系。若血量增多或循环系统容积变小，则循环系统平均充盈压增高；相反，若血量减少或循环系统容积增大，则循环系统平均充盈压降低。

（2）心脏射血：是动脉血压形成的必要条件。心室收缩时所释放的能量一部分作为血液流动的动能，推动血液向前流动；一部分转化为大动脉扩张所储存的势能，即压强能。在心室舒张时大动脉发生弹性回缩，将储存的势能再转换为动能，继续推动血液向前流动。由于心脏射血是间断的，因此在心动周期中动脉血压将发生周期性变化，心室收缩时动脉血压升高，舒张时血压则降低。

（3）外周阻力：主要是指小动脉和微动脉对血流的阻力。外周阻力使心室大约每次收缩射出血液的1/3在心室收缩期流到外周，其余的暂时储存于主动脉和大动脉中，因而使动脉血压升高。如果没有外周阻力，那么在心室收缩时射入大动脉的血液将全部迅速地流到外周，大动脉内的血压不能维持正常水平。

（4）弹性贮器作用：主动脉和大动脉的弹性贮器作用对减小动脉血压的波动幅度具有重要意义。心脏收缩射血时，主动脉和大动脉被扩张，可多容纳部分血液，使射血期动脉压不会升得过高。当心脏舒张期后，主动脉和大动脉的弹性回缩力，可继续推动血液流入外周，一方面可将心室的间断射血转变为动脉内持续流动的血液；另一方面可维持舒张期血压不至于过度降低。

2. 动脉血压的测量与正常值

（1）动脉血压的测量：动脉血压是人体的基本生命体征之一，也是临床医生评估患者病情轻重和危急程度的主要指标之一。动脉血压测量的方法主要有两种：直接测量法和间接测量法。直接测量法是生理学实验中测量动物血压的经典方法，但因具有一定创伤性，且操作技术要求较高，故很少在临床上应用。目前临床上常用的是无创、简便的间接测量法科罗特科夫（Korotkoff）音法。由于大动脉中的血压落差很小，故通常用血压计测量上臂肱动脉血压代表动脉血压。间接测量法测得的动脉收缩压和舒张压与直接测量法相比，相差不足10%。

血压计的工作原理是根据血液通过狭窄的血管形成涡流时发出响声而设计的（图 4-15）。当袖带内压力稍低于收缩压的瞬间，血流突入被压迫阻塞的血管段，形成湍流撞击血管壁，此时听到的第一次声响（Korotkoff音）的血压计汞柱读数即为收缩压。当袖带内压力降到等于或稍低于舒张压时，血流完全恢复畅通，听诊音消失，此时的汞柱读数为舒张压。

图 4-15　Korotkoff 音听诊法间接测量肱动脉血压的示意图

（2）动脉血压的正常值：动脉血压可用收缩压、舒张压、脉搏压和平均动脉压等数值来表示。收缩压（systolic pressure）是指心室收缩期中期达到最高值时的血压。舒张压（diastolic pressure）是指心室舒张末期动脉血压达最低值时的血压。脉搏压（pulse pressure），简称脉压，是指收缩压和舒张压的差值。平均动脉压（mean arterial pressure）指在一个心动周期中每一瞬间动脉血压的平均值。由于心动周期中舒张期通常较收缩期长，所以平均动脉压的数值更接近于舒张压，平均动脉压=舒张压+1/3脉压。在安静状态下，我国健康青年人的收缩压为100～120mmHg，舒张压为60～80mmHg，脉压为30～40mmHg，平均动脉压在100mmHg左右。临床上，通常将成年人舒张压低于60mmHg，或收缩压低于90mmHg称为低血压，而将舒张压高于90mmHg，或收缩压高于140mmHg称为高血压（hypertension），高血压是以体循环动脉压增高为主要表现的临床综合征。

健康成年人安静状态下动脉血压相对稳定，但存在个体差异，不同年龄、性别、体重及遗传背景下动脉血压存在差异，代谢、情绪、环境（如季节、昼夜、气温）等许多因素会影响血压。人的一生中血压随年龄的增长而逐渐增高，新生儿收缩压仅为40mmHg，一个月末增加为80mmHg，12岁时升至105mmHg，至青春期时接近成人水平。随着年龄的增长血压缓慢增加，至60岁时，收缩压约为140mmHg。女性在更年期前动脉血压比同龄男性低，更年期后动脉血压升高。肥胖者血压高于非肥胖者，运动或情绪激动时血压增高。此外，动脉血压还呈现明显的昼夜波动，表现为夜间血压最低,晨起后升高,上、下午会各出现一次高峰,晚间血压又缓慢下降。

（二）影响动脉血压的因素

凡是参与动脉血压形成的各种因素都能影响动脉血压的数值。

1. 搏出量 当搏出量增加时,动脉血压升高,主要表现为收缩压明显升高,舒张压升高不多,脉压增大。收缩期射入主动脉的血量增多,管壁承受的压力增大,故收缩压明显升高。但由此引起的血流速度加快促使大动脉内增加的血液快速流向外周,故舒张末期大动脉内存留的血量增加得不多,于是舒张压升高的程度不如收缩压明显。反之,当搏出量减少时,主要使收缩压降低,脉压减小。可见,在一般情况下,收缩压的高低主要反映心脏搏出量的多少。

2. 心率 心率加快则动脉血压升高,主要表现为舒张压明显升高,而收缩压升高不多,因而脉压减小。心率加快则心动周期缩短,舒张期缩短更明显,因此舒张期流向外周的血量减少,至舒张末期存留在大动脉内的血量增多,故舒张压升高;舒张压的升高使下一心动周期的收缩期血流速度加快,因此较多的血液流向外周,故收缩压升高,但不如舒张压的升高显著。相反,心率减慢时,则表现为收缩压和舒张压均降低,但舒张压的降低更为显著,于是脉压增加。

3. 外周阻力 当外周阻力增大时,动脉血压升高,主要表现为舒张压明显升高,而收缩压升高得不多,因而脉压减小。外周阻力增大时,动脉血向外周流动的速度减慢,舒张期留在动脉内的血量增多,致舒张压明显升高。与上同理,收缩期血流速度加快,收缩压增高较少,故脉压减小。反之,外周阻力减小,舒张压降低比收缩压降低明显,脉压增大。一般情况下,舒张压高低主要反映外周阻力的大小。

外周阻力的改变主要是由骨骼肌和腹腔器官阻力血管口径的改变所引起的。临床上常见的原发性高血压的发病主要是由于小动脉痉挛甚至硬化导致血管口径变小,造成外周阻力过高所致。另外,如血液黏度增高,外周阻力增大,则舒张压升高。

4. 主动脉和大动脉的弹性贮器作用 如前所述,主动脉和大动脉的弹性贮器作用,即大动脉管壁的可扩张性和弹性作用,具有缓冲动脉血压的作用。这种弹性贮器作用使动脉血压的波动幅度明显小于心室内压的波动幅度。如果主动脉和大动脉的弹性减弱,则收缩压增高,舒张压下降,脉压明显增大。老年人动脉管壁硬化,大动脉的弹性贮器作用减弱,故脉压增大。

5. 循环血量和血管系统容量的比例 只有循环血量和血管系统容积相适应,才能产生一定的体循环平均充盈压,维持正常血压。循环血量和血管系统容积之间关系发生改变,将影响动脉血压值。如果循环血量减少或血管容积增加,则体循环系统平均充盈压降低,动脉血压下降。反之,如果循环血量增加,或血管容积减少,则体循环系统平均充盈压增高,动脉血压升高。一定程度的失血造成循环血量减少,血压下降。

上述对影响动脉血压的各种因素的分析都是假设其他因素不变的情况下探讨某一因素发生变化时对动脉血压可能发生的影响。实际上,作为机体整体,上述各种因素可同时发生改变,且彼此相互作用（图4-16）。因此,在某种生理情况下,动脉血压的变化往往是各种因素相互作用的综合结果。

图 4-16 影响动脉血压的因素

ESV:收缩末期容量;EDV:舒张末期容量

案例思考

患者，男性，67岁，吸烟40年。以"反复头晕、头痛5年，加重伴恶心、视物模糊3h"为主诉入院。该患者5年前出现头晕、头痛症状，当时测血压为180/90mmHg，自服硝苯地平5mg后症状缓解。之后反复出现头晕、头痛，多次测血压为（160～180）/（70～90）mmHg，间断服用降压片治疗，未系统诊治。3h前，患者情绪激动后头晕、头痛较前加重，伴有恶心、视物模糊。急诊测血压200/130mmHg，心率：120次/分。心脏超声：主动脉硬化，左心室向心性肥厚。头部CT未见异常。心电图：窦性心动过速。给予硝普钠、甘露醇等治疗好转。经检查排除继发因素。

中医辨证：脉弦滑数，舌质红绛，苔薄白、微腻，大便秘结，小便短黄。

西医诊断：高血压3级，高血压危象；中医诊断：眩晕（肝阳暴动证）。

治法：平肝潜阳，清火息风。

代表方：天麻钩藤饮。

问题与思考：

（1）动脉血压形成的主要因素是什么？

（2）患者情绪激动时心血管系统有何反应？动脉硬化所致高血压有何特点？

提示：

（1）动脉血压的形成条件：二个前提，三个因素。二个前提是循环系统中的血量和容量，两者是形成血压的基础。三个因素是心脏射血、外周阻力、大动脉管壁弹性贮器作用。

（2）患者情绪激动时，心交感中枢兴奋，心排血量增加，心率加快，外周血管收缩，外周阻力增加，血压升高致头痛、头晕。患者心脏超声显示主动脉硬化，大动脉弹性减退，其作为弹性贮器缓冲血压的作用减弱，收缩压会升高，但舒张压降低，脉压明显增大。左心室由于长期血压升高射血阻力增大而出现代偿性向心性肥厚。

（三）动脉脉搏与中医脉象的现代研究

在每一心动周期中，随着心脏的收缩和舒张，动脉血压发生周期性波动。这种周期性的压力变化可引起动脉血管产生搏动称为动脉脉搏（arterial pulse），一般在身体的浅表动脉均可触摸到。

1. 动脉脉搏的波形 用脉搏描记仪可以记录浅表动脉的脉搏波形，称为脉搏图（sphygmogram）。动脉脉搏的波形可分为上升支和下降支两个主要组成部分（图4-17）。

（1）上升支：在心室快速射血期，动脉血压迅速上升，管壁被扩张，形成脉搏波形的上升支。凡是使心排血量增加，射血速度加快，射血阻力减小的因素，均可使上升支上升速度加快，上升支幅度增大；反之，则上升速度减慢，上升支幅度减小。

图4-17 正常人的颈动脉脉搏图
A. 降中峡；B. 降中波

（2）下降支：心室射血后期，射血速度减慢，进入动脉的血量较流向外周的血量少，动脉血压逐渐下降，形成脉搏波下降支的前段。随着心室舒张，室内压力迅速下降，主动脉内的血液向心室方向逆流，促使主动脉瓣关闭，并使主动脉压急剧下降，在下降支上形成一个切迹，称为降中峡（dicrotic notch）。由于倒流的血液撞击在主动脉瓣上而被弹回，使动脉压再次稍有上升，管壁又稍有扩张，可在降中峡后形成一个短暂向上的小波，称为降中波（dicrotic wave）。此后，血液不断流向外周，动脉血压继续下降，形成坡度较平缓的下降支后段。动脉脉搏波下降支的形状可大致反映外周阻力的高低。如外周阻力高，血液流向外周速度减慢，则下降支前段下降速度也较慢，降中峡位置较高；反之，外周阻力低时，则下降支的下降速度较快，降中峡的位置较低，降中峡以后的下降支的坡度小，较为平坦。

2. 动脉脉搏波的传播　动脉脉搏产生于主动脉根部，并沿着动脉管壁依次向外周作波浪式传播，故称为脉搏波（pule ware）。由于小动脉和微动脉对血流的阻力很大，因而在微动脉段以后脉搏波动大为减弱，以致到毛细血管时，脉搏已基本消失。一般来说，动脉管壁的可扩张性对脉搏波的传播可产生影响。主动脉的可扩张性最大，故在主动脉段的脉搏波传播速度最慢（3～5m/s）；而小动脉可扩张性较小，其传播速度可加快到 15～35m/s。老年人主动脉壁的可扩张性减小，脉搏波的传播速度可达 10m/s 左右。

3. 中医脉象的现代研究　脉象是中医诊断疾病的重要依据之一，中医是根据切脉（按桡动脉的脉搏）时手指的主观感觉来判断脉象的。

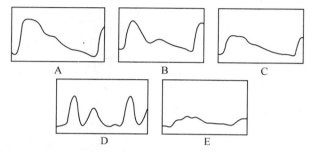

中医学研究脉象的原理，多采用脉搏图（特别是压力脉搏图）的方法。根据脉搏波的频率和节律，可以识别迟、数、促、结、代等脉象；根据各种取脉压力下脉搏波振幅变化的规律，可以区分浮、沉、虚、实等脉象；根据脉搏波的形态变化，确定了弦、滑、细、涩、芤、迟、数、结代等脉象的规律性特征（图 4-18）。

图 4-18　几种脉象的脉搏图
A. 弦脉；B. 滑脉；C. 细脉；D. 芤脉；E. 涩脉

由于动脉脉搏与心排血量、动脉的可扩张性及外周阻力等多种因素关系密切，因此脉搏波所反映的是多种心血管功能改变的综合表现。中医学在研究各种脉象的脉搏图表现的同时，对各种心血管功能参数，如心排血量、搏出量、射血分数、心指数、动脉血压、搏功、每分功、总外周阻力等，进行了多因素的同步研究，取得一定的进展。近年来，通过采用心功能仪和彩色超声多普勒等仪器，进行脉象与心血管功能、血流动力学和血液流变学等多项指标同步检测，对脉象有了进一步的认识。

四、静脉血压和静脉回心血量

由于整个静脉系统的容量大，且静脉容易被扩张，又能够收缩，因此静脉起着血液贮存库的作用，在功能上静脉作为血液回流入心脏的通道。静脉的收缩或舒张可有效地调节回心血量和心排血量，使机体能够有效地适应各种生理状态时的需要。

（一）外周静脉压与中心静脉压

静脉血压远低于动脉血压。当体循环血液流经毛细血管到达微静脉时，血压已降至 15～20mmHg，从微静脉到体循环的终点——右心房，静脉血压逐渐降低，当血液最后流入右心房时，血压已接近零。通常将外周各器官的静脉血压称为外周静脉压（peripheral pressure），而把右心房和胸腔内大静脉的血压称为中心静脉压（central venous pressure）。人中心静脉压正常值为 4～12cmH$_2$O。

中心静脉压的高低取决于心脏射血能力和静脉回心血量之间的关系。如果心脏收缩功能良好，可及时将回心的血液射入动脉，则中心静脉压降低；如果心脏收缩功能减弱（如发生心力衰竭时），心室不能有效地将血液射入动脉，造成心室内存留血量增多，心室内压升高，右心房和腔静脉内血液淤滞，则中心静脉压升高。另外，若静脉回流速度加快，回心血量增加，中心静脉压也会增加。可见，中心静脉压是反映心血管功能的一个指标。

测定中心静脉压具有重要的临床意义。如休克患者在静脉滴注治疗中，若中心静脉压偏低或有下降趋势，则表示心脏充盈或血容量不足，即使动脉压正常，仍需输入液体；而如果中心静脉压高于正常，且有继续增高的趋势，往往提示输液量过多或右心功能不全，应控制输液量和输液速度。

此外，中心静脉压测定还常用于急性心力衰竭、脱水、失血和失液或体外循环手术时对病情的监测。

当心脏射血功能减弱而使中心静脉压增高时，静脉回流速度减慢，血液滞留于外周静脉内，外周静脉压也随之升高。

（二）重力对静脉压的影响

血管系统内的血液因受地球重力场的影响，可产生一定的静水压。因此，各部分血管的血压除由于心脏做功形成以外，还要加上该部分血管所处水平的静水压。各部分血管的静水压的高低取决于人体所采取的体位。在平卧时，身体各部分血管的位置大致与心脏水平相同，故静水压也大致相同。但当人体从平卧位转为直立位时，足部血管内的血压比卧位时高，其增高的部分相当于从足至心脏这样的一段血柱高度形成的静水压，约 90mmHg。而在心脏水平以上的部分，血管内的压力较平卧时为低，例如，颅顶脑膜矢状窦内压可降至-10mmHg。静脉管壁较薄，管壁中弹性纤维和平滑肌都较少，因此，静脉较动脉的充盈程度更容易受跨壁压（指血管内血液对管壁的压力和血管外组织对管壁的压力之差）的影响。一定的跨壁压是保持血管充盈膨胀的必要条件。当跨壁压增大时，静脉就充盈，容积增大；跨壁压减小时，静脉容易发生塌陷，静脉的容积也减小。当人在直立时，足部的静脉充盈饱满，而颈部的静脉则塌陷。

（三）静脉回心血量及其影响因素

单位时间内由静脉回流入心脏的血量取决于外周静脉压与中心静脉压之差及静脉对血流的阻力。静脉回心血量的多少受以下多种因素的影响。

1. 体循环平均充盈压　当循环血量增加或容量血管收缩时，体循环平均充盈压升高，静脉回心血量增多；反之，循环血量减少或容量血管舒张时，体循环平均充盈压降低，则静脉回心血量减少。

2. 心脏收缩力　如果心脏收缩力增强，心脏收缩期射血分数增大，心脏收缩期后存留于心室内的血液减少，心室舒张期心室内压力减小，对心房和大静脉内的血液抽吸力作用增强，促进静脉回流，故静脉回心血量增加；相反，心脏收缩力弱（如右心衰竭时），由于心脏射血无力，心室舒张末期存留于心室的血量增多，心室舒张末期心室内压力增高，血液淤积于右心房与大静脉内，中心静脉压增高，则静脉回心血量明显减少。右心衰竭的患者可出现体循环淤血的表现，如颈外静脉怒张、肝脏充血肿大和下肢浮肿等体征。同理，左心衰竭时，左心房和肺静脉压力增高，患者可出现肺循环淤血的表现，如肺淤血和肺水肿等。

3. 体位改变　人体从卧位变成直立位时，由于重力的作用，心脏水平以下部分的静脉因跨壁压的作用而扩张，静脉内比平卧时多容纳了 400～600ml 的血液，因此静脉回心血量减少。回心血量减少导致心排血量的减少，从而引起脑部供血不足，出现暂时的头晕现象。长期卧床的患者，由于静脉壁的紧张性降低，可扩张性大，由卧位突然站起时，可因大量血液积滞于下肢，回心血量明显减少而发生昏厥。

4. 骨骼肌的挤压作用　静脉血管因其管壁薄而易受周围组织的挤压，从而影响静脉回心血量。运动时骨骼肌收缩可促进血液回流。当肌肉收缩时，肌肉内和肌肉间的静脉受到挤压，静脉瓣的作用使血液只能朝向心脏方向流动。所以，骨骼肌与静脉瓣一起发挥了推动静脉血流向心脏的"肌肉泵"或"静脉泵"的作用。直立体位时，下肢肌肉运动可降低足部静脉压和减少下肢血液淤滞。如果久立而不运动，下肢可因静脉回流减少而出现水肿。

5. 呼吸运动　也能影响静脉回流。由于胸膜腔内压低于大气压（呈负压），故胸膜腔内大静脉的跨壁压大而使胸膜腔内大静脉经常处于充盈状态。吸气时，胸腔容积扩大，胸膜腔内负压值进一步加大，右心房和大静脉进一步扩张，压力进一步下降，从而使外周静脉内血液回流加速；呼气时，胸膜腔内负压值减小，静脉回心血量也减少。可见，呼吸运动对静脉回流也起着"呼吸泵"的作用。

五、微循环

微循环（microcirculation）是指微动脉和微静脉之间的血液循环，是血液与组织液进行物质交换的场所。正常情况下，微循环的血流量与组织器官的代谢水平相适应，以保证各组织器官的血液灌流量并调节回心血量。

中医学认为，心主血脉，其华在面。心的功能正常与否可以从面部色泽反映出来。《素问·六节藏象论》曰："心者……其华在面，其充在血脉"，因心主血脉，血行脉中，四肢百骸、五脏六腑无处不到。面部血脉丰富，皮肤浅薄，所以心脉活动，可从面部色泽变化反映出来。中医学的认识与现代医学的微循环理论是基本一致的。

（一）微循环的组成和血流通路

1. 微循环的组成　由于各器官、组织的结构和功能不同，其微循环的组成和结构也不相同。人的手指甲皱皮肤微循环形态比较简单，微动脉和微静脉之间仅由呈袢状的毛细血管相连。骨骼肌和肠系膜的微循环形态则比较复杂。典型的微循环由微动脉、后微动脉、毛细血管前括约肌、真毛细血管、通血毛细血管（或称直捷通路）、动-静脉吻合支和微静脉七部分组成（图4-19）。

图 4-19　肠系膜微循环模式图
①迂回通路；②直捷通路；③动静脉短路

微动脉与微静脉之间的血管通道构成了微循环的功能单位。微动脉管壁含有完整的平滑肌成分，后微动脉平滑肌成分减少，毛细血管前括约肌是围绕在真毛细血管入口处的平滑肌细胞，真毛细血管仅有单层内皮细胞，各真毛细血管相互连接成网状，称为真毛细血管网。微静脉管壁有较薄的平滑肌。

2. 微循环的血流通路　血液可通过以下三条通路从微动脉流向微静脉。

（1）迂回通路（circuitous channel）：是指血液从微动脉→后微动脉→毛细血管前括约肌→真毛细血管网→微静脉流动的通路。由于迂回通路中的真毛细血管管壁仅有单层内皮细胞，内皮细胞间存在孔隙，且血管口径小，行径迂回曲折，血流缓慢，加之真毛细血管数量多，与组织细胞接触面积大（总的有效交换面积将近1000m²），以上特点有利于血液与组织细胞之间进行物质交换，所以，这一通路又称为营养通路，是血液与组织细胞间进行物质交换的主要场所。

（2）直捷通路（thoroughfare channel）：是指血液从微动脉→后微动脉→通血毛细血管→微静脉流动的通路。这一通路的特点是，途径较短，血流快并经常处于开放状态，物质交换功能较小。其意义在于使一部分血液通过微循环迅速回流，以满足机体对增加的静脉回心血量的需要。直捷通路在骨骼肌组织中较为多见。

（3）动静脉短路（arteriovenous shunt）：是指血液从微动脉→动静脉吻合支→微静脉流动的通路。这一通路途径最短，血流速度快，但经常处于关闭状态。动静脉短路在功能上不是进行物质交换，而主要是在体温调节中发挥作用。人的皮肤，尤其是手掌、足底、耳郭等处动静脉短路分布较多，当环境温度升高时，动静脉短路大量开放，皮肤血流量增加，促进机体散热；而当环境温度降低时，动静脉短路关闭，皮肤血流量减少，有利于保存体热。某些病理状态下，如感染性休克和中毒性休克时，动静脉短路大量开放，可加重组织缺氧。

（二）微循环的生理特点

微循环的生理特征可以用"长、小、薄、慢、低、变"六字加以概括。①长：全身毛细血管连接起来总长度约有 10 万 km，相当于绕地球两圈半；②小：毛细血管是微血管中最细小的部分，管径一般在 5～9μm，相当于头发的 1/20，红细胞需要变形才能通过管径小于红细胞直径的毛细血管；③薄：毛细血管的管壁很薄，小的横切面由一个内皮细胞围成，较粗的也只有 2～3 个内皮细胞围成；④慢：毛细血管的血流速度很慢，只有 1～2mm/s；⑤低：管腔内的压力低、压差小，正常微循环平均压力为 20mmHg，为组织液在毛细血管处的生成和回流提供了动力；⑥变：毛细血管的灌流量易变，开放与关闭受总闸门和分闸门的控制。

（三）微循环的调节

通常情况下，流过毛细血管的血液是不连续的。后微动脉和毛细血管前括约肌不断发生每分钟 5～10 次的交替性、间歇性的收缩和舒张，称为血管舒缩活动（vasomotion），它控制毛细血管的开放与关闭。当收缩时毛细血管关闭，导致毛细血管周围组织代谢产物（如 CO_2、H^+、腺苷、乳酸、K^+等）积聚、氧分压降低。而积聚的代谢产物和低氧状态，反过来可以导致局部的后微动脉和毛细血管前括约肌舒张，毛细血管开放，血流增加，局部组织积聚的代谢产物被血流清除。后微动脉和毛细血管前括约肌又收缩，使毛细血管关闭，如此周而复始。因此，舒缩活动主要与局部组织的代谢活动有关。安静状态下，骨骼肌组织同一时间内只有 20%～35%的毛细血管处于开放状态。当组织代谢水平增高时，局部的代谢产物增多，开放的毛细血管数量增加，流经微循环的血量也增多，从而满足组织的代谢需求。

（四）血液和组织液之间的物质交换

组织与细胞之间的空隙称为组织间隙，其中的液体称为组织液（interstitial fluid），又称细胞间液。组织、细胞通过细胞膜和组织液进行物质交换。组织液与血液之间则通过微循环中毛细血管壁进行物质交换。因此，组织、细胞和血液之间的物质交换需通过组织液作为媒介。血液和组织液之间的物质交换主要通过扩散、胞饮、滤过和重吸收等方式进行。

1. 扩散 是血液和组织液之间进行溶质交换最主要的方式。小分子脂溶性物质，如 O_2、CO_2 等，可直接进行扩散，整个毛细血管壁都可成为扩散面。对于小分子水溶性物质，若溶质分子直径小于毛细血管壁的空隙，如 Na^+、Cl^- 及葡萄糖等，也可进行扩散。

2. 胞饮 当溶质分子直径大于毛细血管壁空隙时，如分子量较大的血浆蛋白等，可被内皮细胞吞入细胞内运送至细胞的另一侧，并被排出细胞外，从而使被转运物穿过整个内皮细胞。因此，吞饮也是血液和组织液之间通过毛细血管壁进行物质交换的一种方式。

3. 滤过与重吸收 静水压可驱动水分子通过毛细血管壁从高压力一侧向低压力一侧移动。另外，胶体渗透压也可驱动水分子通过毛细血管壁从渗透压低的一侧向渗透压高的一侧移动。由于毛细血管壁两侧静水压和胶体渗透压的差异而引起的液体由毛细血管内向毛细血管外的移动称为滤过（filtration），而引起的液体向相反方向的移动称为重吸收（reabsorption）。

六、组织液的生成与回流

组织液是血浆经毛细血管壁滤过而形成的。血浆中的水和营养物质透过毛细血管壁进入组织间隙的过程称为组织液的生成。组织液中的水和代谢产物透过毛细血管壁进入血液的过程称为组织液回流。在生理状态下，组织液的生成和回流保持着动态平衡。

（一）组织液生成和回流

促使液体在毛细血管壁两侧流动的因素有四个，即毛细血管血压、组织液胶体渗透压、血浆胶体渗透压和组织液静水压。其中，前两个因素是促使液体由毛细血管内向组织间隙滤过的力量，而后两个因素是促使液体从组织间隙重吸收入毛细血管内的力量。滤过的力量和重吸收的力量之差，称为有效滤过压（effective filtration pressure，EFP）。可用下式表示

EFP =（毛细血管血压+组织液胶体渗透压）-（血浆胶体渗透压+组织液静水压）

单位时间内通过毛细血管壁滤过的液体总量等于有效滤过压与滤过系数（K_f）的乘积，滤过系数的大小取决于毛细血管壁对液体的通透性和滤过面积。

当有效滤过压为正值时，液体经毛细血管壁被滤过，生成组织液；当有效滤过压为负值时，则液体被重吸收入毛细血管内，即组织液回流。人体毛细血管动脉端平均压为 32mmHg，静脉端平均压为 14mmHg，组织液胶体渗透压约为 18mmHg，组织液静水压约为 2mmHg，血浆胶体渗透压约为 25mmHg。由此可得出

在动脉端：EFP =（32+8）-（25+2）= 13mmHg

在静脉端：EFP =（14+8）-（25+2）= -5mmHg

上述结果表明，在毛细血管动脉端有效滤过压为 10mmHg，表明有组织液生成，而在静脉端有效滤过压为-8mmHg，则表明有组织液回流。一般情况下，流经毛细血管的血浆有 0.5%～2%在毛细血管动脉端以滤过的方式进入组织间隙，形成组织液，其中约 90%在静脉端被重吸收回血液，其余约 10%进入毛细淋巴管，成为淋巴液，再流经淋巴系统，最后统汇入血液循环（图 4-20）。

图 4-20　组织液生成与回流示意图

图中数值单位为 mmHg

（二）影响组织液生成和回流的因素

生理情况下，组织液的生成和回流呈动态平衡，循环血量和组织液量维持相对稳定。如果某种原因造成组织液生成过多或重吸收减少，则组织间隙内组织液潴留过多，形成水肿。凡能影响有效滤过压（毛细血管血压、血浆胶体渗透压）、毛细血管通透性和淋巴回流的因素，都能影响组织液生成和回流。

1. 毛细血管血压　若毛细血管血压下降，有效滤过压减小，则组织液生成减少；反之，毛细血管血压增高，则组织液生成增多。右心衰竭时，由于静脉回流受阻，静脉淤滞，毛细血管血压逆行性升高，组织液生成增多，患者出现水肿。

2. 血浆胶体渗透压　是促使水分经毛细血管壁重吸收回血液的力量。当血浆胶体渗透压降低时，有效滤过压增加，组织液生成增多。许多临床疾病都由于血浆蛋白减少导致血浆胶体渗透压降低而引发水肿。如肾病综合征患者，大量血浆蛋白随尿液排出；重症肝脏疾病或肝硬化时，肝脏合成血浆蛋白减少；长期营养不良，蛋白质摄入过少等。

3. 毛细血管通透性　正常情况下，血浆蛋白很少滤入组织间隙。在烧伤、过敏反应等情况下，局部组织释放大量组胺、缓激肽等炎症介质，使局部毛细血管壁的通透性增加，部分血浆蛋白可透过管壁进入组织间隙，使局部组织液的胶体渗透压升高，导致组织液生成增多，引起局部水肿。

4. 淋巴回流　组织液生成和回流过程中，生成的组织液有10%经淋巴管回流入血。如果淋巴回流受阻，组织液的生成和回流失去平衡，组织液滞留于受阻淋巴管前段的组织间隙中，导致水肿。丝虫病患者就是由于下肢淋巴管阻塞而导致下肢水肿的发生。

七、淋巴液的生成与回流

淋巴管系统是组织液向血液回流的一个重要的辅助系统。毛细淋巴管以膨大的盲端起始于组织间隙，且彼此吻合成网，逐渐汇合成大的淋巴管。全身的淋巴液经淋巴管收集，最后由右淋巴导管和胸导管导入静脉。

组织液进入淋巴管即成为淋巴液。在毛细淋巴管起始端，内皮细胞的边缘像瓦片般互相覆盖，形成向管腔内开启的单向活瓣，组织液可通过此活瓣进入毛细淋巴管（图4-21）。由于毛细淋巴管的内皮细胞之间有较大的缝隙，通透性高，组织液中的血浆蛋白质、脂肪滴、红细胞及细菌微粒等大分子物质可以自由地进入毛细淋巴管，但不能倒流。

正常成年人在安静状态下每小时大约有120ml淋巴液流入血液循环，每天生成的淋巴

图4-21　毛细淋巴管盲端结构模式图

液总量为2～4L，大致相当于全身血浆总量。组织液与毛细淋巴管内淋巴液的压力差是组织液进入淋巴管的动力。任何能增加组织液压力的因素都能增加淋巴液的生成。

淋巴液回流的生理意义在于回收蛋白质、运输营养物质和调节体液平衡。机体每天有75～200g蛋白质由淋巴液带回血液中，使组织液中保持较低的蛋白质水平，避免组织液胶体渗透压升高而引起水肿；小肠吸收的脂肪类营养物质约90%经小肠绒毛的毛细淋巴管吸收；组织液中不能被毛细血管重吸收的大分子物质及红细胞、细菌和异物等都可经淋巴管被清除，进入淋巴管的细菌、异物等在淋巴液流经淋巴结时可被淋巴结中的巨噬细胞所吞噬。此外，淋巴液回流在保持血浆与组织液的平衡中起重要作用。

第四节　心血管活动的调节

人体在不同的生理状况下各器官组织的代谢水平不同，对血流量的需要也不同。机体通过神经调节、体液调节和自身调节机制，对心脏和各部分血管的活动进行调节，从而适应各器官组织在不

同情况下对血流量的需要，协调地进行各器官之间的血流分配。

一、神经调节

心肌和血管平滑肌接受自主神经支配。机体对心血管活动的神经调节是通过各种心血管反射实现的。

（一）心脏和血管的神经支配及其作用

1. 心脏的神经支配及其作用　支配心脏的传出神经有心交感神经、心迷走神经和肽能神经纤维。

（1）心交感神经：心交感神经的节前神经元位于脊髓第 1～5 胸段的中间外侧柱，其轴突末梢释放的神经递质为乙酰胆碱，后者能激活位于星状神经节或颈交感神经节内的节后神经元膜上的 N 型胆碱能受体。节后神经元的轴突组成心脏神经丛，支配心脏各个部分，包括窦房结、房室交界、房室束、心房肌和心室肌。两侧心交感神经对心脏的支配有所差别，支配窦房结的交感神经纤维主要来自右侧心交感神经，支配房室交界的交感神经纤维主要来自左侧心交感神经；功能上右侧心交感神经兴奋时以引起心率加快效应为主，而左侧心交感神经兴奋则以加强心肌收缩能力效应为主。

心交感节后神经元末梢释放的递质为去甲肾上腺素，与心肌细胞膜上的 β_1 型肾上腺素能受体结合，可导致心率加快，房室交界的传导加快，心房肌和心室肌的收缩能力加强。这些效应分别称为正性变时作用（positive chronotropic action）、正性变传导作用（positive dromotropic action）和正性变力作用（positive inotropic action）。这种使心率加快、房室结传导加速、心肌收缩力增强的效应，能被 β 受体阻断剂如普萘洛尔（propranolol，又称心得安）等阻断，故在临床上 β 受体阻断剂常用于治疗室上性快速型心律失常等病症。

心肌正性变时作用的机制：去甲肾上腺素可增强自律细胞跨膜内向电流（内向起搏电流），使窦房结 4 期自动去极化速率加快，自律性增高，心率加快；心肌正性变传导作用的机制：房室结钙通道开放概率和 Ca^{2+} 内流增加，0 期动作电位的上升速度和幅度均增大，去极化速度加快，房室传导时间缩短；心肌正性变力作用的机制：交感神经末梢释放的去甲肾上腺素作用于心肌细胞膜的 β_1 型受体，激活腺苷酸环化酶，使细胞内 cAMP 的浓度升高，继而激活蛋白激酶 A，使细胞内许多功能蛋白磷酸化，并改变它们的功能活动。心肌细胞膜上的钙通道激活，心肌动作电位平台期 Ca^{2+} 内流增加，细胞内肌浆网释放的 Ca^{2+} 也增加，其效应是心肌收缩能力增强，每搏做功增加。心交感神经既促使心肌收缩力加强，又通过加强肌质网膜上钙泵的作用，加强 Ca^{2+} 的回收，加强心肌舒张。

（2）心迷走神经：支配心脏的心迷走神经节前神经元位于延髓的迷走神经背核和疑核，节前纤维下行进入心脏。在胸腔内，心迷走神经纤维和心交感神经一起组成心脏神经丛，并和交感神经纤维伴行进入心脏，与心内神经节细胞发生突触联系。心迷走神经的节前和节后神经元都是胆碱能神经元。节后神经纤维支配窦房结、心房肌、房室交界、房室束及其分支。心室肌也有迷走神经支配，但其纤维末梢的数量远较心房肌中为少。两侧心迷走神经对心脏的支配也有差别，但不如两侧心交感神经支配的差别显著。右侧迷走神经对窦房结的影响占优势，左侧迷走神经对房室交界的作用更明显。

心迷走神经节后纤维末梢释放的乙酰胆碱作用于心肌细胞膜上的 M 型胆碱能受体，可导致心率减慢，房室传导速度减慢和心房肌收缩能力减弱，这些效应分别称为负性变时作用（negative chronotropic action）、负性变传导作用（negative dromotropic action）和负性变力作用（negative inotropic action），其作用分别通过窦房结、房室交界和心房肌来完成。阿托品（atropine）是 M 受体的拮抗剂，可阻断心迷走神经对心脏的抑制作用。

负性变时作用的机制：乙酰胆碱作用于窦房结 P 细胞膜上的 M 受体，经 G 蛋白介导激活钾通道，导致复极过程中 K^+ 外流增加，最大复极电位的绝对值增大，4 期自动去极化速度减慢，窦房结自律性降低，心率减慢。负性变传导作用的机制：乙酰胆碱使房室交界处慢反应细胞的钙通道受抑制，动作电位 0 期 Ca^{2+} 内流减少，0 期去极化速度和幅度均下降，因而兴奋传导速度减慢，甚至可出现房室传导阻滞。负性变力作用的机制：乙酰胆碱使 K^+ 外流增强，心室肌细胞 3 期复极加速，平台期缩短，动作电位期间进入细胞内的 Ca^{2+} 减少；乙酰胆碱抑制心肌细胞钙通道，Ca^{2+} 内流减少，肌质网释放 Ca^{2+} 减少，因而心肌收缩力减弱。

（3）肽能神经纤维：心脏中除心交感神经和心迷走神经外，还存在多种非胆碱能非肾上腺素能神经纤维，其末梢释放肽类神经递质如神经肽 Y、血管活性肠肽、降钙素基因相关肽、阿片肽和一氧化氮等。现已知这些肽类递质可与其他递质，如单胺类和乙酰胆碱共存于同一神经元内，并共同释放。目前对于分布在心脏的肽神经元的生理功能还不完全清楚，但心脏内肽能神经纤维的存在说明这些肽类递质也参与了对心肌和冠状血管活动的调节，如降钙素基因相关肽具有强烈的舒血管作用和对心肌的正性变力和变时作用，血管活性肠肽可剂量依赖地激活脑血管、心脏和冠状血管、肠系膜动脉、门静脉和卵巢动脉等部位的腺苷酸环化酶，增加肌质网对 Ca^{2+} 的回收和肌膜对 Ca^{2+} 的排出，使平滑肌舒张，血管舒张。NO 通过乙酰胆碱与血管内皮细胞上 G 蛋白耦联受体结合，激活一系列信号物质，导致血管平滑肌舒张。

2. 血管的神经支配及其作用 除真毛细血管外，血管壁都有平滑肌分布，神经纤维末梢支配这些平滑肌，从而调节口径，进而调节血压。支配血管平滑肌的神经纤维可分为缩血管神经纤维和舒血管神经纤维两大类，两者统称为血管运动神经纤维。

（1）缩血管神经纤维：都是交感神经纤维，故一般称为交感缩血管纤维（sympathetic vasoconstrictor fiber）。交感缩血管纤维的节前神经元位于脊髓胸、腰段的中间外侧柱内，末梢释放乙酰胆碱。节后神经元位于椎旁和椎前神经节内，末梢释放去甲肾上腺素。血管平滑肌细胞有α和β两类肾上腺素能受体。去甲肾上腺素与α受体结合，可引起血管平滑肌收缩；与β受体结合，则引起血管平滑肌舒张。去甲肾上腺素与α受体结合的能力较与β受体结合的能力强，故缩血管纤维兴奋时常引起缩血管效应。

体内几乎所有的血管都受交感缩血管纤维支配，但不同部位的血管中缩血管纤维分布的密度不同，如皮肤血管中缩血管纤维分布最密，骨骼肌和内脏的血管次之，冠状血管和脑血管中分布较少。在同一器官，动脉中缩血管纤维分布的密度高于静脉，其中以微动脉中密度最高，但毛细血管前括约肌中神经纤维分布很少。

人体内多数血管只接受交感缩血管纤维的单一神经支配。在安静状态下，交感缩血管纤维持续发放 1～3 次/秒的低频冲动，称为交感缩血管紧张（sympathetic vasoconstrictor tone），这种紧张性活动使血管平滑肌保持一定程度的收缩状态。当交感缩血管紧张性增强时，血管平滑肌进一步收缩；交感缩血管紧张性减弱时，血管平滑肌收缩程度减低，血管舒张。当支配某一器官血管的交感缩血管纤维兴奋时，该器官血管的血流阻力增高，血流量减少，同时该器官毛细血管前、后阻力的比值增大，使毛细血管血压降低，组织液生成减少。

近年来研究证明，缩血管纤维中也存在有神经肽 Y 与去甲肾上腺素共存，神经兴奋时两者可共同释放。神经肽 Y 是一种高效的缩血管物质，它既可以直接作用于血管平滑肌细胞，使血管收缩，又可以加强其他缩血管物质的缩血管作用。神经肽 Y 对冠状动脉有很强的收缩作用，可引起冠状动脉阻力升高，冠状动脉血流量减少，继而引起心肌收缩力减弱。神经肽 Y 可使全身小动脉收缩，导致外周阻力增加，血压升高。神经肽 Y 还具有血管生成作用，促进血管平滑肌和内皮细胞分裂，刺激内皮细胞黏附、迁移、增生和分化。

（2）舒血管神经纤维：体内有一部分血管除接受缩血管纤维支配外，还接受舒血管纤维支配。舒血管神经纤维多为局部性的支配，种类较多，这里仅介绍两类。

1）交感舒血管神经纤维（sympathetic vasodilator fiber）：只分布于骨骼肌的微动脉，平时无紧张性活动，只在情绪激动、恐惧、发怒和准备做剧烈运动时才发放冲动。末梢释放的神经递质是乙酰胆碱，与血管平滑肌上的 M 受体结合，使骨骼肌血管舒张，血流量增多。目前认为，由这类交感胆碱能纤维活动引起的骨骼肌血管舒张，可能是防御反应中的一部分。

2）副交感舒血管神经纤维（parasympathetic vasodilator fiber）：主要分布于脑膜、唾液腺、胃肠道腺体和外生殖器等部位的血管，其末梢释放的递质是乙酰胆碱，与血管平滑肌上 M 受体结合，引起血管舒张。这些器官的血管同时也接受交感缩血管纤维支配。因为作用范围比较局限，平时也无紧张性活动，只对所支配器官的血流量起调节作用，因而对循环系统的总外周阻力影响不大。

（二）心血管中枢

心血管中枢（cardiovascular center）是指中枢神经系统中参与调节心血管反射有关的神经元胞体集中的部位。控制心血管活动的神经元分布于中枢各级水平，它们各有不同功能，又互相密切联系，使心血管系统的活动协调一致，以适应整体功能活动的需要。

1. 延髓心血管中枢　延髓是调节心血管活动的最基本中枢。根据延髓心血管神经元对心血管活动调节作用的不同，一般认为延髓心血管中枢至少可包括以下四个功能部位。

（1）缩血管区：位于延髓头端腹外侧区的前部，包括心交感神经中枢和交感缩血管中枢。这些中枢神经元在平时都有紧张性活动，分别称为心交感神经紧张和交感缩血管紧张。

（2）心抑制区：即心迷走神经中枢，位于延髓的迷走神经背核和疑核，平时也有紧张性活动，称为心迷走紧张。

（3）舒血管区：位于延髓尾端腹外侧区的后部，该区的神经元在兴奋时可抑制缩血管区神经元的活动，导致交感缩血管紧张降低，血管舒张。

（4）传入神经接替站：指延髓孤束核通过中继来自各方面的信息而参与心血管活动的调节。孤束核的主要纤维联系：①孤束核接受由颈动脉窦、主动脉弓和心脏感受器经舌咽神经和迷走神经传入的信息，整合后发出纤维至延髓和中枢神经系统其他部位的神经中枢，进而影响心血管的活动；②孤束核与延髓头端的腹外侧部神经元发生联系，可抑制交感神经的紧张性活动；③孤束核发出纤维投射到迷走神经背核和疑核，可加强迷走神经的紧张性活动；④孤束核发出下行纤维与脊髓灰质侧角的交感节前神经元联系，构成抑制性通路，抑制交感神经的紧张性活动。

2. 延髓以上的心血管中枢　在延髓以上的脑干、小脑和大脑中也存在与心血管活动有关的神经元，它们在心血管活动调节中所起的作用较延髓心血管中枢更加高级，表现为对心血管活动和机体其他功能之间的复杂整合。例如，下丘脑是一个非常重要的整合中枢，在体温调节、摄食、体液平衡及发怒、恐惧等情绪反应的整合中起着重要作用，这些反应中都包含相应的心血管活动的变化。

在动物实验中可以观察到，电刺激下丘脑的一些区域，可以引起躯体肌肉及心血管、呼吸和其他内脏活动的复杂变化。例如，电刺激下丘脑的"防御反应区"，动物立即呈现警觉状态，骨骼肌肌紧张加强，采取准备防御的姿势，同时出现一系列心血管活动的改变，如心率加快、心搏加强、心排血量增加、皮肤和内脏血管收缩、骨骼肌血管舒张等，血压稍有升高。大脑边缘系统的某些结构，如颞极、额叶的眶面、扣带回的前部、杏仁、隔区、海马等能影响下丘脑和脑干等处的心血管神经元的活动，并和机体各种行为的改变相协调。大脑新皮层的运动区兴奋时，除引起相应的骨骼肌收缩外，还能引起该骨骼肌的血管舒张。刺激小脑的一些部位也可引起心血管活动的反应，如刺激小脑顶核可引起血压升高，心率加快。顶核的这种效应可能与姿势和体位改变时伴随的心血管活动变化有关。

（三）心血管反射

神经系统对心血管活动的调节是通过反射来实现的。当机体处于不同的生理状态如变换体位、运动、睡眠时，或当机体内外环境发生变化时，可通过各种心血管反射来调节心脏和血管的活动，使心排血量和各器官的血流量发生相应的改变，以维持血压的相对稳定，保证各器官的血液供应，以适应机体内外环境的变化需要。

1. 颈动脉窦和主动脉弓压力感受性反射　当动脉血压升高或降低时，通过刺激颈动脉窦和主动脉弓压力感受器，反射性地引起心血管活动的改变，使动脉血压降低或升高的调节过程，称为颈动脉窦和主动脉弓压力感受性反射（baroreceptor reflex），这一反射也被称为减压反射（depressor reflex）。

（1）压力感受器：压力感受性反射的感受装置是位于颈动脉窦和主动脉弓血管外膜下的感觉神经末梢，称为动脉压力感受器（baroreceptor）（图4-22）。动脉压力感觉器并不直接感受血压的变化，而是感受血管壁的机械牵张程度。当动脉血压升高时，动脉管壁被牵张的程度升高，压力感受器发放的神经冲动增多。在一定范围内，压力感受器的传入冲动频率与动脉管壁扩张程度成正比。在一个心动周期内，随着动脉血压波动的变化，窦神经的传入冲动频率也发生相应的变化（图4-23）。

图4-22　颈动脉窦区与主动脉弓区的
压力感受器与化学感受器

图4-23　单根窦神经压力感受器传入纤维
在不同动脉压时的放电图
最上方曲线：主动脉血压波形

（2）传入神经和中枢联系：颈动脉窦压力感受器的传入神经纤维组成颈动脉窦神经（即窦神经），加入舌咽神经后进入延髓，与孤束核的神经元发生突触联系。主动脉弓压力感受器的传入神经纤维行走于迷走神经干内，然后进入延髓，到达孤束核。兔的主动脉弓压力感受器传入纤维自成一束，与迷走神经伴行，称为降压神经（即主动脉神经）。

压力感受器的传入神经冲动到达孤束核后，通过延髓内的神经通路使延髓头端腹外侧部的血管运动神经元抑制，从而使交感缩血管神经紧张性活动减弱，与迷走神经背核和疑核发生联系，使迷走神经的紧张性活动加强。此外，孤束核神经元还与延髓内其他部位如脑桥、下丘脑等的一些神经核团发生联系，其效应也使交感神经紧张性活动减弱。

（3）反射效应：动脉血压升高时，压力感受器的传入冲动增多，通过有关的血管中枢整合作用，使心迷走神经紧张性加强，心交感和交感缩血管神经紧张性减弱，其效应为心率减慢，心排血量减少，外周血管阻力降低，故动脉血压降低。反之，当动脉血压降低时，压力感受器传入冲动减少，使迷走神经紧张性减弱，交感神经紧张性加强，于是心率加快，心排血量增加，外周血管阻力增高，血压回升。

在动物实验中，将颈动脉窦区和循环系统其余部分隔开，但仍保留它通过窦神经与中枢的联系，人为地改变颈动脉窦区的灌注压，可以引起体循环动脉压的变化，得到压力感受性反射功能曲线（图4-24）。由此图可见，压力感受性反射功能曲线的中间部分（窦内压约为100mmHg）较陡，两端渐趋平坦，说明当窦内压在正常平均动脉压水平的范围内发生变动时，压力感受性反射最为敏感，纠正偏离正常水平血压的能力最强。

图 4-24 实验中测得的颈动脉窦内压力
与动脉血压的关系

（4）压力感受性反射的生理意义：压力感受性反射在心排血量、外周血管阻力和血量等发生突然变化时对动脉血压进行快速调节的过程中起重要的作用，其结果是使动脉血压不致发生过大的波动，因此，在生理学中，将动脉压力感受器的传入神经称为缓冲神经。在动物实验中可看到，正常犬 24h 内动脉血压的变化范围一般在平均动脉压（约 100mmHg）上下 10～15mmHg 以内。切除两侧缓冲神经后，动脉血压出现大的波动，其变动范围可超过平均动脉压上下约 50mmHg。但是，切除缓冲神经动物的一天中血压的平均值并不明显高于正常，因此认为，压力感受性反射在动脉血压的长期调节中并不起重要作用。

在慢性高血压患者或实验性高血压动物中，压力感受性反射功能曲线向右移位，这种现象称为压力感受性反射的重调定（resetting），表示在高血压的情况下，压力感受性反射的工作范围发生改变，即在较高的血压水平上进行工作，故动脉血压维持在比较高的水平。压力感受性反射重调定的机制比较复杂。重调定可发生在感受器水平，也可发生在反射中枢部位水平。压力感受性反射的途径归纳如下（图 4-25）。

2. 心肺感受器引起的心血管反射 在心房、心室和肺循环大血管壁上存在许多感受器，总称为心肺感受器（cardiopulmonary receptor），其传入神经纤维行走于迷走神经干内。引起心肺感受器兴奋的适宜刺激有两大类，一类是血管壁的机械牵张；另一类是心肺感受器的适宜刺激。当心房、心室或肺循环大血管中压力升高或血容量增多而使心腔或血管壁受到牵张时，血管壁的机械感受器发生兴奋。与颈动脉窦、主动脉弓压力感受器相比较，心肺感受器位于循环系统压力较低的部分，故常称为"低压力感受器"，而动脉压力感受器则称为"高压力感受器"。在生理情况下，心房壁的牵张主要是由血容量增多而引起，因此，心房壁的牵张感受器也称为容量感受器（volume receptor）。心肺感受器的适宜刺激为一些化学物质，如前列腺素、缓激肽等，有些药物如藜芦碱（veratrine）等也能刺激心肺感受器。

图 4-25 颈动脉窦和主动脉弓压力感受反射途径示意图
（＋）表示兴奋或收缩；（－）表示抑制或舒展

大多数心肺感受器受刺激时引起的反射效应为心交感紧张性降低，心迷走紧张性加强，导致心率减慢，心排血量减少，外周血管阻力降低，故血压下降。在多种动物实验中，心肺感受器兴奋时肾交感神经活动的抑制效应特别明显，使肾血流量增加，肾排尿和排钠量增多，表明心肺感受器引起的反射在血量、体液量及其成分的调节中具有重要的生理意义。心肺感受器还可引起神经-体液调节，心肺感受器的传入冲动可抑制抗利尿激素的释放，增加肾排尿量，使循环血量得以恢复。可将心肺感受器反射途径归纳如下（图4-26）。

图4-26 心肺感受器反射途径示意图
ANP：心房钠尿肽；ADH：抗利尿激素

3. 颈动脉体和主动脉体化学感受性反射 在颈总动脉分叉处和主动脉弓区域存在一些特殊的感受装置，血液中的某些化学成分的变化，如缺氧、CO_2分压过高或H^+浓度过高等，可以刺激这些感受装置，故这些感受装置被称为颈动脉体和主动脉体的化学感受器（chemoreceptor）。这些化学感受器受到刺激后，其感觉信号分别由颈动脉窦神经和迷走神经传入延髓孤束核，使延髓内呼吸神经元和心血管活动神经元的活动发生改变。

化学感受性反射的效应主要是呼吸加深加快（详见第五章）。在动物实验中，人为地维持呼吸频率和深度不变，则化学感受器传入冲动对心血管活动的直接效应是心率减慢，心排血量减少，冠状动脉舒张，骨骼肌和内脏血管收缩。由于外周血管阻力增大的作用超过心排血量减少的作用，故血压升高，因此，化学感受性反射也称为"升压反射"（pressor reflex）。在动物保持自然呼吸的情况下，化学感受器受刺激时引起的是呼吸加深加快，心排血量增加，外周血管阻力增大，血压升高。可将化学感受性反射的途径归纳如下（图4-27）。

化学感受性反射的生理意义：①调节肺通气；②正常情况下不参与血压调节，只有在低氧、窒息、失血、动脉血压过低和酸中毒等情况下才发生作用，从而增加外周阻力，使血液重分配，确保心脑等重要器官的血液供应，以维持其正常功能。

图4-27 化学感受性反射示意图
（＋）表示兴奋加强；（－）表示抑制或减弱；CVLM：尾端延髓腹外侧部

4. 其他感受器引起的心血管反射 ①用低频低强度电刺激躯体传入神经，可抑制交感神经活动，产生降压效应；而高频高强度电刺激躯体传入神经，可兴奋交感神经，产生升压效应。这种由躯体传入神经引起的交感心血管反射被称为躯体交感反射（somato sympathetic reflex），这可能是针刺穴位之所以能够调整心血管功能的原因。②扩张肺、胃、肠、膀胱等空腔器官或挤压睾丸等，因这些内脏感受器的传入纤维行走于迷走神经或交感神经内，可引起心率减慢和外周血管舒张等效应。③脑缺血可引起交感缩血管神经紧张性加强，外周血管强烈收缩，动脉血压升高，此反射称为脑缺血反应（brain ischemic response）。④用手指压眼球至出现胀感，或挤压、叩击腹部均可反射地引起心率减慢，血压降低，严重时可使心脏停搏，称为高尔茨反射（Goltz reflex），临床上可利用此反射来终止某些心律失常的发作。

二、体液调节

心血管活动的体液调节是指血液和组织液中一些化学物质对心血管活动的调节作用；在这些体液因素中，有的是通过血液运输广泛作用于心血管系统，属于全身性体液调节；有的是组织代谢产物通过局部扩散，对局部组织的血流起调节作用，属于局部性体液调节。

（一）肾上腺素和去甲肾上腺素

血液中的肾上腺素（epinephrine）和去甲肾上腺素（norepinephrine，NE）主要由肾上腺髓质分泌，其中前者约占80%，后者约占20%。此外，交感肾上腺素能神经末梢释放的神经递质去甲肾上腺素也有少量进入血液循环。肾上腺素和去甲肾上腺素同属儿茶酚胺类物质，其生物活性有许多共同之处，故其对心脏和血管的作用也有许多共同之处，但由于肾上腺素和去甲肾上腺素对肾上腺素能受体的结合能力有所不同，故心血管效应并不完全相同。

肾上腺素可与α和β两类肾上腺素能受体结合。肾上腺素与心肌的β_1肾上腺素能受体结合，产生正性变时和变力作用，使心排血量增加。肾上腺素对血管的作用取决于血管平滑肌上α和β_2肾上腺素能受体分布的情况。在皮肤、肾、胃肠、血管平滑肌上α肾上腺素能受体在数量上占优势，肾上腺素的作用是使这些器官的血管收缩；在骨骼肌和肝的血管，β_2肾上腺素能受体占优势，小剂量肾上腺素常以兴奋β_2肾上腺素能受体的效应为主，引起血管舒张，全身总外周阻力降低。大剂量肾上腺素则兴奋α肾上腺素能受体，引起血管收缩，总外周阻力增大。

去甲肾上腺素主要与α和β_1肾上腺素能受体结合，而与β_2肾上腺素能受体结合能力较弱。去甲肾上腺素与心肌的β_1肾上腺素能受体结合，产生正性变时和变力作用，使心排血量增加。去甲肾上腺素对体内大多数血管具有强烈的收缩作用，使动脉血压明显升高；在整体内，血压升高又使颈动脉窦和主动脉弓压力感受性反射活动加强，导致心率减慢，此作用超过去甲肾上腺素对心脏的直接兴奋、心率加快作用，最终使心率减慢。

临床上常将肾上腺素用作强心药，而将去甲肾上腺素用作升压药。

（二）肾素-血管紧张素系统

肾素-血管紧张素系统（renin-angiotensin system，RAS）是人体内重要的体液调节系统，对调节人体血压、水电解质平衡和维持内环境稳态具有重要作用。

1. 肾素-血管紧张素系统的组成 肾素是由肾近球细胞合成和分泌的一种酸性蛋白酶，经肾静脉进入血循环。血浆中的肾素作用底物——血管紧张素原在肾素的作用下水解，产生一个十肽，为血管紧张素Ⅰ。在血浆和组织中，特别是在肺循环血管内皮表面存在血管紧张素转换酶，它可使血管紧张素Ⅰ水解，产生一个八肽的血管紧张素Ⅱ。血管紧张素Ⅱ在血浆和组织中的血管紧张素酶A的作用下再失去一个氨基酸，成为七肽血管紧张素Ⅲ。上述生物活性物质参与构成了肾素-血管紧张素。

2. 肾素-血管紧张素系统的生理作用 血管紧张素Ⅱ是血管紧张素家族成员中最为重要的一种，是具有强烈缩血管的肽类物质。在人体的血管平滑肌、心肌、肝脏、脑、肺脏、肾脏和肾上腺皮质等部位存在血管紧张素受体（angiotensin receptor，AT受体），血管紧张素Ⅱ与这些受体结合后发挥生物效应。目前已发现的血管紧张素受体有四种亚型，分别为AT_1、AT_2、AT_3和AT_4受体。在循环系统中，血管紧张素Ⅱ的生理作用几乎都是通过激活AT_1受体产生的。

血管紧张素Ⅱ对心血管活动有以下调节作用：①直接促进全身微动脉收缩，使血压升高，也可促进静脉收缩，使回心血量增多；②促进交感神经末梢释放去甲肾上腺素，加强交感神经对心血管的作用；③作用于中枢神经系统的一些神经元，使中枢对压力感受性反射的敏感度降低，交感缩血管中枢紧张性增加，从而使外周阻力增加，血压升高；④刺激肾上腺皮质球状带细胞合成并释放醛固酮，促进肾小管对 Na$^+$的重吸收，增加血容量，升高血压；⑤引起或增强渴觉，并导致饮水行为。

对体内多数组织细胞而言，血管紧张素 I 不具有活性。血管紧张素III的缩血管作用较弱，仅为血管紧张素 II 的 10%～20%，但对肾上腺皮质合成与释放醛固酮的作用较强。由于肾素、血管紧张素和醛固酮之间存在密切的联系，因此又提出了肾素-血管紧张素-醛固酮系统（renin-angiotensin-aldosterone system，RAAS）的概念（详见第六章第三节）。这一系统对于动脉血压的长期调节可能具有重要意义，临床上常采用血管紧张素受体阻断剂，如氯沙坦（losartan）治疗高血压。

（三）血管升压素

血管升压素（vasopressin，VP）是由下丘脑视上核和室旁核的神经元合成的肽类物质，经下丘脑-垂体束运至神经垂体储存，在适宜刺激的作用下由神经垂体释放入血，在维持渗透压稳态及血压调节中发挥重要作用。

血管升压素有 V$_1$ 和 V$_2$ 两种受体，它们分别位于血管平滑肌和肾远曲小管及集合管。血管升压素作用于血管平滑肌细胞上的 V$_1$ 受体，使血管平滑肌强烈收缩，引起血压升高，故血管升压素是强烈的缩血管物质之一。但在一般情况下，血管升压素的作用主要是与肾远曲小管和集合管管周膜上的 V$_2$ 受体结合，促进肾远曲小管和集合管对水的重吸收，所以血管升压素又称为抗利尿激素（antidiuretic hormone，ADH）。血管升压素可能并不经常性地对血压起调节作用，而仅在禁水、失水、失血等应激情况下大量释放，通过加强肾远曲小管和集合管对水的重吸收，保持体液量，维持血压。

（四）血管内皮生成的血管活性物质

血管内皮细胞可产生和释放多种血管活性物质，其中重要的有 NO、前列环素和内皮素等，NO 和前列环素属舒血管物质，而内皮素属缩血管物质，它们调节血管平滑肌的收缩和舒张活动，调节血流量。

1. 具有舒血管作用的血管活性物质

（1）内皮舒张因子（endothelium derived relaxing factor，EDRF）：目前已知的内皮舒张因子就是 NO，其前体是 L-精氨酸。血流对血管内皮产生的切应力或低氧可引起内皮舒张因子的释放；内皮细胞表面存在一些受体，如 P 物质受体、5-羟色胺受体、ATP 受体、M 型胆碱能受体等，被相应的物质激活后可释放内皮舒张因子。内皮舒张因子激活血管平滑肌内的鸟苷酸环化酶，升高 cGMP 浓度，降低胞质内游离 Ca^{2+}浓度，使血管舒张。

（2）前列环素（prostacyclin，PGI$_2$）：是前列腺素家族的重要成员，由花生四烯酸在血管内皮细胞的环氧合酶和前列环素合成酶的作用下生成。前列环素主要由血管内皮细胞和平滑肌细胞产生，与细胞膜上的前列环素受体结合，发挥舒张血管、抑制血小板聚集、抑制血管平滑肌细胞增殖和迁移等作用。血管内的搏动性血流对内皮细胞的切应力可使血管内皮释放前列环素，降低细胞内 Ca^{2+}浓度，使血管舒张。

2. 具有缩血管作用的血管活性物质 内皮素（endothelin，ET）是由血管内皮细胞产生的缩血管活性多肽，也是目前已知血管活性物质中最强的缩血管物质之一。内皮素与血管平滑肌细胞上的特异受体结合后，促进肌质网释放 Ca^{2+}，并增强细胞外 Ca^{2+}内流，从而使血管平滑肌收缩加强。

（五）激肽释放酶-激肽系统

1. 激肽的生成 由激肽、激肽原、激肽受体和激肽酶组成了激肽释放酶-激肽系统（kallikrein-kinin system，KKS）。激肽释放酶是一组具有激肽原酶活性的血清蛋白酶。它分为两大类：一类存在于血浆中，称为血浆激肽释放酶，它作用于血浆中的高分子量激肽原，使之水解为九肽的缓激肽；另一

图 4-28　激肽的生成与降解示意图

类存在于肾、唾液、胰腺等组织中，称为组织激肽释放酶，它作用于血浆中的低分子量激肽原，生成十肽的赖氨酰缓激肽，又称为胰激肽或血管舒张肽。赖氨酰缓激肽经氨基肽酶作用失去赖氨酸成为缓激肽。缓激肽经激肽酶Ⅱ失活，赖氨酰缓激肽经激肽酶Ⅰ失活。可将激肽生成与降解及作用归纳如下（图 4-28）。

2. 激肽的主要作用　激肽（主要是缓激肽和血管舒张素）是体内最强的舒血管物质之一。静脉注射激肽可以引起全身小动脉舒张、血管通透性增高、血压降低。激肽不仅能通过血管内皮释放 NO 使血管舒张，还能直接舒张微动脉，增加局部血流量。

3. 激肽释放酶-激肽系统与肾素-血管紧张素-醛固酮系统对血压的调控　两者存在相互关系，激肽释放酶-激肽系统和肾素-血管紧张素-醛固酮系统的相互作用中有两个酶在血压和肾血流调节中起重要作用。①激肽释放酶：一方面通过激活激肽释放酶-激肽系统形成激肽，使血管舒张；另一方面又可激活肾素-血管紧张素-醛固酮系统形成血管紧张素Ⅱ，使全身小动脉收缩。由于在肾脏内形成的激肽可对抗血管紧张素Ⅱ的作用，因此虽然全身小动脉收缩使血压升高，但对肾血流量的影响不大。②血管紧张素转换酶：一方面使血管紧张素Ⅰ转换成血管紧张素Ⅱ和血管紧张素Ⅲ，刺激血管收缩和醛固酮分泌；另一方面也使缓激肽失活，不利于血管舒张。两个方面的协同作用促使血压明显升高。由于血管紧张素转换酶抑制剂，如卡托普利（captopril），既可抑制血管紧张素Ⅱ和血管紧张素Ⅲ的生成，又可抑制缓激肽失活，因而是临床上效果优良的抗高血压药物（图 4-29）。

图 4-29　激肽释放酶-激肽系统与肾素-血管紧张素-醛固酮系统对血压的调控关系

ACE：血管紧张素转换酶；Ang：血管紧张素

（六）心房钠尿肽

心房钠尿肽（atrial natriuretic peptide，ANP），又称心钠素，是由心房肌细胞合成和释放的多肽类激素。当心房容积扩张时可刺激心房肌细胞释放心房钠尿肽，使血管平滑肌舒张，外周阻力降低，心率减慢，减少搏出量，总的效应是使血压下降。心房钠尿肽主要作用于肾脏内相应受体，使肾脏排水和排钠增多，因此，心房钠尿肽是体内调节水盐平衡的一种重要体液因素。此外，心房钠尿肽还有抑制肾素-血管紧张素-醛固酮系统的作用，间接地促进 Na^+ 排泄，以及抑制血管升压素的作用。

此外，还有其他体液因子，如血管活性肠肽、降钙素基因相关肽、组胺、前列腺素、阿片肽等，也参与血管的舒张。

三、自身调节

心血管的活动除神经调节和体液调节机制外，还存在自身调节机制。心脏泵血功能的自身调节已在本章第二节中叙述。本节内容主要涉及器官组织的血流量的局部调节机制。

体内各器官组织的血流量一般取决于器官组织的代谢活动。代谢活动越强，耗氧量越大，血流量也就越多。器官血流量主要通过调节灌注该器官的阻力血管的口径来控制。除了前述的神经调节和体液调节机制外，局部组织内的调节机制参与器官血流量的调节。实验证明，如果将调节血管活动的外部神经和体液因素去除，在一定的血压变动范围内，器官组织的血流量仍能通过局部机制得到适当的调节。这种调节机制存在于器官组织或血管本身，故称为自身调节。关于器官组织血流量的局部调节机制，一般认为主要有以下两类。

（一）代谢性自身调节机制

组织细胞代谢消耗氧气，并产生各种代谢产物。局部组织中的氧分压和代谢产物对该组织局部的血流量起代谢性自身调节作用。当组织代谢活动增强时，局部组织中氧分压降低，代谢产物如 CO_2、H^+、腺苷、ATP、K^+ 等积聚，它们使局部的微动脉和毛细血管前括约肌舒张，局部的血流量增多。这种代谢性局部舒血管效应有时相当明显，如果同时发生交感缩血管神经活动加强，则该局部组织的血管仍舒张。某些体液因素如激肽、前列腺素、组胺等也可对局部血流量起调节作用。

（二）肌源性自身调节机制

许多血管平滑肌本身经常保持一定的紧张性收缩，称为肌源性活动（myogenic activity）。血管平滑肌还有一个特性，即当被牵张时其肌源性活动加强。因此，当供应某一器官的血管的灌注压突然升高时，由于血管跨壁压增大，血管平滑肌受到牵张刺激，故肌源性活动增强。这种现象在毛细血管前阻力血管段特别明显，其结果是器官的血流阻力增大，器官的血流量不致因灌注压过度升高而显著增多，即器官血流量能因此保持相对稳定。当器官血管的灌注压突然降低时，则发生相反的变化。这种肌源性的自身调节现象在肾血管中表现得尤为明显，在脑、心、肝、肠系膜和骨骼肌血管中也能观察到，皮肤血管一般无此现象。在实验中用罂粟碱、水合氯醛或氰化钠等药物抑制平滑肌的活动后，肌源性自身调节现象也随之消失。

第五节　器 官 循 环

体内各器官的血流量既取决于主动脉压和中心静脉压之间的压力差，又取决于该器官阻力血管的舒缩状态。由于各器官的结构和功能各不相同，器官内血管分布各有特征，因此其血流量的调节也有其本身的特点。本节叙述心、肺、脑几个主要器官的血液循环特征。

一、冠脉循环

（一）冠脉循环的解剖特点

冠脉循环（coronary circulation）是指供应心脏本身的血液循环。心肌的血液供应来自左、右冠状动脉。左冠状动脉向左前行一段距离后开始分为前降支和旋支，右冠状动脉向右行走至房室交界点下行向心尖，此段称为后降支。冠状动脉的主干行走于心脏的表面，其小分支以垂直于心脏表面的方向穿入心肌，并在心内膜下层分支成网。这种分支方式使冠脉血管容易在心肌收缩时受到压迫。左、右冠状动脉及其分支的走向存在多种变异。左冠状动脉主要向左心室的前部供血，而右冠状动脉主要向左心室的后部和右心室供血。

心肌的毛细血管网分布极为丰富。心肌毛细血管数和心肌纤维数的比例为1∶1。在心肌横截面上，每平方毫米面积内有2500～3000根毛细血管。如此丰富的毛细血管网有利于心肌和冠脉血液之间的物质交换。冠脉之间有侧支相互吻合，在人类，这种吻合支在心内膜下较多见，但心脏的冠脉侧支较细小，如冠脉发生阻塞时不易很快建立侧支循环，因此可导致心肌梗死的发生。如果冠脉阻塞是缓慢形成的，则侧支可逐渐扩张，并可建立新的侧支循环，起到代偿作用。

（二）冠脉血流的特点

1.血流丰富、流速快、流量大　在安静状态下中等体重的人，冠脉血流量为每百克心肌60～80ml/min，总的冠脉血流量为225ml/min，占心排血量的4%～5%。冠脉血流量的多少主要取决于心肌的活动，故左心室单位克重心肌组织的血流量大于右心室。当心肌活动加强，冠脉达到最大舒张状态时，冠脉血流量可增加到每百克心肌300～400ml/min。

2.心肌耗氧量大、冠脉摄氧率高　心脏是人体内最活跃的器官，要维持人体的生命活动，心脏就必须不停地跳动。心肌需氧量高，是全身组织平均需氧量的10倍，是骨骼肌的45倍。与此相适应，心肌富含肌红蛋白，摄氧能力强。动脉血流经心脏后，其中65%～70%的氧被心肌摄取，从而满足心肌耗氧量大的需求。全身各组织中，心脏的动-静脉血氧含量差最大，为8.0～15.0ml，而一般的动-静脉血氧含量差2.5～6.0ml，表明心肌从毛细血管中摄取氧最多。心脏活动所需要的能量，几乎完全依靠有氧代谢来提供，即使在安静状态下，心肌也最大限度地从动脉血中摄取氧。

3.血流量呈位相性波动　由于冠脉血管的大部分分支深埋于心肌内，因此心肌每次收缩都会对其内的血管产生压迫，从而影响冠脉血流。在一个心动周期中，冠脉血流发生周期性变化（图4-30）。在左心室等容收缩期，由于心肌收缩的强烈压迫，冠状动脉血流急剧减少，甚至发生倒流。在左心室射血期，主动脉压升高，冠状动脉压也随之升高，冠脉血流量增加。到减慢射血期，冠脉血流量下降。心肌舒张时对冠脉血管的压迫解除，故冠脉血流的阻力显著减小，血流量增加，冠脉血流量在舒张期早期达到最高峰，然后逐渐回降。左心房收缩时对冠脉血流也可产生一定的影响，但并不显著。

图4-30　心动周期中动脉血压与冠状动脉血流变化

一般来说，左心室在收缩期血流量只有舒张期的20%～30%。因此，动脉舒张压的高低和心舒张期的长短是影响冠脉血流量的重要因素。

右心室肌比左心室肌薄弱，收缩时对血流的影响不如左心室明显。在安静情况下，右心室收缩期的血流量和舒张期的血流量相差不多，甚至多于后者。

（三）冠脉血流量的调节

冠脉血流量受交感和副交感神经及心肌代谢水平等多种因素的调节，其中心肌代谢水平最为重要。

1. 心肌代谢水平对冠脉血流量的影响 心肌细胞依靠有氧代谢供给能量。在肌肉运动、精神紧张等情况下，心肌代谢活动增强，耗氧量也随之增加。此时，机体主要通过冠脉血管舒张，增加冠脉血流量来满足心肌对氧的需求。实验证明，即使没有神经支配和循环激素的作用，冠脉血流量仍和心肌代谢水平成正比，即心肌代谢水平越高，冠脉血管舒张越明显，冠脉血流量增加越显著。研究认为，心肌代谢增强引起冠脉血管舒张的原因并非低氧本身，而是由于心肌代谢产物的增加。在各种代谢产物（H^+、CO_2、乳酸、腺苷等）中，腺苷可能起最重要的作用。当心肌代谢增强而使局部组织中氧分压降低时，心肌细胞中的 ATP 分解为 ADP 和腺苷一磷酸。在冠脉血管周围的间质细胞中有 $5'$-核苷酸酶，可使腺苷一磷酸分解产生腺苷。腺苷具有强烈的舒血管效应。腺苷生成后，在几秒钟内即被破坏，因此不会影响其他器官的血管。心肌的其他代谢产物如 H^+、CO_2、乳酸等虽也能使冠脉舒张，但作用较弱。此外，缓激肽和前列腺素 E 等体液因素也能使冠脉血管舒张。

2. 神经调节 冠状动脉受迷走神经和交感神经支配。迷走神经兴奋对冠状动脉的直接作用是舒张效应，但迷走神经兴奋又使心率减慢，心肌代谢率降低，代谢产物减少，从而抵消了迷走神经对冠状动脉的舒张作用。刺激心交感神经可激活冠脉平滑肌上的α肾上腺素能受体，使血管收缩。但交感神经兴奋的同时又激活了心肌的β_1肾上腺素能受体，使心率加快，心肌收缩加强，耗氧量增加，心肌代谢率增高，代谢产物增多，从而使冠脉舒张，这种代谢因素引起的舒血管效应大于交感神经兴奋引起的缩血管效应。

总之，在整体条件下，冠脉血流主要是由心肌本身的代谢水平来调节的。神经因素对冠脉血流的影响在很短时间内就会被因心肌代谢改变而致的血流变化所掩盖。

3. 激素调节 肾上腺素和去甲肾上腺素可通过增强心肌的代谢活动和耗氧量使冠状动脉血流量增加，它们也可直接作用于冠脉血管的α或β肾上腺素能受体，引起冠脉血管收缩或舒张。甲状腺激素增多时，心肌代谢加强，耗氧量增加，使冠状动脉舒张，血流量增加。大剂量血管升压素使冠状动脉收缩，冠脉血流量减少。血管紧张素 II 也能使冠状动脉收缩，冠脉血流量减少。

二、肺循环

肺循环（pulmonary circulation）是指从右心室到左心房的血液循环。肺循环的主要功能是从肺泡中摄取 O_2，并向肺泡排出 CO_2，实现机体与外界之间的气体交换。肺的血液供应有两条途径：一是体循环的支气管动脉向气管、支气管的血液供应；二是肺循环。肺循环和体循环的支气管动脉末梢之间有吻合支相通，有少量支气管静脉血液可通过吻合支进入肺静脉，使主动脉血液中掺入少量（占心排血量 1%～2%）静脉血。

（一）肺循环的生理特点

右心室的每分输出量和左心室相等，但肺动脉及其分支较短粗，管壁较薄。肺循环的全部血管都在胸腔内，而胸腔内的压力低于大气压，呈负压状态。这些因素使肺循环具有一些与体循环不同的特点。

1. 血流阻力和血压 肺动脉管壁厚度仅为主动脉的 1/3，其分支短而管径较粗，故肺动脉的可扩张性较高，对血流的阻力较小。肺循环动脉部分总阻力和静脉部分总阻力大致相等，故血流在动脉部分的压力降落和在静脉部分的压力降落几乎相等。虽然右心室的每分输出量和左心室相等，但由于肺循环血管对血流的阻力小，所以肺动脉压远较主动脉压为低。正常人的右心室收缩压平均约为 22mmHg，舒张压为 0～1mmHg；肺动脉的平均收缩压约为 22mmHg，舒张压为 8mmHg；肺循环的终点——肺静脉和左心房内压为 1～4mmHg，平均约 2mmHg。

2. 肺的血容量 肺部的血容量较大，约为 450ml，占全身血量的 9%，故肺循环血管起着"贮血库"的作用。由于肺组织和肺血管的可扩张性大，故肺部血容量的变化范围较大。在用力呼气时，肺部血容量约减少至 200ml，而在深吸气时约可增加到 1000ml。当机体失血时，肺循环可将一部分血液转移至体循环，起代偿作用。肺循环的血容量也随呼吸周期而发生周期性的变化，并对左心室输出量和动脉血压发生影响。在吸气时，由腔静脉回流入右心房的血量增多，右心室射出的血量增加。由于肺扩张时牵张肺循环血管，使其容量增大，能容纳较多的血液，因而由肺静脉回流入左心房的血液减少，动脉血压降低。呼气时发生相反的过程。因此，在吸气开始时，动脉血压下降，到吸气相的后半期降至最低点，以后逐渐回升，在呼气相的后半期达到最高点。在呼吸周期中出现的这种血压波动，称为动脉血压的呼吸波（respiratory waves of blood pressure）。

3. 肺循环毛细血管外的液体交换 肺循环毛细血管血压平均较低，约 7mmHg，明显低于血浆胶体渗透压（约 25mmHg），表明组织中的液体进入毛细血管的力量较大，因此，细胞间隙中基本上没有组织液。由于肺部组织液的压力为负压，使肺泡膜和毛细血管管壁互相紧密相贴，有利于肺泡和血液之间的物质交换。在某些病理情况下，如左心衰竭时，肺静脉压力及肺循环毛细血管压升高，可使液体积聚于肺泡或肺组织间隙中，形成肺水肿。

（二）肺循环血流量的调节

1. 肺泡气的氧分压对肺循环血流量的调节 肺泡气的氧分压对肺部血管的舒缩活动有明显影响。急性或慢性的低氧使肺部血管收缩，血流阻力增大。肺泡气的二氧化碳分压升高时，低氧引起的肺部微动脉收缩更显著。引起肺血管收缩的原因是肺泡气的氧分压低而不是血管内血液的氧张力低。当肺泡气中氧分压低时，肺泡周围的微动脉收缩，局部血流阻力增大，血流量减少。这一反应有利于较多的血液流经通气充足的肺泡，进行有效的气体交换，避免血液氧合不充分而造成对体循环血氧含量的影响。当吸入气中氧分压过低时，例如，在高海拔地区，肺循环动脉广泛收缩，血流阻力增大，故肺动脉压显著升高。长期居住在高海拔地区的人，常因肺动脉高压使右心室负荷长期加重，导致右心室肥厚。

2. 神经体液性调节 肺循环血管受交感神经和迷走神经支配。刺激交感神经可产生肺血管的缩血管效应，造成肺血流阻力增大；刺激迷走神经可引起肺血管轻微的舒血管效应，使肺血流阻力稍有降低。但在整体情况下，交感神经兴奋时，体循环的血管收缩，将一部分血液挤入肺循环，使肺循环内血容量增加。循环血液中的肾上腺素、去甲肾上腺素、血管紧张素 II、血栓素 A_2、前列腺素 F_2 等可使肺循环的微动脉收缩，组胺、5-羟色胺等能使肺循环静脉收缩，乙酰胆碱、前列环素等可引起肺血管舒张。

三、脑循环

脑循环（cerebral circulation）是指流经整个脑组织的血液循环。脑循环的血液供应来自颈内动脉和椎动脉，左、右椎动脉在颅底汇合成基底动脉，再与两侧颈内动脉的分支合成基底动脉环，由此分支，分别向脑的各部分供血。脑组织的代谢水平高，血流量多，耗氧量大，但几乎无能量储存，因此，通过脑循环及时为脑组织供给所需的氧及能量物质（主要是葡萄糖）非常重要。

（一）脑循环的特点

1. 血流量大、耗氧量多 脑组织的代谢水平高，血流量多。脑重仅占体重的 2%，但脑血流量占心排血量的 15%左右。在安静情况下，每百克脑的血流量为 50～60ml/min，全脑血流量约为 750ml/min。脑组织的耗氧量大，在安静情况下，每百克脑耗氧量为 3～3.5ml/min，全脑的耗氧量约占全身耗氧量的 20%。

2. 血流量变化小 脑位于骨性的颅腔内，容积较为固定。颅腔为脑、脑血管和脑脊液所充满，三者的容积总和也相对固定，且与颅腔容积相适应。由于脑组织是不可压缩的，因此，脑血管舒缩程度受到很大的限制，血流量的变化范围也较小，主要依靠提高脑循环的血流速度来增加脑的血液供应。

（二）脑血流量的调节

1. 脑血流的自身调节 脑血流量取决于脑动、静脉的压力差和脑血管的血流阻力。在正常情况下，颈内静脉压接近于右心房压，且变化不大，故影响脑血流量的主要因素是颈动脉压。颈动脉压升高时，脑血流量相应增加；反之，颈动脉压降低时，脑血流量相应减少。但当平均动脉压在 60～140mmHg 变动时，脑血管通过自身调节机制可维持脑血流量的相对恒定。当血压升高时，脑血管收缩，血管口径减小，血流阻力增大，可相应地减少脑动脉灌注；血压降低时，则脑血管舒张，相应增加脑动脉灌注，以此维持脑内压的相对稳定。当平均动脉压超过或低于上述范围时，则自身调节机制失效，脑血流发生显著改变。血压超过 140mmHg 时，脑血流量将随血压升高而增加，血压过高时，可因毛细血管血压过高而引起脑水肿。血压低于 60mmHg 时，脑血流量显著减少，可引起脑功能障碍。

2. 脑组织局部化学因素 影响脑血管舒缩活动最重要的因素是脑组织局部的化学环境。当血液二氧化碳分压升高或氧分压降低时，脑血管舒张，脑血流量增加；反之，当过度通气时，CO_2 呼出过多，动脉血二氧化碳分压降低，脑血流量减少。CO_2 引起脑血管扩张的机制：CO_2 通过血-脑屏障进入脑组织，与水结合生成 H_2CO_3，再解离出 H^+，使细胞外液 H^+ 浓度升高，脑血管舒张。脑血管对血压中氧含量降低很敏感，当氧分压降低时，可引起脑血管扩张，血流量增多；氧分压升高时，引起脑血管中等程度收缩。

腺苷是 ATP 的代谢产物，它能强烈地扩张脑血管，降低血流阻力，增加脑血流量。但正常脑组织中腺苷浓度很低，因此对脑血流量影响不大。

不同脑区的血流量不同，可能与该部分脑组织的代谢活动程度有关。当某一脑区活动加强时，该脑区的血流量就增多。例如握拳时，对侧大脑皮层运动区的血流量增加；阅读时许多脑区血流量增加，皮层枕叶和颞叶与语言功能有关的脑区血流量增加尤为明显。代谢活动加强引起的局部脑血流量增加可能与代谢产物如 H^+、K^+、腺苷等引起脑血管舒张有关。

3. 神经调节 脑血管受交感、副交感神经及肽能神经纤维支配，但神经对脑血管活动调节作用很小。切断支配脑血管的交感或副交感神经后，脑血流量无显著变化。在各种心血管反射中，脑血流量一般不受影响。

（三）血-脑屏障和血-脑脊液屏障

在血液和脑组织之间、血液和脑脊液之间存在着限制血液中某些物质与脑组织、脑脊液自由交换的屏障，它们分别是血-脑屏障、血-脑脊液屏障和脑-脑脊液屏障。以下着重叙述血-脑屏障和血-脑脊液屏障。

1. 血-脑屏障 血液和脑组织之间存在的可限制物质在血液和脑组织之间自由扩散的屏障，称为血-脑屏障（blood brain barrier，BBB）。毛细血管内皮细胞、基膜和星状胶质细胞的血管周足等结构构成了血-脑屏障的形态学基础。

脂溶性物质如 O_2、CO_2、乙醇及某些麻醉药易于通过血-脑屏障，且溶质的脂溶性高低决定了其通过屏障的难易和快慢，脂溶性越高的物质通过屏障进入脑组织的速度也越快。根据这一规律可将某些药物加以改造，使之更容易进入脑组织以便更快发挥药物的效果。例如，巴比妥（barbital）是一种中枢麻醉药，但其亲脂性弱，故进入脑组织慢。若将其改造成苯巴比妥（phenobarbital），则因其具有了较强的亲脂性，故能更容易通过血-脑屏障进入脑组织，很快发挥其催眠麻醉效应。水溶性物质透过血-脑屏障的能力差。水分子可依据血浆渗透压的改变而通过血-脑屏障。葡萄糖、氨基酸、Na^+等水溶性物质需借助脑毛细血管内皮细胞上的载体蛋白的转运通过血-脑屏障。此外，循环血液中的乙酰胆碱、去甲肾上腺素、多巴胺、甘氨酸等神经递质不易通过血-脑屏障入脑，以此保证脑内神经元的正常兴奋性和功能活动。

2. 血-脑脊液屏障　在血液和脑脊液之间存在着限制某些物质自由扩散的屏障，称为血-脑脊液屏障（blood cerebrospinal fluid barrier，B-CSF-B）。其结构基础是毛细血管内皮细胞、基膜和脉络丛上皮细胞。

脑脊液形成的原理与组织液不完全相同，它主要是由脑室脉络丛分泌而产生。脑脊液的成分也不同于血浆，其中 Na^+、Mg^{2+}和 Cl^-浓度较血浆高，K^+、HCO_3^- 和 Ca^{2+} 则较血浆低，蛋白质含量极微，葡萄糖含量也较血浆少。与血-脑屏障相似，血-脑脊液屏障对不同物质通透性也不同，O_2 和 CO_2 等脂溶性物质很易通过屏障，而许多离子的通透性较低，则不易通过屏障。

血-脑屏障和血-脑脊液屏障的存在为稳定脑组织的内环境、防止血液中某些有害物质进入脑内、保证脑细胞的正常活动提供了必要的保障。

第六节　循环生理与中医相关内容研究

中医学的"心"与现代医学的心脏生理功能不完全相同，其主要功能是主血脉，藏神，其华在面，主汗，开窍于舌。"心"功能除包括心血管功能外，还包括大脑的某些功能及神经和体液调节等，因而，中医学的"心"是这些生理功能的综合概念。近年来，由于心房钠尿肽等激素的发现，心脏的内分泌功能为人们所重视，心脏还存在其他激素样物质。可以设想，随着医学科学的不断发展，中西医对心脏等脏器功能的认识，有可能取长补短，互相补充，统一起来。

一、心主血脉，构成体循环系统

《素问·痿论》曰："心主身之血脉。"心主血脉是指心气推动和调控血液在脉管中运行，流注全身，对人体各脏腑器官起营养和濡润作用。心、脉、血三者组成一个循环于全身的系统。在这个系统中，心和脉直接相连，互相沟通，血液在心和脉中不停地流动，周而复始，循环往复，如环无端。在这个系统中，心起着主导作用。心气充沛，才能维持正常的心力、心率和心律，血液才能在脉内正常地运行，周流不息，营养全身，而见面色红润光泽，脉象和缓有力等。如果心气不足，可致血流不畅，可见面色无华、脉象细弱无力，甚至发生气血瘀滞，而见面色晦暗、唇舌青紫、心前区憋闷或刺痛，脉象结、代、促、涩等。

现代研究表明可通过无创性心功能检测的方法以探讨心主血脉与心脏功能的关系。实验发现心气与左心室泵血功能有密切关系，心气虚患者的左心室射血时间缩短，射血前期、等容收缩时间、等容舒张时间延长，射血前期/左心射血时间比值明显增大，与正常人相比有显著差异，异常率为91.7%。射血前期、等容收缩时间延长反映左心室内压上升的速率下降，等容舒张时间延长反映左心室主动舒张速率下降，左心室射血时间的缩短反映左心室射血时心肌纤维缩短速率及缩短程度减小，以及相应的搏出量的减少。而通过超声心动图及颈动脉超声的检查则发现，心气虚患者心脏的左室射血分数和主动脉峰值血流速度均小于正常。左室射血分数是反映左室收缩功能的可靠指标。心气虚患者左心室功能明显减退，严重影响心脏射血功能。

在内分泌方面，肾上腺素、去甲肾上腺素、甲状腺激素和心房钠尿肽与心脏功能密切相关。其中心房肌细胞合成和释放心房钠尿肽，可舒张血管平滑肌，降低心脏的每搏输出量，减慢心率，促进肾排水和排钠。研究显示，随着心气虚病证由轻向重发展，心脏代偿分泌心房钠尿肽逐渐增加，反之也能客观反映心气虚损逐渐严重。

二、肺朝百脉，构成肺循环系统

"肺朝百脉"出自《素问·经脉别论》中的"食气入胃，浊气归心，淫精于脉，脉气流经，经气归于肺，肺朝百脉，输精于皮毛，毛脉合精"。肺朝百脉的作用提示了气血、心肺之间不仅在生理上相互联系，在病理情况下也可以相互影响，同时也说明肺不仅是一个呼吸器官，与循环系统功能也密切相关。

自 1953 年有学者证实肺具有灭活 5-羟色胺的作用后，人们逐渐认识到肺参与合成、降解、移除及释放生物体内某些血管活性物质的过程。近十年来已确立了肺不仅是一个呼吸器官，同时也是一个复杂的代谢器官的观念，特别是肺能够代谢循环血液中的某些生物活性物质，对调节心血管功能，以及维持机体内环境的稳定起着重要作用。

研究发现，肺在血管活性物质合成和代谢中起作用的物质主要有三类：①肺内合成血管活性物质并释放到肺循环中的物质，如前列腺素、组胺类、过敏性慢性反应物质、过敏性嗜酸性粒细胞趋化因子、血小板活化因子、降钙素基因相关肽等；②在肺循环中前体物质被活化，形成血管活性物质，如血管紧张素Ⅰ，经血管紧张素转化酶作用形成血管紧张素Ⅱ，通过血管紧张素-醛固酮系统，起到维持外周血管阻力和血压正常，推动血液运行的作用；③流经肺内的血管活性物质被灭活，如5-羟色胺、缓激肽、前列腺素、血栓素 B_2、乙酰胆碱、去甲肾上腺素等，其中去甲肾上腺素和 5-羟色胺是强力收缩血管和升压物质，这两种生物活性胺均可在肺内灭活，去甲肾上腺素和 5-羟色胺在维持肺和体循环稳定性方面起着重要的作用。

上述研究充分说明了肺与血液循环系统具有重要而密切的联系，与中医的"肺朝百脉"理论有共通之处。

三、肝主疏泄，调整动脉血压

"肝主疏泄"首见于朱丹溪所著《格致余论》中的"司疏泄者肝也"。肝主疏泄是指肝对人体之气具有疏通发泄、通达条畅的作用。肝之疏泄功能正常，则气机调畅、气血调和，各脏腑组织器官的活动正常平和，如肝疏泄不及，则气行郁滞，由气滞而导致血瘀。肝疏泄太过可致肝气上逆，可见急躁易怒、失眠、多梦等。肝疏泄不及或太过均可导致自主神经功能紊乱、内分泌功能失调，以及整个机体内环境处于不平衡状态。肝失疏泄，精神情志失调导致心理疾病，可引起神经精神源性高血压。若这种状态持续存在而得不到控制，最终可发展为高血压。

肝郁气滞证患者长期恼怒、忧思、精神紧张，可造成高级中枢神经功能活动的紊乱，涉及交感中枢一系列情绪应激反应，致交感神经和交感-肾上腺系统对心脏和血管的调节作用异常。有研究通过记录神经纤维放电的方法发现，肝气郁结证的动物交感节后皮肤缩血管神经紧张性显著升高，对内外环境的刺激出现明显异常反应。血管运动功能紊乱将直接导致血压升高和全身血量的分布异常。

生物化学研究表明，肝脏在脂蛋白的合成、分泌、清除中均居于中心地位。作为脂质代谢的中心，肝脏在内源性和外源性脂质代谢中发挥重要作用，肝脏的脂质代谢水平直接反映着人体血液中血脂及脂蛋白代谢的水平。临床研究发现，肝气郁结时，血脂代谢异常，全血黏度、全血还原黏度明显升高。临床上应用疏肝理气方药如逍遥散、柴胡疏肝散等，能降低血浆的总胆固醇、三酰甘油、低密度脂蛋白，升高高密度脂蛋白，改善高脂血症引起的血液流变学改变，降低全血和血浆黏度等。疏肝解郁、调理气机对于调节血脂和预防心脑血管疾病具有良好作用。

学习框架

1. 试述心肌工作细胞和自律细胞的跨膜电位、形成机制及其特征。

2. 心肌有哪些生理特性？与骨骼肌相比有何差异？

3. 心电图各波和间期（段）所代表的意义是什么？

4. 心动周期中，在心脏的射血和充盈的各个时期，各心腔和大血管内的压力、容积、血流和瓣膜等发生了哪些变化？

5. 心脏泵血功能的主要评价方法有哪些？

6. 影响心排血量的因素有哪些？简述其影响机制。

7. 比较第一心音与第二心音产生的原因、特点和意义。

（汪　磊　夏趁意　梁志峰）

第五章 呼 吸

🎯 **学习要求**

1. 掌握肺通气原理；潮气量、肺活量、用力呼气量；肺泡通气量；呼吸运动的化学反射调节。

2. 熟悉呼吸过程的三个环节；肺泡表面活性物质的作用；气体交换的原理及其影响因素；气体在血液中的运输形式；呼吸的基本中枢及肺牵张反射。

3. 除列入掌握、熟悉的教学内容外，其他列入的均为了解内容；相关中医内容结合其他课程自学。

🎓 **执医考点** 肺通气原理；肺通气的动力和阻力；基本肺容积和肺容量；肺通气量与肺泡通气量；肺换气的过程及其影响因素；氧和二氧化碳在血液中的运输形式；血氧饱和度、氧解离曲线及影响因素；化学因素对呼吸的调节。

生物体在新陈代谢的过程中，需要不断地从外界环境中摄取 O_2，排出所产生的 CO_2，这种机体与外界环境之间的气体交换过程，称为呼吸（respiration）。呼吸一旦停止，生命也将结束。

中医学的"肺"主要功能是主气、司呼吸，主宣发、主肃降，通调水道，主皮毛，开窍于鼻。其中，"肺"主气、司呼吸、开窍于鼻等功能，与现代医学的肺脏呼吸功能基本一致；而肺主宣发、肃降、通调水道又与肺的非呼吸功能有相似之处。

机体的呼吸过程包括三个相互衔接并同时进行的环节（图 5-1）：①外呼吸（external respiration），包括肺通气和肺换气；②气体在血液中的运输；③内呼吸（internal respiration），也称组织换气，是指血液与组织细胞之间的气体交换，有时也将细胞内的氧化过程包括在内。呼吸运动通过机体调节以适应环境条件的变化，保证机体新陈代谢的需要。

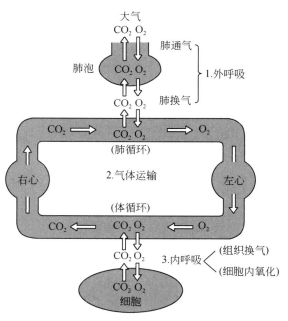

图 5-1 呼吸全过程示意图

第一节 肺 通 气

肺通气（pulmonary ventilation）是指肺与外界环境之间的气体交换过程。实现肺通气的器官主要包括呼吸道、肺泡和胸廓等。呼吸道是肺通气时气体进出肺的通道；肺泡是气体交换的场所；胸廓的节律性运动则是实现肺通气的动力。

一、呼吸道的结构特征和功能

图5-2 呼吸道的基本结构及无效腔示意图

图中各部位数字分别表示该处的气体分压数

（加粗数字为二氧化碳分压；未加粗数字为氧分压）

呼吸道又称为气道（airway），包括鼻、咽、喉、气管、主支气管、各级支气管、细支气管、终末细支气管及呼吸性细支气管。临床上通常以环状软骨下缘为界将鼻、咽、喉称为上呼吸道，气管、支气管及其在肺内的各分支称为下呼吸道。气管及其所形成的分支呈树状分级管道结构（图5-2）。气管有U形软骨支撑，小气道管壁软骨组织较少或完全消失，平滑肌组织相对较多。

呼吸道最主要的功能是通气功能，除此之外还具有三大方面的作用。

1. 加温湿润作用 主要由鼻和咽部完成。一般情况下，外界空气的温度和湿度都较肺泡气为低，由于鼻、咽黏膜有丰富的血流，并有黏液腺分泌黏液，所以从外界吸入的干冷气体在达气管时已被加温和湿润，此对呼吸道和肺组织具有重要的保护意义。

2. 过滤清洁作用 呼吸道对随空气进入呼吸道的颗粒、异物等具有过滤、清洁作用，其作用通过以下方式实现：①空气流过鼻腔时，经鼻毛的过滤作用、鼻黏膜的黏附作用及喷嚏反射（sneeze reflex），可清除直径大于 10μm 的颗粒。②在气管、支气管和细支气管中，直径在 2~10μm 的颗粒可黏附于呼吸道管壁黏膜杯状细胞和纤毛上皮细胞分泌的黏液上，可通过纤毛运动、咳嗽反射（cough reflex）等排出呼吸道。若吸入气干燥或含有刺激性物质，如二氧化硫等，可以损害纤毛的运动，影响呼吸道的防御功能。③直径小于 2μm 的颗粒可以进入肺泡并附着于肺泡壁上，肺泡巨噬细胞可以将其吞噬并移出肺泡。此外，呼吸道的分泌物中还含有免疫球蛋白和其他物质，有助于防止感染和维持黏膜的完整性。

3. 调节阻力作用 在整个呼吸道气道阻力的分布是不均匀的。上呼吸道的鼻、咽等结构迂回复杂，总横截面积小，阻力较大，占总气道阻力的 75%，气管、主支气管约占气道阻力的 15%，而管径在 2mm 以下的细支气管总横截面积很大，气流速度缓慢，为层流，其阻力仅占总气道阻力的 10% 左右。呼吸道平滑肌受交感、副交感神经双重支配，两者均有紧张性。迷走神经兴奋末梢释放乙酰胆碱作用于气道平滑肌的 M 受体上使其收缩，管径变小，阻力增加；交感神经兴奋末梢释放去甲肾上腺素作用于气道平滑肌上的 β_2 受体，使其舒张，管径变大，阻力降低。临床上常用拟肾上腺素能药物解除支气管痉挛，缓解呼吸困难。此外，自主神经也释放非肾上腺素非乙酰胆碱能活性物质如血管活性肠肽、速激肽等，可分别引起气管平滑肌的舒张和收缩。

儿茶酚胺类、前列腺素 E_2 可使气道平滑肌舒张；前列腺素 $F_{2\alpha}$、组胺及过敏性慢反应物质使支气管平滑肌收缩；吸入气 CO_2 含量的增加可以刺激支气管和肺的 C 类纤维，反射性地使支气管收缩，气道阻力增加。近来的研究发现，气道上皮可合成、释放内皮素，使气道平滑肌收缩。哮喘患者内皮素的合成和释放增加，提示内皮素可能参与哮喘的病理生理过程。

二、肺泡的结构与功能

肺泡是肺内进行气体交换的场所，两肺约有 3 亿个直径在 80~250μm 大小不等的肺泡，总面积约为 70m^2，人在安静状态下仅使用约 40m^2。

（一）肺泡的结构

肺泡壁由肺泡单层上皮细胞及基膜构成。肺泡上皮细胞分为两型：Ⅰ型细胞（又称扁平细胞）呈鳞状，相互连接成薄膜状，覆盖约95%的肺泡表面；Ⅱ型细胞（又称分泌上皮细胞）呈圆形或立方形，分散于Ⅰ型细胞之间，约占肺泡总表面的 5%，能合成和分泌肺泡表面活性物质。肺泡与肺泡之间的结构称为肺泡隔，隔内有丰富的毛细血管、弹力纤维及少量的胶原纤维等，使肺具有一定的弹性，对维持肺泡及小气道的稳定开放具有重要意义。

（二）呼吸膜

呼吸膜（respiratory membrane）是肺泡气与血液之间进行气体交换的气-血屏障，由六层结构组成（图 5-3），自肺泡腔向血液依次为含肺泡表面活性物质的液体层→肺泡上皮细胞层→肺泡上皮基膜层→组织间隙→肺毛细血管基膜层→毛细血管内皮细胞层。呼吸膜总厚度平均为 0.6μm，有的部位只有 0.2μm，气体易于扩散通过。呼吸膜的面积大，而肺毛细血管总血量不多，只有 60~140ml，如此少的血液分布于这样大的面积，所以血液层很薄。肺毛细血管平均直径不足 8μm。因此，红细胞膜通常能接触到毛细血管壁，O_2、CO_2 不必经过大量的血浆层就可到达红细胞或进入肺泡，扩散距离短，交换速度快。

（三）肺泡表面活性物质

由肺泡Ⅱ型细胞分泌的肺泡表面活性物质（alveolar surfactant）是一种复杂的脂蛋白混合物，主要成分是二棕榈酰卵磷脂（dipalmitoyl phosphatidyl choline，DPPC）和表面活性物质结合蛋白

图 5-3 呼吸膜结构示意图

（surfactant-associated protein，SP）等。DPPC 分子的一端是非极性疏水的脂肪酸，另一端是极性易溶于水的胆碱。因此，DPPC 分子垂直排列于肺泡液-气界面，极性端插入水中，非极性端伸入肺泡气中，形成单分子层，分布在液-气界面上，其密度随肺泡的张缩而改变。SP 包括四种亚型，即 SP-A、SP-B、SP-C、SP-D，它们在维持 DPPC 的功能和 DPPC 的分泌、清除及再利用等过程中具有重要作用。

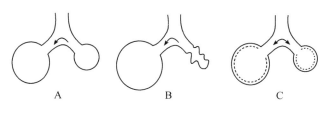

图5-4 肺泡表面活性物质可防止肺塌陷示意图

A、B.注解见正文；C.肺泡表面的点示肺泡表面活性物质，左侧大泡的表面活性物质密度较低，右侧小肺泡的表面活性物质密度较高

根据 Laplace（拉普拉斯）定律，$P=2T/r$（P 是肺泡回缩力，T 是肺泡表面张力，r 是肺泡半径）。如果大、小肺泡的表面张力相等，那么，肺泡回缩力将随肺泡半径的大小而反变。小的肺泡，回缩大；大的肺泡，回缩小。如果这些肺泡彼此连通，结果小肺泡内的气体将流入大肺泡，小肺泡塌陷，大肺泡膨胀甚至破裂，肺泡将失去稳定性（图 5-4）。

但实际并未发生这种情况，这是因为肺泡表面活性物质具有降低肺泡内表面液-气界面表面

张力的作用，其生理意义：①降低吸气阻力，减少吸气做功，防止肺不张或肺塌陷；②减少肺间质和肺泡内的组织液生成，防止肺水肿；③维持大小肺泡容积相对稳定性。由于肺泡表面活性物质在肺泡内表面呈单分子层排列，其密度随肺泡的张缩而改变。肺泡表面活性物质的密度稀疏，降低表面张力的作用减低，表面张力增大，可防止肺泡的过度扩张；呼气时，肺泡半径变小，肺泡表面活性物质的密度变大，降低表面张力的作用增强，表面张力变小，可防止肺泡的过度萎缩。

胎儿在妊娠 25～30 周时，其肺泡上皮细胞才开始分泌表面活性物质。因此早产儿可因缺乏肺泡表面活性物质而出现进行性呼吸困难，发生新生儿呼吸窘迫综合征（neonatal respiratory distress syndrome，NRDS），也称为新生儿肺透明膜病，是早产儿死亡的主要原因。成年人患肺炎、肺血栓等疾病时，可因表面活性物质减少而发生肺不张。

三、肺通气原理

气体进出肺取决于推动气体流动的动力与阻止气体流动的阻力之间的相互作用。动力必须克服阻力，才能实现肺通气。

（一）肺通气的动力

呼吸运动是肺通气的原动力，由呼吸运动所引起的肺内压和大气压之间的压力差是肺通气的直接动力。

1. 呼吸运动　呼吸肌收缩和舒张引起胸廓节律性扩大和缩小称为呼吸运动（respiratory movement），包括吸气运动和呼气运动。膈肌和肋间外肌是主要的吸气肌，肋间内肌和腹肌是主要的呼气肌。此外，还有一些辅助吸气肌，如斜角肌、胸锁乳突肌和胸背部的其他肌肉等，这些肌肉只在用力呼吸时才参与呼吸运动。呼吸运动的频率和深度随机体活动而变化。

正常人在安静状态下进行平稳而均匀的呼吸运动，称为平静呼吸（eupnea）。在平静呼吸时，吸气动作主要通过膈肌和肋间外肌的收缩来完成。膈肌形似钟罩，位于胸腔、腹腔之间，构成胸腔的底，静止时向上隆起。膈肌收缩时，隆起的中心部下移，从而增大了胸廓的上下径（图 5-5A）。肋间外肌的肌纤维起自上一肋骨近脊椎端的下缘，斜向前下方走行，止于下一肋骨近胸骨端的上缘。由于脊椎的位置是固定的，而胸骨可以上下移动，所以当肋间外肌收缩时，肋骨前段和胸骨上提，肋骨下缘还向外侧偏转，从而增大了胸腔的前后径和左右径（图 5-5B）。由于胸廓上下径、左右径和前后径均增大，胸廓扩大，肺随之扩张而容积增大，引起吸气（图 5-5C）。呼气动作则是膈肌与肋间外肌舒张，膈顶、肋骨和胸骨均回位，使胸廓和肺容积缩小，产生呼气。可见，在平静呼吸过程中，吸气运动是主动的，而呼气运动则是被动的。

当机体活动时，或吸入气中 CO_2 含量增加或 O_2 含量减少时，呼吸将加深、加快，称为用力呼吸（force breathing）或深呼吸（deep breathing）。这时不仅有膈肌和肋间外肌参与收缩，吸气时还有吸气辅助肌参与，呼气时则有肋间内肌（肋间内肌走行方向与肋间外肌相反，收缩时使肋骨和胸骨下移，肋骨还向内侧偏转，使胸腔前后径、左右径缩小）和腹肌等参与。故用力呼吸时，无论吸气还是呼气都是主动过程。

在呼吸运动中，由于膈肌收缩和舒张引起腹腔内脏器官移位，腹部起伏，这种以膈肌舒缩活动为主的呼吸运动称为腹式呼吸（abdominal breathing）。由肋间外肌舒缩活动为主的呼吸运动称为胸式呼吸（thoracic breathing）。健康成年人呈混合式呼吸。婴幼儿的肋骨倾斜度小，位置趋于水平，以腹式呼吸为主；女性在妊娠时，因膈肌活动受限，以胸式呼吸为主。

2. 肺内压　指肺泡内的压力。安静状态下，吸气初，肺容积增大，肺内压（intrapulmonary pressure）下降，低于大气压 1～2mmHg，空气在此压差推动下进入肺泡，随着肺内气体逐渐增加，肺内压也逐渐升高，至吸气末，肺内压等于大气压，气流停止（图 5-6）。反之，呼气初，肺容积减小，肺内压升高并超过大气压 1～2mmHg，肺内气体流出，使肺内压逐渐下降，至呼气末，肺内压与大气

图 5-5 吸气时膈肌和胸廓运动示意图

压相等。在呼吸暂停、声门开放、呼吸道畅通时，肺内压与大气压相等。紧闭声门尽力做呼吸动作，吸气时肺内压可为-100～-30mmHg，呼气时可达 60～140mmHg。总之，呼吸过程中肺内压变化的程度，与呼吸的缓急、深浅及呼吸道是否通畅有关。

图 5-6 吸气和呼气时，肺内压、胸膜腔内压及呼吸气容积的变化过程（右）和胸膜腔内压直接测量示意图（左）

3. 胸膜腔和胸膜腔内压 覆盖于肺表面的脏胸膜和紧贴于胸廓内壁的壁胸膜在肺门处相互延续，在胸腔两侧各形成一个潜在而密闭的腔隙，称为胸膜腔（pleural cavity）。其内的压力低于大气压，若以大气压为零，则胸膜腔内压力为负值。

胸膜腔内压（intrapleural pressure）的测定方法有两种：①直接法，将与检压计相连接的穿刺针头斜刺入胸膜腔内，检压计液面即可直接指示胸膜腔内的压力（见图 5-6）。此操作须谨慎，避免刺破脏胸膜和肺。②间接法，让受试者吞下带有薄壁气囊的导管至食管下段，测量呼吸过程中食管内压变化来间接地代表胸膜腔内压变化。这是因为介于肺和胸壁之间的食管壁薄而软，在呼吸过程中两者的变化值基本一致。

测量结果表明，在平静呼吸过程中，胸膜腔内压始终低于大气压低，即为负压，并随呼吸过程而发生周期性的波动。平静呼气末胸膜腔内压为-5～-3mmHg，吸气末为-10～-5mmHg（图5-7）。紧闭声门用力吸气时，胸膜腔内压可降至-90mmHg，用力呼气时，可升高到110mmHg。

胸膜腔内负压形成机制：在人的生长发育过程中，胸廓的发育比肺快，所以胸廓的自然容积大于肺的自然容积。在密闭的胸膜腔中，没有气体，仅有少量浆液，在脏胸膜与壁胸膜之间起润滑作用。由于薄层浆液分子间的内聚力，两层胸膜紧紧地贴附在一起，容易滑行，但不易分开，故肺总处于一定程度的扩张状态，并随胸廓的节律性运动而改变容积。被扩张的肺所产生的弹性回缩力使肺趋于缩小，恢复其自然容积。因此，有两种力通过脏胸膜作用于胸膜腔：一是肺内压，使肺泡扩张；二是肺的回缩力，使肺泡缩小（图5-7）。因此，胸膜腔内的压力实际上是这两种方向相反的力的代数和，即

$$胸膜腔内压=肺内压-肺回缩力$$

在吸气末或呼气末，肺内压等于大气压，因而

$$胸膜腔内压=大气压-肺回缩力$$

若以大气压为0，则

$$胸膜腔内压=-肺回缩力$$

可见，胸膜腔负压主要是肺的回缩力造成的。吸气时，肺扩张，肺的弹性回缩力增大，胸膜腔负压增大；呼气时，肺缩小，肺弹性回缩力也减小，胸膜腔负压也减少。

图5-7　胸内负压形成原理（左）和平静呼气末胸膜腔各部分压力（右）示意图

胸膜腔内负压具有重要的生理意义：①维持肺泡与小气道的扩张状态；②有利于静脉血和淋巴液回流。临床上外伤或疾病导致胸廓或肺脏破裂的情况下，胸膜腔与大气相通，空气将立即进入胸膜腔，形成气胸（pneumothorax），使两层胸膜彼此分开，肺将因其本身的回缩力而塌陷。这时，尽管呼吸运动仍在进行，肺随胸廓运动而扩大或缩小的能力下降，影响肺的通气功能，甚至危及生命，应紧急处理。

（二）肺通气的阻力

肺通气的动力需要克服肺通气的阻力方能实现肺通气。肺通气的阻力有两种：①弹性阻力，包括肺的弹性阻力和胸廓的弹性阻力，是平静呼吸时的主要阻力，约占总阻力的70%；②非弹性阻力，包括气道阻力、惯性阻力和组织黏滞阻力，约占总阻力的30%，其中又以气道阻力为主。

1. 弹性阻力和顺应性　弹性组织在外力作用下发生形变时，产生的具有对抗形变和弹性回位倾向的力，称为弹性阻力（elastic resistance）。用同等大小的外力作用时，弹性阻力大者，形变程度小；弹性阻力小者，形变程度大。一般用顺应性（compliance）来度量弹性阻力。顺应性是指在外力作用下弹性组织的可扩张性。容易扩张者顺应性大，弹性阻力小；不易扩张者，顺应性小，弹性阻力

大。可见顺应性（C）与弹性阻力（R）成反变关系：即 $C \propto 1/R$。顺应性用单位压力变化（ΔP）所引起的容积变化（ΔV）来表示，单位是 L/cmH_2O，即

$$C = \frac{\Delta V}{\Delta P} \quad (L/cmH_2O)$$

（1）肺的弹性阻力和顺应性：肺在扩张形变时所产生的弹性回缩力，其方向与肺扩张的方向相反，因而是吸气的阻力。肺的弹性阻力可用肺顺应性表示

$$肺顺应性（C_L）= \frac{肺容积变化(\Delta V)}{跨肺压变化(\Delta P)} \quad (L/cmH_2O)$$

式中跨肺压是肺内压与胸膜腔内压之差。健康人肺顺应性为 $0.2L/cmH_2O$。

肺弹性阻力来自肺组织本身的弹性回缩力和肺泡内侧液-气界面所产生的表面张力，前者占肺总弹性阻力的 1/3，后者占肺总弹性阻力的 2/3，两者均使肺具有回缩倾向，故成为肺扩张的弹性阻力。肺组织的弹性回缩力主要来自弹力纤维和胶原纤维，当肺扩张时，这些纤维被牵拉便倾向于回缩。肺扩张越大，对纤维的牵拉程度也越大，回缩力也越大，弹性阻力也越大；反之则小。

（2）胸廓的弹性阻力和顺应性：胸廓的弹性阻力来自胸廓的弹性成分。胸廓处于自然位置时的肺容量相当于肺总量的 67%左右，此时胸廓无变化，不表现有弹性回缩力。肺容量小于肺总量的 67%时，胸廓被牵引向内而缩小，胸廓的弹性回缩力向外，是吸气的动力，呼气的阻力；肺容量大于肺总量的 67%时，胸廓被牵引向外而扩大，其弹性回缩力向内，成为吸气的阻力，呼气的动力。所以胸廓的弹性回缩力既可能是吸气的阻力，也可能是吸气的动力，视胸廓的位置而定，这与肺的弹性回缩力不同，肺的弹性回缩力总是吸气的阻力。

$$胸廓的顺应性（C_{chw}）= \frac{胸腔容积变化(\Delta V)}{跨壁压变化(\Delta P)} \quad (L/cmH_2O)$$

跨壁压为胸膜腔内压与胸壁外大气压之差。健康人胸廓顺应性也是 $0.2L/cmH_2O$。胸廓顺应性可因肥胖、胸廓畸形、胸膜增厚或腹内占位病变等而降低。

（3）肺和胸廓的总弹性阻力和顺应性：因为肺和胸廓的弹性阻力呈串联排列，所以肺和胸廓的总弹性阻力是两者弹性阻力之和，如以顺应性来表示，即

$$\frac{1}{C_{L+chw}} = \frac{1}{C_L} + \frac{1}{C_{chw}} = \frac{1}{0.2} + \frac{1}{0.2}$$

所以总顺应性为 $0.1L/cmH_2O$。

2. 非弹性阻力 是气体流动时产生的，并随流速加快而增加，故为动态阻力，包括惯性阻力、黏滞阻力和气道阻力。

惯性阻力是气流在发动、变速、换向时因气流和组织的惯性所产生的阻止气体运动的力。平静呼吸时，呼吸频率低、气流流速慢，惯性阻力小，可忽略不计。黏滞阻力来自呼吸时组织相对位移所发生的摩擦。气道阻力来自气体流经呼吸道时气体分子间和气体分子与气道之间的摩擦，是非弹性阻力的主要成分，占 80%～90%。气道阻力可用维持单位时间内气体流量所需压力差来表示。健康人平静呼吸时的总气道阻力为 $1\sim3cmH_2O/(L \cdot s)$，主要发生在鼻（约占总阻力的 50%）、声门（约占 25%）及气管和支气管（约占 15%）等部位，仅 10%的阻力发生在口径小于 2mm 的细支气管。气道阻力受气流流速、气流形式和气道口径大小影响。流速快，阻力大；流速慢，阻力小。气流形式有层流和湍流两种，层流阻力小，湍流阻力大。气流太快和管道不规则容易发生湍流。如气管内有黏液、渗出物或肿瘤、异物等时，可用排痰、清除异物、减轻黏膜肿胀等方法减少湍流，降低阻力。气道口径大小是影响气道阻力的另一重要因素。口径缩小，阻力增大，因

图 5-8 肺通气动力与阻力的关系

为流体的阻力与管道半径的 4 次方成反比，即 $R \propto 1/r^4$ （图 5-8）。

（三）呼吸功

在一次呼吸过程中，呼吸肌为克服阻力（包括肺和胸廓的弹性阻力及非弹性阻力）而实现肺通气所做的功，称为呼吸功（work of breathing）。通常以单位时间内压力变化乘以容积变化来计算。健康人平静呼吸时，呼吸功不大，其中 2/3 用来克服弹性阻力，1/3 用来克服非弹性阻力，呼吸耗能仅占全身耗能的 3%～5%。剧烈运动时，呼吸频率、深度增加，呼气也有主动成分的参与，呼吸功增大，呼吸耗能可升高 25～50 倍，但由于全身总耗能也增大数十倍，所以呼吸耗能仍只占总耗能的很小一部分。病理情况下，弹性或非弹性阻力增大时，也可使呼吸功增大。

案 例 思 考

患者，男性，43 岁，主诉：慢性咳嗽、气喘 15 年。首次发病缘于深秋着凉感冒，喷嚏、流涕不止，绵延不愈。次年春游后，突发喘息，喉中有喘鸣音，伴有阵发性呼吸困难，咳白色黏痰。经青霉素注射和氨茶碱治疗后，效果较好，但未能根治。此后，每年春季发作咳嗽、气喘，逐年增重。近日感冒，咳喘加重，呼吸困难，难以平卧，喘急，来院急诊。检查：神志清楚，表情痛苦，面色苍白，口唇发绀。急性病容，呼吸急促，喘鸣音粗重，可见三凹征。心率 120 次/分，双肺布满哮鸣音。检验结果示血液气体分析：pH7.37，PO_2 55.3mmHg， PCO_2 49.1mmHg，胸片显示两肺纹理增多。

中医辨证：脉浮紧，舌质淡，苔薄白而滑，二便调。

西医诊断：重症支气管哮喘；中医诊断：喘证（风寒闭肺证）。

治法：宣肺散寒。

代表方：麻黄汤合华盖散。

问题与思考：

（1）诱发支气管哮喘的物质有哪些，来自何处？

（2）支气管哮喘将对肺通气和肺换气功能产生哪些影响？

（3）如何设计支气管哮喘的治疗原则？

提示：

（1）支气管哮喘是从变态反应为主的呼吸道慢性病变，患者呼吸道对刺激物具有高反应性，可引发支气管平滑肌痉挛。机制是具有过敏体质的人接触抗原以后产生抗体，当再次接触抗原即产生变态反应：肥大细胞和嗜碱性粒细胞释放组胺、缓激肽、慢反应物质等，促使支气管痉挛性收缩；使支气管黏膜水肿、腺体分泌增加，口径变小，肺通气阻力增大，产生呼气性呼吸困难。

（2）支气管哮喘临床表现为反复发作性喘息、呼吸困难、咳嗽、胸闷。本病常于夜间或清晨发作或加剧，症状可以自行缓解或经治疗后缓解。

（3）治疗支气管哮喘的药物主要有如下三类：①糖皮质激素，抗过敏、抗渗出；②扩张支气管药物，降低肺通气阻力，改善呼吸困难；③合并感染时可选用强力抗生素。

四、肺容积和肺容量

肺容积和肺容量是评价肺通气功能的基础。图 5-9 所示为呼吸时肺容积和肺容量变化的曲线。

图5-9 呼吸时肺容积和肺容量变化示意图

（一）肺容积

肺容积（pulmonary volume）是指肺内气体的容积，有潮气量、补吸气量、补呼气量和残气量四种基本肺容积，它们互不重叠，全部相加等于肺总量。

1. 潮气量 每次呼吸时吸入或呼出的气量称为潮气量（tidal volume，TV）。健康成人平静呼吸时，潮气量为 400～600ml，平均为 500ml。运动时，潮气量将增大。

2. 补吸气量或吸气贮备量 平静吸气末，再尽力吸气所能吸入的气量为补吸气量（inspiratory reserve volume，IRV），健康成人为 1500～2000ml。

3. 补呼气量或呼气贮备量 平静呼气末，再尽力呼气所能呼出的气量为补呼气量（expiratory reserve volume，ERV），健康成人为 900～1200ml。

4. 残气量 又称为余气量，是指最大呼气末尚存留于肺中不能再呼出的气量。残气量（residual volume，RV）只能用间接方法测定，健康成人为 1000～1500ml。

（二）肺容量

肺容量（lung capacity）是基本肺容积中两项或两项以上的联合气量。

1. 深吸气量 从平静呼气末做最大吸气时所能吸入的气量为深吸气量（inspiratory capacity），它是潮气量和补吸气量之和，是衡量最大通气潜力的一个重要指标。胸廓、胸膜、肺组织和呼吸肌等的病变，可使深吸气量减少而降低最大通气潜力。

2. 功能残气量 平静呼气末尚存留于肺内的气量为功能残气量（functional residual capacity，FRC），是残气量和补呼气量之和。健康成人约为 2500ml。肺气肿患者的功能残气量增加，而出现肺实质性病变时其减小。功能残气量的生理意义是缓冲呼吸过程中肺泡气 PO_2 和 PCO_2 的过度变化。由于功能残气量的稀释作用，吸气时，肺内 PO_2 不会突然升得太高，PCO_2 不致降得太低；呼气时，肺内 PO_2 则不会降得太低，PCO_2 不致升得太高。这样，肺泡气和动脉血液的 PO_2 和 PCO_2 就不会随呼吸而发生大幅度的波动，以利于气体交换。

3. 肺活量 最大吸气后，从肺内所能呼出的最大气量称为肺活量（vital capacity，VC），是潮气量、补吸气量和补呼气量之和。肺活量有较大的个体差异，与身材大小、性别、年龄、呼吸肌强弱等有关。健康成年男性平均约为 3500ml，女性约为 2500ml。

肺活量反映了肺一次通气的最大能力，在一定程度上可作为评价肺通气功能的指标。但由于测定肺活量时不限制呼气的时间，所以不能充分反映肺组织的弹性状态和气道的通畅程度。例如，某些患者肺组织弹性降低或呼吸道狭窄，通气功能已经受到损害，但是如果延长呼气时间，其肺活量也能达到正常范围。因此，提出用力肺活量和用力呼气量的概念，用来反映一定时间内所能呼出的气量。

用力肺活量（forced vital capacity，FVC）是指一次最大吸气后，尽力尽快呼气所能呼出的最大气体量。正常情况下用力肺活量略小于在没有时间限制下测得的肺活量。用力呼气量（forced expiratory volume，FEV），过去称为时间肺活量（timed vital capacity，TVC），是指一次最大吸气后再尽力尽快呼气时，在一定时间内所能呼出的气体量，通常以它所占用力肺活量的百分数表示。正常时，第 1s FEV（FEV_1）约为 FVC 的 83%，第 2s FEV（FEV_2）约为 FVC 的 96%，第 3s FEV（FEV_3）约为 FVC 的 99%（图 5-10A）。其中，第 1s 内呼出的气体量称为第 1s 用力呼气量（FEV_1），在临床上最为常用。慢性阻塞性肺疾病患者，FEV_1/FVC 显著减少（图 5-10B）。用力呼气量是一种动态指标，不仅反映肺活量容量的大小，而且反映了呼吸过程中所遇阻力的变化，所以是评价肺通气功能的较好指标。

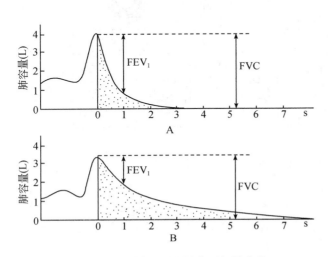

图5-10　用力肺活量和用力呼气量曲线

A. 正常人；B. 呼吸道狭窄者；纵坐标"0"等于余气量

4. 肺总量　肺所能容纳的最大气量为肺总量（total lung capacity，TLC），是肺活量与残气量之和。其值因性别、年龄、身材、运动锻炼情况和体位而异。健康成年男性平均约为 5000ml，女性约为 3500ml。

五、肺通气量

（一）每分通气量和最大通气量

每分通气量（minute ventilation volume）是指每分钟吸入或呼出的气体总量，等于潮气量乘以呼吸频率。平静呼吸时，健康成人呼吸频率 12～18 次/分，潮气量为 500ml，则每分通气量为 6～9L。每分通气量随性别、年龄、身材和活动量不同而有差异。为便于比较，最好在基础条件下测定，并以每平方米体表面积为单位来计算。

劳动和运动时，每分通气量增大。尽力作深快呼吸时，每分钟所能吸入或呼出的最大气量为最大随意通气量（maximal voluntary ventilation）。它反映单位时间内充分发挥全部通气能力所能达到的通气量，是估计一个人能进行多大运动量的生理指标之一。测定时，一般只测量 10s 或 15s 最深最快的呼出或吸入气量，再换算成每分钟的，即为最大通气量。最大通气量一般可达 70～120L/min。比较平静呼吸时的每分通气量和最大通气量，可以了解通气功能的贮备能力，通常用通气贮量百分比表示

$$通气贮量百分比 = \frac{最大通气量 - 每分平静通气量}{最大通气量} \times 100\%$$

正常值等于或大于 93%。

（二）无效腔和肺泡通气量

每次吸入的气体，一部分将留在终末细支气管以上的呼吸道内，这部分气体不能与血液进行气体交换，故将这部分呼吸道的容积称为解剖无效腔（anatomical dead space）（见图 5-2）。体重 70kg 的成年人其解剖无效腔约为 150ml。进入肺泡内的气体，也可因血流在肺内分布不均而未能与血液进行充分的气体交换，未能发生气体交换的这一部分肺泡容量称为肺泡无效腔（alveolar dead space）。肺泡无效腔与解剖无效腔一起合称生理无效腔（physiological dead space）。健康人平卧时，生理无效腔等于或接近于解剖无效腔。由于无效腔的存在，每次吸入的新鲜空气不能都到达肺泡进行气体交换。因此，为了计算真正有效的气体交换量，应以肺泡通气量为准。肺泡通气量（alveolar ventilation）是指每分钟吸入肺泡的新鲜空气量，即

肺泡通气量=（潮气量-无效腔气量）×呼吸频率

如潮气量是 500ml，无效腔气量是 150ml，则每次呼吸仅使肺泡内气体更新 1/7 左右。潮气量和呼吸频率的变化，对每分通气量和肺泡通气量有不同的影响。在潮气量减半而呼吸频率加倍或潮气量加倍而呼吸频率减半时，每分通气量保持不变，但是肺泡通气量却发生明显的变化（表 5-1）。所以从气体交换方面而言，一定程度深而慢的呼吸较浅而快的呼吸好。

表 5-1　不同呼吸频率和潮气量时的肺通气量和肺泡通气量

呼吸频率（次/分）	潮气量（ml）	肺通气量（ml/min）	肺泡通气量（ml/min）
16	500	8000	5600
8	1000	8000	6800
32	250	8000	3200

第二节　呼吸气体的交换

呼吸气体交换包括肺泡与肺毛细血管血液之间，以及组织毛细血管血液与组织细胞之间 O_2 和 CO_2 的交换。前者称为肺换气（pulmonary exchange），后者称为组织换气（tissue exchange），即内呼吸。两种换气都通过扩散方式来实现，它们所遵循的基本原理也是相同的。

一、气体交换的基本原理

（一）气体的扩散及影响因素

气体分子总是不停地进行着非定向的运动，其结果是气体分子从分压高处向分压低处发生净转移，这一过程称为气体扩散。机体内的气体交换就是以扩散方式进行的。单位时间内气体扩散的容积为气体扩散速率（gas diffusion rate，D），其影响因素如下。

1. 气体分压差　在混合气体中，每种气体分子运动所产生的压力为该气体的分压，它不受其他气体或其分压存在的影响，在温度恒定时，每一气体的分压只决定于它自身的浓度。混合气的总压力等于各气体分压之和。气体分压可按下式计算：气体分压=总压力×该气体的容积百分比。两个区域之间的分压差（ΔP）是气体扩散的动力，分压差越大，扩散速率越大；反之亦然。

2. 气体分子质量和溶解度　在相同条件下，气体扩散速率与气体分子质量（MW）平方根成反比，与气体在溶液中溶解度成正比。溶解度（S）是单位分压下溶解于单位容积溶液中气体的量。一般以 1 个大气压，38℃时，100ml 液体中溶解气体的毫升数来表示。溶解度与分子质量平方根之比为扩散系数（diffusion coefficient），它取决于气体分子本身特性。因为 CO_2 在血浆中溶解度（51.5）

约为 O_2 的（2.14）24 倍，CO_2 的分子量（44）略大于 O_2 的分子量（32），所以 CO_2 扩散系数约是 O_2 的 20 倍。

3. 扩散面积和距离 气体扩散速率与扩散面积（A）成正比，与扩散距离（d）成反比。此外，扩散速率与温度（T）成正比。但在人体，体温相对恒定，温度因素可忽略不计。

综上所述，气体扩散速率与上述诸因素的关系是

$$D \propto \frac{\Delta P \cdot T \cdot A \cdot S}{d \cdot \sqrt{MW}}$$

（二）呼吸气体和人体不同部位气体的分压

1. 呼吸气和肺泡气的成分和分压 人体吸入的气体是空气。空气的主要成分是 O_2、CO_2 和 N_2，具有生理意义的是 O_2 和 CO_2。空气中各气体的容积百分比一般不因地域不同而异，但分压却因总大气压的变动而改变。高原大气压降低，各气体的分压也低。吸入的空气在呼吸道内被水蒸气所饱和，所以呼吸道内吸入气的成分已不同于大气，因此各成分的分压也发生相应的改变。从肺内呼出的气体为呼出气，它是来自无效腔的吸入气和肺泡气的混合。

上述各部分气体的成分和压力如表 5-2 所示。

表 5-2 海平面各气体的容积百分比和分压

气体	大气 容积百分比（ml%）	大气 分压 [kPa（mmHg）]	吸入气 容积百分比（ml%）	吸入气 分压 [kPa（mmHg）]	呼出气 容积百分比（ml%）	呼出气 分压 [kPa（mmHg）]	肺泡气 容积百分比（ml%）	肺泡气 分压 [kPa（mmHg）]
O_2	20.84	21.11 (158.4)	19.67	19.93 (149.5)	15.7	15.91 (119.3)	13.6	13.78 (103.4)
CO_2	0.04	0.04 (0.3)	0.04	0.04 (0.3)	3.6	3.65 (27.4)	5.3	5.37 (40.3)
N_2	78.62	79.65 (597.5)	74.09	75.06 (563.1)	74.5	75.47 (566.2)	74.9	75.88 (569.2)
H_2O	0.5	0.51 (3.8)	6.20	6.28 (47.1)	6.20	6.28 (47.1)	6.20	6.28 (47.1)
合计	100	101.31 (760)	100	101.31 (760)	100	101.31 (760)	100	101.31 (760)

注：N_2 在呼吸过程中并无增减，只是因 O_2 和 CO_2 百分比的改变，使 N_2 的百分比发生相对改变

2. 血液气体和组织气体的分压（张力） 液体中气体分压称为气体张力（P），其数值与分压相同。表 5-3 示血液和组织中 PO_2 和 PCO_2。不同组织 PO_2 和 PCO_2 不同，同一组织 PO_2 和 PCO_2 还受组织活动水平影响，表中值仅是安静状态下的大致估计值。

表 5-3 血液和组织中气体的分压　　　　[单位：kPa（mmHg）]

	动脉血	混合静脉血	组织
PO_2	12.9～13.3 (97～100)	5.3 (40)	4.0 (30)
PCO_2	5.3 (40)	6.1 (46)	6.7 (50)

二、肺换气

（一）肺换气的过程

混合静脉血流经肺毛细血管时，血液 PO_2 是 40mmHg，比肺泡气的 104mmHg 低，肺泡气中 O_2 便顺分压差向血液扩散，血液的 PO_2 便逐渐上升，最后接近肺泡气的 PO_2。CO_2 则向相反方向扩散，从血液到肺泡，因为混合静脉血 PCO_2 是 46mmHg，肺泡气 PCO_2 是 40mmHg（图 5-11）。O_2 和 CO_2 扩散都极为迅速，仅需约 0.3s 即可达到平衡。通常情况下血液流经肺毛细血管的时间约为 0.7s，所以当血液流经肺毛细血管全长约 1/3 时，已经基本上完成交换过程。可见，通常情况下肺换气时间充足有余。

（二）影响肺换气的因素

影响肺泡气体交换的因素，除前面已经提到气体扩散速率受分压差、扩散面积、扩散距离、温度和扩散系数的影响外，还受通气/血流值影响。下面重点介绍扩散距离和扩散面积及通气/血流值对肺泡气体交换的影响。

图5-11　肺换气和组织换气示意图
数字为气体分压，单位为 mmHg

1. 呼吸膜的厚度　在肺部肺泡气通过呼吸膜与血液气体进行交换。气体扩散速率与呼吸膜厚度成反比关系。临床上任何使呼吸膜增厚或扩散距离增加的疾病，都会降低扩散速率，减少扩散量，如肺纤维化、肺水肿等，此类患者可出现低氧血症；特别是运动时，由于血流加速，缩短了气体在肺部的交换时间，这时呼吸膜的厚度，即扩散距离的改变显得更为重要。

2. 呼吸膜的面积　气体扩散速率与扩散面积成正比。健康成人肺约有 3 亿个肺泡，总扩散面积约为 $70m^2$。安静状态下，仅有 $40m^2$ 参与气体交换，故有相当大的贮备面积。运动时，因肺毛细血管开放数量和开放程度增加，扩散面积也大大增大。肺不张、肺实变、肺气肿或肺毛细血管关闭和阻塞均可使呼吸膜扩散面积减小。

3. 通气/血流值　是指每分肺泡通气量（V_A）和每分肺血流量（Q）之间的比值，简写为 V_A/Q。健康成人安静时约为 0.84（肺泡通气量肺血流量为 4200ml/5000ml）。气体交换是在肺泡气和流经肺毛细血管的血液之间进行的，因此只有在适宜的通气/血流值（ventilation/perfusion ratio，V_A/Q）才能进行正常的气体交换。如果通气/血流值明显大于 0.84（比值增大），这就意味着肺通气过剩或血流不足，部分肺泡气未能与血液气体充分交换，相当于增加了无效腔。反之，如果通气/血流值明显小于 0.84（比值减小），则意味着肺通气不足或血流过剩，部分血液流经通气不良的肺泡，混合静脉血中的气体未能得到充分更新，未能成为动脉血就流回了心脏，犹如发生了动静脉短路。

由此可见，通气/血流值增大，相当于增大肺泡无效腔；通气/血流值减小，相当于发生功能性动静脉短路，两者都妨碍了气体的有效交换，可导致血液缺氧或 CO_2 潴留，但主要问题是血液缺氧。这是因为：①动、静脉血液之间 PO_2 差远远大于 PCO_2 差，所以动静脉短路时，动脉血 PO_2 下降的程度大于 PCO_2 升高的程度；②CO_2 的扩散系数是 O_2 的 20 倍，所以 CO_2 的扩散较 O_2 为快，不易潴留；③动脉血 PO_2 下降和 PCO_2 升高，可以刺激呼吸，增加肺泡通气量，有助于 CO_2 的排出，却几乎无助于 O_2 摄取，这是由 O_2 解离曲线和 CO_2 解离曲线的特点所决定的。肺气肿患者，因许多细支气管阻塞和肺泡壁的破坏，上述两种通气/血流值异常都可以存在，致使肺换气速率受到极大损害，这是造成肺换气功能异常最为常见的一种疾病。

血流量(L/min)
通气量(%肺容量)

图5-12　正常人直立时肺通气和血流量的分布

V_A/Q：通气/血流值

健康成人就整个肺而言通气/血流值是0.84。但是肺内肺泡通气量和肺毛细血管血流量的分布不是很均匀，因此，各个局部的通气/血流值也不相同。例如，人在直立位时，由于重力等因素的作用，从肺尖部到肺底部，肺泡通气量和肺毛细血管血流量都逐渐增加，以血流量的增加更为显著，所以肺尖部的通气/血流值增大，约为3.3，可高达正常值3倍以上，产生肺泡无效腔；而肺底部的通气/血流值较减小，约为0.63，可低至正常值的60%，部分血液未能得到充分的气体交换就回到了心脏，从而产生功能性动静脉短路（图5-12）。虽然正常情况下存在着肺泡通气和血流的不均匀分布，但从总体上来说，由于呼吸膜面积远远超过肺换气的实际需要，所以并未明显影响 O_2 的摄取和 CO_2 的排出。在运动时，由于肺血流量增大，尤其肺上部的血流增多，可使全肺的通气/血流值得以改善。

（三）肺扩散容量

气体在 1mmHg 分压差作用下，每分钟通过呼吸膜扩散的气体毫升数称为肺扩散容量（diffusion capacity of lung, D_L），即：$D_L=V/(P_A-P_C)$。V 是每分钟通过呼吸膜的气体容积（ml/min），P_A 是肺泡气中该气体的平均分压，P_C 是肺毛细血管血液内该气体的平均分压。肺扩散容量是测定呼吸气通过呼吸膜能力的一种指标。健康人安静时氧的肺扩散容量平均约为 20ml/（min·mmHg），CO_2 的肺扩散容量约为 O_2 的 20 倍。运动时肺扩散容量增加，是因为参与气体交换的肺泡膜面积增加及通气量、血流量的不均匀分布得到改善所致。肺扩散容量可因有效扩散面积减小、扩散距离增加而降低。

三、组织换气

气体在组织的交换机制与肺泡处相似。细胞不断代谢消耗 O_2，产生 CO_2，故组织内 PO_2 可低至30mmHg，PCO_2 可高达 50mmHg。当动脉血流经组织毛细血管时，在气体分压差作用下，O_2 由血液扩散到组织，CO_2 由组织扩散到血液（见图 5-11）。

影响组织换气的因素与肺换气相似，所不同的是交换发生在液相（血液、组织液、细胞内液之间），而且扩散膜两侧的 O_2 和 CO_2 分压差随细胞内氧化代谢的强弱和组织血流而异。综上所述，在肺循环中，血液从肺泡获得 O_2，并释放出 CO_2；在体循环中，血液向组织释放出 O_2，并获得 CO_2。这样，肺换气和组织换气同步进行，相互协调，共同完成机体的气体交换过程。

第三节　气体在血液中的运输

气为血之帅，血为气之母，血液是运输 O_2 和 CO_2 的载体。肺换气过程摄取的 O_2 经血液循环动脉血输送到周身组织细胞，组织代谢生成的 CO_2 通过组织换气经血液循环静脉血运输到肺并排至体外。

一、氧和二氧化碳在血液中的运输方式

O_2 和 CO_2 在血液中的运输方式有两种：物理溶解与化学结合。

气体在溶液中溶解的量与气体分压、溶解度成正比，与温度成反比。温度在38℃时，1个大气压（760mmHg）下，O_2 和 CO_2 在100ml血液中溶解的量分别是2.36ml和48ml。按此计算，动脉血 PO_2 为100mmHg，则每100ml血液含溶解的 O_2 为0.31ml；静脉血 PCO_2 为46mmHg，则每100ml血液含溶解的 CO_2 为2.91ml。但事实上，血液中实际的 O_2 和 CO_2 含量却远远高于物理溶解的理论值。在表5-4中，以溶解形式存在的 O_2、CO_2 比例极小，显然单靠溶解形式来运输 O_2、CO_2 不能适应机体代谢的需要，还需要极为有效的化学结合性运输方式。

表 5-4 血液 O_2 和 CO_2 的含量 （单位：ml/100ml 血液）

气体	动脉血			混合静脉血		
	物理溶解	化学结合	合计	物理溶解	化学结合	合计
O_2	0.31	20.0	20.31	0.11	15.2	15.31
CO_2	2.53	46.4	48.93	2.91	50.0	52.91

在上表中，虽然物理溶解形式的 O_2、CO_2 量很少，但在气体运输和交换过程中起着非常重要的作用。在肺换气或组织换气时，进入血液的 O_2、CO_2 都是先溶解，提高分压后，再发生化学结合。O_2、CO_2 从血液释放时，也是溶解的先逸出，分压下降，结合的再分离出来补充失去的溶解的气体。物理溶解和化学结合之间保持着动态平衡。

二、氧的运输

（一）血液中氧的运输形式

血液中，物理溶解的 O_2 量仅占血液 O_2 总运输量的1.5%，化学结合的占98.5%左右。O_2 的结合形式是氧合血红蛋白（HbO_2）。红细胞内血红蛋白的分子结构特征使之成为有效地运输 O_2 的载体。血红蛋白还参与 CO_2 的运输，所以在血液气体运输方面，血红蛋白具有极为重要的作用。

（二）血红蛋白是运输氧的工具

1. 血红蛋白的分子结构 血红蛋白分子由一个珠蛋白和4个血红素组成（图5-13）。每个血红素又由4个吡咯基组成一个环，中心为一个 Fe^{2+}。每个珠蛋白有4条多肽链，每条多肽链与1个血红素相连接，构成血红蛋白的单体或亚单位。血红蛋白是由4个单体构成的四聚体。不同血红蛋白分子的珠蛋白的多肽链组成不同。成年人红细胞中的血红蛋白（血红蛋白A）由2条 α 链和2条 β 链组成，为 $\alpha_2\beta_2$ 结构。每条 α 链含141个氨基酸残基，每条 β 链含146个氨基酸残基。血红素的 Fe^{2+} 连接在多肽链的组氨酸残基上，该组氨酸残基若被其他氨基酸取代，或其邻近的氨基酸有所改变，都会影响血红蛋白功能。

血红蛋白的4个亚单位之间和亚单位内部由盐键连接。血红蛋白与 O_2 的结合或解离将影响盐键的形成或断裂，使血红蛋白四级结构的构型发生改变，血红蛋白与 O_2 的亲和力也随之而发生变化，这是血红蛋白氧解离曲线呈 S 形和波尔效应产生的基础。

图 5-13　血红蛋白分子组成及结构示意图

2. 血红蛋白与 O_2 结合的特征

血液中的 O_2 主要以 HbO_2 形式运输。O_2 与血红蛋白结合有以下几个重要特征。

（1）迅速且可逆，不需要酶：血红蛋白与 O_2 结合或解离反应快，反应时间不足 0.01s，且反应是可逆的。该反应不需要酶的参与，反应方向取决于 PO_2 的高低。当血液流经 PO_2 高的肺部时，血红蛋白与 O_2 结合，形成 HbO_2；当血液流经 PO_2 低的组织时，HbO_2 迅速解离，释放出 O_2，成为去氧血红蛋白。

$$Hb + O_2 \underset{PO_2低（组织）}{\overset{PO_2高（肺部）}{\rightleftharpoons}} HbO_2$$

（2）O_2 与血红蛋白结合是氧合反应：氧合（oxygenation）反应是 Fe^{2+} 与 O_2 结合后离子价位仍然是二价铁，未涉及电子的转移，故 O_2 与血红蛋白的结合过程不是氧化（oxidation）反应。

（3）1 分子血红蛋白可以结合 4 分子氧：每 1 个血红蛋白分子含有 4 个血红素，每个血红素含有一个能与 O_2 结合的 Fe^{2+}。因此，1 分子血红蛋白可以结合 4 分子 O_2，即 1mol 血红蛋白可结合 4mol O_2。

理想气体的摩尔容积为 22.4L，成年人血红蛋白分子量为 64 458，所以在 100% O_2 饱和的状态下，理论上 1g 的血红蛋白可以结合最大 1 分子 O_2 量为 1.39ml（即 22.4L×1000×4÷64 458＝1.39ml）。实际上 1g 的血红蛋白结合的 O_2 量低于 1.39ml，通常按 1.34ml 计算。100ml 血液中，血红蛋白所能结合的最大 O_2 量称为血氧容量，而血红蛋白实际结合的 O_2 量称为血氧含量。血氧含量占氧容量的百分比为血氧饱和度。例如，血红蛋白浓度在 15g/100ml 血液时，血红蛋白氧容量为 1.34×15＝20.1ml/100ml 血液，如血红蛋白氧含量是 20.1ml，则血红蛋白氧饱和度为 100%；如果血红蛋白氧含量是 15ml，则血红蛋白氧饱和度为 15/20×100%＝75%。通常情况下，血液中溶解的 O_2 极少，可忽略不计。因此，血红蛋白氧容量、血红蛋白氧含量和血红蛋白氧饱和度可分别视为血氧容量、血氧含量和血氧饱和度。

（4）变构效应：O_2 与血红蛋白的结合或解离能影响血红蛋白与 O_2 的亲和力，这与血红蛋白的变构效应有关。血红蛋白有两种构型：去氧血红蛋白为紧密型（tense form，T 型），氧合血红蛋白为疏松型（relaxed form，R 型）。R 型血红蛋白对 O_2 的亲和力高，大约为 T 型的 500 倍。在 O_2 与血红蛋白结合或解离过程中，血红蛋白的构型会因变构效应而发生相应转换。当 O_2 与血红蛋白中的 Fe^{2+} 结合后，血红蛋白分子中的盐键逐步断裂，其分子构型逐步由 T 型变为 R 型，对 O_2 的亲和力逐步增加；相反，血红蛋白由 R 型逐步变为 T 型时，血红蛋白对 O_2 的亲和力逐步降低，即血红蛋白的 4 个亚单位在结合 O_2 或释放 O_2 时，彼此间具有协同效应。例如，血红蛋白的 1 个亚单位与 O_2 结合后引起变构效应，使其他亚单位更容易与 O_2 结合；反之，当 HbO_2 的 1 个亚单位释出 O_2 后，其他亚单位更容易释放 O_2。

（5）氧合血红蛋白和去氧血红蛋白的颜色不同：氧合血红蛋白呈鲜红色，去氧血红蛋白呈紫蓝色。当体表表浅毛细血管床血液中去氧血红蛋白含量达 50g/L 以上时，皮肤、黏膜出现紫蓝色的现象，称为发绀（cyanosis）。发绀一般是缺氧的标志，但缺氧的严重程度与发绀程度并不成正比。也有例外情况：①严重贫血的患者虽然存在缺氧，但由于血红蛋白含量太少，以致毛细血管床血液中去氧血红蛋白含量达不到 50g/L，不会出现发绀；②有些高原性红细胞增多症患者，虽然不存在缺氧，但因为血红蛋白总量太多，以致毛细血管床血液中去氧血红蛋白含量达到 50g/L 以上，也会出现发绀；③煤气中毒时，CO 与血红蛋白形成的一氧化碳血红蛋白（carboxyhemoglobin，HbCO）可使机体产生严重缺氧，但口唇呈樱桃红色，而不出现发绀。

（三）氧解离曲线

氧解离曲线（oxygen dissociation curve）是表示血液 PO_2 与血红蛋白氧饱和度关系的曲线（图 5-14）。该曲线以 PO_2 为横坐标，以血氧饱和度为纵坐标，反映在不同 PO_2 条件下 O_2 与血红蛋白的结合与解离情况。根据曲线的 S 形变化趋势和功能意义可将曲线分为以下三段。

图 5-14　氧解离曲线
测定条件：温度 37℃，血液 pH7.4，PCO_2 40mmHg，血氧浓度 15g/100ml

1. 氧解离曲线上段　相当于 PO_2 在 60～100mmHg，是血红蛋白与 O_2 结合的部分。这段曲线较平坦，表明 PO_2 的变化对血氧饱和度影响不大。例如，PO_2 为 100mmHg 时（相当于动脉血 PO_2），血氧饱和度为 97.4%，血氧含量约为 19.4ml%。如将吸入气 PO_2 提高到 150mmHg，血氧饱和度为 100%，只增加了 2.6%，这就解释了为何通气/血流值不匹配时，肺泡通气量的增加几乎无助于 O_2 的摄取。反之，如使 PO_2 下降到 70mmHg，血氧饱和度为 94%，也仅降低了 3.4%。因此，即使在高原、高空或患有某些呼吸系统疾病时，吸入气或肺泡气 PO_2 有所下降，但只要 PO_2 不低于 60mmHg，血氧饱和度仍能保持在 90% 以上，血液仍可携带足够量的 O_2，不致发生明显的低氧血症。

2. 氧解离曲线中段　该段曲线较陡，相当于 PO_2 在 40～60mmHg，是 HbO_2 释放 O_2 的部分。PO_2 为 40mmHg，相当于混合静脉血的 PO_2 时，血氧饱和度约为 75%，血氧含量约为 14.4ml%，即每 100ml 血液流过组织时释放了 5ml O_2。血液流经组织时释放出的氧容积占动脉血氧含量的百分数称为 O_2 的利用系数（utilization coefficient of oxygen），安静时为 25% 左右。以心排血量为 5L 和每 100ml 血液流经组织时释放 5ml O_2 计算，人体每分钟耗氧量约为 250ml。因此，氧解离曲线中段反映了机体在安静状态下血液血红蛋白对组织的供氧情况。

3. 氧解离曲线下段　相当于 PO_2 在 15～40mmHg，也是 HbO_2 与 O_2 解离部分，是曲线坡度最陡的一段，即 PO_2 稍有降低，HbO_2 就可大幅下降。在组织活动加强时，PO_2 可降至 15mmHg，HbO_2 进一步解离，血氧饱和度降至更低的水平，血氧含量仅约 4.4ml/100ml 血液。这样，每 100ml 血液能供给组织 15ml O_2，O_2 的利用系数可提高到 75%，是安静时的 3 倍，可满足机体对 O_2 需求的增加，可见该段曲线代表 O_2 的贮备。各段的特征及其生理意义归纳总结见表 5-5。

表 5-5　氧解离曲线各段的特征与生理意义

	曲线上段	曲线中段	曲线下段
横坐标	60～100 mmHg	40～60 mmHg	15～40 mmHg
纵坐标	90%～97.4%	75%～90%	22%～75%
各段特点	比较平坦	较陡	最陡
携 O_2 情况	血红蛋白与 O_2 结合部分	HbO_2 释放 O_2 部分	HbO_2 进一步释放 O_2 部分
受 PO_2 影响	不大	较大	很大
生理意义	肺泡处 PO_2 高，血氧饱和度大，利于肺泡毛细血管血液对 O_2 的结合	安静时组织细胞 PO_2 低，HbO_2 易释放 O_2，保证组织的供氧需要	组织活动增强时 PO_2↓，O_2 进一步向组织供应，O_2 利用更加充分，反映血液中 O_2 的储备

（四）影响氧解离曲线的因素

图 5-15　影响氧解离曲线的主要因素
2,3-DPG 为 2,3-二磷酸甘油酸

血红蛋白与 O_2 的结合和解离可受多种因素影响，使氧解离曲线的位置发生偏移（图 5-15），即血红蛋白对 O_2 的亲和力发生变化，通常用 P_{50} 表示血红蛋白与 O_2 的亲和力。P_{50} 是使血氧饱和度达 50% 时的 PO_2，正常情况下为 26.5mmHg（3.52kPa）。P_{50} 增大，氧解离曲线右移，表明血红蛋白对 O_2 的亲和力降低；P_{50} 降低，氧解离曲线左移，表示血红蛋白对 O_2 的亲和力增加。

1. pH 和 PCO_2 的影响　血液 pH 降低或 PCO_2 升高，血红蛋白对 O_2 的亲和力降低，P_{50} 增大，氧解离曲线右移；反之，氧解离曲线左移。PCO_2 的影响，一方面是 PCO_2 改变时，可通过 pH 改变发生间接效应；另一方面可通过 CO_2 与血红蛋白结合而直接影响血红蛋白与 O_2 的亲和力。

血液酸度对血红蛋白与氧亲和力的这种影响称为波尔效应（Bohr effect）。波尔效应既可促进肺毛细血管血液的氧合，又有利于组织中毛细血管内的血液释放 O_2。当血液流经肺时，CO_2 从血液向肺泡扩散，血液 PCO_2 下降，H^+ 浓度也降低，均使血红蛋白对 O_2 的亲和力增大，血液结合氧含量增加。当血液流经组织时，CO_2 从组织扩散进入血液，血液 PCO_2 和 H^+ 浓度升高，血红蛋白对 O_2 的亲和力降低，氧解离曲线右移，促进 HbO_2 解离，向组织释放 O_2。

2. 温度的影响　温度升高时，氧解离曲线右移，促进 O_2 的释放；温度降低时，曲线左移，不利于 O_2 的释放。温度对氧解离曲线的影响，可能与温度影响了 H^+ 活度有关。组织代谢活跃时，局部温度升高，CO_2 和酸性代谢物增加，有利于 HbO_2 解离，使活动组织可获得更多的 O_2，以适应代谢增强的需要。

3. 2,3-二磷酸甘油酸　是红细胞无氧糖酵解的产物，可与血红蛋白分子 β 链结合形成盐键，促使血红蛋白向 T 型转化。在缺氧的情况下，糖酵解加强，红细胞 2,3-二磷酸甘油酸增加，氧解离曲线右移，有利于 O_2 的释放。

4. 其他因素　血红蛋白与 O_2 结合还受其自身性质的影响。血红蛋白的 Fe^{2+} 氧化成 Fe^{3+}，失去运输 O_2 的能力。胎儿的血红蛋白与 O_2 的亲和力高，有助于胎儿血液流经胎盘时从母体摄取 O_2。异常血红蛋白的运输 O_2 的功能也降低。

三、二氧化碳的运输

（一）CO_2 的运输形式

血液中物理溶解的 CO_2 约占 CO_2 总运输量的 5%，化学结合的占 95%。化学结合的形式主要是碳酸氢盐和氨基甲酰血红蛋白，其中碳酸氢盐形式占 CO_2 总运输量的 88%，氨基甲酰血红蛋白形式占 7%。表 5-6 示血液中各种形式的 CO_2 的含量、各种形式所占的百分比和各种形式释出 CO_2 所占的百分比。

表 5-6　血液中各种形式 CO_2 的含量（ml/100ml 血液）、所占百分比（%）

	动脉血		静脉血		动、静脉血含量差值	释出量所占百分比
	含量	所占百分比	含量	所占百分比		
CO_2 总量	48.5	100	52.5	100	4.0	100
溶解的 CO_2	2.5	5.15	2.8	5.33	0.3	7.5
HCO_3^- 形式的 CO_2	43.0	88.66	46.0	87.62	3.0	75
氨基甲酰血红蛋白形式的 CO_2	3.0	6.19	3.7	7.05	0.7	17.5

从组织扩散入血的 CO_2 首先溶解于血浆，一小部分溶解的 CO_2 缓慢地与水结合生成 H_2CO_3，H_2CO_3 又解离成 HCO_3^- 和 H^+，H^+ 被血浆缓冲系统缓冲，pH 无明显变化。溶解的 CO_2 也与血浆蛋白的游离氨基反应，生成氨基甲酰血红蛋白，但形成的量极少，而且动静脉血中的含量接近，表明它对 CO_2 的运输所起作用不大。在血浆中溶解的 CO_2 绝大部分扩散进入红细胞，在红细胞内以碳酸氢盐和氨基甲酰血红蛋白形式运输。

1. 碳酸氢盐形式　从组织扩散进入血液的 CO_2，大部分进入红细胞。在碳酸酐酶催化下，CO_2 与 H_2O 反应生成 H_2CO_3，H_2CO_3 进一步解离为 HCO_3^- 和 H^+。碳酸酐酶催化的反应是双向的（图 5-16）。

反应中产生的 HCO_3^-，在红细胞内主要与 K^+ 结合形成 $KHCO_3$，在血浆则主要与 Na^+ 结合生成 $NaHCO_3$，碳酸氢盐随血流运向肺部；而反应产生的 H^+，大部分与去氧血红蛋白结合形成 HHb。

由于红细胞内有较高浓度碳酸酐酶，反应极为迅速，是血浆同样反应速度的 5000 倍。

图 5-16　CO_2 的运输方式示意图

随着红细胞内 HCO_3^- 浓度不断增加，HCO_3^- 顺浓度差经红细胞膜扩散进入血浆。与此同时，Cl^- 由血浆扩散进入红细胞，这一现象称为氯转移（chloride shift）。这一过程是通过红细胞膜上的特异的 HCO_3^--Cl^- 转运体进行的。这样，HCO_3^- 便不会在红细胞内堆积，且有利于反应向右进行，便于 CO_2 的运输。

当静脉血液流经肺部时，反应向左进行。碳酸氢盐解离形成 HCO_3^- 和阳离子。血浆中的 HCO_3^- 进入红细胞以补充消耗了的 HCO_3^-，Cl^- 则返回到血浆。与此同时，红细胞内碳酸酐酶催化 H_2CO_3

分解成 CO_2 和 H_2O，CO_2 由红细胞扩散入血浆。因为肺泡气 PCO_2 比静脉血 PCO_2 低，血浆中溶解的 CO_2 扩散进入肺泡。这样，以碳酸氢盐形式运输的 CO_2 在肺部被释放并被排出。

2. 氨基甲酰血红蛋白形式 少部分 CO_2 与 $HbNH_2$ 的氨基结合生成氨基甲酸血红蛋白（carbaminohemoglobin，HbNHCOOH），这一反应无须酶的催化，且反应迅速、可逆，其反应方向取决于 PCO_2。

$$HbNH_2 + CO_2 \underset{\text{在肺内}}{\overset{\text{在组织}}{\rightleftharpoons}} HbNHCOO + H^+$$

调节这一反应的主要因素是氧合作用。HbO_2 与 CO_2 结合形成 HbNHCOOH 的能力比去氧血红蛋白小。在组织中，HbO_2 解离释出 O_2，部分 HbO_2 变成去氧血红蛋白，与 CO_2 结合生成 HbNHCOOH。此外，去氧血红蛋白酸性较 HbO_2 弱，去氧血红蛋白与 H^+ 结合，也促进反应向右进行，并缓冲 pH 变化。在肺部 HbO_2 生成增多，促使 HbNHCOOH 解离释放 CO_2 和 H^+，反应向左进行。氧合作用的调节有重要意义，从表 5-5 可以看出，虽然以 HbNHCOOH 形式运输的 CO_2 仅约占总运输量的 7%，但在肺排出的 CO_2 中却有 17.5% 是从 HbNHCOOH 释放出来的。

图 5-17 CO_2 解离曲线

（二）CO_2 解离曲线

CO_2 解离曲线（carbon dioxide dissociation curve）是反映血液中 CO_2 含量与 PCO_2 关系的曲线（图 5-17）。血液 CO_2 含量随 PCO_2 上升而增加。与氧解离曲线不同，二者之间接近线性关系而不是 S 形曲线，而且没有饱和点。因此，CO_2 解离曲线的纵坐标不用饱和度而用含量表示。

图 5-17 的 A 点是静脉血 PO_2 为 40mmHg，PCO_2 为 45mmHg 时的 CO_2 含量，约为 52mL/100mL 血液；B 点是动脉血 PO_2 为 100mmHg，PCO_2 为 40mmHg 时的 CO_2 含量，约为 48mL/100mL 血液。可见，血液流经肺时每 100ml 血液释出 $4mlCO_2$。

（三）O_2 与 Hb 的结合对 CO_2 运输的影响

O_2 与血红蛋白结合可促使 CO_2 释放，这一现象称为何尔登效应（Haldane effect）。从图 5-17 可以看出，在相同的 PCO_2 下，动脉血（HbO_2 多）携带的 CO_2 比静脉血少。因为 HbO_2 酸性较强，而去氧血红蛋白酸性较弱，所以去氧血红蛋白容易与 CO_2 结合，生成 HbNHCOOH，也容易与 H^+ 结合，使 H_2CO_3 解离过程中产生的 H^+ 被及时移去，有利于反应向右进行，可提高血液运输 CO_2 的量。因此，在组织中，由于 HbO_2 释出 O_2 而成为去氧血红蛋白，何尔登效应可促使血液摄取并结合 CO_2；在肺换气时，则因血红蛋白与 O_2 结合，促使 CO_2 释放。可见，O_2 和 CO_2 的运输不是孤立进行的，而是相互影响的。CO_2 通过波尔效应影响 O_2 的结合和释放，O_2 又通过何尔登效应影响 CO_2 的结合和释放。

第四节 呼吸运动的调节

呼吸运动是由呼吸肌舒缩活动完成的一种节律性运动，可受意识控制。呼吸的频率和幅度随机体内外环境的变化而发生相应的变化，以适应机体代谢的需要。如在运动时，呼吸加深加快，肺通气量增加，机体摄氧增加，排出更多 CO_2，以适应代谢增强的需要。呼吸节律的形成及其与人体代谢水平的适应，主要是通过自主性调节和随意性调节这两种神经系统调节实现的。

一、呼吸中枢与呼吸节律的形成

（一）呼吸中枢

呼吸中枢（respiratory center）是指位于中枢神经系统内，与呼吸的产生和调节有关的神经元群。这些神经元群分布在脊髓、延髓、脑桥、间脑和大脑皮层等部位。它们之间协调配合，互相制约，对各种传入冲动进行整合，以此共同维持着人类正常的呼吸运动。

1. 脊髓的作用　支配呼吸肌的运动神经元分别位于第 3～5 颈段（支配膈肌）和胸段（支配肋间肌和腹肌等）脊髓前角。实验中，在动物的延髓和脊髓之间做一横切，其呼吸立刻停止（图 5-18），说明节律性呼吸运动不是由脊髓产生的。脊髓只是高位呼吸中枢和呼吸肌联系的中转部位及某些呼吸反射的初级整合中枢。

图5-18　脑干呼吸神经核团（右）和在不同平面横切脑干后（左）呼吸的变化示意图

BötC：包钦格复合体；pre-BötC：前包钦格复合体；iVRG：中段腹侧呼吸组；cVRG：尾段腹侧呼吸组；PBKF：臂旁内侧核和 Kölliker-Fuse 核；PC：呼吸调整中枢；Ⅸ、Ⅹ、Ⅺ、Ⅻ分别为第 9、10、11、12 对脑神经；A、B、C、D 为不同横切平面

2. 低位脑干的作用　是指脑桥和延髓。横切脑干的实验研究表明，呼吸节律产生于下位脑干，且呼吸运动的变化因脑干横断的平面高低而异。

（1）三级呼吸中枢学说的形成：在动物的中脑和脑桥之间进行横切（见图 5-18，A 平面），呼吸节律无明显变化，但在延髓和脊髓之间横切（D 平面），呼吸运动立刻停止，表明呼吸节律产生于下位脑干，延髓可独立地产生节律呼吸，上位脑对节律性呼吸不是必需的；如果在脑桥上、中部之间横切（B 平面），呼吸将变慢变深，如再切断双侧迷走神经，吸气便大大延长，偶尔为短暂的呼气所中断，这种形式的呼吸称为长吸式呼吸（apneusis）。这一结果提示脑桥上部有抑制吸气的中枢结构，称为呼吸调整中枢（pneumotaxic center），来自肺部的迷走神经传入冲动也有抑制吸气的作用，当延髓失去来自这两个方面对吸气活动的抑制作用后，吸气活动不能及时中断，便出现长吸式呼吸；再在脑桥和延髓之间横切（C 平面），不论迷走神经是否完整，长吸式呼吸都会消失，而呈喘息样呼吸（gasping），呼吸节律不规则，因而认为脑桥中下部位有活化吸气的长吸中枢。三级呼吸中枢学说认为：延髓有呼吸节律基本中枢；脑桥上部有呼吸调整中枢；脑桥中下部存在结构特定的长吸中枢。

（2）呼吸神经元的类型与主要功能：20 世纪 60 年代以后采用微电极等新技术研究发现，在中枢神经系统内，与呼吸周期相关的神经元呈节律性放电，这些神经元被称为呼吸神经元。这些呼吸

神经元有不同类型，就其自发放电的时间而言，在吸气相放电的为吸气神经元（inspiratory neuron），在呼气相放电的为呼气神经元（expiratory neuron），在吸气相放电并延续至呼气相的为吸气呼气神经元，在呼气相放电并延续到吸气相者，为呼气吸气神经元，后两类神经元均是跨时相神经元。

在延髓，呼吸神经元主要集中在背侧（孤束核的腹外侧部）和腹侧（疑核、后疑核和面神经后核附近的包钦格复合体）两组神经核团内，分别称为背侧呼吸组（dorsal respiratory group，DRG）和腹侧呼吸组（ventral respiratory group，VRG）（见图 5-18）。背侧呼吸组的神经元轴突主要交叉到对侧，下行至脊髓颈段，支配膈运动神经元。疑核主要含吸气神经元，其轴突下行投射到脊髓，支配膈肌和肋间外肌的前角运动神经元，引起吸气；此区还含有其他吸气和呼气运动神经元，其轴突随同侧舌咽神经和迷走神经传出，支配咽喉部呼吸辅助肌。后疑核，主要含呼气神经元，其轴突下行投射到脊髓胸段，支配肋间内肌和腹肌运动神经元，兴奋时引起主动呼气。包钦格复合体主要含呼气神经元，它们的轴突主要与背侧呼吸组的吸气神经元形成抑制性联系，此区也含有调节咽喉部辅助呼吸肌的呼吸运动神经元。

由于延髓呼吸神经元主要集中在背侧呼吸组和腹侧呼吸组，所以曾推测背侧呼吸组和腹侧呼吸组是产生基本呼吸节律的部位。可是，后来的某些实验结果不支持这一看法。有人用化学或电解的方法损毁这些区域后，呼吸节律没有明显变化，这些结果提示背侧呼吸组和腹侧呼吸组可能不是呼吸节律唯一发源地，呼吸节律可能源于多个部位，产生呼吸节律的神经结构相当广泛，所以不容易因局灶损害而丧失呼吸节律。

（3）脑桥 PBKF 的功能：在新生大鼠的离体脑干脊髓制备中，用微细切割的方法去除前包钦格复合体（pre-Bötzinger complex）后，颈神经根的呼吸节律样放电消失；在含有前包钦格复合体的脑片中，可以从舌下神经根记录到类似呼吸节律的放电活动。因此，有人认为前包钦格复合体可能是呼吸节律起源的关键部位。在脑桥上部，呼吸神经元相对集中于臂旁内侧核（NPBM）和相邻的Kölliker-Fuse（KF）核，合称 PBKF 核群。PBKF 和延髓的呼吸神经核团之间有双向联系，可形成调控呼吸的神经元回路。若切断麻醉猫的双侧迷走神经，损毁 PBKF，麻醉猫可出现长吸式呼吸，提示早先研究即已发现的呼吸调整中枢乃位于脑桥的 PBKF，其作用为限制吸气，促使吸气向呼气转换。

3. 高位中枢的作用　呼吸还受脑桥以上高位脑中枢，如大脑皮层、边缘系统、下丘脑等的调节。大脑皮层可以随意控制呼吸，发动说、唱等动作，在一定限度内可以随意屏气或加强加快呼吸。大脑皮层对呼吸的调节系统是随意呼吸调节系统，低位脑干的呼吸调节系统是自主节律呼吸调节系统，这两个系统的下行通路是分开的。临床上有时可以观察到自主呼吸和随意呼吸分离的现象。例如，在脊髓前外侧索下行的自主呼吸通路受损后，自主节律呼吸停止，但患者仍可进行随意呼吸。这类患者靠随意呼吸或人工呼吸来维持肺通气，如不进行人工呼吸，一旦患者入睡，可能发生呼吸停止。

（二）呼吸节律形成的假说

近年提出的吸气活动发生器和吸气切断机制等学说，有助于解释安静时中枢的呼吸节律主要是吸气活动的节律（图 5-19）。吸气切断机制被三个方面的冲动激活：①吸气活动发生器，指延髓内有一些神经细胞的活动与整体吸气发动相关；②位于脑桥的呼吸调整中枢；③吸气过程中引起的肺牵张反射。随着吸气过程的进行，来自这三个方面的冲动均逐渐增强，当达到吸气切断机制的阈值时，相关神经细胞兴奋并发

图 5-19　呼吸节律形成机制示意图
+表示兴奋作用；-表示抑制作用

出冲动，抑制吸气活动发生器的活动，于是吸气停止而转为呼气。但有关吸气活动发生器和吸气切断机制的确切神经结构尚未得到证实。

近年研究表明，在延髓的前包钦格复合体中有自发的节律活动，这些自发放电的细胞可能是形成呼吸节律的"起搏细胞"。它们的活动受到呼吸神经功能网络中兴奋性或抑制性突触的影响。这些"起搏细胞"的活动还受体表和体内感受器的反馈作用及高位神经中枢的调节，从而产生一定频率的和规律的呼吸运动。

二、呼吸的化学感受性调节

化学因素对呼吸运动的调节是一种反射性调节。这里的化学因素是指动脉血液、组织液或脑脊液中的 PO_2、PCO_2 和 H^+。机体通过呼吸运动调节以维持血液中的 PO_2、PCO_2 和 H^+ 的水平，而动脉血中 PO_2、PCO_2 和 H^+ 水平的变化，又通过化学感受器调节呼吸运动，如此形成的控制环路，维持着内环境的相对稳定。

（一）化学感受器

化学感受器（chemoreceptor）是感受体液中化学物质刺激的一类感受器，它的适宜刺激是 O_2、CO_2 和 H^+ 等化学物质。参与呼吸运动调节的化学感受器因其所在部位不同，分为外周化学感受器和中枢化学感受器。

1. 外周化学感受器 颈动脉体和主动脉体是调节呼吸运动和循环活动的重要外周化学感受器（peripheral chemoreceptor）。当动脉血 PO_2 降低、PCO_2 或 H^+ 浓度升高时感受器受到刺激而兴奋，冲动经窦神经和迷走神经传入延髓，反射性地引起呼吸加深加快和血液循环的变化。其中，颈动脉体主要调节呼吸，而主动脉体在循环调节方面较为重要。由于颈动脉体是有利的解剖位置，所以，对外周化学感受器的研究主要集中在颈动脉体。记录游离的颈动脉体传入神经单纤维的动作电位，观察改变灌流液成分时动作电位频率的变化，可以了解颈动脉体所感受刺激的性质及刺激与反应之间的关系。结果发现当灌流液 PO_2 下降、PCO_2 或 H^+ 升高时，传入冲动增加。如果保持灌流液的 PO_2 在 100mmHg，仅减少灌流量，则传入冲动也增加。因为血流量下降时，颈动脉体从单位体积血液中摄取的氧量相对增加，细胞外液 PO_2 因供氧少于耗氧而下降。但在贫血或 CO 中毒时，血氧含量虽然下降，但 PO_2 正常，只要血流量充分，化学感受器传入冲动并不增加，所以化学感受器所感受的刺激是所处环境的 PO_2，而不是动脉血氧含量。从实验中还可看出上述三种刺激对化学感受器有相互增强的作用。两种刺激同时作用时比单一刺激的效应强。这种协同作用有重要意义，因为当机体发生循环或呼吸衰竭时，总是 PCO_2 升高和 PO_2 降低同时存在，它们的协同作用加强对化学感受器的刺激，从而促进代偿性呼吸增强的反应。

2. 中枢化学感受器 摘除动物外周化学感受器或切断其传入神经后，吸入 CO_2 仍能增加肺通气。改变脑脊液 CO_2 和 H^+ 也能刺激呼吸。过去认为这是 CO_2 直接刺激呼吸中枢所致。后来用改变脑表面灌流液成分和 pH、做局部冷阻断、电凝固损伤、进行电刺激、记录神经元电活动、做离体脑组织块的电生理研究等方法在多种动物上做了大量实验，结果表明，在延髓有一个不同于呼吸中枢，但可影响呼吸的化学感受器，称为中枢化学感受器（central chemoreceptor）。中枢化学感受器位于延髓腹外侧浅表部位，左右对称，可以分为头、中、尾三个区（图 5-20A）。头端和尾端区都有化学感受性，中间区不具有化学感受性。但如果局部阻滞或损伤中间区后，可以使动物通气量降低，并使头端区、尾端区受刺激时的通气反应消失，提示中间区可能是头端区和尾端区传入冲动向脑干呼吸中枢投射的中继站。应用胆碱能激动剂和拮抗剂的研究结果表明，在中枢化学感受器传递环节中可能有胆碱能机制参与。

中枢化学感受器的生理刺激是脑脊液和局部细胞外液的 H^+。因为如果保持人工脑脊液的 pH 不变，用含高浓度 CO_2 的人工脑脊液灌流脑室时可引起通气增强反应消失，可见有效刺激不是

CO_2 本身，而是 CO_2 所引起的 H^+ 的增加。在体内，血液中的 CO_2 能迅速通过血-脑屏障，使化学感受器周围液体中的 H^+ 升高，从而刺激中枢化学感受器，再引起呼吸中枢的兴奋（图 5-20B）。可是，脑脊液中碳酸酐酶含量很少，CO_2 与 H_2O 的水合反应很慢，所以对 CO_2 的反应有一定的时间延迟。血液中的 H^+ 不易通过血-脑屏障，故血液 pH 的变化对中枢化学感受器的直接作用不大，也较缓慢。中枢化学感受器与外周化学感受器不同，它不感受缺氧的刺激，但对 CO_2 的敏感性比外周化学感受器高，反应潜伏期较长。中枢化学感受器的作用可能是调节脑脊液的 H^+，使中枢神经系统有一稳定的 pH 环境，而外周化学感受器的作用主要是在机体低氧时，维持对呼吸的驱动。

图5-20　中枢化学感受器示意图

A. 延髓腹外侧的化学敏感区（R 为头端区；I 为中间区；C 为尾端区；Ⅵ、Ⅶ、Ⅷ、Ⅸ、Ⅹ、Ⅺ、Ⅻ分别为第 6、7、8、9、10、11、12 对脑神经）；B. 血液或脑脊液 PCO_2 升高刺激呼吸的中枢机制（CA 为碳酸酐酶）

（二）CO_2、H^+ 和 O_2 对呼吸运动的影响

图 5-21　动脉血液 PCO_2、PO_2、pH 改变对肺泡通气量的影响

1. CO_2 对呼吸运动的影响　CO_2 是调节呼吸的最重要的生理性体液因子。一定水平的 PCO_2 对维持呼吸和呼吸中枢的兴奋性是必要的，如果动脉血液 PCO_2 过低可发生呼吸暂停。因此，吸入含一定浓度 CO_2 的混合气，将导致肺泡气 PCO_2 升高，动脉血 PCO_2 也随之升高，呼吸加深加快，肺通气量增大（图 5-21）。肺通气量的增大可增加 CO_2 的清除，可使肺泡气和动脉血 PCO_2 维持于接近正常水平。但是，若吸入气的 CO_2 陡升，CO_2 堆积，就会抑制中枢神经系统的活动，包括呼吸中枢，将会发生呼吸困难、头痛、头昏甚至昏迷，出现 CO_2 麻醉。对 CO_2 的反应人与人之间有个体差异，

且还受许多因素影响，如疾病或药物。总之 CO_2 在呼吸调节中是经常起作用的最重要的化学刺激，在一定范围内动脉血 PCO_2 的升高，可以加强对呼吸的刺激作用，但超过一定限度则有抑制和麻醉效应。

CO_2 刺激呼吸是通过两条途径实现的：①通过刺激中枢化学感受器再兴奋呼吸中枢；②刺激外周化学感受器，冲动经窦神经和迷走神经传入延髓呼吸有关核团，反射性地使呼吸加深、加快，增加肺通气。但两条途径里中枢途径是主要的。因为去掉外周化学感受器之后，CO_2 的通气反应仅下降约20%，可见中枢化学感受器在 CO_2 通气反应中起主要作用。动脉血 PCO_2 只需升高 2mmHg 就可刺激中枢化学感受器，出现通气加强反应，如刺激外周化学感受器，则需升高 10mmHg。不过，因为中枢化学感受器的反应慢，所以当动脉血 PCO_2 突然大增时，外周化学感受器在引起快速呼吸反应中可起重要作用。当中枢化学感受器受到抑制，对 CO_2 的敏感性降低时，外周化学感受器的作用就更显重要。CO_2 的作用途径如下（图 5-22）。

图 5-22　CO_2 对呼吸运动的调节示意图

2. H^+ 对呼吸运动的影响　动脉血 H^+ 增加，呼吸加深加快，肺通气量增加；H^+ 降低，呼吸受到抑制（见图 5-21）。H^+ 对呼吸的调节也是通过外周化学感受器和中枢化学感受器实现的。中枢化学感受器对 H^+ 的敏感性较外周的高，约为外周的 25 倍。但是，H^+ 通过血液屏障的速度慢，限制了它对中枢化学感受器的作用。脑脊液中的 H^+ 才是中枢化学感受器的最有效的刺激。所以血液中的 H^+ 主要通过外周化学感受器起作用。

3. 低氧对呼吸运动的影响　吸入气 PO_2 降低时，肺泡气及动脉血液的 PO_2 也随之降低，呼吸加深、加快，肺通气量增加（见图 5-21）。同 CO_2 一样，机体对低氧的反应也有个体差异。一般在动脉血 PO_2 下降到 80mmHg 以下时，肺通气才出现可觉察到的增加，可见动脉血 PO_2 对正常呼吸的调节作用不大，仅在特殊情况下低氧刺激对呼吸的调节才有重要意义。如严重肺气肿、肺心病患者，肺换气受到障碍会导致低氧和 CO_2 潴留。长时间 CO_2 潴留使中枢化学感受器对 CO_2 的刺激作用发生适应，而外周化学感受器对低氧刺激适应很慢，这时低氧对外周化学感受器的刺激成为驱动呼吸的主要刺激。低氧对呼吸的刺激作用完全是通过外周化学感受器实现的。切断动物外周化学感受器的传入神经或摘除颈动脉体，则急性低氧的呼吸刺激反应完全消失。可见，低氧对中枢的直接作用是抑制作用。但是低氧可以通过对外周化学感受器的刺激而兴奋呼吸中枢，这样在一定程度上可以对抗低氧对中枢的直接抑制作用。在严重低氧时，外周化学感受性反射已不足以克服低氧对中枢的抑制作用，终将导致呼吸障碍。当由于慢性肺通气功能低下而导致缺氧时，如果吸入纯氧，会因解除了外周化学感受器的低氧刺激而引起呼吸暂停，故临床上给氧治疗时应予以注意。

（三）CO_2、H^+ 和 PO_2 在影响呼吸中的相互作用

保持其他两个因素不变而只改变其中一个因素时的单因素通气效应（图 5-23），可以看出 PO_2 下降对呼吸的影响较慢、较弱，在一般动脉血 PO_2 变化范围内作用不大，要在 PO_2 低于

图 5-23 动脉血液 PCO_2 升高、PO_2 降低、pH 降低对肺泡通气量的影响

80mmHg 后，通气量才逐渐增大。PCO_2 和 H^+ 浓度与低氧不同，只要略有升高，通气就明显增大，PCO_2 的作用尤为突出。但实际情况不可能是单因素改变，而其他因素不变，往往是一种因素的改变会引起其余一种或两种因素相继改变或存在几种因素的同时改变，三者间相互影响、相互作用，既可因相互总和而加大，也可因相互抵消而减弱。当一种因素改变，另两种因素不加控制时（见图 5-21），可以看出 PCO_2 升高时，H^+ 也随之升高，两者的作用总和起来，使肺通气较单独 PCO_2 升高时为大。H^+ 增加时，因肺通气增大使 CO_2 排出，PCO_2 下降，抵消了一部分 H^+ 的刺激作用；CO_2 含量的下降，也使 H^+ 有所降低。两者均使肺通气的增加较单独 H^+ 升高时为小。PO_2 下降时，也因肺通气量增加，呼出较多的 CO_2，使 PCO_2 和 H^+ 下降，从而减弱了低氧的刺激作用。

三、呼吸的机械反射性调节

呼吸节律虽然产生于脑，但其活动可受到各种机械性刺激引起的呼吸器官本身及骨骼肌、其他器官系统感觉器传入冲动的反射性调节，主要的机械反射性调节有以下几种。

（一）肺牵张反射

由肺扩张或肺缩小引起的吸气抑制或兴奋的反射称为肺牵张反射，也称黑伯反射（Hering-Breuer reflex）。它有以下两种形式。

1. 肺扩张反射 是肺充气或扩张时抑制吸气的反射。感受器位于从气管到细支气管的平滑肌中，是牵张感受器，阈值低，适应慢。当吸气时肺扩张牵拉呼吸道，使之扩张，感受器兴奋，冲动经迷走神经粗纤维传入延髓，经延髓和脑桥呼吸中枢的作用，切断吸气，转入呼气。这样加速了吸气向呼气转换，使呼吸频率增加。所以切断迷走神经后，吸气延长、加深，呼吸变得深而慢。肺扩张反射（pulmonary inflation reflex）有种属差异，兔的最强，人的最弱。在人体，当潮气量增加至 800ml 以上时，才能引起肺扩张反射，可能是由于人体肺扩张反射的中枢阈值较高所致。所以，平静呼吸时，肺扩张反射不参与人的呼吸调节。但初生婴儿存在这一反射，而在出生 4～5d 后，反射就会显著减弱。病理情况下，肺顺应性降低，肺扩张时对气道的牵张刺激增强，可以引起该反射，使呼吸变浅变快。

2. 肺缩小反射 又称肺萎陷反射（pulmonary deflation reflex），是肺萎陷时引起的吸气反射。感受器同样位于气道平滑肌内，但其性质尚不十分清楚。肺缩小反射在肺较强地缩小时才出现，它在平静呼吸调节中意义不大，但对阻止呼气过深和肺不张等可能起一定作用。

（二）其他机械性反射

1. 呼吸肌本体感受性反射 呼吸肌是骨骼肌，肌梭和腱器官是其本体感受器，当肌梭受到牵张刺激而兴奋时，冲动经背根传入脊髓中枢，反射性地引起呼吸运动增强，称为呼吸肌本体感受性反

射。该反射在维持正常呼吸运动中起一定的作用，尤其在运动状态或气道阻力加大时，可反射性地加强呼吸肌的收缩力，克服气道阻力，以维持正常肺通气功能。

2. 肺毛细血管旁感受器（简称 J 感受器）引起的呼吸反射 J 感受器位于肺泡毛细血管旁，在肺毛细血管充血、肺泡壁间质积液时受到刺激，冲动经迷走神经传入延髓，引起反射性呼吸暂停，继以浅快呼吸。J 感受器在呼吸调节中的作用尚不清楚。肺栓塞、肺水肿和肺炎等病理情况下的急促呼吸可能与该类感受器有关。

3. 某些穴位刺激的呼吸效应 针刺机体的某些穴位能引起呼吸运动的改变。如针刺人中穴可以急救因全身麻醉过程出现的呼吸停止。研究表明，针刺动物人中穴可以使膈肌呼吸运动增强，电刺激人中穴对膈神经和脊髓呼吸神经元电活动有特异性影响。但穴位的呼吸效应及其机制尚未明确。

四、防御性呼吸反射

在整个呼吸道都存在着感受器，它们是分布在黏膜上皮的迷走传入神经末梢，受到机械或化学刺激时，引起防御性呼吸反射，以清除激惹物，避免其进入肺泡。

1. 咳嗽反射 是常见的重要防御反射。它的感受器位于喉、气管和支气管的黏膜。大支气管以上部位的感受器对机械刺激敏感，二级支气管以下部位的对化学刺激敏感。传入冲动经迷走神经传入延髓，触发一系列协调的反射反应，引起咳嗽反射。当咳嗽时，先是短促地深吸气，接着声门紧闭，呼气肌强烈收缩，肺内压和胸膜腔内压急速上升，然后声门突然打开，由于气压差极大，气体更以极高的速度从肺内冲出，将呼吸道内异物或分泌物排出。剧烈咳嗽时，因胸膜腔内压显著升高，可阻碍静脉回流，使静脉压和脑脊液压升高。

2. 喷嚏反射 是和咳嗽类似的反射，不同的是刺激作用于鼻黏膜感受器，传入神经是三叉神经，反射效应是腭垂下降，舌压向软腭，而不是声门关闭，呼出气主要从鼻腔喷出，以清除鼻腔中的刺激物。

第五节　中医脏腑功能与呼吸生理

中医学对于肺的认识主要包括两个方面，一方面在形态上与现代医学的肺脏几乎是一致的，如肺位置处在各脏腑之上，名之"华盖"；另一方面中医学对肺脏认识更多侧重功能，即肺主气，朝百脉，主治节。"肺主气"的功能很宽泛，除现代医学所讲的呼吸，还包括肺主一身之气，有宣发肃降之功，调节全身气机的升降出入。肺不仅是呼吸的器官，对全身气的运行，以及津液和血的运行都起重要作用。

一、肺主气，司呼吸

（一）肺主气的体现

对肺主气功能的认识，首先是从呼吸开始的。中医学很早就认识到肺与呼吸的紧密联系。《素问·金匮真言论》曰："西方白色，入通于肺，开窍于鼻，藏精于肺"。《素问·阴阳应象大论》说："天气通于肺。"两者都从解剖上阐明，肺与鼻相通，与外界气体相通。《医源》更加准确地描述肺脏的呼吸功能表现为"一呼一吸，与天气相通"。通过呼吸活动，在肺脏实现清气与浊气的交换，这应属于现代生理学的肺通气和肺换气的环节。《医宗金鉴》描述 "肺主呼吸……司清浊之运化，为人身之橐籥"。生理状态下，气道通畅，呼吸运动表现得均匀、平缓、调和。病理状态下，肺不能充分吸入清气，或不能充分呼出浊气，或者清气浊气交换不充分，轻者表现咳嗽、喘促、胸闷等症状，中医学解释为肺失宣降；重者影响全身功能，出现少气懒言、疲倦乏力、声低气弱、不足以息等症状，严重可以导致死亡。这些生理和病理的状态证明了中医的肺主气、司呼吸功能的准确性。

（二）肺气的宣发与肃降作用

中医学认为，肺主气的功能，不仅体现在呼吸之气，还促进全身之气的升、降、出、入等运行，而且气的运行能够推动人体的津液及血液生成、运行、输布和排泄。《素问·五脏生成》说："诸气者皆属于肺。"这里的气，不是狭义的呼吸之气，而是泛指一身之气。肺对气的运动影响，主要体现在宣发和肃降两个方面。

1. 肺气的宣发作用 "宣发"是宣布、发散之意，是肺气向上、向外升宣和散布过程。气、血、津液需要散布全身，而肺的呼吸功能可以帮助推动气、血、津液的运行。《诸病源候论》说："五脏六腑，俱受气于肺"，就是这个意思。《素问·经脉别论》详细记述了精气输布的过程，"饮入于胃，游溢精气，上输于脾。脾气散精，上归于肺，通调水道，下输膀胱。水精四布，五经并行……"，肺气的宣发作用有三个方面：①肺气的宣发有利于呼出体内的浊气；②肺气的宣发可将脾胃所转输的津液和水谷精微布散周身，外达皮毛；③肺气的宣发还有利于宣发卫气，故有"肺主皮毛"之说。"皮毛"指一身之表，不仅是形态学的皮肤、汗腺、毛发等，也泛指抵御外邪侵袭的机体屏障和免疫系统。"肺主皮毛"是指通过肺的宣发，把水谷精微输布于肌表，以对皮肤、毛发、肌肉等起到濡养作用。因此，肺气实，卫气得宣，则卫气实腠理，肌肤光泽，皮肤腠理的开合有度，能防御外邪。肺气虚，不能宣发，皮毛失去营养，肌肤憔悴、枯槁，而且卫气不固，腠理的开合失司，表现为自汗、盗汗、抗御外邪能力低下，易受外邪侵袭，正所谓"邪之所凑，其气必虚"。

2. 肺气的肃降作用 "肃降"是清肃、下降之意，是肺气向下、向内、通降和清肃的过程。肺气以清肃下降为顺。若肺气不能肃降，会出现气机上逆，或气郁闭于肺，出现胸闷、咳嗽、喘息等症状。肺的肃降对全身气机有三个方面作用：①肺气的肃降有利于吸入清气。②肺为华盖，在五脏中位置最高，肺气的肃降可将清气、津液和水谷精微向下布散，云行雨施，五脏六腑得以滋养，故中医学称"肺为水上之源"。③肺气的肃降还具有肃清肺脏及呼吸道异物的功能；同时，肺与大肠相表里，肺气肃降还利于大肠排出粪便。

宣发和肃降是肺脏对于全身气机升、降、出、入调节的总括。宣发和肃降两个方面既对立又统一。生理状态下，宣发和肃降相辅相成；病理状态下，宣发和肃降也是互相影响的。肺失宣发，往往伴随肃降失常，如外邪袭表，肺气不能宣发，则可出现喘息、咳嗽等肺气不降的症状；同时肃降的失常，也往往伴随肺脏和全身气机宣发不利，如痰湿内阻，肺失肃降，同样可引起胸满、咳逆等肺气不宣的表现。肺气的宣发和肃降有促进水液代谢的作用，又称为"通调水道"，是将人体代谢多余的水液排出体外。多余的水分通过宣发形成汗液、皮肤蒸发或呼吸排出体外，通过肃降下归于肾形成尿液排出。所以在宣降失常时，会出现水肿、尿少等水液的代谢异常，治疗时可从肺论治，如宣肺以利水消肿，此所谓的"提壶揭盖"法。

二、肺朝百脉，主治节

（一）肺朝百脉的形态学意义

中医学对于肺朝百脉、主治节的认识，可以从形态学上获得证据。《素问·经脉别论》说："脉气流经，经气归于肺，肺朝百脉。""朝"，即聚会、朝向、会合之意；"百脉"，泛指人体的血脉，这里主要涉及汇聚到肺脏的血脉。现代医学将人体血液循环分为肺循环和体循环两部分，在肺循环中，右心室射出的血液经肺动脉入肺，在肺内经肺泡周围毛细血管进行气体交换，之后沿肺静脉汇入左心。大量的血管汇聚在肺脏，这与"肺朝百脉"论述基本相符。《内经知要》曰："肺如华盖，居于至高，而诸脏腑皆处于其下，各经之血无不上会于肺。"故"肺朝百脉"，虽未言及动脉、静脉、体循环、肺循环，但就其论述是有依据的。

（二）肺朝百脉的功能

中医学对于"肺朝百脉"的认识不仅仅局限于解剖形态，对于气与血的关系，心与肺的关系，以及肺脏在气血之间的作用也有论述。在血液的运行过程中，必须依赖宗气的推动，而宗气的生成和运行都与肺息息相关。中医学认为，宗气"贯心脉"可以决定心气的运行与盛衰，可以影响心搏的强弱与节律，说明肺在气血循环的过程中起到重要作用。《灵枢·刺节真邪》中说得更加具体，"宗气不下，脉中之血，凝而留止"。中医对于"肺朝百脉"的论述，虽未言及血红蛋白、氧合血红蛋白、心功能、心律不齐、冠脉、脑循环及其他器官供氧等，但对于心和肺之间的关系，以及肺对气血的影响都有深入的认识。

现代医学也证明肺脏除了呼吸功能外，肺还具有贮血的功能。肺循环具有大量小血管和毛细血管床，尤其是小静脉，可作为贮血器，在呼吸的过程中，对于左心回心血量和心排血量起着调节作用，进而调节循环系统的血压、血流速、流量及毛细血管的渗透压等。这些都证明，肺的呼吸对心脏射血的影响。另有实验证明，肺组织还能产生多种血管活性物质，如前列腺素、血管紧张素等，同时参与多种生物活性物质的代谢，如灭活 5-羟色胺、去甲肾上腺素、乙酰胆碱和缓激肽等。对于心血管和血液系统的功能产生影响。这些都可以证明，中医学关于宗气积于胸中，贯心脉而行呼吸的描述是确切的。

（三）肺主治节的意义

"肺主治节"出自《素问·灵兰秘典论》中的"肺者，相傅之官，治节出焉"。"治"，有治理之意；"节"，是调节的含义。"肺主治节"是对肺主一身之气，以及肺所有生理功能的高度概括。"肺朝百脉"的作用，依赖于肺主气司呼吸的过程，对心脏功能和气血在体内的运行产生影响。因此"肺朝百脉，主治节" 是从生理和病理角度对肺与心、气与血关系的总结和概括。

三、肾主纳气

纳，是受纳、摄纳之意。气，指肺吸入的自然界的清气。肾主纳气是指肾能够摄纳肺吸入的自然界的清气，防止呼吸表浅，协助肺脏完成呼吸功能。人的呼吸虽然是肺所主，但吸入的清气必须下纳于肾，才能保持吸气的深度，保证气体充分地交换。《类证治裁》描述"肺为气之主，肾为气之根，肺主出气，肾主纳气，阴阳相交，呼吸乃和"。这种肾主纳气的功能，对人体呼吸有着重要的意义，体现了肾阳闭藏功能对呼吸的影响。肾的精气充沛，纳气正常，则肺的气道通畅，呼吸均匀，具有深度。如肾虚，精气不足，根本不固，则肺气上浮，不能归纳于肾，就会出现久病咳喘、呼多吸少、吸气困难、动则喘息等肾不纳气的病证。

关于"肾主纳气"的论述，现代医学证明肾脏和呼吸功能之间存在关系，如肾脏分泌的促红细胞生成素可以调节红细胞、血红蛋白的量，进而影响氧的运输与供应。肾脏还可以通过肾素-血管紧张素系统，调节血管口径和血液分布，从而调节体内氧的分配。肾上腺分泌的糖皮质激素及肾上腺素、去甲肾上腺素等都对机体氧的供需产生影响和调节。因此，"肾主纳气"是中医对呼吸的生理和病理状态缜密观察的结果，是中医对肺与肾关系的经典概括。

学习框架

1. 胸膜腔内负压是怎么形成的？有何重要意义？
2. 为什么说在一定范围内深而慢的呼吸对机体更有利？
3. 影响气体交换的因素有哪些？如何作用？
4. 什么是氧解离曲线？试述影响氧解离曲线的因素。
5. 吸入含 5%CO_2 的空气后，呼吸运动有何变化？简述其机制。

（海青山　张绪东　刘永平）

第六章　消化和吸收

第一节　概　　述

消化系统由消化道和消化腺组成，其主要功能是为机体提供水、电解质及各种营养物质，以满足机体新陈代谢的需要。这一功能的实现涉及以下几个方面的活动：①将摄入的食物进行研磨并同消化液混合形成食糜，通过消化道的运动将内容物向前推进；②消化液的分泌并对各种食物进行消化；③各种营养物质的吸收；④消化活动的调节。

食物中小分子营养物质（如水、维生素和无机盐等）可被机体直接吸收，但大分子的蛋白质、脂肪和淀粉类物质等均不能被机体直接吸收，须在消化道内分解为小分子物质后，才能被机体吸收利用。食物在消化道内被分解成可吸收的小分子物质的过程称为消化（digestion）。消化道内的水、维生素、无机盐及其他营养物质透过消化道黏膜上皮细胞进入血液和淋巴液的过程称为吸收（absorption）。消化又可分为两种形式：①机械性消化（mechanical digestion）是指食物通过消化道肌肉的运动，使其磨碎并与消化液充分混合形成食糜，以一定速度向远端推进的过程。②化学性消化（chemical digestion）是指在各种消化酶的作用下食物中大分子物质被分解成小分子物质的过程。在消化过程中，机械消化和化学消化同时进行，相互配合，为消化道内各种营养物质分解为可吸收状态创造有利条件。

中医学"胃"的概念，与现代医学的胃是基本一致的，但"脾"的概念，与现代医学的脾基本不同。中医学认为"脾"助"胃"消化食物，并具有运输和转化消化后的精华与糟粕的功能，以及营养物质能量转化的功能。因此，中医学的"脾胃"的运化功能，实际上包含了现代消化生理学的全部内容，以及营养生理学的部分内容。

人的消化道是由口腔、咽、食管、胃、小肠、大肠和肛门共同组成的肌性管道。消化道除两端（口腔和肛门）为骨骼肌外，其余均为平滑肌。机械性消化主要是由胃肠平滑肌的收缩活动来完成的。临床上，由胃肠平滑肌运动障碍引起的胃肠功能紊乱（functional gastrointestinal disorders，FGID）

十分常见（表 6-1）。

表 6-1　常见胃肠动力障碍性疾病的类型、病因及临床表现

类型	主要病因	主要表现
胃食管反流	食管下括约肌张力减弱，同时胃排空延迟等因素，导致胃内容物（如胃酸）反流至食管或咽喉，反复刺激引起	表现为反酸、胃灼热等，部分患者可发生食管炎、咽喉炎等
功能性消化不良	胃张力和胃蠕动减弱，使胃的排空明显延迟	为一组临床综合征，表现为上腹痛、上腹胀、早饱、食欲不佳、恶心、呕吐等，经检查排除引起这些症状的器质疾病（如溃疡病、胃癌、胃炎等）后可确诊
肠易激综合征	肠道对某些刺激的敏感性异常增高，但肠道无炎症或其他病理病变	常见症状有腹痛、腹胀、大便习惯改变和大便性状异常、黏液便、排便费力或排便不尽等不适，可持续存在或反复发作，经检查排除可引起这些症状的器质性疾病（如肿瘤、肠道炎症等）后可确诊
功能性便秘	主要由排便反射异常（敏感性降低）所致，无肠道器质性疾病	大便不通或粪便坚硬、有便意却排出困难，或排便间隔时间延长，一般在 2～3d 以上排便 1 次

各段消化道的运动既有普遍性，又有特征性。消化道不同部位的运动形式与其结构和功能特点密切相关。消化和吸收是两个相辅相成、紧密联系的过程，受神经、体液因素的调节，不能消化和吸收的食物残渣形成粪便，经肛门排出体外。

一、消化道平滑肌的生理特性

（一）一般生理特性

消化道平滑肌具有肌组织的所有共性和特性，但又具有自身功能特性的五大特点。①兴奋性：消化道平滑肌与骨骼肌相比兴奋性较低，有明显的潜伏期、收缩期和舒张期。一次舒缩时程可达 20s 以上，而且变异大。②自律性：若将离体的消化道平滑肌置于适宜的环境内，仍能进行良好的节律性收缩活动，但较心肌而言，频率慢且不稳定。③紧张性：消化道平滑肌经常保持微弱的持续收缩状态称为紧张性或紧张性收缩。其意义在于，保持消化道腔内一定的基础压力和容积；维持胃、肠道的正常形态和位置；消化道平滑肌的各种收缩活动都是在此基础上发生的。④伸展性：消化道平滑肌能适应实际需要做较大程度的伸展。这一特性使中空的消化器官（尤其是胃）可容纳数倍自身体积的食物而不发生明显的压力变化和运动障碍。⑤敏感性：消化道平滑肌对化学、温度、机械牵张刺激很敏感，但对电、烧灼、切割等刺激不敏感。

（二）电生理特性

消化道平滑肌的电活动形式要比骨骼肌复杂，包括静息电位、慢波电位和动作电位三种形式。平滑肌的电生理特性与其收缩特性密切相关。

1. 静息电位　消化道平滑肌在静息状态下，细胞膜内外也存在着内负外正的电位差。消化道平滑肌细胞的静息电位不稳定，为 $-60\sim-50$ mV，其产生机制是 K^+ 外流。许多因素可影响消化道平滑肌静息电位的水平，如机械牵张、刺激迷走神经等可使静息电位水平上移，肾上腺素、交感神经兴奋可使静息电位水平下移。

2. 慢波电位　指安静状态下，消化道平滑肌在静息电位基础上自动产生的节律性去极化和复极化电位波动，频率较慢，简称慢波。因其决定着消化道平滑肌的收缩节律，故又称为基本电节律（basic electrical rhythm，BER）。BER 波幅变动于 5～15mV，持续时间由几秒至十几秒，发生频率随消化道部位不同而异，人胃部为 3 次/分，十二指肠为 11～12 次/分，回肠末端为 8～9 次/分。

目前认为慢波起源于纵行肌与环行肌之间的间质卡哈尔细胞（interstitial Cajal cell，ICC），该细

胞可通过低电阻的缝隙连接将慢波快速传给平滑肌。其功能变化与胃肠动力紊乱性疾病有关，如消化道动力性疾病（如糖尿病性胃轻瘫、结肠动力迟缓等）与该细胞数目异常减少有关。

3. 动作电位 当慢波电位去极化达到阈电位水平时（如-40mV），就可触发一个或多个动作电位，随后出现肌肉收缩。消化道平滑肌细胞动作电位的去极化是由慢钙通道开放，Ca^{2+}（及少量 Na^+）内流引起的，复极化是由钾通道开放，K^+外流引起的。幅度较低，持续时间为 10～20ms，频率为 1～10 次/秒。动作电位数目的多少与肌肉收缩的幅度之间存在很好的相关性，每个慢波上出现的动作电位数目越多，触发平滑肌收缩的 Ca^{2+}内流量越多，肌肉收缩力越大（图 6-1）。

图6-1 消化道平滑肌的电活动

当慢波去极化达到或超过机械阈时，平滑肌细胞出现小幅度收缩；当慢波去极化达到或超过阈电位时，可引发动作电位，平滑肌细胞收缩增强，慢波上出现的动作电位数目越多，平滑肌细胞收缩越强

二、消化道的神经支配及其作用

消化道平滑肌运动、腺体分泌和血管运动是在神经、体液因素的调节下完成的。支配胃肠道的神经包括外来神经系统（extrinsic nervous system）和内在神经系统（intrinsic nervous system）。

（一）外来神经系统

图6-2 胃肠道的外来神经支配

支配胃肠道的外来神经系统（即自主神经系统）包括副交感神经和交感神经（图 6-2）。除口腔、咽、食管上段和肛门外括约肌外，几乎整个消化道都受副交感神经和交感神经双重支配，其中以副交感神经对胃肠功能的作用为主。

1. 副交感神经 主要是迷走神经和盆神经。迷走神经起源于延髓迷走神经背核、疑核，分布至横结肠及其以上的消化道；盆神经起源于脊髓骶段（$S_{2\sim4}$），分布至降结肠及其以下的消化道。副交感神经兴奋时末梢释放的递质是乙酰胆碱，乙酰胆碱作用于 M 型胆碱受体，引起胃肠运动加强，腺体分泌增加，而消化道括约肌舒张，这一作用可被阿托品（atropine）阻断。近年发现，少数副交感神经节后纤维为肽能神经（peptidergic nerve），其作用可能与胃肠道和血管平滑肌的舒张等活动有关。

2. 交感神经 支配胃肠道的交感神经起源于脊髓胸腰节段（$T_5\sim L_2$）的灰质侧角。交感神经节后纤维为肾上腺素能纤维，主要分布于内在神经系统的神经元上，抑制其兴奋性，或直接支配胃肠平

滑肌、血管平滑肌及胃肠道腺细胞。交感神经末梢释放的递质是去甲肾上腺素，去甲肾上腺素作用于胃肠平滑肌和腺体细胞肾上腺素能受体，引起胃肠道运动减弱，腺体分泌减少，而消化道括约肌收缩。

支配胃肠道的副交感神经与交感神经都是混合神经，含有传入和传出纤维。胃肠交感神经中传入纤维占 50%，迷走神经中有 80% 的纤维是传入纤维。当消化道感受器接受刺激后，在传入纤维上产生的兴奋可传导到壁内神经丛，并引起肠壁的局部反射；还可通过脊髓或脑干将兴奋传导至上位中枢，反射性调节胃肠道活动，如胃-胃、胃-胰、肠-胰等迷走-迷走反射（vago-vagal reflex），即来自于胃或肠的信号经迷走神经的传入纤维传到中枢，其传出冲动又经迷走神经的传出纤维传到消化器官，调节消化器官的功能活动。

（二）内在神经系统

胃肠道的内在神经系统又称为肠神经系统（enteric nervous system，ENS），是由无数不同类型的神经元和神经纤维所组成的复杂神经网络，分布于食管中段至肛门的绝大部分消化道壁内。肠神经系统的神经元数量约 10^8 个，相当于脊髓内的神经元总数。这些神经元中有大量的感觉神经元、运动神经元和中间神经元，其功能：①感觉神经元可感受来自胃肠道壁或黏膜上的机械、温度、化学等刺激，并将信息传入中枢神经系统和其他的内在神经元；②中间神经元参与内在神经元信息的综合和处理，将总和的信息传递给运动神经元；③运动神经元支配胃肠道平滑肌、腺体和血管，以控制胃肠道平滑肌的紧张性、腺体的分泌和血流。各种神经元之间通过短的神经纤维形成网络联系，把胃肠壁的各种感受器和效应器联系在一起，构成了一个相对独立而完整的网络整合系统，因此有"肠脑"（gut brain）之称，可通过局部反射对胃肠道活动发挥重要的调节作用。切除外来神经后，食物对胃肠道的刺激仍能引起胃肠运动及腺体分泌，主要是通过内在神经系统的局部反射完成的，但在完整的机体内，肠神经系统的活动受副交感和交感神经的调节。

肠神经系统包括肌间神经丛和黏膜下神经丛，两者合称为壁内神经丛（图 6-3）。①肌间神经丛（myenteric plexus），位于纵行肌与环行肌之间，主要支配胃肠平滑肌，调节胃肠运动，包括胃肠紧张性收缩、节律性收缩的强度与频率等。肌间神经丛具有兴奋和抑制的双重调节作用，其中兴奋性神经元释放乙酰胆碱和 P 物质，抑制性神经元释放血管活性肠肽和 NO。②黏膜下神经丛（submucosal plexus），位于消化道黏膜下层，主要支配腺细胞和上皮细胞，也可支配黏膜下血管，从而调节胃肠道的分泌和局部血流量，运动神经元末梢释放乙酰胆碱和血管活性肠肽。外来神经系统与壁内神经丛的关系及反射通路如图 6-4 所示。

图 6-3　胃肠壁内神经丛及其与外来神经的联系

图 6-4　消化道的局部性和中枢性反射通路

三、消化道的分泌功能

（一）消化道的外分泌功能

化学性消化是通过各种消化腺分泌的消化液而实现的。消化腺包括唾液腺、胃腺、肝脏、胰腺和肠腺等，分别分泌唾液、胃液、胆汁、胰液、小肠液和大肠液。每天消化液分泌的总量高达 6～8L（表 6-2）。

表 6-2　各种消化液的主要成分及作用

消化液	分泌量（L/d）	pH	主要成分	酶的底物	酶的水解产物
唾液	1.0～1.5	6.0～7.1	黏液		
			α-淀粉酶	淀粉	麦芽糖
胃液	1.5～2.5	0.9～1.5	黏液、盐酸		
			胃蛋白酶（原）	蛋白质	脒、胨、多肽
			内因子		
胰液	1.0～2.0	7.8～8.4	HCO_3^-		
			胰淀粉酶	淀粉	麦芽糖
			胰蛋白酶（原）	蛋白质	氨基酸、寡肽
			糜蛋白酶（原）	蛋白质	氨基酸、寡肽
			胰脂肪酶	三酰甘油	脂肪酸、甘油、一酰甘油
胆汁	0.8～1.0	6.8～7.4	胆盐、胆固醇、胆色素		
小肠液	1.0～3.0	7.5～8.0	黏液		
			肠致活酶	胰蛋白酶原	胰蛋白酶
大肠液	0.5	8.3～8.4	黏液、HCO_3^-		

消化液主要成分是水、无机盐（Na^+、K^+、HCO_3^-、Cl^-等）和有机物（酶、黏液、抗体等），特别是消化酶，其主要完成对食物的化学性消化。消化液主要功能：①稀释和溶解食物，使之与血浆渗透压相等，以利于消化和吸收；②所含各种电解质可改变消化道内的 pH，以适应于消化酶活性的需要；③消化酶能水解食物中复杂的大分子物质成为小分子物质，以利于吸收；④黏液、抗体和大量液体，能保护消化道黏膜，防止机械、化学和生物因素的损伤。

（二）消化道的内分泌功能

目前认为，消化器官是机体最大、功能最复杂的内分泌器官，从胃到结肠管壁分布有 40 多种内分泌细胞，由这些分布于消化管壁的内分泌细胞分泌的激素，统称为胃肠激素（gastrointestinal hormone）。在胃肠道分布 40 多种内分泌细胞，其总数远远超过体内其他内分泌细胞的总和。主要内分泌细胞及分泌的胃肠激素见表 6-3。

表 6-3　主要内分泌细胞及分泌的胃肠激素

细胞名称	分泌产物	分布部位
α细胞	胰高血糖素	胰岛
β细胞	胰岛素	胰岛

续表

细胞名称	分泌产物	分布部位
D 细胞	生长抑素	胰岛、胃、空肠、回肠、结肠
D_1 细胞	血管活性肠肽	胃、空肠、回肠、结肠
EC 细胞	5-羟色胺，P 物质	胃、空肠、回肠、结肠
ECL 细胞	组胺	胃
G 细胞	促胃液素	胃窦、十二指肠
I 细胞	缩胆囊素	十二指肠、空肠
K 细胞	肠抑胃肽	十二指肠、空肠
L 细胞	肠高血糖素	空肠、回肠、结肠
M_O 细胞	胃动素	空肠、回肠
N 细胞	神经降压素	回肠
PP 细胞	胰多肽	胃、空肠、结肠
S 细胞	促胰液素	十二指肠、空肠、回肠

胃肠激素在化学结构上都是由氨基酸残基组成的肽类，分子量大多在 5000 以内，故也称为胃肠肽（gastrointestinal peptides）。迄今已发现和鉴定的胃肠肽有 30 余种，其中对胃肠道功能影响较大的胃肠激素有促胃液素（gastrin，又称胃泌素）、促胰液素（secretin）、缩胆囊素（cholecystokinin，CCK）、肠抑胃肽（gastric inhibitory polypeptide，GIP）等。

1. 消化道内分泌细胞的特点 消化道内分泌细胞总是分散地分布于胃肠黏膜层的非内分泌细胞之间，可以分为两种类型。①开放型细胞：大部分胃肠道内分泌细胞属于开放型细胞，呈锥形，顶端有微绒毛突起伸入胃肠腔内，直接感受胃肠内食物成分和 pH 的刺激而引起细胞的分泌活动，如分泌促胃液素的 G 细胞。②闭合型细胞：少数胃肠内分泌细胞属于闭合型细胞。细胞顶端无微绒毛，与胃肠腔无直接接触，主要存在于胃底和胃体的泌酸区及胰腺内。它们的分泌受神经兴奋或周围内环境变化的调节，如分泌生长抑素的 D 细胞（图 6-5）。

图6-5 开放型与闭合型消化道内分泌细胞模式图

箭头所示为激素的合成和释放过程

消化道内分泌细胞的分泌方式主要有远距分泌、旁分泌、自分泌、神经分泌和腔分泌等几种，其中腔分泌（exocrine）是消化道等中空器官较常见的一种分泌形式，是消化道的胃肠激素沿着细胞与细胞之间的缝隙被直接释放进入胃、肠腔，再作用于靶细胞，如促胃液素、胰多肽（pancreatic polypeptide，PP）等（详见第十一章图 11-1 所示）。

2. 胃肠激素的作用 胃肠激素的作用极为广泛：①调节作用，调节消化管的运动和消化腺的分泌；如促胃液素能促进胃液、胰液、胆汁等分泌，同时又能促进消化道平滑肌的运动（表6-4）。②营养作用，许多胃肠激素能促进消化道黏膜的代谢和生长，如促胃液素能刺激胃泌酸腺和十二指肠黏膜的生长。③调节其他激素的释放，一些胃肠激素对其他激素的释放具有调节作用，如肠抑胃肽能刺激胰岛素分泌，生长抑素能抑制促胃液素释放等。

表6-4 主要胃肠激素简介

名称	胃肠道内分泌细胞	氨基酸组成	主要生理作用	引起释放的刺激因素
促胃液素	G 细胞	17 肽	促进胃酸和胃蛋白酶原分泌；使胃窦和幽门括约肌收缩，延缓胃排空；促进胃肠运动和胃肠上皮生长；促进胰液（主要是酶）分泌、胆汁分泌	蛋白质消化产物、迷走神经兴奋、胃窦部扩张
促胰液素	S 细胞	27 肽	促进胰液及胆汁（主要是水和 HCO_3^-）的分泌，抑制胃酸分泌和胃肠运动，收缩幽门括约肌，抑制胃排空，促进胰腺外分泌部生长	盐酸、蛋白质消化产物、脂肪酸
缩胆囊素	I 细胞	33 肽	促进胰液分泌、胆囊收缩，增强小肠和结肠运动，抑制胃排空，增强幽门括约肌收缩，松弛 Oddi 括约肌，促进胰腺外分泌部生长	蛋白质消化产物、脂肪酸、盐酸
肠抑胃肽	K 细胞	42 肽	促进胰岛素分泌，抑制胃酸和胃蛋白酶分泌，抑制胃排空	葡萄糖、脂肪酸、氨基酸
胃动素	M_O肠嗜铬细胞	22 肽	在消化间期刺激胃和小肠的运动	迷走神经、盐酸、脂肪

有些胃肠肽既可由胃肠黏膜内分泌细胞分泌发挥胃肠激素作用，又可由中枢神经系统的神经元释放发挥神经递质作用。这些在消化道和中枢神经系统中同时存在的激素被称为脑-肠肽（brain-gut peptide）。迄今已知的脑-肠肽有20余种，这些肽类物质双重分布的生理意义已经引起人们的重视。

第二节 消化道各段的消化功能

食物的消化道各段经唾液、胃液、胰液、小肠液等消化液中的各种消化酶进行化学性消化；经咀嚼吞咽、容纳磨碎、蠕动收缩等机械性消化，完成食物到食糜，最终分解成可吸收形式的过程。

一、口腔内消化

食物的消化过程从口腔开始，其停留的时间为 15~20s。食物在口腔内经咀嚼磨碎，与唾液混合，形成食团而被吞咽。唾液对食物有较弱的化学性消化作用。

中医学认为，"脾气通于口""口为脾窍""涎为脾液""舌为脾之外候""脾和则口能知五谷"。口腔器官与"脾"的运化功能有关。

（一）唾液的分泌

人体口腔内分布有三对大唾液腺（腮腺、颌下腺、舌下腺）和众多散在的小唾液腺。这些腺体均有导管开口于口腔黏膜，其分泌物总称为唾液（saliva）。

1. 唾液的性质和成分 唾液是由腮腺、颌下腺和舌下腺及许多小唾液腺分泌的混合液，无味而黏稠，呈弱酸性（pH6.0~7.0）。每日分泌量为 1.0~2.0L。唾液中水分占99%，有机物主要为黏蛋白、免疫球蛋白（IgA、IgG、IgM）、唾液淀粉酶、舌脂酶、溶菌酶、激肽释放酶和血型物质等，无机物的种类与血浆大致相同。

2. 唾液的作用　唾液的作用包括：①湿润和溶解食物，唾液能湿润口腔和溶解食物，便于说话，利于咀嚼、吞咽和引起味觉。②化学性消化，唾液淀粉酶可将食物中的淀粉分解为麦芽糖。此酶最适 pH 为 7.0，食物进入胃后，仍可继续发挥作用，直至胃酸分泌增多使 pH 小于 4.5 时，其作用才终止。③清洁和保护作用，唾液可以清除口腔中的食物残渣，稀释、中和进入口腔的有害物质。④杀菌作用，唾液中含有溶菌酶、免疫球蛋白、硫氰酸盐、乳铁蛋白等，可起杀灭细菌和病毒的作用。⑤排泄作用，进入体内的某些异物（铅、汞、碘、药物等）可随唾液排出；有些毒性很强的微生物（狂犬病毒、脊髓灰质炎病毒）也可随唾液分泌，具有传染性。

3. 唾液分泌的调节　在安静时，唾液腺会不断分泌少量唾液（0.5ml/min），以湿润口腔，称为基础分泌。唾液分泌的调节完全依赖于神经反射，包括非条件反射和条件反射。进食前，食物的形状、颜色、气味、进食环境及有关语言描述等所引起的唾液分泌，属于条件反射。"望梅止渴"就是条件反射引起唾液分泌增加的典型例子。进食时，食物对口腔黏膜的机械、化学、温度刺激所引起的唾液分泌，属于非条件反射。

（二）口腔的运动

食物的消化从口腔开始，口腔的运动主要为咀嚼和吞咽。食物在口腔内经过咀嚼被切割、磨碎并经咀嚼运动和舌的活动使食物与唾液混合形成食团。食物在口腔中经过短暂停留后，再经吞咽进入胃内进行消化。

1. 咀嚼　是由咀嚼肌按一定顺序收缩而完成的。咀嚼肌是骨骼肌，由躯体运动神经支配，因此咀嚼（mastication）是随意运动。咀嚼的作用：①将食物切碎、磨碎，使之与唾液充分混合，形成食团便于吞咽，减少大块、粗糙食物对消化道黏膜的机械性损伤；②促进食物与唾液淀粉酶充分接触，以利于化学性消化作用；③加强食物对口腔内各种感受器的刺激，反射性引起胃、胰、肝、胆囊等的活动加强及胰岛素分泌，为下一步消化吸收做好准备。

2. 吞咽　是指口腔内的食团经咽和食管入胃的过程。吞咽（deglutition）过程是一个复杂的反射活动，根据食团在吞咽时所经过的解剖部位不同分为三期。①口腔期：指由舌的运动将食团运抵口咽部而进入咽的过程。食团由口腔进入咽，为随意运动。②咽期：指食团由咽部进入食管上端的过程。此期由于咽壁的骨骼肌运动，封闭鼻咽和喉咽交通，呼吸暂停，将食团挤入食管上段。③食管期：指食团沿食管内下行，经贲门入胃的过程。此期食管壁平滑肌触发蠕动，在食团上方形成收缩波，在食团下方形成舒张波，从而顺利推动食团经贲门进入胃。

吞咽反射的基本中枢在延髓，食团刺激软腭（第 V、IX 对脑神经）、咽后壁（第 IX 对脑神经）、会厌和食管（第 X 对脑神经）等部位的感受器，兴奋经相应脑神经的传入纤维传到中枢，而传出神经为第 V、IX、XII 对脑神经（支配舌、喉、咽部肌肉）和第 X 对脑神经（支配食管）。当吞咽反射发生障碍时，食物易误入气管。

从解剖结构上，食管下段和胃连接处并不存在括约肌。但正常情况下，胃内容物并不能反流到食管。这是因为在食管下端有一宽度为 1～2cm 的高压区，该处内压比胃内压高 5～10mmHg，可阻止胃内容物反流入胃，起到生理性括约肌的作用，故称为食管下括约肌（lower esophageal sphincter，LES）。食管下括约肌受迷走神经干的兴奋性纤维和抑制性纤维的支配，引起收缩的主要神经递质是乙酰胆碱，而血管活性肠肽和 NO 等递质可引起舒张。此外，食管下括约肌的舒缩还受体液因素调控，当食团入胃后，在促胃液素、胃动素的作用下加强食管下括约肌收缩，从而阻止胃内容物反流。临床上，食管下括约肌若不能弛缓导致食管推送食团入胃受阻，引起吞咽困难，称为贲门失弛缓症；反之，食管下括约肌张力减弱造成酸性胃液逆流入食管，损伤食管黏膜而诱发反流性食管炎（reflux esophagitis）。

二、胃内的消化

胃是消化道中最膨大的部分，成人的胃容量为1～2L。胃可分为胃底、胃体和胃窦。胃底和胃体近端组成胃的头区，其主要功能是暂时储存食物；胃体的远端和胃窦组成胃的尾区，主要功能是初步消化食物。食物入胃后，受到机械性、化学性消化，与胃液充分混合成半流体的消化物，即食糜（chyme），然后被逐步、分批地通过幽门排入十二指肠。《黄帝内经》曰："胃者，五脏六腑之海也，水谷皆入于胃。"胃主"受纳""腐熟"和"通降"，即"胃"具有接受食物、容纳食物和消磨食物的功能，还有以"降为和"运动规律、把食糜推进入小肠的功能。

（一）胃液的分泌及其调节

胃的全部内表面覆盖着一层黏膜组织。胃黏膜是胃完成化学消化功能的最重要结构，含有三种外分泌腺和多种内分泌细胞。

外分泌腺主要有：①贲门腺（cardiac gland），分布于胃的贲门部黏膜，是主要由黏液细胞组成的黏液腺，分泌碱性稀薄的黏液。②泌酸腺（oxyntic gland，又称胃底腺），分布于胃底和胃体部黏膜，主要由壁细胞、主细胞和黏液颈细胞组成。壁细胞主要分泌盐酸和内因子；主细胞分泌大量胃蛋白酶原；黏液颈细胞主要分泌黏液和少量胃蛋白酶原。③幽门腺（pyloric gland），分布于幽门部黏膜，主要有黏液细胞构成，分泌碱性黏液，也分泌少量胃蛋白酶原。此外，每种腺体还含干细胞（stem cell），可分化为上皮细胞、壁细胞、黏液细胞、主细胞和G细胞等。胃液是胃黏膜外分泌腺分泌的混合物。

胃黏膜中还含有多种内分泌细胞：①G细胞，分布于胃窦部，分泌促胃液素和促肾上腺皮质激素样物质；②D细胞，分布于胃体、胃底、胃窦的黏膜内，分泌生长抑素；③肠嗜铬样细胞（enterochromaffin-like cell，ECL），分布于胃底、胃体黏膜，合成和释放组胺。

1. 胃液的性质、成分和作用 纯净的胃液是一种无色透明的酸性液体，pH为0.9～1.5。正常成人的胃液为1～2.5L/d，其中除含大量水外，主要成分包括无机物如盐酸、钠和钾的氯化物，有机物如胃蛋白酶原、黏蛋白及内因子等。

（1）盐酸（hydrochloric acid，HCl）：也称胃酸，由泌酸腺中壁细胞分泌。正常人空腹时胃酸排出量（基础酸排出量）为0～5mmol/h。在食物或某些药物（组胺或促胃液素）刺激下，胃酸的排出量明显增多，正常人的胃酸最大排出量可达20～25mmol/h。一般认为，胃酸排出量与壁细胞数量和功能状态有关，男性的酸分泌量多于女性。

盐酸有两种存在形式：①解离状态的游离酸；②与蛋白质结合的盐酸蛋白盐，称为结合酸。两者酸度的总和，称为总酸度。纯净的胃液中绝大部分是游离酸，胃液中H^+浓度最高可达150mmol/L，比血浆中的H^+浓度高约300万倍，提示H^+的分泌是逆着巨大的浓度差通过主动转运进行的，需消耗大量的能量。现已证明，H^+的分泌是靠壁细胞顶膜上的质子泵（proton pump，也称H^+泵，即H^+，K^+-ATP酶）实现的。质子泵是一种镶嵌于细胞膜内的具有转运H^+和K^+的ATP酶。盐酸中的H^+来源于壁细胞内氧化还原过程中产生的水，水经解离产生H^+和OH^-，其中H^+被细胞膜上的质子泵主动转运到小管腔内。壁细胞内的CO_2和H_2O在碳酸酐酶（carbonic anhydrase，CA）

图6-6 壁细胞分泌盐酸的基本过程

CA：碳酸酐酶；载体：反向转运体

的作用下迅速形成 H_2CO_3，H_2CO_3 又随即解离成 H^+ 和 HCO_3^-，H^+ 与水解离产生的 OH^- 重新结合成水，而 HCO_3^- 在基底侧与 Cl^- 交换后进入血液。Cl^- 进入细胞后，在细胞顶膜通过膜上特异的通道转运至小管腔，与 H^+ 结合形成 HCl 并进入胃腺腔（图 6-6）。HCO_3^- 与 Cl^- 通过反向转运体的交换进入血液后，使胃静脉血中的 pH 高于动脉血，并使尿中 pH 升高，形成"餐后碱潮"。

通过上述的离子交换过程，可以看出质子泵在壁细胞泌酸过程中的重要作用，质子泵是各种因素引起胃酸分泌的最后通路。壁细胞顶膜上的质子泵可被质子泵抑制剂如奥美拉唑（omeprazole）等抑制，故临床上可用这类药物治疗胃酸分泌过多。

盐酸的主要生理作用：①在酸性环境中，将无活性的胃蛋白酶原激活成有活性的胃蛋白酶；②为胃蛋白酶发挥作用提供最适 pH 环境；③促进食物中蛋白质变性，使之易于消化；④高酸度能杀灭随食物入胃的细菌；⑤盐酸进入小肠后可促进促胰液素、缩胆囊素的释放，从而促进胰液、胆汁和小肠液的分泌；⑥酸性环境有助于钙和铁在小肠的吸收。临床上，胃酸分泌不足，常引起食欲不振、腹胀、腹泻等消化不良和贫血症状，如萎缩性胃炎；而胃酸过多，对胃和十二指肠黏膜有侵蚀作用，使黏膜层受损（糜烂），严重者会诱发胃溃疡和十二指肠溃疡。

（2）胃蛋白酶原（pepsinogen）：主要由主细胞合成和分泌，另外，颈黏液细胞、贲门腺和幽门腺的黏液细胞及十二指肠近端的腺体也有少量分泌。胃蛋白酶原无活性，在胃酸或有活性的胃蛋白酶作用下，激活成有活性的胃蛋白酶（pepsin）。胃蛋白酶为内切酶，主要作用是水解食物中的蛋白质，生成䏊、胨及少量多肽和氨基酸。胃蛋白酶的最适 pH 为 2.0～3.5，随着 pH 的升高，胃蛋白酶的活性逐渐降低，当 pH 大于 6.0 时就会发生不可逆变性而完全丧失活性。临床上治疗因胃酸分泌不足而导致的消化不良，可服用胃蛋白酶与稀盐酸。

（3）内因子（intrinsic factor）：是壁细胞合成和分泌的一种糖蛋白（分子量为 55 000）。内因子有两个活性部位：一个活性部位与维生素 B_{12} 结合形成内因子-维生素 B_{12} 复合物，以保护维生素 B_{12} 不受小肠内蛋白水解酶的破坏；另一个活性部位能与回肠黏膜上皮细胞的特异性受体结合，从而促进维生素 B_{12} 的吸收。当内因子缺乏（如胃大部切除、慢性萎缩性胃炎或泌酸功能降低等），或产生抗内因子抗体时，可发生维生素 B_{12} 吸收不良，导致红细胞内 DNA 合成障碍，出现巨幼红细胞贫血。

（4）黏液和碳酸氢盐：黏液（mucus）的主要成分是糖蛋白，有以下两种类型。①可溶性黏液，由贲门腺、胃底腺的颈黏液细胞及幽门腺的黏液细胞分泌，迷走神经兴奋时主要引起可溶性黏液分泌。②凝胶性黏液，由胃黏膜表面上皮细胞分泌，有较强的黏滞性，黏附在胃黏膜表面，其黏稠度为水的 30～260 倍；胃内的机械性刺激和化学性刺激可使其大量分泌。

黏液的主要生理作用：①润滑作用，黏液具有良好的润滑性，有利于食糜在胃内的运动；②保护作用，具有保护胃黏膜免受粗硬食物摩擦损伤的功能；③中和作用，呈中性或弱碱性可降低胃液的酸度，并减弱胃蛋白酶的活性；④防止 H^+ 扩散，具有较强黏滞性，形成的黏液层能减慢胃腔中的 H^+ 向胃壁扩散的速度。

胃内 HCO_3^- 主要是由胃黏膜的非泌酸细胞分泌的。分泌的 HCO_3^- 并非直接进入胃液中，而是与胃黏膜表面黏液混合形成屏障。胃有两种屏障：①胃黏液-碳酸氢盐屏障（mucus-bicarbonate barrier）也称胃黏液屏障，是由大量凝胶黏液和碳酸氢盐共同构成的一种厚为 0.5～1.0mm 的保护胃黏膜的屏障。此屏障可中和 H^+，不仅避免了 H^+ 对胃黏膜的直接侵蚀作用，也使胃蛋白酶原在胃黏膜上皮细胞侧不能被激活，有效防止了胃蛋白酶对胃黏膜的消化作用（图 6-7），是保护胃黏膜的第一道防线。②胃黏膜屏障（gastric mucosal barrier）是由胃黏膜膜上皮细胞的腔面膜和相邻细胞间的紧密连接所构成的生

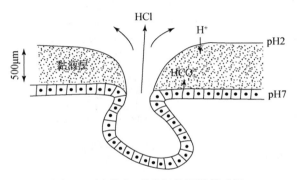

图 6-7　胃黏液-碳酸氢盐屏障模式图

理屏障。该屏障的生理作用是，防止 H⁺ 由胃腔向胃黏膜逆向扩散及阻止 Na⁺ 从黏膜向胃腔内扩散；并能合成某些物质（如前列腺素、表皮生长因子等）增强胃黏膜抵御有害因子如强酸、强碱、乙醇、胃蛋白酶等侵蚀的能力，是保护胃黏膜的第二道防线。

某些因素，如乙醇、胆盐、阿司匹林类药物、肾上腺素和幽门螺杆菌感染等，均可破坏和削弱黏膜的屏障作用，造成胃黏膜损伤，引起胃炎或胃溃疡。

2. 胃液分泌的调节 通常将空腹 12～24h 后的胃液分泌称为基础胃酸分泌。正常人空腹时胃液分泌量很少，含黏液和少量胃蛋白酶且酸度低。强烈情绪刺激可使消化间期胃液分泌明显增加（高达 20ml/h），含大量胃蛋白酶且酸度高，这可能是引起应激性溃疡的原因之一。

进食后的胃液分泌称为消化期胃液分泌。食物是引起胃液分泌的自然刺激物，进食后在神经体液因素的调节下，胃液大量分泌。

（1）影响胃酸分泌的主要内源性物质

1）乙酰胆碱：大部分支配胃的迷走神经节后纤维释放乙酰胆碱，乙酰胆碱作用于壁细胞膜上的 M 受体，引起盐酸分泌，该作用能被 M 受体阻断剂阿托品所阻断。此外，乙酰胆碱还可以作用于胃泌酸腺内的肠嗜铬样细胞，引起组胺分泌增加，也促进胃液的分泌。

2）促胃液素：是由胃窦及十二指肠黏膜 G 细胞分泌的肽类激素，经血液循环作用于壁细胞上的 CCKB 受体而刺激胃酸分泌（CCKB 受体，为缩胆囊素 B 受体，可同时被缩胆囊素和促胃液素激动），丙谷胺（proglumide）是 CCKB 受体的阻断剂。促胃液素作用较为广泛：①可促进胃酸和胃蛋白酶原的分泌；②刺激肠嗜铬样细胞引起组胺分泌，而间接促进胃液的分泌；③促进消化道黏膜的生长和刺激胃、肠、胰的蛋白合成；④加强胃肠运动和胆囊收缩，促进胆汁的分泌。

体内存在的促胃泌素有多种分子形式，主要有大促胃液素（G-34）和小促胃液素（G-17）两种，后者比前者作用强 5～6 倍。目前，人工合成了具有天然促胃液素活性的四肽或五肽促胃液素，并广泛应用于临床。

3）组胺（histamine）：由胃黏膜固有层的肠嗜铬样细胞释放，通过旁分泌作用于邻近壁细胞膜上的 H₂ 受体，可刺激胃酸的大量分泌。它还能增强乙酰胆碱和促胃液素引起的胃酸分泌。临床上，常用 H₂ 受体阻断剂西咪替丁（cimetidine）等可有效地减少胃酸的分泌，治疗胃酸分泌过多引起的消化性溃疡。

现已证明，肠嗜铬样细胞上存在促胃液素受体和胆碱受体。促胃液素和乙酰胆碱可通过作用于各自的受体引起肠嗜铬样细胞释放组胺而调节胃酸分泌。可见，三种内源性泌酸物质不仅可各自独立刺激壁细胞分泌胃酸，三者之间还存在着复杂的相互关系（图 6-8）。组胺被认为是胃酸分泌的重要调控因素，临床上使用组胺受体阻断剂西咪替丁治疗消化性溃疡时，不仅可阻断壁细胞对组胺的反应，而且还能降低壁细胞对促胃液素和乙酰胆碱的敏感性。

图6-8 组胺、促胃液素、乙酰胆碱对壁细胞的作用及相互关系

4）生长抑素（somatostatin，SS）：是由胃窦、胃底及胃体部黏膜 D 细胞分泌的，作用是抑制胃酸的分泌。其作用机制是通过直接抑制壁细胞的功能和抑制促胃液素和组胺的作用来间接抑制胃液的分泌。

（2）消化期的胃液分泌：进食 5～10min 后胃液分泌大大增加，一般按食物刺激部位的先后将

消化期胃液分泌分为头期、胃期和肠期。实际上胃液分泌的三个时期几乎是同时开始，互相重叠的，并受神经和体液因素的调节（图6-9）。

图6-9　消化期胃液的分泌调节

图6-10　假饲实验方法示意图
A. 食管瘘；B. 胃瘘

1）头期胃液分泌：是指由进食动作刺激头面部感受器而导致的胃液分泌。其机制可用"假饲"实验证实，即预先将狗的食管和胃做成食管瘘和胃瘘（图6-10）。当食物进入食管后，随即由食管瘘流出，而不能进入胃，但却在胃瘘处收集到大量胃液。

其机制主要通过条件反射和非条件反射来完成：①条件反射，由食物的形象、气味、声音等刺激视、嗅、听感受器，神经冲动沿Ⅰ、Ⅱ、Ⅷ对脑神经到达中枢；②非条件反射，食物入口后，刺激口腔和咽的机械及化学感受器，神经冲动沿第Ⅴ、Ⅶ、Ⅸ、Ⅹ对脑神经传至中枢。两种反射的共同传出神经为迷走神经。迷走神经兴奋时，节后纤维一方面释放乙酰胆碱直接作用于壁细胞引起胃液的分泌；另一方面通过释放乙酰胆碱，刺激肠嗜铬样细胞释放组胺，刺激胃窦G细胞分泌促胃液素，间接促进胃液分泌。如切断迷走神经可导致头期胃液分泌消失，可见，迷走神经是头期胃液分泌的唯一传出通路。

头期的特点：①持续时间长，可达2~4h；②胃液分泌量大、酸度高、胃蛋白酶含量更高，故消化能力强，其分泌量占消化期分泌总量30%；③分泌量与情绪、食欲有很大关系。

2）胃期胃液分泌：是指进食后食物的机械和化学刺激作用于胃部感受器，继而引起的胃液分泌。胃期胃液分泌机制既有神经调节也有体液调节：①食物扩张胃底和胃体部的感受器，通过迷走-迷走神经长反射和壁内神经丛的短反射，直接或间接通过促胃液素引起胃液分泌；②食物扩张刺激胃幽门部，经壁内神经丛作用于胃窦G细胞释放促胃液素，引起胃液分泌；③食物中的化学成分（以蛋白质消化产物刺激作用最强，如多肽、氨基酸）直接刺激G细胞释放促胃液素，促进胃液分泌。

胃期的特点：①持续时间很长，可达3~4h；②胃液酸度较高而胃蛋白酶含量较头期低，消化力比头期弱，其分泌量占消化期分泌总量60%；③胃酸的最大分泌率发生在进食后1h左右。

3）肠期胃液分泌：是指食糜进入十二指肠后所引起的胃液分泌。实验将食糜、蛋白胨由瘘管直接注入十二指肠内，仍可引起少量的胃液分泌，这是由食糜对肠壁的机械扩张和化学刺激促使十二指肠黏膜的G细胞释放促胃液素和小肠黏膜释放肠泌酸素（entero-oxyntin）引起的，主要为体液调节。

肠期的特点：分泌量少，仅占进食后胃液总分泌量10%；胃蛋白酶含量也较少。消化能力也较弱。因此，胃液的分泌以头期、胃期最为重要，而肠期的分泌则较次要。

（3）胃液分泌的抑制性调节：进食可刺激胃液的分泌，同时，也有很多因素抑制胃液的分泌。盐酸、脂肪和高张溶液是抑制胃液分泌的三种重要因素。

1）盐酸：当胃液中盐酸分泌过多，胃窦内 pH 降至 1.2～1.5 时，盐酸能抑制胃腺的活动，这是典型的负反馈调节，对于防止胃酸过多，保护胃黏膜有重要意义。盐酸可通过三条途径抑制胃酸分泌：①盐酸可刺激胃窦部 D 细胞分泌生长抑素，抑制促胃液素和组胺的作用而间接抑制胃液的分泌；②盐酸可抑制胃窦部 G 细胞分泌促胃液素，使胃液分泌减少；③当胃酸排到十二指肠时，可刺激促胰液素的释放，也可刺激十二指肠球部释放球抑胃素（bulbogastrone），抑制胃液的分泌。

2）脂肪：脂肪消化产物通过刺激上段小肠释放肠抑胃素，抑制胃酸分泌。但至今尚未提纯肠抑胃素，目前认为该激素可能是小肠中存在的促胰液素、肠抑胃肽、神经降压素等激素的总称。

3）高张溶液：十二指肠内的高张溶液是抑制肠期胃液分泌的另一重要因素。作用途径：①激活小肠内渗透压感受器，通过肠-胃反射抑制胃液分泌；②刺激小肠黏膜释放一种或几种胃肠激素而抑制胃液分泌。

（二）胃的运动及其调节

胃运动的生理功能是容纳、磨碎食物，使食物与胃液充分混合形成食糜，并将食糜分批排入十二指肠。进食后，胃运动明显加强。

1. 胃的运动形式

（1）容受性舒张：当食物刺激咽、食管、胃壁等处的感受器时，可反射性引起胃底和胃体部平滑肌舒张，使胃容积增加，与进入胃内的食物量相适应，称为容受性舒张（receptive relaxation）。胃容受性舒张是由迷走-迷走反射完成，传出纤维是抑制性的，其递质可能是某种肽类物质（如血管活性肠肽）或 NO。胃容受性舒张的生理意义：容纳和储存食物；防止食糜过早地排入十二指肠；有利于食物在胃内消化。

（2）紧张性收缩：消化管平滑肌总是保持一种缓慢、轻度的收缩状态，称为紧张性收缩（tonic contraction）。其主要作用：①使胃内保持一定水平的基础压力，有利于保持胃的形态和位置；②食物入胃后，有助于胃液渗入食物中，促进化学性消化；③是胃其他运动形式发生的基础。

（3）蠕动：是指食物入胃约 5min 后，开始出现胃体中部的平滑肌有力收缩，并向幽门方向传递而且收缩逐渐加强的运动形式。这种平滑肌强有力收缩表现出蠕动波，一般每分钟产生 3 次，每个蠕动波传递到幽门需时 1min，通常可同时见到 2～3 个蠕动波（图 6-11）。胃蠕动的生理作用：①促进食糜与胃液充分混合；②进一步研磨食物；③使食糜向十二指肠推进。

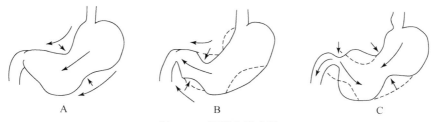

图 6-11　胃蠕动示意图
A.胃蠕动始于胃的中部，向幽门方向推进；B.胃蠕动将糜推入十二指肠；
C.强有力的蠕动波可将部分食糜反向推回到近侧胃窦或胃体，使食糜在胃内进一步被磨碎

（4）胃排空：食糜由胃排入十二指肠的过程称为胃排空（gastric emptying）。一般食物入胃后 5min，就开始胃排空。胃排空的速度因食物的种类、性状和胃的运动情况而异。颗粒较小的食物比大块的食物排空快。液体食物排空比固体食物快。等张溶液排空比高张或低张溶液要快。在三大食物成分中，糖类排空最快，蛋白质次之，脂类最慢。混合食物由胃完全排空通常需要 4～6h。

2. 胃运动的调节　胃蠕动受神经、体液因素的调节。迷走神经末梢释放乙酰胆碱，可使胃的慢

波和动作电位频率增加，胃蠕动增强；交感神经末梢释放去甲肾上腺素，可降低慢波频率和传导速度，使胃蠕动减弱。正常情况下，迷走神经的作用占优势。食物对胃壁的机械和化学刺激，可通过壁内神经丛引起蠕动波传播的速度加快。胃肠激素如促胃液素、胃动素可使慢波和动作电位频率加快，胃的蠕动加强；而缩胆囊素、促胰液素、肠抑胃肽等则抑制胃的运动。

胃排空的动力来自于胃运动造成的幽门两侧的压力差，胃排空的速度受到来自胃和十二指肠两个方面因素的控制。

（1）胃内容物促进胃排空：胃内容物的容量与胃排空的速度呈线性关系。胃内食糜对胃壁的机械扩张刺激，通过迷走-迷走反射和壁内神经丛反射，使胃运动增强、胃排空加快。胃迷走神经切断术后的患者，胃尾区的收缩减弱，对固体食物排空减慢。人的情绪也可影响胃的运动和排空。情绪高涨时排空加速，而忧虑、悲伤及疼痛时排空减慢。胃内容物（尤其是蛋白质消化产物）可引起促胃液素释放，而增强胃体和胃窦的收缩、增强幽门括约肌的收缩，能延缓胃的排空。

（2）十二指肠内容物抑制胃排空：十二指肠内食糜中的盐酸、脂肪及蛋白质消化产物、高渗溶液和机械性扩张刺激在调节胃排空中起抑制作用，其途径：①肠-胃反射，食糜中的刺激因素作用于十二指肠壁上的各种感受器，反射性抑制胃运动，延缓胃排空，称为肠-胃反射（entero-gastric reflex），其传出冲动是迷走神经。②胃肠激素，食糜（特别是胃酸和脂肪）进入十二指肠后，刺激小肠黏膜释放缩胆囊素、促胰液素、肠抑胃肽等多种激素，均可抑制胃运动和胃排空。

随着食糜中的胃酸被中和，消化产物被吸收，抑制胃排空的作用渐渐减弱并消失，而促进胃运动的因素逐渐增强，胃排空又开始，如此反复，直至食糜全部排入十二指肠。因此，胃排空是间断的，使胃内容物的排空能较好地适应十二指肠内消化和吸收的速度。

三、小肠内的消化

食糜进入小肠，在胰液、胆汁、小肠液的化学性消化和小肠运动的机械消化作用下，被分解为可吸收的小分子物质。小肠内消化是整个消化过程中最重要的阶段。食物在小肠内停留的时间同样随食物的性状而异，一般混合性食物为3～8h。食物经过小肠后，消化过程基本完成，食物残渣则进入大肠。

（一）胰液分泌

胰腺分为外分泌部和内分泌部。胰液（pancreatic juice）由胰腺外分泌部的腺泡细胞和导管细胞分泌，经胰腺导管排入十二指肠。胰液是最重要的消化液。从历代医籍考证，过去中医可能将"脾"和胰腺混为一谈。《难经·四十二难》云："脾重二斤三两，扁广三寸，长五寸，有散膏半斤，主裹血，温五脏"，所指散膏即为胰腺。

1. 胰液的性质、成分和作用　胰液为无色、无味的透明碱性液体，pH 7.8～8.4，渗透压与血浆相等。正常成年人分泌量为 1～2L/d。胰液中水约占 97.6%；无机物主要有 HCO_3^-、Na^+、Cl^-、K^+ 等，以 HCO_3^- 为主，主要由导管细胞分泌；有机物主要是各种消化酶，由腺泡细胞分泌。

（1）碳酸氢盐（bicarbonate）：导管细胞内含丰富的碳酸酐酶。胰液中 HCO_3^- 的浓度最高可达 145mmol/L，比血浆浓度高 5 倍，是胰液呈碱性的主要原因。HCO_3^- 的主要作用：①中和胃酸，使肠黏膜免受胃酸侵蚀；②为小肠内多种消化酶活动提供适宜的 pH 环境。

（2）胰淀粉酶（pancreatic amylase）：是一种 α-淀粉酶，最适 pH 为 6.7～7.0。其作用是水解淀粉、糖原及其他碳水化合物，水解产物为二糖及少量单糖，如糊精、麦芽糖等，但不能水解纤维素。胰淀粉酶水解效率高、速度快，淀粉与胰液接触约 10min 就能完全水解。

（3）胰脂肪酶（pancreatic lipase）：是分解脂肪的主要消化酶，属于糖蛋白，最适 pH 为 7.5～8.5。其作用是水解三酰甘油为脂肪酸、一酰甘油和甘油，但需辅脂肪酶（colipase）的帮助，胰脂肪酶才可牢固地吸附在脂肪颗粒表面。辅脂肪酶是脂肪酶的辅因子，以酶原形式由胰腺分泌，经胰蛋白酶激活；它对胆盐微胶粒有较高亲和力，在脂肪表面形成胰脂肪酶-辅脂肪酶-胆盐复合物，防止胆盐从脂肪表面将胰脂肪酶置换下来。

胰液还含有胆固醇酯酶和磷脂酶 A_2，分别水解胆固醇酯和磷脂。

（4）胰蛋白酶（trypsin）和糜蛋白酶（chymotrypsin）：是蛋白质水解酶，均以酶原形式分泌。胰蛋白酶原经小肠液中的肠激酶激活，变为具有活性的胰蛋白酶；胰蛋白酶可激活糜蛋白酶原，也可激活胰蛋白酶原，形成一种正反馈，生成更多的胰蛋白酶和糜蛋白酶；此外胃酸、组织液等也可激活胰蛋白酶。胰蛋白酶和糜蛋白酶的作用相似，都能将蛋白质水解为胨和胨，当二者同时作用于蛋白质时，可将蛋白质水解为小分子多肽和氨基酸。

胰液还含有氨基肽酶、弹性蛋白酶、核糖核酸酶、脱氧核糖核酸酶等多种水解酶。

正常情况下，胰腺分泌的蛋白水解酶呈酶原形式，同时还分泌胰蛋白酶抑制物（trypsin inhibitor）。胰蛋白酶抑制物是一种多肽，在 pH 3～7 的环境内可与胰蛋白酶结合，并使其失活，防止少量胰蛋白酶在腺体内被激活而发生自身消化。但由于其浓度比胰蛋白酶原低得多，故不能阻止病理情况下大量胰蛋白酶原的激活所致的胰腺自身消化，从而引起急性胰腺炎。

由于胰液中含有水解三大营养物质的消化酶，因此是最重要的消化液。当胰液分泌出现障碍，即使其他消化腺分泌正常，也会明显影响脂肪和蛋白质消化吸收，但对糖的消化和吸收影响不大；由于大量脂肪和蛋白质不能消化和吸收，可引起胰性腹泻（脂肪泻）。同时也可影响脂溶性维生素吸收，产生相应的维生素缺乏症。

2. 胰液分泌的调节　在消化间期胰液分泌很少，呈短暂的周期性分泌；进食后 1～3min 胰液开始大量分泌。胰液分泌受神经和体液因素的双重控制，以体液调节为主（图 6-12）

（1）神经调节：食物的形状、气味等刺激和食物对口腔、食管、胃、小肠的刺激，分别通过条件反射和非条件反射引起胰液分泌。反射的传出神经主要是迷走神经，其节后纤维末梢释放乙酰胆碱直接作用于胰腺；也可通过引起促胃液素的释放，间接引起胰腺分泌。主要作用于胰腺腺泡细胞，对导管细胞的作用较弱，因此，迷走神经兴奋引起胰液分泌的特点是，酶的含量很丰富，H_2O 和 HCO_3^- 很少。

图 6-12　胰液分泌的神经和体液调节

实线表示引起水样分泌；虚线表示引起酶的分泌

（2）体液调节：胰液分泌受很多胃肠激素调节，主要有以下 3 种。

1）促胰液素：是由小肠上部黏膜的 S 细胞分泌，其主要作用于胰腺小导管壁上皮细胞，分泌大量的水和碳酸氢盐，故胰液分泌量大，但酶的含量低。

2）促胰酶素：也称缩胆囊素，是由小肠上部黏膜的 I 细胞分泌，其主要作用于胰腺的腺泡细胞，促进胰液中各种酶的分泌。

3）促胃液素：是由胃窦部和小肠上部黏膜的 G 细胞分泌，可促进胰液中淀粉酶、胰蛋白酶原和糜蛋白酶原的分泌。

胃肠激素之间、激素与神经因素之间的相互加强作用对进食后胰液的分泌有重要意义。同时，体内有许多抑制胰液分泌的因素，如肠多肽、胰高血糖素、生长抑素等。正常情况下，调节胰液分泌的刺激因素和抑制因素相互作用，使胰液分泌处于相对稳定水平。

案例思考

患者，男性，37岁，上腹部疼痛8h入院。自诉在饱餐和饮酒后约3h突发上腹部疼痛，呈持续性，伴阵发性加重，并向后腰背放射，取前倾位可减轻疼痛；伴有恶心和呕吐，吐出物含有胆汁。检查结果：轻度发热，轻微黄疸，中度腹胀，腹壁紧张，但腹式呼吸尚存。上腹部有明显压痛和反跳痛。肝浊音界可以叩出，肠鸣音减弱。血白细胞总数增高，中性粒细胞比例明显增大；尿淀粉酶和血清淀粉酶增高；超声检查发现胰腺中度增大，胰腺周围可见渗出阴影。

中医辨证：脉滑实，舌质红，苔黄腻，大便秘结，小便短黄。

西医诊断：急性胰腺炎；中医诊断：腹痛（饮食停滞证）。

治法：消食导滞，理气止痛。

代表方：枳实导滞丸。

问题与思考：

（1）为什么说消化液中胰液的作用最重要？

（2）胰液中的蛋白消化酶均以酶原形式储存和分泌，其意义是什么？

（3）为什么急性胰腺炎发病与胆结石、胆囊炎、暴饮暴食和酗酒等因素有关？

提示：

（1）急性胰腺炎是内科常见急症，系胰腺自身消化所致的急性炎症。

（2）暴饮暴食等刺激胰液大量分泌；胆结石和胆囊炎可致胰液排除不畅或受阻，造成大量胰液淤积于胰腺组织中。

（3）胰蛋白酶抑制物的作用受到破坏，胰蛋白酶原被异常激活，胰蛋白酶产生自身催化并激活其他蛋白水解酶和磷脂酶 A_2，造成大量胰腺组织的破坏或消化。

（二）胆汁的分泌和排泄

中医学的"胆"与现代医学的胆囊在形态学方面相似。"胆与肝相连，附于肝之短叶间"，互为表里。《东医宝鉴》曰："肝之余气，泄于胆，聚而成精"。胆汁（bile）由肝细胞持续生成和分泌的。在非消化期，胆汁由肝管、胆囊管转入胆囊储存；在消化期，胆汁可直接由肝脏及胆囊排出，进入十二指肠。

1. 胆汁的分泌　肝细胞能不断地生成胆汁酸、分泌胆汁，后者通过毛细胆管、肝胆管和胆囊管进入胆囊，再由胆总管分泌到十二指肠。胆汁的分泌是持续的，但食糜进入小肠后可刺激其分泌。胆管上皮细胞分泌含大量水和 HCO_3^- 的胆汁进入胆管。在消化期间，胆汁可直接经胆总管进入十二指肠。在消化间期（空腹时），胆汁则先进入胆囊储存。胆汁对脂肪的消化和吸收均有重要作用。通过分泌胆汁，机体还可排泄胆固醇、胆色素、无机盐和某些药物等。

2. 胆汁的性质、成分　胆汁味苦，颜色取决于其中胆色素的含量。初分泌的胆汁呈金黄色，pH为7.8～8.6；在胆囊储存的胆汁因浓缩而呈棕绿色，并因碳酸氢盐被吸收而呈中性或弱酸性（pH为6.8）。成人每日分泌胆汁 600～1200ml。胆汁成分复杂，除水外，还有胆色素、胆盐、胆固醇、脂肪酸、卵磷脂、血浆中所含的无机盐及少量重金属离子（如 Cu^{2+}、Zn^{2+}、Mn^{2+}等）。胆汁是唯一不含消化酶的消化液。弱碱性胆汁进入十二指肠后，有助于中和食糜中的部分胃酸，从而保护十二指肠黏膜免受胃酸侵蚀，并提供小肠内消化酶所需的 pH 环境。

3. 胆汁的主要成分的作用

（1）胆盐（bile salts）：是肝细胞利用胆固醇合成的胆汁酸与甘氨酸或牛磺酸结合，再与 Na^+、K^+结合而形成的钠盐或钾盐，胆盐是胆汁参与消化和吸收的主要成分，特别对脂肪的消化和吸收具有重要意义。①对脂肪的乳化作用（emulsification），以促进脂肪消化。胆盐使脂肪微粒分散于水溶液而形成混悬液，从而增加脂肪酶作用的面积，使脂肪易于分解。②可促进脂肪吸收。因为胆盐为双嗜性分子（其疏水面朝向内部，亲水面朝外与水接触），可在水溶液中形成圆筒形的微胶粒（micelles）。胆汁中的胆固醇、磷脂及食物中的脂肪酸和脂溶性维生素均可渗入到微胶粒的内部，共同形成混合微胶粒（mixed micelles）。混

合微胶粒使不溶于水的脂肪酸、单酰甘油和脂溶性维生素等处于溶解状态，并被转运到小肠黏膜纹状缘而被吸收。③利胆作用。胆盐随肝胆汁排入小肠后，大约 95%在回肠末端被吸收入血，经门静脉返回肝脏后再组成胆汁排入肠内，此过程称为胆盐的肠-肝循环（enterohepatic circulation of bile salt）（图 6-13）。胆盐经肠-肝循环返回肝脏后，又可刺激胆汁分泌，因此临床上胆盐还是一种重要的利胆剂。胆道被阻塞时胆汁不能进入十二指肠，饮食脂肪中将有 40%不能被消化和吸收，引起脂肪泻。

图 6-13 胆盐的肠-肝循环

（2）磷脂：主要是卵磷脂（lecithin），占胆汁固体成分的 30%～40%，也是双嗜性分子，参与脂肪的乳化和混合微胶粒的形成。磷脂促进胆固醇溶解于微胶粒中。

（3）胆固醇：约占胆汁固体成分的 4%，不溶于水，但可溶于微胶粒。当胆汁中胆固醇含量过高、超过微胶粒的溶解能力时，易形成胆固醇结晶，促进胆道或胆囊内胆固醇结石的形成。因而长期高脂肪饮食，胆汁中胆固醇含量增高，易诱发胆结石。阻止胆盐肠-肝循环的药物（如考来烯胺，cholestyramine）可使胆盐在回肠的吸收减少，肝脏需要利用更多的胆固醇来合成新的胆汁酸，从而降低血胆固醇水平。

（4）胆色素：占胆汁固体成分的 2%，是血红蛋白在体内分解代谢的产物，包括胆红素、胆绿素和胆素原等。胆红素为主要胆色素，呈金黄色。

4. 胆汁分泌和排出的调节 食物是引起胆汁分泌和排出的自然刺激物，其中高蛋白食物刺激最强，其次为高脂肪或混合食物，而糖类食物的作用最小。胆汁的分泌与排放受神经和体液双重调节，但以体液调节为主。

（1）神经调节：进食或食物的扩张刺激均兴奋迷走神经，通过释放递质乙酰胆碱，作用于肝细胞和胆囊，引起胆汁分泌少量增加和胆囊收缩轻度加强。

（2）体液调节：参与体液调节的主要有以下 4 种物质。①胆盐：胆盐的肠-肝循环可直接刺激肝细胞促进胆汁的分泌，因而有很强的利胆作用；②促胃液素：可通过血液循环直接刺激肝细胞和胆囊，促进肝细胞分泌胆汁和胆囊收缩；③促胰液素能直接作用于肝的胆管系统，主要促进水和碳酸氢盐的分泌，使胆汁分泌增加，但对胆盐分泌无影响；④缩胆囊素：可引起胆囊强烈收缩，并同时促进 Oddi 括约肌舒张，从而促进胆汁大量排入十二指肠。

（三）小肠液的分泌

小肠液是由十二指肠腺和小肠腺分泌的，其分泌量是消化液中最多的一种。

1. 小肠液的性质、成分 小肠液是无色透明的碱性液体，pH 为 7.6，渗透压与血浆相近，成人每日分泌量为 1～3L。小肠液中除水和无机盐外，还含有肠激酶、黏蛋白等有机物。

2. 小肠液的作用 ①稀释作用：大量的小肠液可稀释消化产物，降低其渗透压，有利于营养

物质的吸收。②保护作用：十二指肠腺分泌的碱性黏液，黏度很高，可保护十二指肠黏膜免受胃酸的侵蚀；IgA 可防止小肠受到有害抗原物质的损害等。③消化作用：小肠液中的肠激酶可激活胰蛋白酶原，促进蛋白质的消化。另外，小肠上皮细胞的纹状缘含有各种消化酶，如肽酶（可将多肽分解成单个氨基酸）、蔗糖酶、麦芽糖酶、异麦芽糖酶和乳糖酶（均可将二糖分解成单糖）、脂肪酶（将中性脂肪分解成甘油和脂肪酸），以对进入上皮细胞的一些营养物质继续进行消化。阿卡波糖（acarbose）可抑制小肠上皮细胞纹状缘的 α 葡萄糖苷酶而抑制二糖的分解和吸收，能有效降低餐后血糖。

3. 小肠液分泌的调节　小肠液的分泌是经常性的，最重要的调节机制是肠壁内在神经丛的局部反射，其中对扩张刺激最敏感。另外，一些胃肠激素也参与小肠液分泌的调节。

（四）小肠的运动

小肠平滑肌有内层较厚的环形肌和外层较薄的纵行肌，小肠运动就是靠这两层平滑肌的舒缩活动来完成的。空腹时，小肠运动很弱，进食后逐渐增强。

1. 小肠运动的形式

（1）紧张性收缩：空腹时小肠就有一定的紧张性收缩活动，可使小肠保持基本形状，并使小肠腔内维持一定的腔内压。紧张性收缩活动也是小肠进行其他形式运动的基础。当紧张性收缩增强时（如进食），有利于小肠内容物的混合和向前推进；反之，当紧张性收缩减弱时，肠腔易于扩张，肠内容物的混合和推进减慢。

图6-14　小肠分节运动示意图

1. 肠管表面观；2、3、4. 肠管切面观；图示不同阶段的食糜节段分割和合拢的情况

（2）分节运动（segmentation contraction）：是一种以小肠环行肌节律性收缩和舒张为主的运动（图 6-14），是小肠特有的运动形式，空腹时几乎不存在，进食后分节运动才逐步增强。在有食糜的一段肠管，环行肌以一定的间隔在许多点同时收缩或舒张，把食糜分割成许多节段；数秒钟后，原来收缩处发生舒张，而原来舒张处发生收缩，使原来的食糜节段又分割为两半，邻近的两半又合拢为新的节段，如此反复进行，使肠管内的食糜不断分开，又不断混合。分节运动的主要作用：①进一步研磨、搅拌食糜，使食糜与消化液充分混合，利于消化；②使食糜与小肠壁紧密接触，促进小肠黏膜对消化分解产物的吸收；③挤压肠壁，有助于血液和淋巴液回流，从而促进吸收。

（3）蠕动：小肠的蠕动是环行肌和纵行肌由上而下依次发生的推进性收缩运动。小肠的任何部位均可发生蠕动，其速度为 0.5～2.0cm/s，近端小肠的蠕动速度比远端的快，小肠蠕动较弱，通常仅推进 3～5cm 便消失。由于食糜在小肠内实际的推进速度仅约 1cm/min，所以，食糜从幽门部到回盲瓣需要 3～5h。蠕动的意义是使经过分节运动的食糜向前推进，到达新的肠段后，又开始新的分节运动。

小肠蠕动时推送肠管内气体和液体而产生的声音，称为肠鸣音（borborygmus）。临床上在腹部用听诊器可以听到肠鸣音，其强弱可反映肠蠕动的情况，当肠鸣音亢进，提示肠蠕动增强；肠鸣音减弱或消失，常提示肠麻痹。

大多数小肠蠕动波是从十二指肠向回肠方向推进，这是由小肠慢波的方向及频率梯度决定的。在回肠末端可出现一种与蠕动方向相反的运动，称为逆蠕动（antiperistalsis），它可使食糜在小肠内

来回移动，有利于食糜充分消化吸收。小肠还有一种行进速度快（2～25cm/s）、传播较远且强有力的蠕动，称为蠕动冲（peristaltic rush），它可将食糜从小肠始段推送到末端，甚至到达大肠，其意义是迅速清除食糜中的有害刺激或解除肠管的过度扩张。

2. 消化间期小肠的移行性复合运动　移行性复合运动（migrating motor complex，MMC）（图 6-15）是起源于胃的下部，向肛门方向缓慢移行，经 60～90min 达回肠末端。移行性复合运动主要作用：①将肠道内上次进食后遗留的食物残渣、脱落上皮细胞及细菌等清除干净。②阻止结肠内的细菌迁移到终末回肠。如果移行性复合运动减弱，则肠道内细菌可过度繁殖，引起腹胀或腹泻。③使小肠平滑肌在消化间期或禁食期间仍保持良好的功能状态。

图 6-15　各段肠道的移行性复合运动的情况

3. 回盲括约肌的功能　回肠末端与盲肠交界处的环行肌明显增厚，起着括约肌的作用，称为回盲括约肌（ileocecal sphincter），长约 4cm，其内压力约为20mmHg，较结肠内压力高。平时，回盲括约肌保持轻度的收缩状态。进食时，食物对胃的机械扩张刺激，通过胃-回肠反射引起回肠蠕动，当蠕动波到达回肠末端时，回盲括约肌舒张，将大约 4ml 食糜从回肠排入结肠；而当盲肠扩张时，可通过肌间神经丛和外来神经反射，引起回盲括约肌收缩加强，回肠蠕动减弱，延缓回肠内容物向结肠排放。

回盲括约肌的作用：①防止回肠内容物过快进入大肠，延长食糜在小肠内的停留时间，有利于小肠内容物被充分消化吸收；②具有活瓣作用，可阻止大肠内容物反流入回肠。

4. 小肠运动的调节　小肠运动受到神经和体液因素的调节。

（1）神经调节：肌间神经丛反射是小肠运动的主要调节方式。食糜的机械性扩张和化学性刺激都可通过局部神经丛反射使小肠运动增加。此外，外来神经对小肠运动也有一定调节作用。一般来说，交感神经兴奋时抑制小肠运动，而副交感神经兴奋时可促进小肠运动。但是，外来神经的调节还是要通过肌间神经丛来实现。

（2）体液调节：一些胃肠激素能调节小肠的运动，如促胃液素、缩胆囊素等能促进小肠的运动；而促胰液素、胰高血糖素、肾上腺素、血管活性肠肽和肠抑胃肽等可抑制小肠运动。

四、大肠内的消化

大肠接受经过小肠泌别清浊所剩下的食物残渣，再吸收其中多余的水液，形成粪便经肛门排出体外。这种接上传下并将糟粕化为粪便的功能，在《素问·灵兰秘典论》中称为"大肠者，传导之官，变化出焉"。人类的大肠是消化道的末端，没有重要的消化功能，其主要生理功能：①吸收水和电解质，参与机体对水、电解质平衡的调节；②吸收由结肠内微生物产生的 B 族维生素和维生素K；③完成对食物残渣的加工，形成粪便，并暂时储存，最终排出体外。

（一）大肠液的分泌及肠内细菌的作用

1. 大肠液的分泌　大肠液是由大肠黏膜的柱状上皮细胞和杯状细胞分泌的。主要成分为黏液和碳酸氢盐，pH 为 8.3～8.4。大肠液的主要作用是保护肠黏膜免遭机械损伤；有助于粪便成形；中和细菌产生的酸性物质防止黏膜被侵害。

2. 大肠内细菌的作用 大肠内细菌的种类很多，主要有大肠杆菌、葡萄球菌等，总称为"肠道常居菌种"。这些细菌在大肠适宜的酸碱度、温度等环境下不断繁殖和活动。大肠内细菌还能合成 B 族维生素（维生素 B_1、维生素 B_2、维生素 B_{12}）、维生素 K 和叶酸，由大肠黏膜吸收，以供人体利用。若长期应用抗生素，肠内细菌被抑制，可引起肠道菌群紊乱和维生素缺乏。大肠内细菌还含有分解食物残渣相关的酶，能对糖、脂肪进行发酵；对蛋白质进行腐败式分解。

（二）大肠运动和排便反射

1. 大肠运动的形式 大肠运动少而慢，对刺激的反应也迟缓，这些特点与大肠功能相适应。

（1）袋状往返运动：由环行肌不规则地收缩形成许多呈袋状的节段，是空腹时最常见的一种运动形式。袋状往返运动的作用是，有利于对肠内容物不断地研磨与混合，使肠黏膜与内容物充分接触，促进水和电解质的吸收。

（2）分节或多袋推进运动：靠环形肌有规则地收缩完成的。若一个结肠袋收缩将其内容物推送到邻近肠段，称为分节推进运动；若一段结肠内多个结肠袋协同收缩，使内容物向远端推送，称为多袋推进运动。这类推进运动主要见于进食后或副交感神经兴奋时。

（3）蠕动：是将肠内容物向远端推送的主要动力。在大肠还有一种进行快、传播远的蠕动，称为集团蠕动（mass peristalsis）。集团蠕动通常始于横结肠，可将部分大肠内容物快速推送至乙状结肠或直肠。集团蠕动常见于进食后，尤其早餐后 60min 内最常发生。

2. 排便反射 通常人的直肠内没有粪便。当粪便进入直肠时，便可引起排便反射（defecation reflex），它是受意识控制的脊髓反射。当大肠的蠕动将粪便推入直肠时，可刺激直肠壁内的感受器，冲动经盆神经和腹下神经传至脊髓腰骶段的初级排便中枢，同时上传到大脑皮层引起便意，如果条件许可，传出冲动经盆神经引起降结肠、乙状结肠和直肠收缩，肛门内括约肌舒张；同时，阴部神经传出冲动减少，肛门外括约肌舒张，使粪便排出体外。此外，支配膈肌和腹肌的神经兴奋，膈肌、腹肌收缩，腹内压升高，可协助排便。

正常人直肠感受器对粪便的压力刺激具有一定的阈值，当达到此阈值时便可引起便意和排便反射。如果经常有意识地抑制排便，会使直肠的敏感性逐渐降低，阈值升高，使粪便在肠腔内滞留，水分吸收过多导致粪便干结，引起排便困难，这是便秘常见的原因之一。

第三节 吸　　收

食物通过机械性和化学性消化后，可被吸收的营养物质将进入消化管壁的血液和淋巴，完成吸收被机体利用，从而保证机体正常新陈代谢。

一、吸收的部位和途径

消化道不同部位对物质的吸收能力和吸收速度取决于各部分消化道的组织结构、食物在各部位被消化的程度，以及食物在各部位停留的时间。

（一）吸收的部位

食物在口腔和食管中停留时间非常短，口腔中只有唾液淀粉酶对淀粉进行初步消化，因此，口腔和食管基本上不能吸收营养物质，但口腔黏膜可以吸收少量药物（如硝酸甘油，nitroglycerine）。食物到达胃停留时间为 3~5h，但胃黏膜没有绒毛，上皮细胞之间都是紧密连接，而且胃内食物的消化程度较低，因此，胃的吸收能力很弱，仅能吸收少量的水、高度脂溶性的物质（如乙醇）和某些药物（如阿司匹林）等。水、无机盐、维生素和糖类、蛋白质、脂肪的消化产物等绝大多数都是在十二指肠和空肠吸收，而回肠具有独特的吸收能力，可主动吸收胆盐和维生素 B_{12}。可见，小肠是主要的吸收部位。大肠主要吸收水分和无机盐（图6-16）。

图6-16　各种营养物质在消化道的吸收部位

*表示主动转运

小肠是吸收的主要部位，其原因：①吸收面积巨大，小肠长 5～7m，其黏膜有环行皱褶，皱褶上有绒毛，绒毛的上皮细胞上有微绒毛，使吸收面积增加了 600 倍，达到 200～250m^2

图 6-17　小肠黏膜表面面积增加的三种机制

（图 6-17）；②食物完成消化，食物在小肠经胰液、胆汁和小肠液的作用，已被消化为可吸收的小分子物质；③停留时间较长，被分解的食物在小肠内停留 3～8h，使营养物质有充分的时间被吸收；④结构有利于吸收，小肠绒毛内有毛细血管、毛细淋巴管、平滑肌和神经，可使绒毛产生节律性的伸缩和摆动，加速绒毛内血液和淋巴的流动，有助于吸收。另外，小肠黏膜为单层柱状上皮细胞，有许多与吸收功能有关的转运蛋白质，如 Na$^+$-葡萄糖转运体等。

（二）吸收的途径和方式

食物分解后的小分子物质、水、无机盐和维生素被吸收入血液或淋巴的途径：①跨细胞途径（transcellular pathway），小肠腔内物质通过绒毛柱状上皮细胞的腔面膜进入细胞内，再通过细胞基底侧膜转运到细胞间隙，然后进入血液或淋巴；②旁细胞途径（paracellular pathway），小肠腔内物质通过上皮细胞间的紧密连接进入细胞间隙，然后再转入血液或淋巴。

营养物质吸收的方式有被动转运（单纯扩散、易化扩散、渗透等）、主动转运（原发性和继发性主动转运），以及囊泡转运（胞纳和胞吐）。

二、小肠内主要营养物质的吸收

小肠各部位对各营养物质的吸收能力、速度和机制不完全相同。在小肠被吸收的物质除了由膳食供给外，还有各种消化腺分泌的大量消化液。正常情况下，小肠每天吸收几百克的糖、100g 以上的脂肪、50～100g 氨基酸、50～100g 各种离子等。

（一）水的吸收

成年人每日摄入的水分为 1～2L，消化腺分泌的消化液为 6～8L，所以每日由胃肠吸收到血液中的水可达 8L 左右，随粪便排出的水仅 0.1～0.2L。若水吸收障碍，将影响内环境稳态，如严重呕吐、腹泻。在短时间内丢失大量液体，可导致机体水、电解质平衡紊乱。

水主要靠渗透作用而被动吸收，各种溶质吸收（尤其是 NaCl 的主动吸收）所形成的渗透压差是促进水吸收的主要动力。由于上皮细胞膜及细胞紧密连接对水通透性很高，水可以经跨细胞途径和旁细胞途径进入血液。

（二）无机盐的吸收

小肠对各种无机盐的吸收率不同。一般单价碱性盐类吸收快，多价碱性盐类吸收很慢。如 NaCl 吸收最快，$MgSO_4$ 吸收最慢，而沉淀的钙盐（$CaSO_4$、$CaPO_4$ 等）则不被吸收。$MgSO_4$、Na_2SO_4 等盐类在肠内不易吸收，可维持肠内高渗透压以减少水吸收，故可作为泻药。

纹状缘膜
细胞间隙
Na^+
毛细血管
ATP AMP
Na^+ → Na^+
葡萄糖 转运体 葡萄糖 → 转运体

图6-18　Na^+、葡萄糖吸收机制示意图

1. 钠的吸收　在小肠吸收中占有重要的地位，因为伴随着 Na^+ 的吸收，为葡萄糖、氨基酸、水、HCO_3^- 吸收提供动力。成人每日肠内容物的 Na^+，97%～99%被吸收回血液中。钠的吸收是主动转运的过程，先通过易化扩散的方式进入上皮细胞内，再通过细胞基底侧膜上的钠泵主动转运进入血液（图 6-18）。小肠和结肠均可吸收钠，单位面积吸收的钠量以空肠最多，回肠其次，结肠最少。从粪便排出的钠很少。

2. 钙的吸收　小肠各部分均有吸收钙的能力，主要部位在十二指肠。食物中钙仅有一小部分被吸收，吸收形式为可溶性的钙离子（如 $CaCl_2$、葡萄糖酸钙）。钙的吸收量受机体需要的调控，如在儿童、孕妇和哺乳期妇女等情况下，钙的需求增大而吸收量也增加。钙盐在酸性溶液中溶解度较高，当小肠腔内 pH 为 3 时，钙呈离子状态，最易被吸收，故盐酸可促进钙的吸收；活化的 1, 25-$(OH)_2D_3$ 可诱导钙结合蛋白及钙泵合成而促进小肠对钙的吸收；另外，食物中脂肪酸、乳酸、某些氨基酸（如赖氨酸、色氨酸和亮氨酸）等可促进钙的吸收，而食物中的草酸和植酸可与钙形成不溶性复合物而抑制钙吸收。

钙的吸收是主动过程。钙通过小肠黏膜纹状缘上的钙通道进入细胞内，胞内的 Ca^{2+} 由基底侧膜上钙泵及 Na^+-Ca^{2+} 转运体转运到组织间隙，然后转入血液。也有部分钙可通过旁细胞途径被吸收。

3. 铁的吸收　铁主要在十二指肠和空肠被吸收。铁的吸收量约为 1mg/d，仅为每日膳食中铁含量的 1/10 左右。食物中的铁绝大部分是高价铁（Fe^{3+}），须还原为亚铁（Fe^{2+}）后才能被吸收。铁的吸收量与机体对铁的需要有关，如儿童生长发育期、孕妇及缺铁性贫血等对铁的需求增加，小肠对铁的吸收也增加。维生素 C、果糖等还原性物质能将 Fe^{3+} 还原为 Fe^{2+} 而促进铁的吸收；铁在酸性环境中易于溶解，因此胃酸可促进铁的吸收。胃大部切除或慢性萎缩性胃炎患者，因长期胃酸分泌不足而影响铁的吸收，可引起缺铁性贫血。食物中植酸和草酸等也可与铁形成不溶性复合物，从而抑制铁的吸收。

铁吸收是一个主动过程。十二指肠和空肠的肠上皮细胞释放转铁蛋白（transferrin）进入肠腔，与 Fe^{2+} 结合为复合物后，通过转铁蛋白受体介导的入胞方式进入细胞内；随后转铁蛋白在胞内释放出 Fe^{2+}，重新分泌到肠腔中再利用；进入胞内的铁，一部分从细胞基底侧膜以主动转运形式进入血

液，其余部分与胞内的铁蛋白（ferritin）结合而暂时留在细胞内以防铁被过量吸收（图6-19）。

图6-19　小肠上皮细胞吸收铁的机制

Tf：转铁蛋白；TfR：转铁蛋白受体；Ft：铁蛋白

（三）糖的吸收

　　食物中的糖主要是低聚糖和多糖，必须在胃肠道中被彻底消化、分解为单糖才能被小肠上皮细胞吸收，被身体所利用。多糖进入消化道后先被唾液淀粉酶作用，以后受到胰淀粉酶作用形成α-糊精、麦芽丙糖和麦芽糖。这些多糖及双糖如乳糖和蔗糖，在小肠又进一步受到低聚糖酶水解而成单糖。低聚糖酶存在于上皮细胞的刷状缘部位，主要包括麦芽糖酶、异麦芽糖酶、乳糖酶和蔗糖酶，这些酶可使α-糊精、麦芽丙糖和麦芽糖水解为葡萄糖；使乳糖水解为半乳糖；使蔗糖水解为果糖和葡萄糖（图6-20）。被吸收的单糖主要是葡萄糖，约占总量的80%。糖的吸收部位主要在十二指肠和空肠上段。各种单糖吸收的速率不同，以半乳糖和葡萄糖的吸收最快，果糖次之，甘露糖最慢。

图 6-20　糖的消化与吸收过程

　　葡萄糖的吸收是逆浓差进行的主动转运过程，属于继发性主动转运，需要消耗能量。葡萄糖的吸收是与 Na^+ 的吸收耦联进行的。在肠腔经 Na^+-葡萄糖同向转运体进入肠黏膜上皮细胞内。进入细胞后 Na^+ 由细胞膜上的钠泵主动转运，而葡萄糖经过载体易化扩散进入血液。钠泵在转运过程中，造成细胞内低 Na^+，同时也为葡萄糖的转运间接提供能量。因此，葡萄糖与钠的吸收是耦联的，需要 Na^+ 和钠泵参与。用哇巴因抑制钠泵后，葡萄糖的吸收也被抑制；而肠腔中的葡萄糖也易化 Na^+ 的吸收，因此临床上治疗 Na^+、水丢失的腹泻时，口服的 NaCl 溶液中常添加葡萄糖。

（四）蛋白质的吸收

图 6-21　蛋白质的消化与吸收

食物中蛋白质吸收的形式是以氨基酸和寡肽的形式进入血液。吸收的主要部位是小肠。在十二指肠和空肠吸收较快，回肠较慢。

食物蛋白质经胃蛋白酶和胰蛋白酶消化分解后，其产物包括自由氨基酸和寡肽，小肠黏膜上皮细胞纹状缘膜上存在水解寡肽的两组酶：膜肽酶及胞浆肽酶，可将寡肽水解为自由氨基酸和二肽或三肽。肠腔内氨基酸的吸收机制与葡萄糖相似，即与 Na^+ 相耦联的继发性主动转运。但涉及的转运体较复杂，大多需要 Na^+、K^+、Cl^- 等参与，分别转运中性氨基酸、碱性氨基酸和酸性氨基酸（图 6-21）。

目前认为，在小肠黏膜上皮细胞纹状缘上存在二肽和三肽的 H^+-肽同向转运系统，可以顺浓度差将 H^+ 由肠腔向细胞内转运，同时逆浓度差将二肽和三肽转运至细胞内，进入细胞内的二肽、三肽可被胞内的二肽酶、三肽酶进一步水解为氨基酸，再经基底侧膜上氨基酸载体转运出细胞，进入血液循环。这一转运过程需要钠泵的活动维持 Na^+ 的跨膜势能，进而维持肠腔内和细胞内 H^+ 的浓度差，因此也是间接消耗能量的过程。

未经消化的蛋白质不能被吸收。若少量蛋白质通过入胞和出胞作用被小肠上皮细胞吸收入血液，不仅无营养作用，还可作为抗原引起过敏反应。

（五）脂类的吸收

脂肪吸收的主要形式是甘油、单酰甘油、脂肪酸和胆固醇。甘油溶于水，同单糖一起被吸收。其余形式均不溶于水，它们很快和胆盐结合形成水溶性的混合微胶粒，顺利通过肠黏膜上皮细胞表面的不流动性静水层而到达微绒毛上。其中，单酰甘油和脂肪酸通过细胞膜进入上皮细胞内，而胆盐则留在肠腔继续发挥作用。在上皮细胞内，长链脂肪酸（含 12 个碳原子以上）和单酰甘油重新合成为三酰甘油与细胞内的载脂蛋白形成乳

图 6-22　小肠上皮细胞吸收脂肪的机制

糜微粒，以胞吐的方式进入淋巴（图 6-22）。中、短链脂肪酸因能溶于水而直接进入血液。

胆固醇来自于食物和肝脏分泌的胆汁。食物中的胆固醇常为酯化形式不能被吸收，只有在胆固醇酯酶作用下，水解为游离胆固醇才能被吸收。游离的胆固醇与胆盐结合成水溶性混合微胶粒，进

入细胞后，胆固醇又被重新酯化，与载脂蛋白组成乳糜微粒，以胞吐的方式进入淋巴。

影响胆固醇吸收的因素很多。食物中胆固醇含量越多，吸收也越多，但有一定限度；食物中脂肪和脂肪酸能促进胆固醇吸收，若食物中缺乏脂肪，则胆固醇在胆盐微胶粒中很难溶解，使胆固醇几乎不能吸收；胆盐可与胆固醇形成混合微胶粒而促进其吸收；植物固醇如豆固醇、β-谷固醇等可抑制胆固醇吸收；食物中纤维素、果胶、琼脂等易与胆盐形成复合物，可阻碍微胶粒形成，从而抑制胆固醇吸收等。

（六）维生素的吸收

大部分维生素在小肠上段被吸收，只有维生素 B_{12} 必须与内因子结合成复合物，才能在回肠被吸收。维生素可分为水溶性和脂溶性两大类，水溶性维生素主要以易化扩散方式被吸收，而脂溶性维生素 A、D、E、K 的吸收机制与脂肪吸收相似。

第四节 肝脏的生理

中医学"肝"的主要功能是"肝藏血"和"主疏泄"，其余如"肝主筋""其华在爪""肝开窍于目""肝受血而能视"等都是其主要功能的延伸。中医学的"肝"在"主疏泄"及"藏血"的功能方面，与现代医学的肝脏生理功能有相似之处。肝脏是人体内最大的腺体器官，参与机体的消化、代谢、排泄、解毒和免疫等许多过程，其中以代谢功能最为重要。

一、肝脏的功能特点

肝脏的许多功能与其血液循环特点和所含酶类密切相关。

1.肝脏血流的特点 肝脏的血液供应极为丰富，成人肝血流量约占心排血量的1/4。其血液有门静脉和肝动脉双重来源，两种血液在窦状隙内混合（图 6-23）。进入肝脏的血流量为 $1000\sim1200ml/min$，汇集来自腹腔内脏的血液，内含从胃肠道中吸收入血的大量营养物质，将在肝内代谢、储存或转运；门静脉血中的有害物质及微生物抗原性物质也将在肝内被解毒或清除。由肝动脉流入肝脏的血液约 $800ml/min$，含有充足的氧，是肝脏耗

图6-23 肝脏的微循环示意图

氧的半数来源。门静脉和肝动脉的终支均流入肝血窦，肝血窦是肝小叶内血液流通的管道。正常情况肝血窦可储存一定量的血液，在机体失血时，可从窦内排出较多血液，以代偿循环血量的不足。《素问·五脏生成》曰："人卧血归于肝""肝藏血，心行之，人动则血运于诸经，静则血归于肝脏"，说明"肝"具有贮藏血液和调节血量的生理功能。肝小叶组织中有肝动脉、中央静脉、门静脉、毛细胆管、淋巴管 5 条管道流经，血运丰富、运化水谷、分泌胆汁，是"肝属木，主疏泄、喜条达、恶抑郁"的解剖生理学基础。肝脏的星状细胞分泌与降解细胞外基质的异常和肝窦内皮细胞功能与超微结构的异常是易形成"肝气郁结"的病理基础。

2.肝脏酶学的特点 肝是人体内含酶最丰富的器官，肝细胞内存在体内几乎所有的酶类，因此，肝内各种代谢活动十分活跃。肝内酶蛋白含量约占肝总蛋白含量的 2/3，大致可分为两

类：①肝内和肝外同时存在的酶，如磷酸化酶、碱性磷酸酶、组织蛋白酶、转氨酶、核酸酶和胆碱酯酶等；②仅在肝内存在的酶，如组氨酸酶、山梨醇脱氢酶、精氨酸酶、鸟氨酸氨基甲酰转移酶等。

二、肝脏的主要功能

（一）肝脏分泌胆汁的作用

肝细胞能够不断地生成胆汁酸和分泌胆汁。胆汁可促进脂肪在小肠内的消化和吸收。如胆汁缺乏，摄入的脂肪将有 40% 从粪便中丢失，且还伴有脂溶性维生素的吸收不良。

（二）肝脏对物质代谢的作用

几乎所有营养物质的代谢，都需要肝脏参与。

1. 糖代谢   单糖经小肠黏膜吸收后，由门静脉到达肝脏，在肝内转变为肝糖原而储存。成年人肝内约含 100g 肝糖原，仅够禁食 24h 内用。当血糖浓度超过正常时，葡萄糖合成糖原增加；当血糖浓度低于正常时，储存的肝糖原立刻分解为葡萄糖进入血液，以提高血糖水平。 此外，许多非糖物质如蛋白质分解产物氨基酸、脂肪分解产物甘油等在肝内通过糖异生转变为糖，而葡萄糖也可在肝内转变为脂肪酸和某些氨基酸。

2. 蛋白质代谢   由消化道吸收的氨基酸通过肝脏时，仅约 20% 不经过任何化学反应而入体循环到达各组织，而大部分的氨基酸则在肝内进行蛋白质合成、脱氨、转氨等作用。

肝脏是合成血浆蛋白的主要场所，它是维持血浆胶体渗透压的主要成分，若血浆蛋白减少，可引起组织水肿。许多凝血因子的主要合成部位也是肝脏，如纤维蛋白原、凝血酶原等，肝病时可引起凝血时间延长和发生出血倾向。蛋白质氧化、脱氨作用也主要在肝内进行，脱氨后所生成的胺可转变为尿素由尿液排出，这对于维持机体内环境稳态有着重要意义。

3. 脂类代谢   肝脏是脂类代谢的主要场所和脂肪运输的枢纽，能够合成和储存各种脂类，部分供应自身需要，主要满足全身脏器的需求。饥饿时，储存的体脂先被运送到肝脏，然后进行分解，转化为机体利用的能量。在肝内中性脂肪可水解为甘油和脂肪酸，此反应可被肝脂肪酶加速，甘油可通过糖代谢途径被利用，而脂肪酸完全氧化为 CO_2 和水。

（三）肝脏的解毒作用

肝脏是人体内主要的解毒器官，对机体的保护作用极为重要。有毒物质在肝脏经过氧化、甲基化及结合反应等，使毒物转化为比较无毒的或溶解度大的物质，随胆汁或尿液排出体外。

胆红素是血红蛋白的分解产物。经过肝脏时能结合葡萄糖醛酸形成水溶性结合胆红素（图 6-24）并分泌进入微胆管，由胆汁排出。肠内细菌降解胆红素形成尿胆素原，尿胆素原在肠中重吸收，部分从尿液中排泄。尿液的颜色取决于被氧化的尿胆素原（尿胆素）。临床上常见肝脏不能清除血液中的胆红素，皮肤就会显现出特有的黄色称为黄疸。

肝脏解毒的方式：①化学作用，通过氧化、还原、分解、结合和脱氨等作用，其中结合作用是一种重要方式。毒物在肝内与葡萄糖醛酸、硫酸、氨基酸等结合后变为无害物质，随尿液排出。体内氨基酸脱氨和肠道内细菌分解含氮物质所产生的氨，是有害的代谢产物，氨的解毒主要是在肝内合成尿素，随尿液排出。当肝衰竭时血氨含量升高，可导致肝昏迷。②分泌作用，一些重金属如汞，以及来自肠道的细菌产生的有毒物质可由胆汁分泌排出。③蓄积作用，某些生物碱如士的宁和吗啡（morphine），可在肝脏蓄积，然后逐渐小量释放，以减少中毒程度。④吞噬作用，肝血窦的内皮层含有大量肝巨噬细胞（Kupffer cell），具有很强的吞噬能力，能吞噬血液中的异物、细菌及其他颗粒。据估计，门静脉血液中的细菌有 99% 在经过肝血窦时被吞噬。

图6-24 胆红素的代谢过程示意图

UDPGA：二磷酸尿苷葡萄糖醛酸；BP：结合蛋白；UDP：尿核苷氯喹

（四）肝脏对激素代谢的作用

　　肝脏是许多激素生物转化、灭活或排泄的重要场所。许多激素如雌激素、雄激素、甲状腺激素、胰岛素、肾上腺皮质激素等，在肝脏内经类似上述方法处理后被灭活、降解、随胆汁排泄。如某些肝病患者可因雌激素灭活障碍而在体内积蓄，引起男性性征改变；醛固酮和抗利尿激素灭活的障碍可引起钠和水在体内潴留。

三、肝脏的贮备功能及肝脏的再生

　　成熟的肝细胞呈静息而又高度分化状态，具有强大的功能贮备和再生能力。动物实验证明，当肝被切除 70%～80% 后，并不显示出明显生理功能紊乱，而且残余肝脏可生长至原有的重量和体积后停止，这称为肝脏的再生。肝脏再生机制目前尚不清楚，可能与肝脏内两种物质有关：一种能够刺激肝脏再生，引起 DNA 和蛋白质合成增加；另一种则抑制肝细胞再生。在被部分切除肝脏的大鼠，促进再生的作用较强，引起肝脏再生。但若肝受到不断的损伤，在肝细胞再生的同时，会产生大量结缔组织破坏其正常结构，从而导致肝硬化。

四、肝脏在免疫反应中的作用

　　肠黏膜因感染而受损伤时，致病性抗原物质便可穿过肠黏膜（肠黏膜为肠道免疫系统的第一道屏障）进入肠壁内毛细血管和淋巴管，此时，肠系膜淋巴结和肝脏便构成了肠道免疫系统的第二道防线。实验证明，来自肠道的大分子抗原可经淋巴结至肠系膜淋巴结，而小分子抗原则主要经过门静脉至肝脏。肝脏中的单核-巨噬细胞可吞噬这些抗原物质，经过处理的抗原物质可刺激机体的免疫反应。因此，健康的肝脏可发挥其免疫调节作用。

第五节　中医脏腑与消化生理的相关研究

　　中医学有许多关于脏腑与消化吸收相关的著述，如《黄帝内经》中的"脾胃者，仓廪之官，五味出焉……小肠者，受盛之官，化物出焉""中焦……此所受气者，泌糟粕，蒸津液，化其精微，上注于肺脉，乃化而为血，以奉生身，莫贵于此……故水谷者，常并居于胃中，成糟粕而俱下于大肠，而成下焦，渗而俱下，济泌别汁，循下焦而渗入膀胱焉"。

"脾胃"的生理功能一体化，在"肝胆""大肠"和"小肠"等多脏腑共同参与下，完成现代医学的消化、吸收和物质代谢等生理活动，其中与脾、胃的关系尤为密切，且脏腑之间彼此密切联系，它们既相互制约又相互为用，相辅相成，共同维持生理活动的正常进行，在病理上亦相互影响。

一、胃主受纳腐熟

胃主受纳腐熟水谷，主通降，以通为和，以降为顺。

1. 受纳与腐熟的概念　"受纳"指胃具有接受和容纳水谷的作用；"腐熟"指胃对饮食物进行初步消化形成食糜的过程。胃的受纳功能不仅是其腐熟功能的基础，也是整个消化功能的基础。胃的受纳是依赖胃气的作用，只有胃腑通降，才能不断受纳饮食物，胃的通降包括饮食物经胃腐熟后的食糜下传入小肠，小肠将食物残渣下输于大肠，以及大肠传化糟粕的功能活动在内，相当于西医学胃、小肠和大肠的功能联系，以及回肠驱动食糜通过回盲括约肌至大肠，以及大肠的蠕动、粪便的形成和排便反射等。胃的通降是受纳的前提条件，胃失通降，不仅影响食欲，还因浊气在上而发生口臭、脘腹胀满疼痛、恶心、呕吐等病证。

2. 受纳与腐熟的功能　胃主受纳和腐熟水谷功能是与脾运化功能密切配合，纳运协调完成的。脾气升则健，胃气降则和。脾助胃气消腐水谷，脾气不转，则胃中水谷不得消磨。脾胃合作，胃司受纳，脾司运化，才能使水谷化为精微，以化生气血津液，供养全身，故脾胃合称为后天之本，气血生化之源。脾胃之气的升降相因，协调平衡，又是维持内脏位置相对恒定的重要因素。研究发现，脾虚患者出现胃的位置下移、运动异常、张力下降、排空延迟等改变；同时胃电节律发生异常、振幅高低不均和频率紊乱，经健脾补气方四君子汤治疗可明显改善。

二、脾主运化水谷

1. 运化的概念　"运"即转运输送；"化"即消化吸收。脾主运化指脾具有把饮食水谷化为水谷精微并转输至全身的生理功能，包括运化水谷精微和运化水液。

2. 运化的功能　脾的运化功能是以升清为主，即指脾对水谷精微等营养物质的吸收和上输于心、肺、头、目，通过心肺的作用化生为气血，营养全身。饮食入胃后，人体对饮食物的消化虽在胃和小肠内进行，但必须依靠脾的运化功能，才能将水谷化为精微，并依赖脾的转输与散精作用，才能把精微布散到周身。脾运化水谷的功能正常，称为"脾气健运"。此时，营养物质得到充分吸收与利用，全身脏腑才能得到充分的营养，以维持其正常的生理活动。正如食物在胃和小肠的机械、化学性消化的作用下，分解为可吸收小分子物质，小分子物质和水、无机盐被小肠黏膜吸收入血，运输到全身，以供全身组织细胞利用。

3. 脾主运化的研究　完整的胃肠道形态结构是脾主运化功能得以正常进行的基础。动物实验及临床观察均发现脾虚时胃肠道黏膜、平滑肌及神经末梢等出现明显的损伤或增生，说明中医学"脾"的解剖定位一部分是胃肠道平滑肌、黏膜和神经等组织。脾虚患者胃液、胰液、小肠液等分泌出现不同程度地改变，唾液淀粉酶、胃酸、胃蛋白酶、胰淀粉酶、胰脂肪酶、胰蛋白酶原、糜蛋白酶原、碳酸氢盐等分泌不足。因此认为，脾的运化功能可能包括了消化道多种消化腺体的分泌，尤其是胰腺的分泌。

三、肝主疏泄胆汁

在消化方面，肝主疏泄，分泌胆汁，胆附于肝，藏泻胆汁。肝胆功能相辅相成，协调合作，同主疏泄，共同发挥协助脾胃消化的作用，促进食物的消化、吸收。

1. 肝主疏泄的概念与功能　肝主疏泄是指肝具有升发、舒畅、条达的生理特性和调畅人体全身气机的功能。肝主疏泄功能是指肝可协调脾的升清和胃的降浊之间的平衡，促进脾胃气机升降，保证胆汁的正常分泌和排泄，以助脾胃运化功能。

胆居六腑之首，与肝相连，互为表里。胆汁来源于肝，是肝之余气所化生，并在肝的疏泄作用下注入小肠，以助饮食物消化和吸收，是脾胃运化能够正常进行的重要条件。肝主疏泄与西医学中肝脏对糖类、脂肪和蛋白质代谢的作用相符。胆汁进入十二指肠，参与脂类物质的消化，消化道吸收的物质除脂质外全部经门静脉进入肝，在肝细胞内进行合成、分解、转化和储存。

2. 肝主疏泄的研究　实验发现，肝气郁滞时机体常出现明显的情绪变化，并伴有不同程度的交感-肾上腺髓质系统、下丘脑-腺垂体-肾上腺皮质轴、下丘脑-腺垂体-甲状腺轴等功能的亢进。肝气郁结患者由于各种因素而长期处于精神紧张状态，大脑皮层兴奋与抑制功能紊乱，主要是抑制功能减弱，影响下丘脑活动而表现为交感神经活动增强，或副交感神经活动降低，引起消化道蠕动减弱、肠壁紧张性降低、消化液分泌减少及食物在消化道滞留、发酵等症状。说明肝主疏泄对消化功能的影响是通过高位中枢的活动调控的。

四、小肠主受盛化物

小肠的主要生理功能是受盛化物和泌别清浊。受盛即接受，以器盛物之意；化物即化生精微之意。小肠接受由胃初步消化的食物，并对其进一步消化，将水谷化为精微。《素问·灵兰秘典论》曰："小肠者，受盛之官，化物出焉。"小肠功能异常，可导致消化吸收障碍，表现为腹胀、腹泻、便溏等。小肠主泌别清浊是指小肠将胃下降的食糜进一步消化，分清别浊成水谷精微和食物残渣，并将水谷精微（清）吸收，将食物残渣（浊）向大肠输送。同时，小肠吸收大量的水液，而无用水液则渗入膀胱排出体外。因而，小肠的泌别清浊功能，还与大小便的质、量有关。小肠的受盛化物和泌别清浊，是人体整个消化吸收过程的重要阶段，并强调其与脾胃的纳运功能的关系，故临床上对小肠的功能失常多从脾胃论治。

五、大肠主传化糟粕

大肠接受经过小肠泌别清浊后所剩下的食物残渣，将其中多余的水分吸收，使食物残渣形成粪便，经肛门而排出体外。大肠的这一功能是胃的降浊功能的延伸，如大肠传导失常，可出现大便质、量及次数的异常变化，如大便秘结或泄泻、里急后重、下痢脓血等。大肠吸收水分，参与调节体内水液代谢的功能，即"大肠主津"。若此功能失常，则可见便秘或肠鸣、腹痛、腹泻等症。

肺与大肠相表里，主要体现在肺气的肃降与大肠传导功能之间的相互依存；大肠传导功能正常，则有助于肺气的肃降，肺气清肃下行，气机调畅，津液布散，则可促进大肠传导下行。临床研究发现，大部分支气管哮喘发作、肺气肿、慢性阻塞性肺疾病的患者出现大便异常，而且大便秘结者居多，归属于肺气的宣发、肃降和通调功能的失常所造成腑气不通等病症。同时血浆中胃动素、促胃液素、血管活性肠肽的含量明显降低。因而推测，肺对大肠的宣发而濡润、肃降而传导、通调而燥化等，与刺激大肠组织分泌和释放的脑-肠肽等物质有关。其途径与肺组织所释放的血管紧张素、血栓素 B_2 和前列腺素 F 等物质作用于大肠并影响其运动和分泌功能有关；或者是呼吸方式的改变通过肺牵张反射影响神经中枢的兴奋性，进而通过自主神经系统来调节包括大肠在内的消化系统功能。

学习框架

1. 休息时副交感神经系统占优势，对消化功能有何影响？机制是什么？

2. 何为胃肠激素？简述促胃液素、促胰液素和缩胆囊素的分泌部位及生理功能。

3. 简述胃的排空及影响因素。

4. 简述胃液的生理功能；分析正常情况下，胃液为什么不会消化胃自身？

5. 简述胰液中各种酶对三大营养物质的消化作用。

6. 简述小肠运动的特有形式及其生理意义。

7. 简述小肠作为营养物质吸收的主要场所的原因。

（李杰茹　刘海梅　赵铁建）

第七章 能量代谢和体温

第一节　能量代谢

新陈代谢是生命活动的基本特征之一，新陈代谢包括物质代谢和能量代谢，其中物质代谢包括合成代谢和分解代谢两个方面。糖、脂肪、蛋白质三种营养物质，经消化吸收后在体内进行合成和分解代谢。在分解代谢过程中，营养物质蕴藏的化学能便释放出来，这些化学能经过转化，便成了机体各种生命活动的能源；而在合成代谢过程中，需要供给能量。通常把生物机体内物质代谢过程中所伴随发生的能量释放、转移、储存和利用称为能量代谢（energy metabolism）。

中医学中没有能量代谢这个名词，但此相关的概念早有描述。《灵枢·营气》曰："营气之道，内谷为宝，谷入于胃，乃传之肺，流溢于中，布散于外，精专者，行于经隧，常营无已。"《灵枢·脉度》云："其流溢之气，内溉脏腑，外濡腠理。"这些论述概括了水谷精微的输布、滋润脏腑，温煦肌肤腠理的作用。

一、机体能量的来源和转化

（一）能量的来源

人体不能直接利用太阳的光能，唯一能够利用的能量是来源于食物中的糖、脂肪和蛋白质。食物中的这三类物质在消化道内经机械性和化学性的消化方式被分解成小分子物质后吸收入血，经代谢过程参与机体组织细胞的成分构成，同时为生命活动提供必需的能量。

1. 糖　是人体最重要的能源物质。人体生命活动所需能量的 50%～70%由糖（carbohydrate）类物质氧化分解提供。经消化吸收进入血液的单糖主要是葡萄糖（glucose），血液中的葡萄糖称为血糖，可被组织细胞摄取利用。1mol 葡萄糖在细胞内完全氧化时所释放的能量可合成 38mol ATP；缺氧时，葡萄糖进行无氧酵解，此时 1mol 葡萄糖只能合成 2mol ATP。体内的葡萄糖也可以肝糖原和肌糖原的形式储存于肝脏和肌肉中。肝糖原的作用是维持血糖浓度相对稳定，而血糖浓度的相对稳定对完全依赖葡萄糖有氧氧化供能的脑组织是至关重要的。低血糖时，可引起脑功能障碍，出现头晕，严重时可发生抽搐甚至昏迷。肌糖原是骨骼肌随时可以动用的贮备能源，用来满足骨骼肌紧急情况下的需要。

2. 脂肪 也称三酰甘油（triglyceride），脂肪是机体内重要的储能和供能物质。一般情况下，人体所需能量的 30%～40%来自体内脂肪（fat）。脂肪主要来自食物，也可在体内由糖或氨基酸转化而成。每克脂肪在体内氧化所释放的能量约为糖的两倍。通常脂肪的氧化分解提供的能量不超过机体消耗总能量的 30%。但在饥饿时，由于大量糖原被消耗，机体则主要动用体内的脂肪氧化供能。储存的脂肪所提供的能量可供机体使用多达 10d 至 2 个月。

3. 蛋白质 蛋白质（protein）的基本组成单位是氨基酸。不论是由肠道吸收的氨基酸，还是由机体组织蛋白质分解所产生的氨基酸，都主要用于重新合成蛋白质，以实现组织的自我更新，或用于合成酶、激素等生物活性物质，并不作为主要的供能物质。只有在某些特殊情况下，如长期不能进食或能量消耗量极大，或体内的糖原和储存的脂肪大量消耗，能量极度缺乏时，机体才开始分解蛋白质，依靠氨基酸供能，以维持基本的生理活动。

（二）机体能量的转化与利用

三大能源物质在氧化过程中，所蕴含的化学能 95%可在体内释放、转化和利用。释放的全部能量中，50%以上转化为热能，其余部分以化学能的形式储存于 ATP 等高能化合物的高能磷酸键中，1mol 分子 ATP 断裂一个高能磷酸键生成 ADP 时，可产生 30.5kJ 的能量（标准状态下）或 50.16kJ 的能量（体温状态下）。如果 ATP 同时断裂两个高能磷酸键则生成腺苷-磷酸（adenosine monophosphate，AMP），产生的能量更多。供给机体完成各种生理功能需要，如肌肉的收缩和舒张、生物活性物质的合成、物质跨膜转运、神经冲动传导、腺体的分泌和神经递质的释放等。所以，ATP 既是体内直接的供能物质，又是体内能量储存的重要形式。ATP 分解所释放的能量被细胞利用后，其绝大部分最终转化为热能。只有骨骼肌运动时，有 15%～20%的能量转化为机械外功，其余也都转化为热能而散发于体外。ATP 在体内能量释放、转移、储存和利用中起着关键性作用，当体内能量过剩时，ATP 还可将高能磷酸键转移给肌酸，生成磷酸肌酸（creatine phosphate，CP），磷酸肌酸在肌肉组织中含量丰富，是机体能量的另一种储存形式。当机体消耗 ATP 过多导致 ADP 含量增多时，磷酸肌酸便将高能磷酸键转移给 ADP 生成 ATP，从而使 ATP 的含量满足机体生理活动的需求。机体能量的来源、释放、转移、储存和利用之间的关系见图 7-1。

图7-1　机体能量的来源、释放、转移、储存和利用之间的关系
C表示肌酸；C～Ⓟ：磷酸肌酸

知 识 扩 展

能量平衡与肥胖
　　人体的能量平衡是指机体的能量摄入与能量消耗之间的平衡。如果能量代谢的收支平衡，体重可保持相对稳定；如果饥饿或是能源物质摄取不足，则因体内能源物质消耗过多而出现消瘦；反之，如果能源物质的摄取多于消耗，多余的能量则转变为脂肪，机体脂肪组织增多，体重增加。

若脂肪组织的量过多，则引起肥胖。临床上常用体重指数（body mass index，BMI）、腰围和腰臀比作为检测肥胖的指标。BMI＝体重（kg）/[身高（m）]^2。在我国体重指数 24 为超重界限，28 为肥胖界限。腰围和腰臀比反映了脂肪总量和脂肪分布的情况。所以人们要根据自身实际状况，调整能量的摄入和消耗量，以维持机体的能量平衡。

二、能量代谢的测定

能源物质、气体和能量三者之间有着密切的关系。某种特定的能源物质当其氧化分解时总会消耗一定量的氧，产生一定量的 CO_2，同时释放出一定量的能量，利用这三者之间的关系就可以进行能量代谢的测定和计算。

（一）与能量代谢测定有关的几个概念

1. 食物的热价　1g 某种食物氧化时所释放的能量，称为这种食物的热价（thermal equivalent of food）。食物的热价通常用焦耳（J）作计量单位。食物的热价分为物理热价和生物热价。前者是指食物在体外燃烧时释放的能量，后者则指食物在体内氧化时所产生的能量。糖和脂肪在体内可以彻底氧化成 CO_2 和 H_2O，故物理热价和生物热价相等。蛋白质在体内不能彻底氧化，有一部分包含在尿素、尿酸和肌酐等分子中的能量从尿中排出，还有很少量含氮产物随粪便排出，因此，蛋白质的物理热价大于生物热价。

2. 食物的氧热价　某种食物氧化时消耗 1L 氧所产生的热量，称为该食物的氧热价（thermal equivalent of oxygen）。氧热价反映了某种物质氧化时的耗氧量和产热量之间的关系。由于不同营养物质分子结构中所含的碳、氢及氧等元素的比例不同，所以，它们的氧热价也各不相同（表 7-1）。

表 7-1　糖、脂肪和蛋白质氧化时的热价、氧热价和呼吸商

营养物质	产热量（kJ/g）		耗氧量（L/g）	CO_2 产量（L/g）	氧热价（kJ/L）	呼吸商
	物理热价	生物热价				
糖	17.2	17.2	0.83	0.83	21.1	1.00
脂肪	39.8	39.8	2.03	1.43	19.6	0.71
蛋白质	23.4	18.0	0.95	0.76	18.9	0.80

3. 呼吸商　某种营养物质在体内氧化时，需要消耗 O_2，并产生 CO_2。一定时间内机体的 CO_2 产生量与耗氧量的比值，称为呼吸商（respiratory quotient，RQ）。测算呼吸商时，严格来讲应该以 CO_2 和 O_2 的摩尔数来表示，但由于在同一温度和气压条件下，摩尔数相同的不同气体的容积是相等的，所以通常可以用 CO_2 和 O_2 的容积数（ml 或 L）来计算呼吸商。即 RQ = CO_2 产生量（ml）÷O_2 消耗量（ml）。葡萄糖氧化时，产生的 CO_2 量与消耗的 O_2 量是相等的，所以糖氧化时的呼吸商等于 1.00，蛋白质和脂肪氧化时的呼吸商分别为 0.80 和 0.71。脂肪的呼吸商较小，是因为脂肪分子结构中氧的含量远较碳和氢少，氧化时需要消耗更多氧的缘故。

一般认为，呼吸商能够反映某一特定时间内机体氧化营养物质的种类和比例。如果某人的呼吸商接近于 1.00，说明此人在这段时间内所利用的能量主要来自糖的氧化；若呼吸商接近于 0.71，表明机体能量主要来自脂肪的分解。糖尿病患者因葡萄糖的利用发生障碍，机体主要依靠脂肪氧化供能，其呼吸商接近 0.71。正常人食入混合食物时，呼吸商常在 0.85 左右。

4. 非蛋白呼吸商　一般情况下，体内能量主要来自糖和脂肪的氧化，蛋白质的代谢量可以忽略不计。由糖和脂肪氧化时产生的 CO_2 量和消耗的 O_2 量的比值称为非蛋白呼吸商（non protein

表 7-2　非蛋白呼吸商和氧热价

非蛋白呼吸商	氧化百分比（%）		氧热价（kJ/L）
	糖	脂肪	
0.707	0.00	100.00	19.62
0.71	1.10	98.90	19.64
0.73	8.40	91.60	19.74
0.75	15.60	84.40	19.84
0.77	22.80	77.20	19.95
0.79	29.00	70.10	20.05
0.80	33.40	66.60	20.10
0.82	40.30	59.70	20.20
0.84	47.20	52.80	20.31
0.86	54.10	45.90	20.41
0.88	60.80	39.20	20.51
0.90	67.50	32.50	20.61
0.92	74.10	25.90	20.71
0.94	80.70	19.30	20.82
0.96	87.20	12.80	20.93
0.98	93.60	6.37	21.03
1.00	100.00	0.00	21.13

respiratory quotient，NPRQ）。非蛋白呼吸商与氧热价之间有一定的比例关系（表 7-2）。已知非蛋白呼吸商，就可以从表中查找氧热价，用氧热价乘以耗氧量即可得到非蛋白质代谢的产热量，再加上蛋白质分解的产热量，最终就可得出机体总产热量。

（二）能量代谢测定原理与方法

机体的能量代谢遵循能量守恒定律，即所有形式的能量包括动能、热能、电能、化学能等，由一种形式转化为另一种形式的过程中，它既不增加，也不减少。因此，在机体能量代谢过程中，由营养物质氧化所释放的能量应等于机体散发的热能与骨骼肌所做外功之和。若没有外力做功，机体所产生的能量最终应全部以热的形式散发于体外。因此，测定机体一定时间内所散发的热量就可以反映机体在同一时间内所消耗的能量。

测定整个机体在单位时间内能量代谢的水平有直接测热法、间接测热法和简化测定法三种。直接测热法由于仪器复杂，使用不便，因而极少应用。间接测热法是利用机体内产生的热量，进而计算能量代谢水平。简化测定法是利用测得的一定时间内的耗氧量和 CO_2 产生量，求出混合呼吸商，可将蛋白质代谢的呼吸商忽略不计，把该混合呼吸商值认为是非蛋白呼吸商，然后根据表 7-2 查出对应的氧热价，用耗氧量乘以氧热价，便得出该时间内的产热量。

三、影响能量代谢的主要因素

影响能量代谢的主要因素有肌肉运动、精神活动、食物的特殊动力效应及环境温度等。

（一）肌肉活动

人体肌肉占体重的 40%～50%，肌肉运动对能量代谢的影响最为显著。机体任何轻微的运动都可提高能量代谢率。在肌肉中参与氧化的能量物质主要是葡萄糖和游离脂肪酸，这必然导致机体的耗氧量显著增加，能量代谢率大大提高。机体耗氧量的增加与肌肉活动的强度成正比，机体持续运动或劳动时的耗氧量可达安静时的 10～20 倍。肌肉活动的强度也称为劳动强度，通常用单位时间内机体的产热量来表示。表 7-3 示机体在不同强度劳动或运动时能量代谢率的变化情况。

表 7-3　机体不同状态下的能量代谢率

活动形式	平均产热量[kJ/（m² · min）]	活动形式	平均产热量[kJ/（m² · min）]
静卧	2.73	扫地	11.37
开会	3.40	打排球	17.50
擦玻璃窗	8.30	打篮球	24.22
洗衣	9.89	踢足球	24.98

（二）精神活动

脑组织的代谢水平很高，耗氧量多。安静状态下，脑组织的耗氧量约为 3.5ml/min，相当于安静时等量肌肉组织耗氧量的 20 倍。人在平静状态下思考问题时，能量代谢受到的影响并不大，产热量增加一般不超过 4%。但在精神处于紧张状态，如烦恼、恐惧和情绪激动时，产热量可显著增加，能量代谢率明显增高，这是由于此时无意识的肌紧张增强及促进机体代谢的激素如甲状腺激素、肾上腺素和生长激素等的释放增多所致。

（三）食物的特殊动力效应

人在进食后一段时间内（从进食后 1h 开始，延续 7~8h），虽然处于安静状态，但所产生的热量却要比进食前增加。这种进食能使机体产生额外能量消耗的现象称为食物的特殊动力效应（specific dynamic effect of foods）。如进食含 100kJ 热量的蛋白质，在进食后的一段时间内，机体的产热量将比进食前增加 30kJ，即总产热量为 130kJ，蛋白质的特殊动力效应约为 30%；进食糖和脂肪的特殊动力效应相对较低，分别为 6% 和 4%。这一现象提示，在计算所需能量摄入量时，应考虑到该效应所引起的能量的额外消耗从而给予相应补充。

（四）环境温度

人体（裸体或只穿单衣）安静时并处在 20~30℃ 的环境中的能量代谢最为稳定。当环境温度低于 20℃ 时，由于寒冷刺激，使肌肉紧张性增强并反射性引起寒战，代谢率提高；当环境温度高于 30℃ 时，体内化学反应速度增加，发汗功能旺盛、呼吸和循环功能增强等，代谢率也将增加。

四、基础代谢

（一）基础代谢的概念

基础代谢（basal metabolism，BM）是指人体在基础状态下的能量代谢。基础代谢率（basal metabolism rate，BMR）是指基础状态下单位时间内的能量代谢。所谓基础状态，是指满足以下条件的一种状态：清晨、清醒、静卧，未做肌肉活动；前夜睡眠良好，测定时无精神紧张；测定前至少禁食 12h；室温保持在 20~25℃。在这种状态下，体内能量的消耗只用于维持一些基本的生命活动，能量代谢比较稳定。BMR 比一般安静时的代谢率要低些，但并不是最低的，因为熟睡时的代谢率更低（比安静时低 8%~10%，但做梦时可增高）。健康人的 BMR 是相当稳定的。

（二）基础代谢率的测定及其变化

通常用间接测热法测定基础代谢率，即只测单位时间内的耗氧量，将呼吸商定为 0.82，氧热价为 20.20kJ/L 来计算产热量，然后将产热量除以体表面积，即为 BMR，单位以 kJ/（m² · h）来表示。在实际工作中，常用 BMR 的相对数值表示

$$BMR = \frac{实际测得值 - 正常平均值}{正常平均值} \times 100\%$$

由表 7-4 可见，BMR 随着性别、年龄等不同而有生理变动。年龄段相同时，男子的 BMR 比女子高，幼年比成年高，年龄越大，BMR 越低。但是，同一个体的 BMR，只要测定时严格按照规定的条件，重复测定的结果都基本相同。判定某受试者被测得的 BMR 是否正常，是将其 BMR 与所对应的正常平均值相比较，算出实测值与正常平均值相差的百分比，若相差值在 ±10%~±15% 以

内属于正常。当相差超过±20%时，则可能有病理变化，如甲状腺功能亢进时 BMR 可高出正常值 25%～80%；当甲状腺功能减退时，BMR 可比正常值低 20%～40%。发热时，BMR 升高，一般体温升高 1℃，BMR 约升高 13%；糖尿病、红细胞增多症、白血病及伴有呼吸困难的心脏病等，也常伴有 BMR 的升高；当机体处于病理性饥饿、肿瘤或营养不良性疾病时，BMR 降低；其他如肾上腺皮质或脑垂体的功能低下时，BMR 也降低。因此，BMR 的测定可作为临床辅助诊断手段之一。

表 7-4　我国人正常的基础代谢率平均值　　　　　　　　　　　　　　[单位：kJ/(m² · h)]

年龄（岁）	11～15	16～17	18～19	20～30	31～40	41～50	51 以上
男性	195.5	193.4	166.2	157.8	158.6	154.0	149.0
女性	172.5	181.7	154.0	146.5	146.9	1424	138.6

第二节　体温及其调节

在机体的生命活动中，包含许多复杂的由各种酶催化的生物化学反应，体温过高或过低都将使酶的活性发生改变，从而影响体内生物化学反应的正常进行，严重者可导致机体死亡。因此，维持体温的相对恒定，是人和一切高等动物进行新陈代谢和正常生命活动所必需的。

一、人体正常体温及其生理变动

（一）表层温度与深部温度

机体各部位的温度并不相同，可分为表层温度和深部温度两部分。表层温度（shell temperature）包括皮肤、皮下组织和肌肉等部位的温度。其中，最外层皮肤表面的温度为皮肤温度。表层温度比深部温度低，并且易受环境温度、血液供应量、衣着和散热量的影响。一般手、足部的皮肤温度较低，额部较高，躯干居中，四肢末梢温度最低。皮肤温度与局部血流量有密切关系，凡是能影响皮肤血管舒缩的因素（如环境温度变化或精神紧张等）都能改变皮肤的温度。深部温度（core temperature）是指心、肺、脑和腹腔内脏等机体深部组织器官的温度。深部温度较高并相对稳定。尽管各器官代谢水平不同，它们的温度也略有差异，但不超过 1℃。安静时肝代谢最活跃，温度最高约为 38℃，脑组织产热量较多，温度也接近此值；其次是心脏和消化腺；直肠温度更低些。在不同环境中，深部温度和表层温度的分布区域会发生比例改变。在较寒冷的环境中，深部温度分布区域缩小，主要集中在头部与胸腹内脏，而且表层与深部之间存在明显的温度梯度。在炎热环境中，深部温度可扩展到四肢（图 7-2）。

机体深部温度不易测量，所以临床上常用的方法有直肠测量、口腔测量、腋窝测量，鼓膜测量和食管测量等。相应部位温度的正常值见表 7-5。测量直肠温度时应将温度计插入直肠 6cm 以上，才能比较接近深部温度。口腔温度的特点是测量方便，所测数值较

图7-2　不同环境下人体体温分布图
A.环境温度为 20℃；B.环境温度为 35℃

准确，但不适用于不配合的患者，如哭闹或躁狂的患者，还要注意经口呼吸及进食冷热食物的影响。腋窝温度不能代表深部温度，所以测量时应要求被测者将上臂紧贴胸廓，测量时间要持续 10min 左右，并保持腋窝干燥，才能使腋下温度接近深部温度。此外，鼓膜及周围组织接近下丘脑体温调节中枢，鼓膜下部和下丘脑同属颈内动脉供血，可选用鼓膜或其附近的温度代表脑组织的温度。

表 7-5　健康人不同部位体温　　　　　　　　　　　　（单位：℃）

部位	正常范围
腋窝	36.0～37.0
口腔	36.3～37.2
直肠	36.9～37.9
鼓膜	36.8～37.5

（二）人体正常体温的生理变动

在生理情况下，体温可随昼夜、年龄、性别、环境温度、精神紧张和体力活动等因素的影响而发生变化（图 7-3）。但这些因素引起的体温变化幅度一般不超过 1℃。

1. 昼夜变化　人体体温在一昼夜之中呈周期性波动，清晨 2～6 时体温最低，午后 1～6 时最高，波动幅值一般不超过 1℃。体温的这种昼夜周期性波动称为昼夜节律（circadian rhythm）或日节律。研究表明，体温的昼夜节律及体内多种生物节律现象可能受下丘脑视交叉上核的控制。体温的昼夜周期与地球自转周期是相吻合的。

2. 性别影响　虽然成年女性的代谢率比同年龄的男性低 10%～15%，但女性的体温平均比男子高 0.3℃，这可能与女性的皮下脂肪较多、出汗少、散热能力差有关，而且女性的基础体温随月经周期而变动（图 7-4）。

在排卵前体温较低，排卵时最低，排卵后体温升高 0.3～0.6℃，这种体温升高一直持续至下次月经开始。这种现象可能与血中孕激素及其代谢产物有关。临床上可通过连续测定基础体温，以确定排卵日期和月经周期中有无排卵。妊娠期的体温稍高于正常。

3. 年龄影响　一般来说，儿童的体温较高，老年人活动减少，基

图 7-3　体温的变动

础代谢率低，其体温低于健康成人。新生儿特别是早产儿，由于体温调节机制发育还不完善，调节体温的能力较差，体温容易受环境温度的影响而变动，所以对新生儿应加强保温护理。

4. 肌肉活动　肌肉活动时机体代谢增强，产热量明显增加，可导致体温升高。在剧烈肌肉活动时，体温可升高 1～2℃。所以，在测量体温时先让受试者休息一

图 7-4　月经周期中基础体温的变化

定的时间，以排除肌肉活动对体温的影响。

5. 其他因素　进食、情绪激动、精神紧张和环境温度的变化等都对体温有影响，在测量体温时，应考虑到这些因素。此外，麻醉药物可通过抑制体温调节中枢的活动、扩张皮肤血管及增加机体散热而使体温下降，故应注意手术麻醉时和术后患者的保温情况。

二、机体的产热与散热

- 代谢性产热
  基础代谢、肌肉活动
  食物特殊动力效应
  非寒战产热
- 反射性产热
  寒战
  皮肤血管收缩
- 行为性产热
  环境
  增加衣着
  食物获得热量

产热

- 物理性散热
  辐射
  传导与对流
  不感蒸发
- 反射性散热
  发汗
  皮肤血管舒张
- 行为性散热
  环境
  减少衣着
  食物散热

散热

图 7-5　机体的产热与散热平衡

在体温调节机制的控制下，人的体温维持在 37℃ 左右，这是机体的产热与散热两个生理过程取得动态平衡，即体热平衡的结果（图 7-5）。

（一）产热过程

1. 主要产热器官　机体任何器官组织的代谢活动都会产热，不同的器官组织因代谢水平不同而产热量各异。安静时，内脏器官产热量大且稳定，是机体的主要产热器官，其中以肝内代谢最为旺盛，因而产热量最大。运动或劳动时，骨骼肌则成为主要产热器官（表 7-6）。虽然在安静状态下每块骨骼肌的产热量并不很大，但由于骨骼肌的总重量占全身体重的 40% 左右，因而具有巨大的产热潜力。骨骼肌的紧张度稍有增强，产热量即可发生明显的改变，在剧烈运动时，产热量可为安静时的数十倍。

表 7-6　几种组织器官在不同状态下的产热量

器官组织	占体重的百分比（%）	产热量［占总产热量的百分比（%）］	
		安静状态	劳动或运动
脑	2.5	16	1
内脏（肝脏）	34.0	56	8
肌肉及皮肤	56.0	18	90
其他	7.5	10	1

2. 产热的形式　机体的产热形式有多种，如基础代谢产热、运动产热、食物的特殊动力效应产热、寒战产热（shivering thermogenesis）和非寒战产热（non-shivering thermogenesis）等。当机体安静并处于寒冷环境之中时，主要依靠寒战产热和非寒战产热方式增加产热量。

（1）寒战产热：寒战是指寒冷环境中骨骼肌发生不随意地节律性收缩，其节律为 9～11 次/分。寒战时由于是屈肌和伸肌同时收缩，基本上不做外功，所消耗的能量全部转变为热量，因而产热量很高，代谢率可增加 4～5 倍，有利于维持寒冷环境下的体热平衡。

（2）非寒战产热：又称为代谢产热，是一种通过提高组织代谢率来增加产热的形式。体内非寒战产热最强的组织是褐色脂肪组织（brown fat tissue），褐色脂肪组织的细胞线粒体内膜上存在解耦联蛋白（uncoupling protein，UCP），解耦联蛋白可解除氧化磷酸化和 ATP 合成之间的耦联，使代谢反应中释放的能量不能合成 ATP，而直接转化为热量散发。人类的褐色脂肪组织只存在于新生儿体内。由于新生儿体温调节机制不完善，不能发生寒战，所以非寒战产热对新生儿具有重要的生理意义。

3. 产热活动的调节

（1）体液调节：甲状腺激素是调节产热最重要的体液因素。在寒冷环境中数周，体内甲状腺激素分泌量可增加 2 倍以上，代谢率增加 20%~30%。甲状腺激素调节特点是作用缓慢，但持续时间长。肾上腺素、去甲肾上腺素、生长激素等也调节产热，特点是起效较快，维持时间较短。

（2）神经调节：寒冷刺激可引起位于下丘脑后部的寒战中枢兴奋，经下行通路引起寒战，增加产热。寒冷刺激也可兴奋交感神经系统，增强交感-肾上腺髓质系统的活动，使肾上腺素、去甲肾上腺素分泌增多，刺激产热。寒冷促使甲状腺激素释放也是通过神经系统完成的。

（二）散热过程

1. 散热部位　人体的主要散热部位是皮肤。此外，也可通过呼吸道、泌尿道、消化道等部位向外界散发热量。机体深部的热量可以通过热传导和血液循环的方式到达皮肤，但以后者为主。传递到皮肤的热量，通过辐射、传导、对流和蒸发等方式散发到外界环境（图 7-6）。

2. 散热方式

（1）辐射散热：体热以热射线（电磁波）的形式传给外界较冷物体的散热方式称为辐射散热（thermal radiation）。辐射散热量的多少主要取决于皮肤与周围环境的温度差；其次取决于机体的有效散热面积，有效散热面积越大，散热量也就越多。由于四肢面积较大，因而在辐射散热中起重要作用。当人体在安静状态且处于气温较低的环境中时，辐射是散热的主要形式。

（2）传导散热：机体将热量直接传给与体表相接触的较冷物体的散热方式称为传导散热（thermal conduction）。传导散热需要物质媒介，其传导速度取决于媒介物质的导热性和温度差（体表与所接触物体之间的温差）。温差越大和（或）媒介物的导热性越高，热的散发越快。空气的导热性很小。棉衣之所以能御寒就是因为棉花中包含大量空气，使体热不

图 7-6　机体与环境的能量交换

易因传导而散失。人体的脂肪是不良导热体，肥胖的人由深部传导到皮肤的热量要少，在炎热的天气里就特别容易出汗。水的导热度较大，临床上用冰帽、冰袋给高热患者降温，就是利用这个道理。

（3）对流散热：通过气体流动来交换热量的散热方式称为对流散热（thermal convection）。人体周围总是围绕着一薄层同皮肤接触的空气，人体的热量传给这一层空气，由于空气不断流动便将体热散发到空间。对流是传导散热的一种特殊形式。对流散热量的多少，受风速影响极大。风速越大，对流散热量也越多；反之，散热量就越少。

上述三种散热方式均是在皮肤温度高于环境温度的前提下进行的。当环境温度等于或高于皮肤温度时，辐射、传导及对流散热都将失去作用，此时，蒸发将成为机体唯一有效的散热方式。

（4）蒸发散热：蒸发（evaporation）是指体表的水分汽化时吸收热量而散发体热的一种散热方式。水、乙醇、乙醚等液体在汽化时要吸收周围的热。如若它们是附着在皮肤上，就会吸收皮肤的热，故能起到散热的作用。热空气的对流无助于传导散热，但能起加速蒸发的作用。蒸发散热是一种很有效的散热途径，体表每蒸发 1g 水分，可带走 2.43kJ 的热量。当环境温度等于或高于皮肤温度时，蒸发成为唯一有效的散热形式。患有无汗症的人，在热环境中，由于不能借助汗液蒸发散热，因而极易发生中暑。临床上用乙醇给高热患者擦浴，增加蒸发散热，以达到降温的目的。人体蒸发散热又表现为不感蒸发和发汗两种形式。

不感蒸发（insensible perspiration）是指体内的水分直接透出皮肤和呼吸道黏膜，在未形成明显的水滴之前就蒸发掉的一种散热方式。其中皮肤的水分蒸发又称为不显汗，即这种水分蒸发不为人们所觉察，与汗腺的活动无关，即使在低温环境中也可发生。在 30℃ 以下的环境中，人体每天的不

感蒸发量较为恒定，一般为 1000ml 左右，其中通过皮肤蒸发的水分为 600～800ml，通过呼吸道黏膜蒸发的水分为 200～400ml 。临床上给患者补液时，也应将不感蒸发的水分计算在内。婴幼儿不感蒸发的速率比成人高，机体缺水时，婴幼儿更容易发生脱水。

发汗（sweating）是通过汗腺主动分泌汗液的过程。汗液蒸发可有效地带走热量。因为发汗是可以感觉到的，所以又称为可感蒸发（sensible perspiration）。人在安静状态下，当环境温度达到 30℃ 左右时，机体便开始发汗；如果空气湿度大，气温达 25℃ 便可发汗；劳动或运动时，由于产热量增加，即使环境温度低于 20℃ 也可发汗。

正常情况下，汗液中的水分占 99% 以上，固体成分不到 1%。固体成分中，大部分为 NaCl，也有少量 KCl、尿素、乳酸等。汗腺刚分泌的汗液与血浆是等渗的，在汗液经汗腺导管流向体表时，由于汗腺管受醛固酮的调节，其中一部分 NaCl 被导管细胞重吸收，使得最后排出的汗液是低渗的。因此，当机体大量发汗时会导致血浆晶体渗透压升高，造成高渗性脱水。但是当发汗速度过快时，汗腺管不能充分吸收 NaCl，可使排出汗液的 NaCl 浓度增高。这时如不注意及时补充大量丢失的水分和 NaCl，就会引起电解质紊乱，重者可影响神经肌肉组织的兴奋性。

3. 散热的调节

（1）发汗的调节：发汗是重要的体温调节反应之一。人体有大汗腺和小汗腺两种。前者局限地分布于腋窝和外阴部等处，其活动可能与性功能有关；后者广泛地分布于全身皮肤，其活动与体温调节有关。发汗是一种反射活动。其反射中枢位于中枢神经系统各个部位，但以下丘脑的发汗中枢最重要。小汗腺主要接受交感胆碱能纤维的支配，故乙酰胆碱有促进汗腺分泌的作用，阿托品能阻断它们的活动。位于手、足及前额等处的小汗腺有一些是受肾上腺素能纤维支配，在精神紧张时能引起发汗，称为精神性发汗（mental sweating），与体温调节关系不大。在温热刺激作用下引起的全身小汗腺分泌活动称为温热性发汗（thermal sweating），在体温调节中起主要作用。精神性发汗常伴随温热性发汗同时出现。

（2）皮肤血流量的调节：皮肤通过辐射、传导、对流方式发散热量的多少，取决于皮肤和环境之间的温度差，而皮肤温度的高低由皮肤的血流量控制。分布到皮肤的动脉穿透皮下脂肪等隔热组织，在乳头下层形成动脉网，再经异常曲折的毛细血管延续为丰富的静脉丛。另外，在皮下还有大量的动-静脉吻合支。这些结构特点决定了皮肤血流量可在很大范围内发生变动，有利于机体根据实际需要通过改变皮肤血流量来调节散热量。

支配皮肤血管的神经是交感缩血管神经。在炎热环境中，交感神经紧张性降低，皮肤小动脉舒张，动静脉吻合支开放，皮肤血流量大大增加，于是皮肤温度升高，增强了散热作用。相反，在寒冷环境中，交感神经活动增强，皮肤血管收缩，血流量减少，皮肤温度降低，使散热量大幅度下降，以保持正常体温。

（三）中医学"汗法"的意义

关于汗的记载见《灵枢·五癃津液别》中的"天暑衣厚则腠理开，故汗出……天寒则腠理闭，气湿不行，水下留于膀胱，则为溺与气"，其阐明了寒暑气湿与出汗的关系，从体温调节的角度中西医生理学的看法相似。中医对汗的本质也有研究，《灵枢·决气》云："腠理发泄，汗出溱溱，是谓津"；《温病条辨》曰："汗也者，合阳气阴津蒸化而出者也"；《素问·评热病论》曰："人之所以出汗者皆生于谷。谷生于精，今邪气交争于骨肉而得汗者，是邪却而精胜也……汗者，精气也。"所以汗液是水谷精微所化，是构成津液的重要成分；津液是汗液产生的物质基础，阳气是汗液产生的动力，腠理（玄府、汗孔）是汗出的通道，通道开合是由卫气调节的。生理性的出汗是阳气充沛、津液和调、卫固邪却的反映。

病理性的出汗中医也有独特见解，如风邪所蒸，卫气不固则汗泄；《灵枢·营卫生会》中的"外伤于风，内开腠理，毛蒸理泄，卫气走之……曰漏泄"；《灵枢·决气》中的"津脱者，腠理开，汗大泄"；但若亡血、失血可导致无汗；《灵枢·营卫生会》中的"夺血者无汗，夺汗者无血"；还有卫阳不足，气虚不固，会出现自汗；阴虚内热，阴津外泄，则出现盗汗；外感发热则致无汗等。

中医学提出了不同的治汗方法：①《素问·阴阳应象大论》曰："其有邪者，渍形为汗；其在皮者，汗而发之"；《素问·生气通天论》曰："体若燔炭，汗发而散"；其认为因寒邪而致发热者，可出汗以散邪退热。②《临证指南医案》曰："阳虚自汗，治宜补气以卫外；阴虚盗汗，当以补阴以营内。""汗法"被列为中医治疗学八大法之一。中医学对汗法有审因施治的讲究，认为汗法有驱邪于外，透邪于表，使气血通畅、营卫调和、腠理开合的作用。发汗的意义远远超出单纯调节体温的范畴。

案 例 思 考

2004 年 7 月 22 日，某市最高气温为 36℃，相对湿度超过 70%。在一制衣厂的生产车间内无空调设备，且通风不良。下午 2～6 点先后有 7 名缝纫女工在工作中出现不同程度的头昏、头痛、四肢无力、胸闷、心悸、口渴、大量出汗及恶心、呕吐等症状。市急救中心的医生赶到现场，经问诊和检查，立即进行了现场急救治疗。

中医辨证：脉滑数大，舌质红，苔黄腻，小便少，大便干。

西医诊断：中暑；中医诊断：暑厥（暑湿内闭证）。

治法：祛湿解毒，清热开窍。

代表方：至宝丹。

问题与思考：

（1）中暑的原因是什么？哪些人群易中暑？

（2）中暑后应如何急救？预防中暑的措施有哪些？

（3）根据机体散热的方式和机制，如何对高热患者进行物理降温？

（4）高热环境中如何维持体温相对恒定？

提示：中暑是高温环境下，机体因热平衡和（或）水、钠、钾电解质代谢紊乱等引起的一种以中枢神经系统和（或）循环系统功能障碍为主要表现的急性疾病。中暑的救治措施包括物理降温、药物降温和对症疗法。

三、体温调节

体温的相对稳定有赖于自主性和行为性体温调节的功能活动，通过产热与散热达到相对平衡而实现。自主性体温调节（automatic thermoregulation）是指在下丘脑体温调节中枢控制下，通过增减皮肤血流量、发汗、寒战等生理反应，调节体热的散发和产生，使体温保持相对恒定的体温调节方式，这是体温调节的基础。行为性体温调节（behavioral thermoregulation）是指机体有意识地通过一定的行为来保持体温的相对稳定的体温调节方式。如在不同温度环境中，为了保暖或降温而主动地采取特殊的姿势和行为。这两种调节机制相互关联和补充，从而使人体能更好地适应自然环境的变化。

（一）温度感受器

根据温度感受器存在的部位可将其分为外周温度感受器和中枢温度感受器两类。

1. 外周温度感受器　是指分布于皮肤、黏膜和内脏中的对温度变化敏感的游离神经末梢。依据其感受温度的性质分为对热刺激敏感的热感受器和对冷刺激敏感的冷感受器。人体皮肤的冷感受器数目比热感受器多 5～11 倍。这两种温度感受器各自对一定范围的温度变化发生反应。如人体在皮肤温度为 30℃ 以下时产生冷觉，35℃ 以上时产生温觉。值得提出的是，皮肤温度感受器对皮肤温度变化的感受有空间总和的特征，即大面积皮肤对温度的感觉比小块皮肤的感觉灵敏得多。

2. 中枢温度感受器　是指存在于中枢神经系统内对温度变化敏感的神经元。在脊髓、延髓、脑干网状结构、下丘脑及大脑皮层运动区都存在对中枢温度变化敏感的神经元。根据它们对温度变化的反应又可分为温度升高时放电频率增多的热敏神经元（warm sensitive neuron）和温度降低时放电频率增多的冷敏神经元（cold sensitive neuron）两类。动物实验表明，在视前区-下丘脑前部（preoptic anterior hypothalamus，PO/AH）热敏神经元居多；而在脑干网状结构和下丘脑的弓状核中冷敏神经元多见。它们对其局部的温度变化非常敏感，温度变化 0.1℃，它们的放电频率就会发生相应的变化，而且不出现适应现象。此外，PO/AH 中某些温度敏感神经元除能感受局部脑的温度信息外，还能够对下丘脑以外的部位，如中脑、延髓、脊髓、皮肤等处的温度变化产生反应，表明外周温度变化的信息都会聚到这类神经元，而且它们还能直接对致热物质或 5-羟色胺、去甲肾上腺素及各种多肽产生反应。

（二）体温调节中枢

虽然从脊髓到大脑皮层的整个中枢神经系统中都存在参与体温调节的神经元，但对多种恒温动物进行脑分段横断实验证明，只要保持下丘脑及其以下神经结构完整，动物虽然在行为等方面可能表现出障碍，但其仍具有维持体温相对恒定的能力。这说明调节体温的基本中枢位于下丘脑。如前所述，PO/AH 某些温度敏感神经元，既能感受它们所在的局部组织的温度变化信息，又能对下丘脑以外部位传入的温度信息发生反应，而且在广泛破坏动物 PO/AH 后，与体温调节有关的产热和散热反应都将明显减弱或消失。综合这些实验事实，说明下丘脑的 PO/AH 是体温调节中枢的关键部位。

（三）体温调节机制

现在多以调定点（set point）学说解释体温调节机制。该学说认为，体温的调节类似于恒温器的调节，机体根据一个设定的温度数值，如 37℃，对产热和散热过程进行调节，使体温相对恒定于这一水平，这个温度值称为调定点。关于调定点的设置，目前有多种学说尚无定论，有 Na^+/Ca^{2+} 值学说和神经元电生理特性学说。神经元电生理特性学说认为，调定点的水平取决于冷敏和热敏神经元对温度反应曲线的斜率：热敏神经元反应曲线的斜率减小，或冷敏神经元反应曲线的斜率增大时，调定点上移；反之，热敏神经元反应曲线的斜率增大，或冷敏神经元反应曲线的斜率减小时，调定点下移。不难看出，这些学说都指出一点，就是调定点是由 PO/AH 温度敏感神经元的工作特性决定的。

体温调节的具体过程（图 7-7），下丘脑体温调节中枢包括调定点是属于控制系统，它的传出指令控制着受控系统即产热和散热装置等的活动。当输出变量体温超过 37℃时，通过外周和中枢温度感受器，将体温变化信息传给 PO/AH 神经元，导致热敏神经元活动增加，散热大于产热，使升高的体温降回到 37℃；当

图7-7　体温调节自动控制示意图

T_c：温度比较设定点；T_{set}：形成误差信号；T_{sk}：深部温度和平均皮肤温度

体温低于 37℃时，通过上述过程，热敏神经元活动减弱，冷敏神经元活动增强，产热大于散热，使降低的体温回升到 37℃。

依据调定点学说，由微生物、细菌所致的发热，是由于在致热原的作用下，PO/AH 热敏神经元的温度反应阈值升高，而冷敏神经元的阈值则下降，调定点因而上移的结果。如调定点上移到 39℃，而实际体温为 37℃，则可兴奋冷敏神经元，引起畏寒、寒战等产热反应，直到体温升高到 39℃ 以上时才出现散热反应。只要致热因素不消除，产热和散热过程就继续在此新的体温水平上保持平衡，说明发热时体温调节功能并无障碍，而只是由于调定点上移，体温才升高到发热水平的。中暑时体温的升高则是由于体温调节功能失调引起的。

（四）体温相对恒定的调节

在正常体温范围内，参与体内生化代谢所需酶的活性处于最佳状态，保证了各种生理功能的正常进行。机体在寒冷或炎热的环境中，尽管体温可发生波动，但在一定时间内仍能保持在 36.0～37.9℃，这是因为机体的体温调节机制使产热和散热活动两者处于动态平衡的结果。

环境温度降低时，体热散失多；环境温度升高时，体热散失减少；由于原有的产热和散热平衡被打破，故可引起体温降低或导致体温升高。环境温度和体温降低或升高的变化，通过刺激不同的外周和中枢温度感受器，将温度变化信息传至大脑皮层和下丘脑体温调节中枢，整合后的传出冲动调节体内的代谢水平和产热、散热器官的活动，进而使机体的产热量和散热量达到新的动态平衡，保持体温的相对恒定。可将机体的体温恒定调节形式和过程归纳如下（图 7-8）。

图 7-8　体温相对恒定的调节过程

第三节　中医脏腑功能与能量代谢

中医学"气"的实质是为人体活动提供能量的一种物质。元气，是人体最根本、最重要的气，是人生命活动的原动力，由肾中精气化生，又有赖于后天水谷之气的培育。元气能推动人体生长发育和生殖，激发和推动各个脏腑、经络及组织器官生理活动，故为人体生命活动的原动力。

气是不断地运动着的具有很强活力的精微物质。气只有处于不断地运动之中，才能流行于全身，推动和激发脏腑、经络等组织器官的生理活动及血与津液的运行。所谓气化，是指在气的运动作用下产生的各种变化。随着气的运动变化，气以不同的形式组合成精、血、津液等物质；再由于气的运动变化，促进气、血、津液、精之间的相互转化。物质与功能（有形与无形）之间的相互转化也属气化。所以气化过程实际就是气、血、精、津液物质和能量的新陈代谢及其相互转化的过程。气化作用使机体把外界环境中的精微元气聚合转化为形体本身与生命物质。而这个过程中获取生命运动所必需的能量，就是生命过程的气化本质。所以说，中医的气化功能类似于西医的能量代谢过程。

一、脏腑功能与能量代谢

中医学认为，脏腑的功能与机体物质代谢和能量代谢有密切的关系。

1. 心与能量代谢　心主血脉，心藏神。心主血脉是指心气推动血液在脉中运行，流注全身，发挥营养和滋润作用。心藏神的功能，首先表现为主管意识思维活动；其次为主管着人的整个精神心理活动；第三个方面体现在心主宰整个脏腑的功能活动。心的功能实际上可能是心以能量控制物质代谢活动的功能（主血脉）和维持相应的功能（主神志），心的功能与 ATP 为状态因素的分子活动的功能一致。

2. 脾与能量代谢　脾主运化水谷，是指对饮食物的消化吸收及转输布散。脾主运化水谷的过程是饮食物由胃受纳、腐熟（初步消化），以及小肠的受盛化物，即小肠对水谷的彻底消化来进行的。胃与小肠的消化饮食物的功能在脾气的推动、激发作用下才能正常进行。水谷经胃、小肠消化后转化为水谷精微，经脾的转输作用输送到其他四脏，分别化为精、气、血、津液，内养五脏六腑，外养四肢百骸、皮毛筋肉。所以说，脾胃为后天之本，气血生化之源。实验研究发现，脾虚证胃肠系统重要细胞的线粒体均出现数量减少或肿胀、嵴断裂等病理改变。脾气虚时机体乳酸代谢异常，出现血乳酸含量增高，血清乳酸脱氢酶活性下降。而健脾益气方药对上述病理改变有良好的治疗作用。进一步实验研究表明健脾理气中药具有增加细胞能荷的作用，即促进腺苷酸激酶的活性，增加红细胞中 2,3-DPG 的含量以促进氧的释放，增加 ATP 的生成，提供机体所急需的能量。

3. 肾与能量代谢　肾为气之根，在机体能量代谢中扮演着关键角色。肾中相火（肾阳）涵养肾中，潜藏不露，发挥温煦、推导等作用，即中医所说的"守位"。中医学认为机体温度主要依靠阳气的温煦作用维持相对稳定，而肾阳是全身阳气的根本。实验研究发现肾阳虚多表现为下丘脑-垂体-靶腺（甲状腺、肾上腺和性腺）轴功能障碍或低下。实验证明，肾阳虚大鼠肾上腺皮质束状带细胞线粒体嵴发生显著退行性改变，由功能旺盛的囊泡状嵴转变为功能低下的管状嵴。温肾阳中药能防止肾上腺皮质束状带细胞线粒体的退行性改变。肾阳虚患者和动物模型的皮肤温度下降，血清中 T_3、T_4 含量下降。应用温阳中药治疗后，皮肤温度与 T_3、T_4 明显回升，表明肾对能量代谢的影响可能与促进能量代谢的体液因素有关。另外，在研究肾阳虚的动物模型肝脏线粒体蛋白质组代谢发现，能量代谢相关酶的变化与肾阳虚证的虚寒症状有关，温补肾阳药可改善肾阳虚的糖、脂肪和蛋白质代谢。

4. 肝与能量代谢　肝主疏泄，在机体能量代谢中有不可替代的作用。肝气的疏泄功能，对各脏腑经络之气升降出入运动的协调平衡起重要作用；肝藏血，具有贮藏血液、调节血量的功能。现代研究认为，中医"肝主疏泄，肝藏血"的功能可能表现为肝转化（主疏泄）和存贮（藏血）代谢原料的功能，肝的功能与脂代谢活动转化和存储有氧代谢剩余的 α-酮酸的功能一致。现代研究发现肝气（阳）虚证机体能量代谢水平降低，供能不足，肝气（阳）虚证组 T_3、T_4 显著降低，rT_3、促甲状腺激素显著升高提示机体处于低 T_3 综合征状态，机体代谢率降低，组织器官供能不足。rT_3 和 rT_3/Ts 值明显增高，提示存在低 T_3 综合征，机体代谢率低下。另外，肝血虚证患者的红细胞膜三种 ATP 活性及红细胞的耗氧率均显著降低，提示有红细胞能量代谢低下及结构形态的异常。

5. 肺与能量代谢　肺主呼吸，是能量代谢中重要的一环。肺与能量代谢的关系主要表现在吸入自然界清气（O_2）和呼出体内浊气（CO_2）。营养物质在体内氧化分解过程中，需要有氧的情况下才能被完全分解为 CO_2 和水，产生能量供组织细胞利用。如肺的呼吸功能障碍，血中含氧量不足，可影响到细胞生物氧化过程，能量产生不足，导致细胞功能活动减弱，甚至引起细胞变性和坏死，出现气短懒言、声音低微、畏寒倦怠等能量代谢低下的症状。

二、经络与能量代谢

经络是运行全身气血，联络脏腑肢节，沟通上下内外，感应传导信息的通路系统。经络的生理功能主要表现为运行全身气血以营养脏腑组织；联络脏腑器官以沟通上下内外；感应传导信息以调节人体各脏腑组织功能，使之协调平衡等方面。现代研究发现，机体组织互相联系和协调活动时所形成的一种能量分布不均匀区域，即具有明显能差或不同性质能的转化处，而"经气"则是该种场所中不同组织在相互联系过程中产生的一种与脏腑组织活动相关的能量物质，它们可以是光、磁、电、蛋白质链等。这些"气"在具有能差的经络线路中流行、聚集并活跃地转化，从而起到"通道""联络""调节"的功能。

学习框架

1. 影响能量代谢的因素有哪些？
2. 什么叫基础代谢和基础代谢率？测定基础代谢率有何临床意义？
3. 什么叫体温？机体的产热和散热有哪些方式？
4. 简述中医脏腑功能与能量代谢和体温调节的关系。

（高治平　赵焕新　周　涛）

第八章 尿液的生成与排出

机体将新陈代谢过程中产生的代谢终产物、多余的物质及进入机体的各种异物（包括染料、药物等）经排泄器官排出体外的过程，称为排泄（excretion）。机体排泄的途径主要有四条：①肺，通过呼吸排出 CO_2 和少量水分；②消化道，随粪便排出胆色素和一些无机盐类；③皮肤，由汗腺以汗液形式排出部分水分、少量氯化钠和尿素；④肾脏，以生成尿液的形式排出大部分代谢产物、水分和各种无机盐及有机物等。由于肾脏排泄的物质种类最多，数量最大，故肾脏是机体内最重要的排泄器官。

肾脏主要生理功能是生成尿液和排泄代谢产物。肾脏通过排泄实现对水、渗透压、电解质和酸碱平衡的调节，维持内环境的稳定。此外，肾脏还具有内分泌功能，能分泌多种激素，主要有肾素、促红细胞生成素、前列腺素和羟化维生素 D_3 等。

《素问·逆调论》所述 "肾者，水藏，主津液，主卧与喘也"，亦即肾脏有主持和调节人体水液的作用，其功能严重失调可以导致平卧时出现气喘呼吸困难。提示肾脏在机体的水液调节方面起到了重要的生理作用。中医认为机体水液代谢调节除了肾的主导作用，还有肺、脾、三焦、膀胱的共同参与。中医学所说的 "肾"，包含了肾脏、生殖、内分泌、中枢神经系统、呼吸系统的部分生理功能。所以，"肾" 与肾脏有较大区别。

第一节 肾脏的结构和血液循环特点

一、肾脏的结构特点

（一）肾单位

肾脏实现排泄的基本结构和功能单位是肾单位（nephron），它与集合管共同完成尿的生成。人的两侧肾约有 200 万个肾单位，肾单位由肾小体和肾小管两部分组成（图 8-1）。集合管不包括在肾单位内，但在功能上和远端小管有密切联系。它在尿生成过程中，特别是尿浓缩与稀释中起重要作用。每一条集合管收集多条远曲小管输送来的液体，许多集合管又汇入乳头管，最后形成的尿液经肾盏、肾盂、输尿管而进入膀胱。

图8-1 肾单位和集合管的结构与功能

（二）皮质肾单位和近髓肾单位

肾单位依其结构和位置可分为皮质肾单位（cortical nephron）和近髓肾单位（juxtamedullary nephron）（图 8-2），二者在结构与功能上的区别归纳比较如表 8-1。

图8-2 肾单位示意图

A.皮质肾单位与近髓肾单位；B.肾单位的血流情况

表 8-1 两类肾单位在结构与功能上的区别归纳比较

参数	皮质肾单位	近髓肾单位
分布	外、中皮质层	近髓内皮质层
数量	多，占 85%～90%	少，占 10%～15%
肾小球体积	体积较小	体积较大
血管口径	入球小动脉口径大于出球小动脉	入球小动脉口径等于出球小动脉
出球小动脉分支	分布在皮质肾小管周围	形成肾小管周围毛细血管网和 U 形直小血管

续表

参数	皮质肾单位	近髓肾单位
髓袢	短,只达外髓质层	长,可达内髓质层
球旁器	有	无
肾素分泌	多	几乎没有
血流量	量多,流速快	量少,流速慢
生理功能	生成尿液	浓缩与稀释尿液

（三）球旁器

图 8-3　肾小球和球旁器结构示意图

球旁器（juxtaglomerular apparatus）主要分布在皮质肾单位,是由球旁细胞、致密斑和球外系膜细胞三种特殊细胞群组成（图 8-3）。

1. 球旁细胞（juxtaglomerular cell）　位于入球小动脉中膜内,细胞多数呈椭圆形,胞质内有含肾素的分泌颗粒。该细胞受交感神经支配,交感神经兴奋可促进肾素分泌。

2. 致密斑（macula densa）　位于远曲小管的起始部,由高柱状的上皮细胞构成,在贴近球旁细胞处呈现斑状隆起,细胞核聚集且染色较深,故称为致密斑。致密斑可感受小管液流量及其中 NaCl 含量的变化,并将信息传递至球旁细胞,影响肾素的释放。

3. 球外系膜细胞（extraglomerular mesangial cell）　又称间质细胞,是指入球、出球小动脉和致密斑三者构成的三角区之间的一群细胞,具有吞噬和收缩等功能。

此外,还有少量结缔组织、血管、神经等构成肾间质。髓质间质含有载脂间质细胞,能合成间质内纤维和基质,并分泌前列腺素;肾小管周围血管内皮细胞能分泌促红细胞生成素。

二、肾脏的血液循环特点

肾动脉由腹主动脉垂直分出,经肾门进入肾内后依次流动的路径（见图 8-2 B）:叶间动脉→弓状动脉→小叶间动脉→入球小动脉→肾小球毛细血管网→出球小动脉→肾小管和集合管周围毛细血管网→小叶间静脉→弓状静脉→叶间静脉→肾静脉,而后经下腔静脉返回心脏。肾脏的血液循环具有三个特点。

1. 肾血流量大、分布不均　肾脏血液供应很丰富,血流量很大,正常成人安静时每分钟两侧肾脏血流量可达约 1200ml,占心输出量的 20%～25%。皮质血流量多,约占肾血流量的 94%,流速快,是保证肾小球滤过的决定性因素;髓质血流量少,约占 6%,其中流经内髓的血流量不到 1%,流速慢,是保证尿液浓缩的重要条件。通常所说的肾血流量主要是指肾皮质血流量。

2. 经两次毛细血管网　肾血流要经过两次毛细血管网汇入静脉。肾小球毛细血管网的血压较高,为主动脉平均血压的 40%～60%,有利于血浆滤过;肾小管周围毛细血管网的血压较低,而血浆渗透压较高,有利于肾小管的重吸收;直小血管血液的双向流动有利于肾髓质高渗透压的维持。

3. 肾血流量相对稳定　在离体肾动脉灌流实验中观察到,当肾动脉灌注压在 80～160mmHg 范围内变动时，肾血流量可保持相对稳定。肾血流量的相对稳定有赖于血管口径和动脉血压的自身调节，通过肾血流量稳定的自身调节可使肾小球滤过率也保持相对的恒定，这是肾脏持续生成尿的基本条件。

三、肾血流量的调节

肾脏的血液循环与其泌尿功能有着极其密切的联系，其流量受自身调节、神经和体液调节的影响，以自身调节为主。

1. 自身调节　通常全身动脉血压在一定范围（80～160mmHg）内变动时，肾血流量始终能保持相对的恒定。通过实验观察到，用灌流方法将肾动脉中的血压由20mmHg 提高到80mmHg 的过程中，肾血流量、肾小球滤过率将随着肾动脉压的升高而成比例地增加；而当灌流压在 80～160mmHg 范围内变动时，肾血流量和肾小球滤过率却保持在一个稳定的水平上不变；进一步加大灌流压，肾血流量、肾小球滤过率又将随灌流压的升高而增加（图 8-4）。上述现象在去神经支配的肾脏或离体肾脏中都存在，表明这是一种自身调节现象。

图 8-4　肾血流量和肾小球滤过率与动脉血压、血管口径的关系

关于自身调节的机制，目前主要以肌源性机制（myogenic mechanism）加以解释。此机制认为，当肾脏灌流压改变时，入球小动脉血管壁平滑肌的紧张性随之发生改变，使血管口径相应地变化，从而发挥自身调节作用，保持肾血流量的稳定。但当肾动脉灌注压低于 80mmHg 或高于 160mmHg 时，由于肾血管平滑肌的舒张或收缩已达极限，自身调节不能发挥作用，此时肾血流量不能再维持相对稳定，而是随肾动脉灌注压的变化而变动。

2. 神经调节　调节肾血流量的主要神经是交感神经，主要分布于皮质肾单位的入球小动脉和近髓肾单位的出球小动脉管壁的平滑肌层，也见于球旁细胞，通过兴奋血管壁平滑肌膜上的 α 受体，直接收缩血管。分布于球旁细胞的交感神经，通过兴奋 β_1 受体引起肾素分泌，进而通过肾素-血管紧张素系统调节肾血流量。当交感神经兴奋时，肾血管收缩，肾血流量减少。因此，肾血流的神经调节主要表现为交感神经兴奋时引起的缩血管反应。例如，在大失血、中毒性休克、严重缺氧，以及剧烈肌肉运动或环境温度升高等应激情况下，机体通过反射使交感神经活动增强，肾血管收缩，肾血流量减少，使血流转移到心、脑等重要器官，以适应全身血流分配的需要。

3. 体液调节　调节肾脏血流量的体液因素很多，其中，肾上腺素、去甲肾上腺素、血管紧张素、抗利尿激素、血管内皮素等体液因素促使肾血管收缩，肾血流量减少；而 NO、前列腺素、缓激肽、心房钠尿肽等活性物质则可促使肾血管扩张，肾血流量增加。

总之，通常情况下，在正常血压变动范围内，肾脏是依靠自身调节来保持血流量的相对稳定，以维持正常的泌尿功能，在紧急情况下，则通过交感神经及体液因素作用来减少肾血流量，使脑、心脏等重要器官的血液供应得到保证。

第二节　尿液生成的过程

尿液的生成是在肾单位和集合管中进行的。首先是血液流过肾小球毛细血管时，血浆中的水分和小分子物质滤出到肾小囊腔中，形成超滤液，又称原尿，然后滤液在流经肾小管和集合管时，其

中的一部分水和有用的物质被重新吸收回血液；同时，肾小管和集合管的上皮细胞又分泌或排泄一些物质加入到小管液中，形成终尿。因此，尿液生成的过程分为以下三个相互联系的步骤：①肾小球的滤过；②肾小管与集合管的重吸收；③肾小管与集合管的分泌。

一、肾小球的滤过

肾小球滤过（glomerular filtration）是指血液流过肾小球毛细血管时，除血浆蛋白外，血浆中的水分和小分子物质通过滤过膜滤出到肾小囊腔中，形成原尿的过程，是肾脏生成尿液的第一步。在实验中，用微穿刺法从两栖类动物肾小囊中直接抽取囊内液，进行微量化学分析，发现这些囊内液除了不含蛋白质外，其余各种晶体物质如葡萄糖、氯化物、无机磷酸盐、尿素、尿酸、肌酐等的浓度均与血浆一致（表 8-2），而且囊内液的渗透压及酸碱度也与血浆相似，由此表明，肾小球的滤过是一种超滤过程，故原尿就是血浆的超滤液。

表 8-2　血浆、原尿和终尿成分比较及每天的滤过量和排出量

成分	血浆（g/L）	原尿（g/L）	终尿（g/L）	终尿中浓缩倍数	滤过量（g/d）	排出量（g/d）	重吸收率（%）
水	900.00	980	960	1.1			
蛋白质	70～90	微量	0.00	—	594	5.3	99
葡萄糖	1.00	1.00	0.00	—	36.0	2.3	94
Na^+	3.30	3.30	3.50	1.1	666.0	9.0	99
K^+	0.20	0.20	1.50	7.5	270.0	0.1	99
Cl^-	3.70	3.70	6.00	1.6	5.4	1.8	67
磷酸根	0.04	0.04	1.50	37.5	54.0	30.0	45
尿素	0.30	0.30	18.0	60.0	3.6	0.75	79
尿酸	0.04	0.04	0.50	12.0	1.8	2.25	0
肌酐	0.01	0.01	1.00	100.0	0.18	0.6	0
氨	0.001	0.001	0.40	400.0	180	1.5	99

（一）肾小球滤过的结构基础——滤过膜

肾小球滤过膜是肾小球毛细血管内的血液与肾小囊中超滤液之间的隔膜，是肾小球滤过的结构基础。由内向外依次由肾小球毛细血管内皮细胞、基膜、肾小囊脏层上皮细胞（又称足细胞）三层组织构成，总厚度为 15～20nm。滤过膜具有一定通透性，允许血浆中的水分和小分子物质滤过，但对血液中的有形成分和血浆中的大分子物质具有屏障作用（图 8-5）。

1. 机械屏障　肾小球滤过膜的三层结构的分子孔径起到机械屏障作用。对于电荷中性的物质来说，主要取决于物质的分子有效半径。分子有效半径小于 2.0nm 的物质可通过滤过膜，如葡萄糖（分子量 180）的有效半径为 0.36nm，可自由滤过；有效半径大于 4.2nm 的大分子物质则不能滤过；有效半径介于 2.0～4.2nm 的各种物质，随着有效半径的增加，它们在滤液中的量逐渐降低，即滤过量与有效半径成反比（图 8-6）。

2. 电学屏障　滤过膜各层的表面富含唾液酸蛋白（又称涎蛋白，sialoprotein）、蛋白聚糖等带负电荷的糖蛋白，能排斥带负电荷的各种物质滤过，形成了肾小球滤过的电学屏障，即对于带正电荷的物质具有吸引作用，促进其滤过；而对于带负电荷的物质具有排斥作用，阻止其滤过。研究发现有效半径相同的右旋糖酐，带正电荷的较容易被滤过，而带负电荷的则较难通过滤过膜（见图 8-6）。血浆中的白蛋白虽然有效半径为 3.6nm，但因为通常是带负电荷的，所以仍很难被滤过。但当肾脏发生病变时，滤过膜上带负电荷的糖蛋白减少时，电学屏障作用降低，带负电荷的血浆白蛋白也能滤过而出现蛋白尿。

图8-5　肾小球滤过屏障的显微结构示意

图8-6　不同的分子有效半径和
带不同电荷右旋糖酐的滤过能力

综上所述，血浆中的物质通过滤过膜时，既受滤过膜机械屏障结构的影响，又受电学屏障结构的控制。但二者相比，机械屏障作用更为重要。

（二）肾小球滤过的动力——有效滤过压

有效滤过压（effective filtration pressure）是肾小球滤过的动力，是由肾小球毛细血管血压、血浆胶体渗透压和肾小囊内压三种力量相互作用而形成，其中肾小球毛细血管血压是推动滤过的动力，而血浆胶体渗透压和囊内压是对抗滤过的阻力。因肾小囊内超滤液中蛋白质浓度极低，故肾小囊内胶体渗透压可忽略不计，其关系可用下式表示

有效滤过压=肾小球毛细血管血压-（血浆胶体渗透压+肾小囊内压）

肾小球毛细血管入球端和出球端的有效滤过压是一个逐渐递降的过程，在靠近入球端侧，有效滤过压为正值，故有滤过作用；当滤过由毛细血管入球端移行到出球端时，由于血浆蛋白不能滤出，而使血浆胶体渗透压逐渐升高，有效滤过压随之下降（图 8-7）。

当滤过阻力等于滤过动力时，有效滤过压则为零，则停止滤过，称为滤过平衡（filtration equilibrium）。因此，肾小球毛细血管全段并不是都有滤出，滤液只产生于入球小动脉端到滤过平衡之前。

图8-7　肾小球有效滤过压变化示意图（单位：mmHg）
肾小球毛细血管入球端有效滤压=45-（20+10）=15mmHg
肾小球毛细血管出球端有效过滤压=45-（35+10）=0mmHg

（三）影响肾小球滤过的因素

滤过膜的通透性和面积、有效滤过压及肾血浆流量是决定肾小球滤过的基本条件，也是影响肾小球滤过的三个因素。

1. 滤过膜的通透性和面积　生理情况下滤过膜的通透性较稳定，但在病理情况下，滤过膜的通透性可发生较大的变化。在某些肾脏疾病，可使滤过膜各层的糖蛋白减少或消失，或基膜层损伤、破裂，或足突融合及消失，使其电学屏障、机械屏障作用减弱，滤过膜的通透性增大，使带负电荷的血浆白蛋白甚至红细胞也能滤出，从而出现蛋白尿和血尿。患急性肾小球肾炎时，由于肾小球毛细血管内皮细胞增生、肿胀，使毛细血管管腔变窄或完全阻塞，以致活动的肾小球数目减少，有效滤过面积显著减少，而使肾小球滤过率降低，出现少尿甚至无尿。

2. 有效滤过压　是肾小球滤过的动力，组成有效滤过压的三个因素中任一因素发生变化时，均可影响肾小球滤过，其中，肾小球毛细血管血压较易改变，是影响有效滤过压的最主要因素。

（1）肾小球毛细血管血压的改变：当动脉血压在 80～160 mmHg 变动时，由于肾血流量的自身调节，肾小球毛细血管血压可保持稳定，故肾小球滤过率基本不变。在超出自身调节范围时，肾小球毛细血管血压、有效滤过压和肾小球滤过率会发生相应的改变。如在血容量减少、剧烈运动、强烈伤害性刺激或情绪激动等情况下，交感神经活动增强，引起入球小动脉强烈收缩，导致肾血流量、肾小球毛细血管血压下降，从而降低肾小球的滤过率。

例如，出现大失血或休克时，引起血压降到 80mmHg 以下，肾小球毛细血管血压会相应下降，有效滤过压降低，肾小球滤过明显减少，出现少尿；当动脉血压降至 40～50mmHg 以下则肾小球滤过率为零，尿生成停止。

（2）肾小囊内压的改变：正常情况下肾小囊内压稳定。当肾盂或输尿管结石、肿瘤压迫或其他原因引起输尿管阻塞时，肾盂内压显著升高，肾小囊内压随之升高，导致有效滤过压降低，肾小球滤过率减少。例如，患有某些溶血性疾病时，血红蛋白从肾脏排出可堵塞肾小管，引起肾小囊内压升高而影响肾小球滤过。

（3）血浆胶体渗透压的改变：正常情况下，人体血浆胶体渗透压不会有大幅度变动。当全身血浆蛋白浓度降低时，血浆胶体渗透压下降，有效滤过压升高，肾小球滤过率随之增加。临床上，当静脉输入大量生理盐水，或因肝、肾功能严重受损，引起血浆蛋白浓度明显降低，血浆胶体渗透压下降，可使有效滤过压和肾小球滤过率增加。

3. 肾血浆流量（renal plasma flow，RPF）　主要通过影响滤过平衡点的位置来影响肾小球滤过率。肾血浆流量加大时，肾小球毛细血管内的血浆胶体渗透压上升速度较慢，滤过平衡点的位置会靠近出球小动脉端，具有滤过作用的毛细血管段较长，肾小球滤过率随之增加。在大鼠实验中观察到，如果肾小球的血浆流量比正常时增加 3 倍，将不出现滤过平衡，则肾小球毛细血管的全段均有滤出，肾小球滤过率明显增加。相反，肾血浆流量减少时，血浆胶体渗透压的上升速度加快，从而使滤过平衡的位置靠近入球小动脉端，具有滤过作用的毛细血管段缩短，肾小球滤过率将减少。在严重缺氧、中毒性休克等病理状态下，由于交感神经兴奋致使血管收缩，肾血浆流量减少，肾小球滤过率也因之而减少。

（四）评价肾小球滤过功能的指标

肾小球滤过率和滤过分数是衡量肾小球滤过功能的重要指标。临床上常用肾小球滤过率与滤过分数评价肾功能的损害程度。

1. 肾小球滤过率　单位时间内（每分钟）两肾生成的超滤液量，称为肾小球滤过率（glomerular filtration rate，GFR）。肾小球滤过率与体表面积有关，体表面积为 $1.73m^2$ 的正常人，其肾小球滤过率为 125ml/min 左右。依此计算，两侧肾脏每昼夜从肾小球滤出的超滤液总量可高达 180L，且有时间差异，下午最高，夜间最低。肾小球滤过率的正常水平与最大值之间的差距可反映肾功能的储备力。

2. 肾小球滤过分数　肾小球滤过率与每分钟肾血浆流量的百分比值称为滤过分数（filtration fraction，FF）。据测定，每分钟流经两肾的血浆量约为 660ml，因此，滤过分数为 125/660×100%≈19%。由滤过分数表明，流经肾脏的血浆约有 19%经肾小球滤过进入了肾小囊腔，形成原尿。

案例思考

患者，男性，7岁，3周前患上呼吸道感染，治疗后痊愈。近几日家长发现男孩晨起双眼睑和下肢水肿，且逐渐加重，但水肿活动后可减轻，并伴有食欲减退、恶心呕吐和尿量减少，尿液色呈洗肉水样。检查发现：血压140/100mmHg，尿蛋白（++），肉眼血尿，血清抗链球菌溶血素"O"滴度升高。

中医辨证：脉浮滑数，舌质红，苔薄黄，小便不利，大便正常。

西医诊断：急性肾小球肾炎；中医诊断：水肿（风水泛溢证）。

治法：疏风清热，宣肺行水。

代表方：越婢加术汤。

问题与思考：

（1）试述滤过膜的结构和通透性。

（2）根据临床检查分析患者出现蛋白尿和血尿的原因。

（3）为什么患者会出现水肿和少尿？

提示：急性肾小球肾炎是由于感染后变态反应引起弥漫性肾小球损害为主的疾病，可发生于任何年龄，以儿童多见，多数有链球菌感染史。以急性起病、血尿、蛋白尿、水肿、高血压、少尿和无尿等为基本表现。主要病理改变为弥漫性肾小球毛细血管内皮增生及系膜增殖性改变，从而导致肾血流量及肾小球滤过率下降。此外，因滤过膜的通透性增加或膜上带负电荷的蛋白减少，导致带负电荷的血浆蛋白滤出增多而出现蛋白尿。

二、肾小管与集合管的重吸收

原尿进入肾小管后即为小管液，在流经肾小管和集合管时，肾小管上皮细胞将小管液中的各种物质重新转运回血液的过程，称为肾小管与集合管的重吸收（renal tubule and collecting duct reabsorption）。肾小管和集合管的重吸收具有选择性，既能保留对机体有用的物质，又可有效地清除对机体有害的、过剩的物质，从而维持机体内环境的稳态。比较原尿和终尿的量及质可以发现，成人每天生成的原尿量约有180L，但终尿每天只有1.5L左右，表明肾小管的重吸收量约为99%，排出量只占原尿的1%左右；原尿中葡萄糖和氨基酸的浓度与血浆中的相同，但终尿中则几乎没有葡萄糖和氨基酸，表明葡萄糖和氨基酸全部被肾小管重吸收；水和电解质，如Na^+、K^+、Cl^-等大部分被重吸收，尿素只有小部分被重吸收，肌酐则完全不被重吸收（见表8-2）。

（一）重吸收的部位

各段肾小管及集合管都具有重吸收的功能，但近端小管，特别是近曲小管的重吸收能力最强，是重吸收的最主要部位，因为近曲小管重吸收的量最大，占重吸收总量的65%～70%，重吸收物质种类最多。原尿中的葡萄糖、氨基酸、维生素及微量蛋白质等，几乎全部在近曲小管被重吸收；Na^+、K^+、Cl^-、HCO_3^-等无机盐及水也绝大部分在此段被重吸收。余下的水和无机盐陆续在髓袢细段（占15%～20%）、远端小管和集合管（约占12%）被重吸收。虽然远端小管和集合管重吸收最少，但却受很多因素的影响和调节，因而对调节机体水、电解质和酸碱平衡起重要作用（图8-8）。

（二）重吸收的途径与方式

1. 重吸收的途径　肾小管与集合管重吸收的途径有跨细胞途径和旁细胞途径。跨细胞途径实际上是以细胞内液为中间媒介的两次跨膜转运，即小管液内的物质先通过肾小管上皮细胞的管腔膜转运到细胞内液，然后再从细胞内液通过肾小管上皮细胞的管周膜转运到组织液中，进而通过毛细血管壁回到血液；旁细胞途径则是指小管液中的 Na^+、Cl^- 和水通过肾小管上皮细胞之间的紧密连接直接进入上皮细胞间隙的组织液随后进入毛细血管（图8-9）。

图8-8 肾小管和集合管对各类物质的
重吸收和分泌示意图

图8-9 肾小管重吸收的跨
细胞途径和旁细胞途径示意图

2. 重吸收的方式 根据细胞膜两侧物质浓度的不同，肾小管与集合管重吸收的方式有主动重吸收和被动重吸收两种。主动重吸收是指肾小管及集合管上皮细胞通过耗能，将小管液中的溶质逆浓度梯度或电位梯度转运到肾小管周围的组织液中的方式，主要由原发性主动转运（如钠泵、质子泵、钙泵等）、继发性主动转运（同向转运、逆向转运）和入胞来完成。被动重吸收是指小管液中的溶质顺浓度梯度、电位梯度或渗透压，进入肾小管周围组织液的方式，无须耗能，包括单纯扩散、易化扩散和渗透等方式。尿素、水和 Cl^-（髓袢升支粗段除外）等的重吸收就是被动重吸收的。

（三）几种物质的重吸收

1. Na^+ 和 Cl^- 的重吸收 滤液中 65%～70%的 Na^+、Cl^- 在近端小管重吸收，25%在髓袢重吸收，9%在远端小管和集合管重吸收。

（1）近端肾小管：在近端小管处 Na^+ 的重吸收中，2/3 是通过跨细胞途径主动重吸收，1/3 是通过旁细胞途径被动重吸收。

1）在近端肾小管前半段：Na^+ 的重吸收是与葡萄糖、氨基酸的同向转运及 H^+ 的反向转运耦联在一起的一个主动转运过程（图 8-10）。

在此段小管液内的 Na^+ 浓度远高于肾小管上皮细胞内液，同时管腔膜上存在 Na^+-葡萄糖、Na^+-氨基酸同向转运体和 Na^+-H^+ 逆向转运体，因此，小管液中的 Na^+ 可通过与葡萄糖、氨基酸、H^+ 的同向转运和逆向转运，顺浓度梯度扩散进入细胞内，进入细胞内的 Na^+ 迅速被管周膜侧膜上的钠泵泵入细胞间隙，这样一方面使细胞内 Na^+ 的浓度降低，负性电荷增多，Na^+ 更易顺着电化学梯度进入细胞内；另一方面使细胞间隙中 Na^+ 的浓度升高，渗透压上升，在渗透压差的驱动下水也随之进入细胞间隙，使其中的静水压升高，这一压力可促使 Na^+ 和水通过相邻的毛细血管基底膜进入毛细血管而被重吸收；同时也可使 Na^+ 和水通过紧密连接再返回小管腔内，后一现象称为回漏

（back-leak），此模式称为泵-漏模式（图8-11）。

图8-10　近端肾小管前半段重吸收物质示意图

X：葡萄糖、氨基酸、磷酸盐等；CA：碳酸酐酶

图8-11　近端肾小管Na⁺主动重吸收的泵-漏模式图

2）在近端小管的后半段：Na⁺的重吸收除了通过跨细胞转运外，主要是通过细胞旁转运途径进行的。由于 Na⁺和水在近端小管前半段大量被重吸收，致使小管液中的 Cl⁻浓度逐渐升高。当小管液到达近端小管后半段时，其中的 Cl⁻浓度比周围组织间隙液中的 Cl⁻浓度高 20%～40%。因此，Cl⁻便顺浓度差通过紧密连接进入细胞间隙直接被重吸收回血液。这种重吸收造成肾小管内带正电，管外带负电，于是 Na⁺顺电位差通过细胞旁途径被动重吸收回血液。

（2）髓袢：不同段对 Na⁺和 Cl⁻的重吸收状况是不同的。

1）髓袢降支细段：对 Na⁺的通透性极低，由于顶端膜和基底外侧膜存在大量水通道蛋白 1 而对水的通透性较高，不能重吸收 Na⁺。由于水不断地渗透至肾小管周围组织液，使小管液中的 Na⁺浓度逐渐升高（图8-12A）。

2）髓袢升支细段：升支细段的管壁细胞对水的通透性很低，但对 Na⁺的通透性大，所以该段的 Na⁺通过被动扩散顺浓度梯度被重吸收回血液。

图8-12　髓袢对几种物质重吸收机制示意图

A. 髓袢降支细段对水和尿素的重吸收机制；B. 髓袢升支粗段对 Na⁺和 Cl⁻的重吸收机制；UT-A2：尿素通道蛋白；AQP：水通道蛋白

3）髓袢升支粗段：对 Na^+、Cl^- 的通透性很高，重吸收主要以 Na^+-$2Cl^-$-K^+ 同向转运模式进行。在髓袢升支粗段的管腔膜上有 Na^+-$2Cl^-$-K^+ 同向转运体，该转运体在肾小管腔面与 Na^+、$2Cl^-$、K^+ 结合形成 Na^+-$2Cl^-$-K^+ 同向转运复合体，然后顺着 Na^+ 电化学梯度将 $2Cl^-$ 和 K^+ 一起转运到细胞内，进入细胞内的 Na^+ 迅速被管周膜侧膜上的钠泵泵到细胞间隙和组织液中，进入细胞内的 Cl^- 则顺浓度梯度经管周膜基底侧进入组织液，K^+ 则顺着浓度梯度经管腔膜返回肾小管腔内继续参与 Na^+、K^+、Cl^- 的同向转运（图 8-12B）。临床上，利尿剂如呋塞米（furosemide）就是抑制了髓袢升支粗段管腔膜上的 Na^+-$2Cl^-$-K^+ 同向转运复合体，使该段对 Na^+、Cl^- 的重吸收明显减少的结果。

（3）远端小管及集合管：在远端小管的起始段，Na^+、Cl^- 则是通过 Na^+-Cl^- 同向转运机制进入肾小管上皮细胞内的。噻嗪类利尿药可抑制此处的 Na^+-Cl^- 同向转运，导致利尿。此外，远端小管及集合管对 Na^+ 的重吸收还受醛固酮的调节（详见尿生成调节），并与 H^+ 和 K^+ 分泌有关。

2. 水的重吸收　是靠渗透作用进行的。在肾小管由于溶质被重吸收而造成了小管液和组织液之间的渗透压差，于是水在渗透压差的驱动下被重吸收。水的重吸收有两种情况：一种是在近端小管伴随溶质的重吸收而被动吸收，是一种等渗性重吸收，与体内是否缺水无关，对尿量影响不大；另一种是发生在远端小管和集合管，此段水的重吸收量取决于机体内含水量，并受抗利尿激素的调节，是一种非等渗性重吸收，当机体缺水时，此段水的重吸收就会增加，反之就会减少，以此来调节机体水的平衡。若此段重吸收的量稍有改变，即使只减少1%，尿量都会成倍增加。

水重吸收进入细胞间隙的途径有细胞旁转运和跨细胞转运两条途径。目前认为，水的跨细胞转运是通过细胞膜上的水通道蛋白进行的。水快速重吸收就是通过这些水通道实现的。在肾小管各段都有这种水通道蛋白，但亚型不同，主要集中在近曲小管及集合管和髓袢的细段。水通道蛋白 1 分布在肾近曲小管和髓袢细段的管腔膜和基底侧膜，介导肾小球超滤液中水的重吸收。水通道蛋白 2 位于内髓部集合管细胞的管腔膜及细胞内的囊泡中，参与介导抗利尿激素引起的集合管对水的通透。水通道蛋白 3、水通道蛋白 4 存在于集合管基底侧膜，水通道蛋白 4 还存在于内髓部直小血管，其主要的作用是使集合管重吸收的水进入直小血管。水通道介导水穿过细胞膜的能力取决于：①细胞膜两侧渗透压梯度；②细胞膜水通道蛋白表达的水平。水通道的介导作用在肾脏水分子的跨膜转运中占主导地位。

3. 葡萄糖的重吸收　正常情况下，原尿中的葡萄糖全部被重吸收，故终尿中不含有葡萄糖。葡萄糖重吸收的部位仅限于近端小管，尤其是近端小管的前半段，其他各段都没有重吸收葡萄糖的能力。葡萄糖的重吸收是与 Na^+ 的重吸收耦联的继发性主动转运。首先葡萄糖、Na^+ 与管腔膜 Na^+-葡萄糖同向转运体相结合形成复合体后，葡萄糖和 Na^+ 迅速进入细胞内，然后进入细胞内的葡萄糖，通过基底侧膜的葡萄糖载体蛋白转运，经易化扩散进入组织间液或血液，而 Na^+ 通过基底侧膜的钠泵被泵入细胞间隙，然后回到血液中（图 8-13）。

图 8-13　葡萄糖的重吸收和排泄

近端小管对葡萄糖的重吸收具有一定的限度，当血液中葡萄糖浓度超过 160～180mg/dl（8.8～10mmol/L）时，部分肾小管对葡萄糖的重吸收已达到极限，此时尿中即可出现葡萄糖，称为糖尿（glucosuria）。通常将尿中开始出现葡萄糖的最低血糖浓度值，称为肾糖阈（renal glucose threshold）。超过肾糖阈后血糖浓度再继续增高，由于更多肾小管重吸收能力达到了极限，故尿中排出的糖更多。当血糖浓度超过 300mg/dl（16.7mmol/L）时，则所有近端小管细胞重吸收葡萄糖的能力都达到了极限，即肾小管重吸收葡萄糖的最大转运率

（maximal rate of transport of glucose），此后尿糖的增加与血糖的升高即呈线性关系。肾脏之所以对葡萄糖重吸收有极限量，可能与位于近端小管管腔膜上的 Na^+-葡萄糖同向转运体数量有限相关。

4. HCO_3^- 的重吸收　小管液中的 HCO_3^- 是以 CO_2 的形式被重吸收的。HCO_3^- 不易通过管腔膜而被重吸收，故在肾小管内先与 H^+ 结合生成 H_2CO_3。H_2CO_3 在管腔膜上的碳酸酐酶作用下分解为 CO_2 和水，脂溶性的 CO_2 很容易通过管腔膜进入肾小管上皮细胞内，在细胞内碳酸酐酶的作用下，CO_2 又与细胞内的水结合生成 H_2CO_3，随后解离成 H^+ 和 HCO_3^-，H^+ 通过 Na^+-H^+ 交换分泌到小管腔中，HCO_3^- 则与交换回细胞内的 Na^+ 一起转运入血（图 8-14）。

正常情况下，小管液中85%的 HCO_3^- 在近端肾小管被重吸收。HCO_3^- 的重吸收对维持机体的酸碱平衡有重要作用。

图 8-14　近端肾小管 HCO_3^- 重吸收示意图
CA：碳酸酐酶

5. K^+ 的重吸收　每日从肾小球滤过的 K^+ 约为 35g，而每日尿中排出的 K^+ 为 2~4g。微穿刺实验证明，肾小球超滤液中的 K^+ 绝大部分在近端小管被重吸收回血，而终尿中的 K^+ 主要是由远端小管和集合管分泌的。近端小管对 K^+ 的重吸收是一个主动转运过程。因为小管液中 K^+ 浓度为 4mmol/L，大大低于细胞内 K^+ 浓度（150mmol/L）；同时此处管腔内的电位低于小管周围组织液，所以 K^+ 重吸收是逆电位差和逆浓度差进行的。管腔膜是主动重吸收 K^+ 的关键部位。而细胞内的 K^+ 浓度比细胞外液高 30~40 倍，故 K^+ 通过管周膜入血是顺浓度梯度转运。

6. 其他物质的重吸收　小管液中氨基酸的重吸收与葡萄糖的重吸收机制是相同的，也是与 Na^+ 同向转运，但与转运葡萄糖的转运体不同；另外，Ca^{2+}、HPO_4^{2+}、SO_4^{2+} 的重吸收也与 Na^+ 同向转运；正常时进入原尿中的微量蛋白质，则以入胞方式重吸收。

现将肾小管重吸收物质的情况总结如表 8-3。

表 8-3　肾小管重吸收物质情况总结表

重吸收物质	重吸收率（%）	重吸收部位和方式			重吸收机制和特点
		近端小管	髓袢	远端小管和集合管	
Na^+	99	主动吸收 65%~67%	吸收 10%~20%；升支粗段主动吸收，升支细段被动吸收	主动吸收 10%~15%	近端小管以泵-漏式和 Na^+-H^+ 交换，远端小管和集合管与 K^+、H^+ 分泌，并受醛固酮调节
Cl^-	99	被动吸收 65%~67%	升支粗段继发性主动吸收 10%~20%	被动吸收 10%~15%	升支粗段与 K^+、Na^+ 同向转运，其他部位伴随 Na^+ 重吸收
K^+	100	几乎全部（主动吸收）			远端小管和集合管 Na^+-K^+ 交换，与 Na^+-H^+ 交换重吸收有竞争作用
HCO_3^-	99	被动吸收 80%~90%	被动吸收 10%~20%		以 CO_2 重吸收，同时伴有 H^+ 的分泌
葡萄糖	100	全部（主动吸收）			同向协同转运，有限度（肾糖阈）
水	99	被动吸收 65%~67%	吸收 10%，以降支被动吸收为主，因升支对水无通透性	吸收 20%	浓缩与稀释尿液，集合管重吸收受抗利尿激素和醛固酮调节

三、肾小管与集合管的分泌

肾小管和集合管的分泌功能是指肾小管和集合管的上皮细胞将其本身新陈代谢所产生的物质分泌到小管液中的过程；排泄功能则指肾小管的上皮细胞将血液中原有的某些物质排入小管液中的过程。因为这两种过程有时难以严格区分，故统称为肾小管的分泌功能。现已证明，能够从肾小管和集合管上皮细胞分泌的物质主要有 H^+、K^+、NH_3、尿酸等。

（一）H^+ 的分泌

各段肾小管和集合管都能分泌 H^+，但分泌 H^+ 能力最强的是近端小管，约占 80%。

图 8-15　肾小管分泌 H^+ 和 NH_3/NH_4^+ 的机制与作用示意图
CA：碳酸酐酶

H^+ 的分泌有 H^+-Na^+ 交换和质子泵转运两种机制。实验观察，H^+ 来自肾小管上皮细胞内的 CO_2 和 H_2O。在碳酸酐酶的催化下，CO_2 与 H_2O 结合生成 H_2CO_3，随即在细胞内解离为 H^+ 和 HCO_3^-，在小管细胞内生成的 H^+ 与小管液中的 Na^+ 以 1:1 的量经管腔膜的载体逆向同步转运，即 H^+ 进入小管液，Na^+ 进入小管细胞内，这一过程称为 H^+-Na^+ 交换，属于继发性主动转运。这一转运机制对体内酸碱平衡的调节具有重要意义（图 8-15）。

目前研究认为，质子分泌还有一种机制，即在管腔膜上有质子泵，可直接将细胞内的 H^+ 泵入小管腔内。

（二）K^+ 的分泌

尿中排出的 K^+ 主要是由远曲小管和集合管的主细胞分泌的，因为原尿中的 K^+ 绝大部分已在近端小管部位被重吸收回血液。远曲小管和集合管主细胞分泌的 K^+，与 Na^+ 的主动重吸收有密切的联系。当远曲小管和集合管主细胞主动重吸收 Na^+ 时，就在小管内外建立了电位差，小管腔内为负（为 $-10 \sim -45$ mV），这种电位差是促使 K^+ 分泌的动力。

由于 K^+ 的分泌与 Na^+ 的主动重吸收相耦联，所以将这种离子交换称为 K^+-Na^+ 交换。在远曲小管和集合管处除有 K^+-Na^+ 交换外，还存在有 H^+-Na^+ 交换，由于 K^+-Na^+ 交换和 H^+-Na^+ 交换都依赖于 Na^+ 的主动重吸收，故二者之间存在相互抑制现象。例如机体酸中毒时，由于小管细胞内的碳酸酐酶活动加强，生成的 H^+ 会增多，H^+-Na^+ 交换则增多，于是 K^+-Na^+ 交换则减少，从而使尿中排出的 H^+ 增多而排出的 K^+ 减少，导致血 K^+ 浓度升高。同理，当碱中毒时可导致低血钾症。

（三）NH_3 的分泌

远曲小管和集合管的上皮细胞在代谢过程中不断生成 NH_3，这些 NH_3 主要由谷氨酰胺脱氨而来。NH_3 具有脂溶性，能通过细胞膜向小管周围组织间液和小管液中自由扩散。扩散入小管液的 NH_3 迅速与小管液中的 H^+ 结合生成 NH_4^+，小管液中 NH_3 浓度因此而下降，于是在管腔膜两侧形成了 NH_3 浓度差，此浓度差又进一步加速了 NH_3 向小管液中扩散。因此，H^+ 的分泌可促进 NH_3 的分泌。生成的 NH_4^+ 可进一步与小管液中强酸盐（如 NaCl）的负离子（如 Cl^-）结合，生成 NH_4Cl（酸性铵盐）随尿排出（见图 8-15）。而强酸盐的正离子（如 Na^+）则通过 H^+-Na^+ 交换方式进入肾小管细胞，与细胞内 HCO_3^- 一起转运回血液。肾小管细胞分泌 NH_3，即通过铵盐的生成促进了排 H⁺，又促进了 NaHCO₃ 的重吸收，增加了碱储，对调节体内酸碱平衡也具有重要的意义。

（四）尿酸的分泌

尿酸是体内嘌呤化合物的终末代谢产物，嘌呤代谢紊乱导致高尿酸血症（hyperuricemia，HUA）引发痛风。血中游离尿酸约 2/3 由肾脏排泄，1/3 由肠道排出。肾脏可通过肾小球滤过和肾小管分泌两种方式排泄尿酸。正常情况下，肾小球滤过的尿酸约有 98% 被肾小管重吸收，而肾小管分泌的尿酸只占滤过量的一半左右，其中大多数又被肾小管重吸收入血。因此，肾小球滤过和肾小管分泌的尿酸只有 6%～12% 从尿中排出。苯溴马隆（benzbromarone）可抑制肾小管对滤过和分泌尿酸的重吸收，加速尿酸的排泄（图 8-16）。

（五）其他物质的分泌

体内的代谢产物肌酐既能从肾小球滤

图 8-16　尿酸盐的分泌示意图

过，又可经肾小管和集合管分泌排入小管液。进入体内的酚红、青霉素、利尿药呋塞米等由于与血浆蛋白结合而不能被肾小球滤过，但可在近端小管被主动分泌到小管液中。

第三节　尿液生成的调节

尿的生成有赖于肾小球的滤过和肾小管、集合管的重吸收及分泌。因此机体对尿生成的调节也是通过这三个环节的调节而实现的。尿液生成的调节有三种方式，即肾内自身调节、体液调节和神经调节。本节重点阐述抗利尿激素、醛固酮在尿生成调节中的作用。

一、自身调节

自身调节（renal autoregulation）是指肾小球与肾小管通过本身活动的改变及肾小管内溶质的改变来调节尿液生成的方式。

（一）小管液溶质的浓度

小管液中溶质所形成的渗透压，是对抗肾小管重吸收水分的力量。当小管液中溶质浓度增加时，可使肾小管内的渗透压增高，肾小管特别是近端小管对水的重吸收减少，因而尿量增加。这种由于渗透压升高而引起的尿量增多的现象，称为渗透性利尿（osmotic diuresis）。例如，糖尿病患者的多尿，就是由于血糖超过了肾糖阈，小管液中的葡萄糖不能完全被重吸收，从而使小管液中的溶质增加、渗透压升高、水重吸收减少，于是尿量增加，产生多尿。临床上常利用一些能经过肾小球滤过，而又不被肾小管重吸收的药物如甘露醇和山梨醇等，来增加小管液中溶质的浓度及渗透压，使尿量增加，以达到利尿和消除水肿的目的。

（二）球-管平衡

近端小管对 Na^+ 和水的重吸收率始终占肾小球滤过率的 65%～70%，这种现象称为球-管平衡（glomerulotubular balance），即当肾小球滤过率增加时，近端小管重吸收 Na^+ 和水的重吸收率也随之增加呈定比重吸收；反之，前者降低，后者也相应降低。球-管平衡的生理意义在于通过肾小球与近端小管的功能活动的协调，使终尿量不致因肾小球滤过率的增减而出现大幅度的变动。

二、体液调节

尿液的生成受体内多种体液因素的调节，其中抗利尿激素与醛固酮最为重要。

（一）抗利尿激素

抗利尿激素在生理浓度时有抗利尿作用，在较高浓度时又具有升压作用，因而又称为血管升压素。抗利尿激素是由下丘脑视上核和室旁核的神经元合成，沿神经元的轴浆经下丘脑-垂体束运输到神经垂体储存并由此释放进入血液循环。

1. 抗利尿激素的生理作用　抗利尿激素的作用是提高远端小管和集合管上皮细胞对水的通透性，从而促进水的重吸收，使尿液浓缩，尿量减少。此外，抗利尿激素还可增加内髓部集合管对尿素的通透性、促进髓袢升支粗段对 NaCl 的主动重吸收，以提高肾髓质组织间液的渗透压梯度，有利于尿的浓缩。

关于抗利尿激素的作用机制，目前认为，它能与远端小管和集合管上皮细胞管周膜上的抗利尿激素受体相结合，通过兴奋性 G 蛋白与膜内的腺苷酸环化酶耦联，使细胞内的 cAMP 增加，进一步激活细胞内的蛋白激酶 A，使管腔膜的膜蛋白磷酸化而发生构型改变，导致上皮细胞内含 AQP_2 的小泡镶嵌在上皮细胞的管腔膜上，形成水通道，从而提高了管腔膜对水的通透性。当抗利尿激素缺乏时，管腔膜上的 AQP_2 以胞纳的形式被摄入胞质内，形成胞质小泡，此时，远端小管和集合管对水的通透性明显降低。水通过管腔膜上的水通道进入细胞后可自由通过基底侧膜进入毛细血管而被重吸收（图 8-17）。

图 8-17　抗利尿激素的作用机制示意图

2. 抗利尿激素的调节　调节抗利尿激素合成和释放的最有效刺激是血浆晶体渗透压的升高和循环血量的减少及动脉血压的改变。将影响抗利尿激素分泌调节的因素归纳如图 8-18。

（1）血浆晶体渗透压的改变：血浆晶体渗透压是生理条件下调节抗利尿激素合成、释放的最重要因素。下丘脑视上核附近有渗透压感受器（osmoreceptor），它对血浆晶体渗透压的改变十分敏感，只要血浆晶体渗透压升高 1%～2%，即可以引起反应，使抗利尿激素分泌增加。

图8-18 抗利尿激素分泌调节示意图

当机体大量出汗,严重呕吐或腹泻等造成体内水分不足时,血浆晶体渗透压则升高,对渗透压感受器的刺激增强,使下丘脑-神经垂体合成、释放的抗利尿激素增多,远端小管和集合管对水的重吸收增加,尿液浓缩,尿量减少,从而有利于保存体内的水分,维持水的平衡;反之,当在短时间内大量饮清水后(图8-19),血浆被稀释,血浆晶体渗透压降低,对渗透压感受器的刺激减小,抗利尿激素合成和释放减少,远曲小管和集合管对水的重吸收减少,尿量增多,使体内多余的水分及时排出体外,这种大

图 8-19 饮清水与生理盐水对尿量影响的示意图

量饮清水后引起尿量增多的现象称为水利尿(water diuresis),它是临床上用来检测肾稀释能力的一种常用方法。

(2)循环血量的改变:可作用于左心房和胸腔大静脉壁上的容量感受器(volume receptor),反射性地调节抗利尿激素的合成和释放。当循环血量增多时,心房内压增高,对容量感受器刺激增强,迷走神经传入冲动增多,反射性地抑制抗利尿激素的合成和释放,肾小管和集合管对水的重吸收减少,尿量增多,排出体内过剩的水分,使循环血量得以恢复。相反,当急性大失血、严重呕吐或腹泻等使循环血量减少时,对容量感受器的刺激减弱,迷走神经传入冲动减少,抗利尿激素的合成和释放则增多,使肾小管和集合管对水的重吸收增加,尿量减少,有利于血容量的恢复。

(3)动脉血压的改变:动脉血压升高时,通过刺激颈动脉窦的压力感受器,也可以反射性地抑制抗利尿激素的释放。此外,应激、疼痛刺激、情绪紧张等可促进抗利尿激素的释放,使尿量减少,而弱的冷刺激则可使其分泌减少,尿量增多。临床上当下丘脑病变累及视上核和室旁核或下丘脑-

垂体束时，抗利尿激素的合成和释放发生障碍，可导致尿量明显增加，每日可达 10L 以上，称为尿崩症（diabetes insipidus）。

（二）醛固酮

1. 醛固酮的生理作用 醛固酮（aldosterone）是肾上腺皮质球状带所分泌的一种激素，对肾脏的作用是促进远端小管和集合管对 Na^+ 的主动重吸收，同时促进 K^+ 的排出，所以醛固酮有保 Na^+ 排 K^+ 作用。由于 Na^+ 重吸收增加，造成了小管腔内的负电位，又促进了 K^+ 的分泌和 Cl^- 的重吸收，导致细胞外液量增多。

图8-20 醛固酮作用机制及生理作用示意图
A：醛固酮；R：胞质受体；AR：激素-胞质受体复合物

2. 醛固酮的作用机制 醛固酮进入远端小管和集合管的上皮细胞后，与胞质受体结合，形成激素-胞质受体复合物；后者进入胞核，通过基因调节，生成特异性 mRNA，进而导致醛固酮诱导蛋白（aldosterone-induced protein）的合成。诱导蛋白则可能通过：①改变管腔膜的钠通道蛋白构型，增加水的通透性，或增加管腔膜的钠通道数量；②增加线粒体中合成 ATP 的酶，为上皮细胞钠泵活动提供更多的能量；③增加管周膜基底侧的钠泵的活性，促进细胞内的钠泵回血液和 K^+ 进入细胞，提高细胞内 K^+ 浓度，有利于促进 K^+ 分泌。（图 8-20）。

3. 醛固酮分泌的调节 醛固酮的分泌主要受肾素-血管紧张素-醛固酮系统及血 K^+、血 Na^+ 浓度等因素的调节。

（1）肾素-血管紧张素-醛固酮系统：血浆中肾素、血管紧张素、醛固酮在功能上相互联系，形成一个完整的功能系统，该系统称为肾素-血管紧张素-醛固酮系统（renin-angiotensin -aldosterone system，RAAS）。在这个系统中，肾素主要由球旁细胞分泌，是一种蛋白水解酶，能催化血浆中的血管紧张素原转变为血管紧张素Ⅰ（十肽），血管紧张素Ⅰ在血液和组织中，特别是在肺组织中的血管紧张素转换酶的作用下，继续降解为血管紧张素Ⅱ（八肽），血管紧张素Ⅱ除有较强的缩血管作用外，还可刺激肾上腺皮质球状带分泌醛固酮。血管紧张素Ⅱ在氨基肽酶的作用下，进一步水解为血管紧张素Ⅲ（七肽），它也能刺激球状带分泌醛固酮。

肾素-血管紧张素-醛固酮系统活动的强弱取决于肾素的释放量，而肾素的释放与肾内的球旁器有关。当动脉血压下降，循环血量减少，使肾血流量减少时，入球小动脉管壁受的牵张刺激减弱，从而激活了球旁细胞，使肾素释放量增加；同时，由于肾血流量减少，肾小球滤过率也随之降低，流经致密斑的 Na^+ 量也降低，可激活致密斑，进而使肾素释放量进一步增加；此外，球旁细胞受交感神经支配，肾交感神经兴奋时，也能引起肾素的释放量增加；血中肾上腺素和去甲肾上腺素也可直接刺激球旁细胞，促使肾素释放增加（图 8-21）。

（2）血 K^+、血 Na^+ 的浓度：当血 K^+ 浓度升高或血 Na^+ 浓度降低时，可直接刺激肾上腺皮质球状带分泌醛固酮，促进肾脏保 Na^+ 排 K^+，反之，血 K^+ 浓度降低或血 Na^+ 浓度升高时，则抑制醛固酮分泌，从而维持机体血 Na^+ 和血 K^+ 浓度的相对恒定。实验证明，血 K^+ 浓度改变对醛固酮的分泌调节更为灵敏。

图8-21　肾素-血管紧张素-醛固酮系统示意图

（三）其他体液因素

心房钠尿肽是血压升高和血容量增加时由心房肌细胞合成和分泌的肽类激素。心房钠尿肽具有明显促进 NaCl 和水排出的作用。其作用机制：①抑制集合管对 NaCl 的重吸收；②使入球小动脉和出球小动脉，尤其是入球小动脉舒张，增加肾血浆流量和肾小球滤过率；③抑制肾素、醛固酮、抗利尿激素的分泌。因此，心房钠尿肽是体内调节水盐代谢、维持血容量、保持内环境相对稳定的重要激素之一。还有许多体液因素，如肾内的局部活性物质（如缓激肽、内皮素、NO、前列腺素），以及肾外活性物质（如肾上腺素、去甲肾上腺素、多巴胺、血管紧张素、甲状旁腺激素）等，均参与尿液生成的调节。

三、神经调节

参与调节尿液生成的神经主要是肾交感神经。肾交感神经对尿液生成的调节是通过以下三个方面实现的：①使入球小动脉收缩，肾血流量减少，进而使肾小球滤过率降低；②促进肾小管对 Na^+等溶质的重吸收；③促进近球细胞释放肾素，增加肾素-血管紧张素-醛固酮系统的活动。肾交感神经不但通过肾小球滤过率、肾小管和集合管直接调节尿液的生成，而且还可以通过影响体液因素间接调节尿液的生成。

第四节　尿液的浓缩与稀释

尿液的浓缩和稀释是与尿液的渗透压和血浆渗透压相比而言的。尿液的渗透压可随着体内液体量的变化而大幅变动。正常人尿液的渗透压高于血浆，一般在 50～1200mmol/L 之间波动，表明肾脏有较强的浓缩和稀释能力。当体内缺水时，尿液被浓缩，排出的尿渗透压明显高于血浆渗透压，即高渗尿（hyperosmotic urine）；当体内液体量过多时，尿液被稀释，排出尿液的渗透压低于血浆渗透压，为低渗尿（hypotonic urine）。肾脏对尿液的浓缩和稀释能力在维持体内液体平衡和渗透压稳定方面起到极为重要的作用。

一、尿液的成分与理化性质

正常新鲜尿液呈淡黄色、透明，尿的颜色主要来自胆红素的代谢产物，并受食物和药物的影响。尿中含水分占95%～97%；溶解于其中固体物仅占3%～5%，固体物可分为无机盐和有机物两大类。无机盐中主要是氯化钠，其余为硫酸盐、磷酸盐、钾盐和氨盐等；有机物中主要是尿素，其余为马尿酸、肌酐、尿色素等。尿液的比重随尿量多少而变动，一般介于1.015～1.025。尿液的pH介于5.0～7.0，最大变动范围为4.5～8.0，尿的pH主要受食物性质的影响，习惯于荤素杂食的人，由于蛋白质分解后产生的硫酸盐、磷酸盐等随尿排出增多，尿呈酸性，而素食的人，由于植物中所含的酒石酸、苹果酸、柠檬酸等均可在体内氧化，产生酸性产物较少，故尿呈碱性。

根据机体缺水与否，正常成年人24h尿量变动于1.5～2.5L。生理情况下，尿量的变化很大，如摄入的水多或出汗很少时，尿量增多；如摄入的水少或出汗很多时，尿量减少。临床上，通常将每昼夜排出的尿量长期持续在2500ml以上者，称为多尿（polyuria）；每昼夜排出的尿量在100～500ml者，称为少尿（oliguria）；每昼夜排出尿量不足100ml者，称为无尿（anuria）。正常成年人每天产生约35g固体代谢产物，至少需要500ml尿液才能将其溶解排出。少尿或无尿可导致代谢产物排出障碍，是急性肾衰竭的重要表现。若无论体内缺水或是水过剩，排出尿的渗透压总是与血浆的渗透压相等或相差无几，则称为等渗尿，表明肾脏的浓缩和稀释功能严重受损。

二、尿液浓缩与稀释

（一）尿液的浓缩

尿液的浓缩（concentration of the urine）是因为小管液中的水被重吸收，而溶质仍留在小管液中造成的。机体产生浓缩尿液有两个必要因素：①肾小管特别是集合管对水的通透性。抗利尿激素可以增加肾脏集合管上皮细胞顶端膜上水通道蛋白2的表达，促进肾脏对水的重吸收。②肾脏髓质组织间液形成高渗透浓度梯度，进一步促进水的重吸收。用冰点降低法测定鼠肾组织的渗透浓度，发现肾皮质部的渗透浓度与血浆是相等的，由髓质外层向乳头部逐渐升高，内髓部的渗透浓度为血浆渗透浓度的4倍（图8-22），约1200mmol/L。在不同动物的实验中观察发现，动物的肾髓质越厚，内髓部的渗透浓度也越高，尿的浓缩能力也越强。沙鼠的肾脏可产生20倍于血浆渗透浓度的高渗尿。人的肾脏最多能生成4～5倍于血浆渗透浓度的高渗尿。

图8-22　肾皮质与髓质的渗透压变化
图中线条越密，表示渗透浓度越高

（二）尿液的稀释

尿液的稀释（dilution of the urine）是由于小管液中的溶质被重吸收而水仍留在小管液中造成的。当体内水过多，抗利尿激素释放减少时，远曲小管和集合管对水的通透性降低，来自髓袢升支粗段的低渗小管液在流经远端小管和集合管时，NaCl被继续重吸收，而水不易被重吸收，于是小管液的渗透压进一步降低，可降低至50mmol/L，最后形成大量的低渗尿，尿液稀释。当抗利尿激素完全缺乏时，如严重尿崩症患者，每天可排出高达20L的低渗尿，相当于24h肾小球滤过量的10%。

　　实验证明，无论终尿是低渗还是高渗，由髓袢升支粗段进入远端小管的小管液总是低渗的。因此，尿液的浓缩和稀释过程主要是在远端小管和集合管中完成的，它与肾髓质渗透梯度和抗利尿激素的作用有着密切关系。

三、肾髓质渗透梯度的形成和维持

（一）肾髓质高渗梯度的形成原理

　　肾髓质高渗梯度的形成原理，目前用各段肾小管对水和溶质的通透性不同（表 8-4）及逆流倍增（counter-current multiplication）现象来解释。

表 8-4　各段肾小管和集合管对 NaCl、水和尿素的通透性

部位	NaCl	尿素	水
髓袢降支细段	不易通透	不易通透	高度通透
髓袢升支细段	高度通透	中等通透	不通透
髓袢升支粗段	不易通透，高度主动重吸收	不易通透	不易通透
远端小管	不易通透，主动重吸收	不通透	不通透（有抗利尿激素易通透）
集合管皮质部	不易通透，主动重吸收	不易通透	不通透（有抗利尿激素易通透）
集合管髓质部	不易通透，主动重吸收	易通透	不易通透（有抗利尿激素易通透，并增加尿素通透）

　　1. 逆流倍增　物理学中将在两个下端相通且并列的 U 形管道中，液体流动的方向相反的现象，称为逆流；如果液体在 U 形管道流动时，其两管间的隔膜允许液体中的溶质在两管间交换，称为逆流交换（图 8-23A），二者构成了一个逆流系统。在逆流系统的溶质交换的过程中，便会产生逆流倍增现象。

　　逆流倍增现象可用图 8-23B 模型解释。模型中含有溶质的液体从甲管流进，通过管下端的弯曲部分折返流入乙管，然后从乙管反向流出，在溶液流动的过程时，由于 M_1 膜能主动将溶质由乙管泵入甲管，且 M_1 膜对水的通透性很低，因此，甲管中的溶液在向下流动的过程中将不断接受由乙管泵入的溶质，到甲管下端的弯曲部溶质浓度达到最高。当溶液折返流入乙管并向上流动时，由于 M_1 膜将溶质泵入甲管，乙管溶液中的溶质浓度不断下降。

图 8-23　逆流交换与逆流倍增作用的模式图

A. 逆流交换作用物理模型；B. 逆流倍增作用模型，B 图中甲管内液体向下流，乙管内液体向上流，丙管内液体向下流；M_1 膜能将液体中的 Na^+ 由乙管泵入甲管，且对水不易通透，M_2 对水易通透

这样，不论是甲管还是乙管，从上往下溶质浓度均逐渐升高，形成溶质的浓度梯度，即出现了逆流倍增现象。

图 8-24　肾逆流倍增作用示意图

如果乙管和丙管也构成一个逆流系统，当渗透浓度较低的溶液从丙管向下流动时，而且 M_2 膜对水有通透性，对溶质不通透，水将因渗透作用而进入乙管，这样，丙管内溶质的浓度从上到下逐渐增加，从丙管下端流出的液体就变成了高渗溶液。

在肾脏中，髓袢降支细段类似于甲管，髓袢升支粗段类似于乙管，集合管类似于丙管，髓袢升支粗段的通透性与 M_1 膜相似，集合管膜的通透性与 M_2 膜相似（图 8-24）。所以，肾髓质高渗梯度的形成可以用逆流倍增现象来解释。

2. 外髓部渗透压梯度的形成　由于位于外髓部的髓袢升支粗段能主动重吸收 NaCl，而对水不易通透，因此，髓袢升支粗段内小管液流向皮质时，随着管腔内 NaCl 的重吸收，管外周组织间液中的 Na^+ 和 Cl^- 浓度逐渐升高，渗透压也逐渐升高，越靠近内髓部，渗透压越高，进而在外髓部形成一个由内向外的渗透压梯度（图 8-25）。

3. 内髓部渗透压梯度的形成　主要与 NaCl 在髓袢升支细段被动重吸收和尿素在集合管与髓袢升支细段间的再循环有关。

由于降支细段对 NaCl 不易通透，而对水则通透性较高，随着水的重吸收，管内 NaCl 浓度逐渐升高，故当小管液绕过髓袢顶端折回流入升支细段时，小管内液与管周组织间液之间的 NaCl 浓度差明显增大，此时由于升支细段对 NaCl 易通透，则 NaCl 顺浓度差扩散进入内髓部组织间液，使内髓部组织间液的 NaCl 浓度升高，渗透压升高；当小管液进入内髓部集合管时，由于管

图8-25　肾髓质渗透压梯度形成的示意图
粗箭头表示主动重吸收 Na^+ 和 Cl^-，Xs 表示未被重吸收的溶质

壁对尿素的通透性增大，小管液中尿素迅速通过管壁向内髓部组织间液扩散，造成内髓部组织间液中尿素浓度的增高，进入内髓部的尿素可再次进入升支细段，而后通过升支粗段、远曲小管、皮质和外髓部集合管，又回到内髓部集合管处再扩散到内髓部组织间液中，形成尿素再循环（urea recirculation），尿素再循环进一步使内髓部渗透压升高。两者共同参与内髓部组织间液渗透压梯度的形成。

综上所述，肾髓质渗透压梯度的形成，在外髓部是由髓袢升支粗段主动重吸收 NaCl 形成的；在内髓部是由髓袢升支细段被动重吸收 NaCl 和尿素在集合管与髓袢升支细段间的再循环形成的。

（二）肾髓质渗透压梯度的维持

肾髓质渗透梯度的保持主要依靠肾髓质的 U 字形直小血管所形成的逆流交换器作用实现的。直小血管是近髓肾单位的出球小动脉延伸形成的毛细血管，细长达髓质深部，呈 U 字形，与髓袢、集合管等紧邻且平行，行走于渗透梯度的髓质中。当血液流经直小血管降支时，由于其周围组织液中的 NaCl 和尿素浓度高于血管同一水平血液的浓度，故 NaCl 和尿素向血管降支扩散，而水则渗出。这样降支中的 NaCl 和尿素浓度逐渐升高，在直小血管折返处其浓度最高；当血液折返流入升支时，升支血管内的 NaCl 和尿素的浓度又高于同一水平的组织液，于是 NaCl 和尿素又向组织液扩散，因而绝大部分 NaCl 和尿素被保留于髓质的组织液中，而水又渗入直小血管升支，及时返回体循环。这一过程称为直小血管的逆流交换作用。通过直小血管的逆流交换作用，当血液离开肾髓质时，带走较多的水、较少的 NaCl 和尿素，从而保持了肾髓质的渗透压梯度（见图 8-25）。由此可见，尿液的浓缩与稀释的基本条件：①肾髓质的渗透梯度；②抗利尿激素的存在。正常情况下，抗利尿激素的释放量是决定尿液浓缩程度的关键因素。

第五节 血浆清除率

一、血浆清除率的概念

血浆清除率（plasma clearance，C）是衡量肾功能的重要指标，是指肾脏在单位时间内能将多少毫升血浆中所含的某物质完全清除出去，这个被完全清除了某物质的血浆毫升数，就称为该物质的血浆清除率。例如，肾脏在 1min 内能将相当于 70ml 血浆中所含的尿素完全清除掉，那么尿素的血浆清除率就是 70ml/min。其他以此类推。不同的物质有不同的血浆清除率，其具体计算公式如下

$$C = \frac{UV}{P} \text{ (ml/min)}$$

式中，C 为某物质血浆清除率；U 为尿中某物质的浓度（mg/100ml）；V 为每分钟尿量（ml/min）；P 为血浆中某物质的浓度（mg/100ml）。

必须指出，所谓每分钟被完全清除某物质的血浆毫升数，只是一个理论上的推算数值。肾脏实际上不一定能把某一毫升血浆中的某物质完全清除出去，而可能只是清除了其中的一部分。但肾脏在单位时间内清除该物质的量可以相当于多少毫升血浆中所含该物质的量。因此，血浆清除率所表达的血浆毫升数是一个相对数。

二、血浆清除率的生理意义

测定清除率不仅可以了解肾的功能，还可以分别测定肾小球滤过率、肾血浆流量及判断肾小管对各种物质的重吸收和分泌的情况。

（一）测定肾小球滤过率

肾脏每分钟排出的某物质 X 的量（U_xV）应为肾小球滤过量与肾小管和集合管的重吸收量（R_x）和分泌量（S_x）的代数和。设肾小球滤过率为 F；原尿中某物质的浓度为 P_x（由于滤过膜对小分子物质能自由通透，因而原尿的浓度等于血浆的浓度），则 $U_xV = FP_x - R_x + S_x$。如果某物质可从肾小球自由滤过，但既不被重吸收也不被分泌，即 P_x 和 S_x 都为零，则 $U_xV = FP_x$。经等式变换得到

$$F = \frac{U_x V}{P_x} = C$$

研究发现，菊粉符合上述条件。菊粉（inulin）是存在于植物根中的多糖，也称菊糖，分子量为5200。人和动物体内都不含有这种多糖，且对人体无毒性，进入体内不被分解，完全随尿排出，而且只从肾小球滤过，不被肾小管、集合管重吸收和分泌，因此是测定肾小球滤过率的理想物质。因此，菊粉的血浆清除率（C_{in}）即为肾小球滤过率，前述的肾小球滤过率为 125ml/min，就是测定菊粉的血浆清除率而得到的。例如，静脉滴注 10%菊粉溶液，使血浆中菊粉的浓度（P_{in}）稳定在 1mg/ml 水平，测得尿量（V）为 1ml/min，尿中菊粉的浓度（U_{in}）为 125mg/ml，则菊粉的血浆清除率（C_{in}）为

$$C_{in} = \frac{U_{in} V}{P_{in}} = \frac{1ml/min \times 125mg/ml}{1mg/ml} = 125ml/min$$

用菊粉测定血浆清除率虽然精确，但测定的程序繁杂，不适于临床应用，故可用体内血液中所含有的某些物质的清除率来代替。例如，可以测定内生肌酐清除率。内生肌酐是组织代谢过程中产生的肌酐，它在血浆中的浓度相当稳定。肌酐可以自由地经肾小球滤过，但不被肾小管重吸收，而且其分泌量也极少，故可由分别测得的血浆肌酐浓度、24h 混合尿液中肌酐的浓度及 24h 尿量，计算出 24h 的肌酐清除率，即

$$内生肌酐清除率 = \frac{尿肌酐浓度(mg/L) \times 尿量(L/24h)}{血浆肌酐浓度(mg/L)} = 若干升血浆/24h$$

我国成年人的内生肌酐清除率平均约为 124L/24h。肾小球滤过率在正常成年人中是相当恒定的，故可以用平均肾小球滤过率的正常值来衡量肾脏疾病患者肾小球的滤过功能。

（二）测定肾血浆流量和肾血流量

肾血浆流量（renal plasma flow，RPF）也可用清除率进行测定。如果血浆中某一物质只需要经过肾循环一周后，通过滤过和分泌就可被完全清除掉，则该物质每分钟从尿中的排出量（$U_x V$）应等于每分钟通过肾脏的血浆中所含的量。设每分钟流过肾脏的血浆量为 X，血浆中该物质的浓度为 P_x，则 $U_x V = X P_x$，经等式变换得到

$$X = \frac{U_x V}{P_x} = C$$

碘锐特或对氨基马尿酸的钠盐都符合以上条件。因此，这两种物质的血浆清除率可以代表有效肾血浆流量。前述的肾血浆流量为 660ml/min，就是根据这两种物质的血浆清除率求得的。再根据血细胞比容，即可求得肾血流量。如果血浆占全血量的 55%，则肾血流量= 660/55×100= 1200ml/min。

（三）推测肾小管的功能

菊粉从肾小球滤过以后，既不被重吸收也不被分泌，所以菊粉的血浆清除率即为肾小球滤过率。如果某一物质的血浆清除率小于菊粉的血浆清除率，则说明该物质能被肾小管重吸收一部分，如尿素；如果某物质的血浆清除率为零，表明肾小管能全部重吸收该物质，如葡萄糖；如果某物质的血浆清除率大于菊粉的血浆清除率，表明肾小管能分泌这一物质，如碘锐特（图 8-26）。

（四）反映肾脏的排泄功能

肾脏的主要功能是排泄血液中的有害物质，正常时这些有害的物质都有一个基本的血浆清除率，这样才能保证内环境的相对稳定。如果有害物质的血浆清除率明显降低，说明肾脏的排泄功能发生了障碍。

$$\frac{UV}{P}=125$$

菊粉	葡萄糖	尿素	肌酐	碘锐特
125	0	70	175	740

图8-26　各种物质的血浆清除率（ml/min）

第六节　尿液的排放

尿液的生成是个连续不断的过程，生成的尿液由集合管流出，汇入乳头管，经肾盏到肾盂，再通过输尿管运送到膀胱储存，当膀胱内储存的尿液达到一定量时引起排尿反射，将尿液经尿道排出体外。因此，尿液的排出是间歇的。

一、膀胱与尿道的神经支配

膀胱是一个中空的肌性器官，膀胱壁由三层平滑肌构成，排尿时它们一起收缩，故称为逼尿肌；与尿道连接处的膀胱颈部平滑肌形成了内括约肌，它受自主神经的支配，不受意识控制，可防止膀胱内尿液外流；尿道穿过泌尿生殖膈，形成外括约肌，泌尿生殖膈属骨骼肌，受躯体神经支配，受意识控制，因此尿液的排出是受意识控制的。

支配膀胱逼尿肌和尿道内括约肌的是盆神经及腹下神经，支配外括约肌的是阴部神经。盆神经起源于脊髓骶段2～4节的侧角，属副交感神经。当该神经兴奋时，可使膀胱逼尿肌收缩，尿道内括约肌松弛，促进排尿。腹下神经起源于脊髓胸12～腰2段的侧角，属于交感神经。当其兴奋时，可使膀胱逼尿肌松弛，尿道内括约肌收缩，从而阻止排尿。阴部神经起源于脊髓骶段2～4节的前角，属于躯体神经，其活动受意识控制，当其兴奋时，使尿道外括约肌收缩，阻止排尿（图8-27）。

此外，在盆神经、腹下神经和阴部神经中都有传入神经纤维，将尿道的感觉信号传回到反射中枢。

图 8-27　膀胱和尿道的神经支配示意图

二、排尿反射

排尿反射（micturition reflex）是自主神经和躯体神经共同参与完成的反射活动。当膀胱内尿量增多到400～500ml，内压超过0.98kPa（10cm H_2O）时，膀胱壁牵张感受器受牵拉兴奋，冲动沿盆神经传入，在到达骶髓的初级排尿中枢的同时，冲动也上传到脑干和大脑皮层的高位排尿中枢，从而产生尿意。如果条件许可时，冲动便沿着盆神经传出，引起膀胱逼尿肌收缩，尿道内括约肌松弛，尿液便会进入后尿道，此时尿液可以刺激膀胱和后尿道的感受器，其传入冲动进入骶髓的初级排尿中枢，进一步加强其活动，并反射性抑制阴部神经的活动，使尿道外括约肌松弛，于是尿液就在膀胱内压的驱使下排出体外，尿液流经尿道刺激尿道感受器进一步反射性加强排尿中枢活动，这一过程是一种正反馈，它能促使排尿反射活动反复加强，直至尿液排完为止（图 8-28）。在排尿时，腹肌和膈肌的强力收缩，可以使腹内压增高，有协助排尿活动的作用。

图8-28   排尿反射的路径示意图

（+）表示兴奋或收缩;（-）表示抵制或舒张

大脑皮层的高级排尿中枢对骶髓初级排尿中枢有易化或抑制性的影响，控制着排尿反射活动。婴幼儿因大脑皮层发育尚未完善，对初级排尿中枢的控制能力较弱，故排尿次数较多，且常有遗尿现象。

三、排尿异常

由于排尿是一个反射活动，所以当该反射弧的任何一部分受损，都会造成排尿异常。临床上常见的排尿异常有尿失禁、尿潴留、尿频、遗尿等。若高位脊髓受损导致骶髓初级中枢与大脑皮层高级中枢失去联系时，排尿便失去了意识控制，可出现尿失禁。当出现膀胱过度充盈时尿液不受意识控制而自动流出尿道，称为溢流性尿失禁（overflow incontinence）。膀胱中尿液充盈过多而不能排出者称为尿潴留（urine retention）。尿潴留多半是由于腰骶部脊髓损伤使排尿反射初级中枢的活动发生障碍所致，也可由尿路受阻（如男性前列腺肥大）引起。排放次数过多者称为尿频，常常是由于膀胱炎症或机械性刺激（如膀胱结石）而引起的。在 5 岁以后睡眠中仍不能自控而将尿液排泄在床上的现象称为遗尿（enuresis），可能是因为大脑皮层对初级排尿中枢的控制能力较弱。

第七节   中医脏腑功能与泌尿生理

中医学把泌尿系统的各项功能主要归结于肺、肾及三焦、膀胱功能协调的水液代谢过程。《素问·经脉别论》曰："饮入于胃，游溢精气，上输于脾，脾气散精，上归于肺，通调水道，下输膀胱，水精四布，五经并行"，可知津液的生成主要在脾（胃），输布主要在肺，排泄主要在肾。

一、肺主通调水道，为水之标

肺为"华盖"，其在五脏六腑中位置最高，覆盖诸脏，并与大肠相表里，在表合皮毛。肺能通调水道，调节全身水液的分布和排泄。津液生成之后，通过脾的散精转输作用上输至肺，通过肺气的宣发肃降，使水液若雾露之溉，熏肤、充身、泽毛，而布敷全身，故有"肺为水之上源"之说。水液输布障碍常与肺气的宣降功能失常有关，中医对水液输布失常的痰饮、水肿等病症，可用"宣肺利水"和"降气利水"等治法，古人喻之为"提壶揭盖"，在《医学源流论》中亦称之为"开上源以利下流"。药理实验也证实，部分肺经药物确有利尿作用，《中华药海》记载麻黄、桑白皮、牛蒡子、胖大海、罗汉果、海浮石、海蛤壳等均有一定的利尿作用。

从生理学角度来看，肺通调水道的功能与神经和体液因素参与肾脏泌尿功能调节有关。实验研究表明，通过人工扩肺增加肺通气量发现，肺通气的深度和频率能改变尿量的多少，其作用是因为肺通气活动能影响抗利尿激素的分泌和释放，在扩张肺期间尿量减少，表现出显著的抗利尿效应，为肺通调水道功能提供了一定的实验依据。肺功能的完成有利于肾脏泌尿功能，并对尿液生成具有调节作用。肺主气司呼吸功能的实现能促进肾的血液循环，有利于尿液生成，若肺呼吸功能不足，导致血液含氧量下降，则能刺激球旁细胞合成和分泌肾素，使肾素-血管紧张素-醛固酮系统活动增强，从而调节尿液生成。

二、肾主蒸腾气化，为水之主

"肾者，水藏，主津液"。肾气有阴阳之别，肾阴与肾阳对立统一，协调共济，共同完成肾主水液功能的正常进行。肾阴阳失衡，开阖失调，将导致尿量失常，只有阴阳平衡，水液排出才能正常适量。若肾阳不足，蒸腾气化无力，则尿液增多。而若肾阳虚不能控制膀胱开阖而致膀胱开多阖少，则出现小便量多而清澈，即表现为小便清长的病理现象，尤其是夜间，抗利尿激素分泌减少，夜尿频多；若肾阳虚不能控制膀胱开阖而致膀胱开少阖多，则尿量减少而致水肿。尿液的生成和排泄是水液代谢的一个重要环节，各脏腑形体官窍代谢后的水液通过三焦水道下输于肾和膀胱，《素问·灵兰秘典论》曰："膀胱者，州都之官，津液藏焉，气化则能出矣"，肾与膀胱相表里，在肾气化作用下生成的尿液，输入并储存于膀胱，通过气化作用，排出体外。膀胱的贮尿和排尿功能，有赖于肾的气化功能，肾在水液代谢中有"升清降浊"的作用。

生理学对尿液生成三个过程的阐述，与中医学关于肾主水功能中肾气对水液代谢的升清降浊作用认识相似，肾气中肾阴肾阳的协调失衡，均可导致尿液生成障碍。有人认为，肾阳太盛导致的多尿症状，多与肾脏的功能性病变有关，如临床上因内分泌功能障碍引起的尿崩症、糖尿病、甲状腺功能亢进等症及肾小管重吸收功能障碍等疾病，出现尿量增多的病理表现，该现象正如中医所述"肾气从阳则开，阳太盛则关口大开，水直下而为消"；而肾阴太盛多与肾脏器质性病变有关，如急性肾小球肾炎、慢性肾炎和肾盂肾炎、肾结石、肾动脉栓塞、肾病综合征等疾病，出现尿量减少的病理表现，正如中医所述"肾气从阴而阖，阴太盛则关门常阖，水不通而为肿"。

三、脾主运化水液，为水之制

脾位于中焦，主升举、主统摄、主运化（水谷、水液）。脾运化水液是指脾气吸收、传输水液精微，调节水液代谢的功能。脾气运化水液的功能表现为，一方面是将胃和小肠消化吸收的津液、大肠吸收的水液及经肾气蒸化回吸的水液，经脾气的传输作用上输于肺，由肺的宣发肃降作用输布全身，即如《素问·经脉别论》所述"水精四布，五经并行"；另一方面脾在水液代谢过程中起枢转作用，为水液升降输布的枢纽，脾气散精，上输于肺，经肺的宣发肃降，内养五脏六腑，外润皮毛肌腠，水液精微被脏腑利用后化为浊液归肾和膀胱，经肾的蒸化作用吸收浊中之清，再经由脾气传输至肺，再次参与水液代谢，浊中之浊形成尿液排出体外。水液代谢中，脾气通过升降布散运动，使之上行下达，畅通无阻，从而维持水液平衡，使体内各组织器官既能得到津液的滋润濡养，又不致有水湿痰饮等病理产物潴留。若脾失运化，水液运化功能失常，则必然导致水液在体内停聚，形成水湿痰饮等病理产物，甚至导致水肿，故《素问·至真要大论》说："诸湿肿满，皆属于脾。"临床上治疗此类病症，一般采用健脾燥湿和健脾利水之法。

四、肝主疏泄，通利三焦水道

　　肝的生理特性是主升主动，其功能主要是主疏泄和主藏血。肝主疏泄就是指肝气具有疏通、畅达全身气机，促进精血津液的运行输布、脾胃之气的升降通畅等作用。人体三焦水道的生理功能就是通行诸气和运行水液，即三焦是全身水液上下输布运行的通道。全身水液的输布和排泄，是在肺、脾、肾等脏腑的协同作用下完成，以三焦为通道进行的，而三焦水道的通畅，又是以气机的通畅为前提，气行则水行，气滞则水停。水液代谢的协调平衡作用，也称"三焦气化"，正如《类经·藏象类》所说："上焦不治则水泛高原，中焦不治则水留中脘，下焦不治则水乱二便。三焦气治，则脉络通而水道利。"肝的疏泄功能发挥正常，则气机通畅，气血调和，经络通利，三焦通道得以通畅，水液升降出入运行正常。若肝失疏泄，气机不得畅达，气机郁结，则三焦水道不通利，肺、脾、肾等脏腑的输布调节水液代谢的功能难以实现，导致水湿、痰饮等病理产物的产生。

学习框架

1. 影响肾小球滤过作用的因素有哪些?
2. 试述不同管段的肾小管和集合管对水、NaCl 的重吸收功能。
3. 试述水利尿和渗透性利尿的机制。
4. 论述抗利尿激素的作用及其调节在尿生成中的意义。
5. 简述肾素-血管紧张素-醛固酮系统对尿液生成的调节。

（尤行宏　金昌洙　蒋　筱）

第九章　感　觉　器　官

🎯 学习要求

1. 掌握眼的调节；折光异常。

2. 熟悉感受器的一般生理特性；视网膜的感光功能；几种视觉现象；声音传导途径；耳蜗微音器电位。

3. 除列入掌握、熟悉的教学内容外，其他列入的均为了解内容；相关中医内容结合其他课程自学。

🎓 执医考点　　感受器一般生理特性；眼折光系统及其调节、折光异常、房水和眼内压；感光换能功能、色觉及机制、视敏度；中耳功能、声波传入途径、耳蜗感音换能作用；前庭反应。

感觉（sensation）是客观物质世界在人主观上的反映。人体内、外环境的各种变化信息，通过各种感受器或感觉器官的活动转化为电信号，并以神经冲动的形式经过一定的神经传导通路传到大脑皮层的特定部位，经大脑皮层的各种感觉中枢对传来的神经冲动加以分析、处理，最后产生相应的感觉。任何一种感觉的产生都是由感受器或感觉器官、神经传导通路和感觉中枢三部分共同活动完成的。需要指出的是，并不是所有从感受器发出的信息都在主观上产生特定的感觉。有些感受器只向中枢神经系统提供内、外环境中某些因素变化的信息，引起调节性反应，但在主观上并不产生特定的感觉，如颈动脉窦、主动脉弓的压力感受器等。

中医学对感觉器官的研究较早。从河南殷墟发掘的甲骨文就有眼病（称"疾目"）的记载，距今有 3000 多年。据考证我国最早眼科书籍是《隋书·经籍志》载有"陶氏疗目方"和"疗耳目方"。《灵枢·脉度》曰："肺气通于鼻，肺和则鼻能知臭香矣""肝气通于目，肝和则目能辨五色矣""肾气通于耳，肾和则耳能闻五音矣"。唐代孙思邈《备急千金要方》论及服用羊肝和猪肝治疗夜盲症；王焘《外治秘要》介绍白内障的手术疗法和青光眼是由眼孔不通所致，说明中医学对感觉器已有一定研究和认识。

第一节　概　　述

机体内、外环境的各种刺激作用于不同的感受器或感觉器官后被转换成神经冲动，通过专用的神经通路传至大脑皮层的特定区域进行整合或分析处理，产生相应的感觉。有些感觉传入中枢是提供内、外环境中某些因素改变的信息，引起相应的调节反应，如颈动脉窦压力感受器的传入冲动。

一、感受器、感觉器官

感受器（receptor）指分布于体表或组织内部的专门感受机体内、外环境变化的结构或装置。感受器的结构、功能多样，分类方法也有多种。根据其所接受的刺激性质不同可分为机械感受器、化学感受器、电磁感受器、光感受器等；根据感受器分布部位不同可分为内感受器和外感受器。内感受器感受机体内部的环境变化，可进一步分为平衡感受器、本体感受器和内脏感受器；外感受器感受外界环境变化，可再细分为距离感受器（如视觉、听觉等）和接触感受器（如触觉、压觉、味觉等）。

有一些感受器由高度分化的感受细胞如视网膜中的视锥、视杆细胞，耳蜗的毛细胞等，连同它们的附属结构如眼的折光系统、耳的集音与传音装置等构成复杂的感觉器官（sense organs）。通常把分布于人类和高等动物头部的视觉、听觉、嗅觉、味觉等感觉器官，称为特殊感觉器官（special sense organs），人体主要感受器见表 9-1。

表 9-1　人体的主要感受类型及感受器类型

感受类型	感受器结构	感受器类型	感受器官
视觉	视杆和视锥细胞	电磁感受器	眼
听觉	毛细胞	机械感受器	耳
嗅觉	嗅神经元	化学感受器	鼻
味觉	味蕾	化学感受器	舌
平衡觉	毛细胞	机械感受器	前庭器官
触-压觉	神经末梢	机械感受器	皮肤和深部组织
温度觉	神经末梢/中枢神经元	温度感受器	皮肤、下丘脑
痛觉	游离神经末梢	化学感受器	皮肤和各种器官
肌肉长度	神经末梢	机械感受器	肌梭
肌肉张力	神经末梢	机械感受器	腱器官
动脉血压	神经末梢	机械感受器	血管
动脉氧分压	神经末梢	化学感受器	血管
血浆葡萄糖	下丘脑某些细胞	化学感受器	下丘脑
血浆渗透压	下丘脑前部某些细胞	化学感受器	下丘脑

二、感受器的一般生理特性

1. 感受器的适宜刺激　每一种感受器都只对一种特定能量形式的刺激最敏感，称为该感受器的适宜刺激（adequate stimulus）。如耳蜗毛细胞的适宜刺激是一定频率的声波；视网膜感光细胞的适宜刺激是一定波长的电磁波等。适宜刺激作用于感受器，必须达到一定的刺激强度和作用时间才能引起某种相应的感觉。引起感受器兴奋所需的最小刺激强度称为感觉阈（sensory threshold）。感受器并不只是对适宜刺激有反应，对于一些非适宜刺激也有反应，只是所需的刺激强度常常要比适宜刺激大得多。

2. 感受器的换能作用　各种感受器在功能上的另一个共同特点是能把作用于它们的各种形式的刺激能量转换为传入神经纤维上的动作电位。这种能量转换过程称为感受器的换能作用（transduction）。在换能过程中，感受器并不是直接把刺激能量转换为动作电位，而是先在感受器细胞或感觉神经末梢产生一种过渡性的电位变化，在感受器细胞的称为感受器电位（receptor potential），在感觉神经末梢的称为启动电位或发生器电位（generator potential）。之后再以电紧张的形式沿所在的胞膜做短距离扩布，最终在相应的传入神经纤维上产生动作电位，完成感受器的换能作用。感受器电位或启动电位与终板电位一样，具有局部兴奋的性质，可以发生总和。因此感受器电位或启动电位可通过其幅度、持续时间和波动方向的改变真实地反映和转换外界刺激信号所携带的信息。

3. 感受器的编码作用 感受器把刺激转换成传入纤维上的动作电位的同时，也把刺激所包含的环境变化信息转换到了动作电位的序列中，这一过程称为感受器的编码（coding）作用。感受器的编码作用表现在对外界刺激的性质和强度及其他属性的编码，是一个非常复杂的过程。

4. 感受器的适应现象 当刺激强度持续不变地作用于同一感受器时，其感觉神经纤维上产生的动作电位频率将随着刺激作用时间的延长而逐渐下降。这种现象称为感受器的适应（adaptation），如"入芝兰之室，久而不闻其香"的感觉适应现象。感觉适应的机制与感受器的适应有关。

第二节 视觉器官

图 9-1 眼球的水平切面（右眼）

视觉（vision）是指通过视觉系统的外周感受器接收外界环境中一定波长的电磁波刺激，经中枢进行编码、加工和分析后获得的主观感觉。其功能是由眼、视神经和视觉中枢的共同活动完成的。外界物体的大小、形状、颜色等都是通过视觉系统，才在脑中引起主观视觉的。人脑从外界获得的信息中，至少有70%以上来自视觉系统。

视觉的外周感觉器官是眼（图 9-1）。

通常根据眼球各部分的功能不同，把眼分成折光（dioptric）和感光（photographic）两大功能系统。眼的折光系统是由角膜、房水、晶状体和玻璃体四部分折光体构成；眼的感光系统是由含有感光细胞的视网膜组成。人眼的适宜刺激是波长为 380～760nm 的电磁波。来自外界物体的光线，透过眼的折光系统，成像在视网膜上。光线所包含的视觉信息，被视网膜上的感光细胞转换成电信号，再以动作电位的形式沿视神经传入视觉中枢，产生视觉。

成像过程：可见光→角膜→房水→晶状体→玻璃体→视网膜→形成物像。

一、眼的折光功能

（一）眼的折光系统及其光学特性

眼的折光系统是由四个折光率和曲率半径都不相同的折光体，即角膜、房水、晶状体和玻璃体组成。光线经空气入眼后，必须先经过角膜、房水、晶状体和玻璃体四种折光率不同的介质和四个曲率半径不同的球形界面（角膜的前后表面和晶状体的前后表面）。这些折光体在眼内形成一个"多个折光体的复合透镜组"，其节点、主焦点的位置与简单凸透镜大不相同，要用一般几何光学的原理画出光线在眼内的行进途径和成像情况时，非常复杂。根据光学原理，主焦点的位置是平行光线经过折射后聚焦成一点的位置。每一个物体的表面，都可以认为是由无数的发光点或反光点组成。而由每一点发出的光线都是辐散的，只有当这些点和相应的折射面（如角膜）之间的距离趋于无限大时，到达该折射面的光线才能接近于平行，经折射后才能在主焦点所在的面上聚成一点。同理，整个物体才能在这个面上形成物像。在眼内，这个能使平行光线经过折射后聚焦成像的面就是视网膜。

按几何光学原理计算的结果表明，正常人眼处于安静状态（不需要进行任何调节的状态）时，来自 6m 以外物体的光线都可以认为是近乎平行的，可以在视网膜上形成物像。但人眼并不能无条件地看清 6m 以外任意距离的物体。如人眼可以看到月球表面较大的阴影，但不能看清其表面较小的物体或其特征。因为这些物体在眼内所形成的物像已小于眼的分辨能力，或光线强度已减弱到不足以兴奋视网膜上的感光细胞，因此不能被感知。另外，如果物体过小或离眼的距离过远，则在视网膜上成像就过小，如果小到视网膜分辨能力的限度以下时，也不能被感知。

（二）简化眼

眼的折光系统是由多个折光体所构成的复合透镜，其节点、主面的位置与薄透镜不大相同，按几何光学原理计算，可以根据光线经眼内多个折光面行进的途径，确定由这些折光率不同的折光体所组成的复合透镜所决定的后主焦点的位置。为了能简便分析眼的成像原理及计算物体在视网膜上成像的大小，根据眼的实际光学特性，设计了与正常眼折光效果相同，且更为简单的等效光学系统或模型，称为简化眼（reduced eye）。简化眼是一个假想的人工模型，其光学参数和其他特征与正常眼等值。该模型设想眼球为一单球面折光体，前后径为 20mm，折光率为 1.333，外界光线只在由空气进入球形界面时折射一次，该球面的曲率半径为 5mm，节点在球形界面后 5mm 的位置，后主焦点正好在此折光体的后极，这个模型和正常安静时的人眼一样，正好能使平行光线聚焦在视网膜上（图 9-2）。

单位：mm

图 9-2　简化眼模型

n 为节点，*AnB* 和 *anb* 是两个相似三角形，如果物距为已知，就可由物体大小算出物像大小，也可算出两三角形对顶角（即视角）的大小

利用简化眼可以方便地计算出不同远近的物体在视网膜上成像的大小。如图 9-2 所示，*AnB* 和 *anb* 是具有对顶角的两个三角形，因而有

$$\frac{AB（物体的大小）}{Bn（物体至节点的距离）} = \frac{ab（物像的大小）}{nb（节点至视网膜的距离）}$$

式中，*nb* 固定不变，为 15mm，那么，根据物体的大小和它与眼睛的距离，就可以算出物像的大小。利用简化眼可以算出正常人眼能看清的物体在视网膜上成像的大小。正常人眼在光照良好的情况下，如果在视网膜上的像小于 5μm，一般不能产生清晰的视觉。这表明正常人眼对物像的分辨能力有极限。这个极限只能用人所能看清的最小视网膜物像的大小来表示，而不能用所能看清的物体的大小来表示。因为视网膜上物像的大小不仅与物体的大小有关，也与物体和眼之间的距离有关。人眼所能看清的最小视网膜物像的大小，大致相当于视网膜中央凹处一个视锥细胞的平均直径。

计算结果表明，正常人眼处于安静状态而不需要调节时，它的折光系统后主焦点的位置恰好在视网膜上。对于正常人眼来说，来自 6m 以外物体的光线，可以认为是平行的，可在视网膜上清晰成像。

（三）眼折光功能的调节

根据光学原理，当眼看远物（6m 以外）时，从物体某一点发出的进入眼内的所有光线，都可以认为是平行光线，对正常眼来说，正好能使物体成像于视网膜上，在主观上形成一个清晰的视觉

物像；通常将人眼不做任何调节时所能看清的物体的最远距离称为远点（far point of vision）。当眼看近物（6m 以内）时，则从物体某一点发出进入眼内的不再是平行光线，这些光线通过眼的折光系统后，不能在视网膜上形成清晰的物像，只能在主观上形成一个模糊的视觉物像。但事实是，正常人眼在看近物时也非常清楚，是因为眼在看近物时已经对其折光系统等进行了调节，这一过程被称为眼的调节（visual accommodation）。眼的调节是通过反射活动完成的，其内容主要包括晶状体变凸、瞳孔缩小和眼球会聚，且以晶状体变凸为主。

图 9-3　眼调节前后睫状体位置和晶状体形状的改变

实线为安静时的情况，虚线为看近物经过调节后的情况，注意晶状体的前凸比后凸明显

1. 晶状体的调节　晶状体是一个透明、富有弹性的半固体组织，形似双凸透镜。晶状体由晶状体囊和晶状体纤维组成，周边由悬韧带将晶状体纤维与睫状体相连。当眼看远物时，睫状肌松弛，悬韧带被拉紧，使晶状体被牵拉而呈扁平；当视近物时，可反射性地引起睫状肌收缩，睫状体向前移动，导致连于晶状体囊的悬韧带松弛，晶状体由于其自身的弹性而变凸，以其前表面的中央部分向前凸出最为显著（图 9-3）。晶状体的变凸使前表面的曲率增加，折光能力增强，从而使物像前移而成像在视网膜上。通过对晶状体的调节，改变了眼的折光能力，使物像移动，最终在视网膜上形成清晰的物像。

晶状体的最大调节能力可用眼能看清物体的最近距离来表示，这个距离称为近点（near point）。近点距眼的距离可作为判断眼的调节能力大小的指标，近点距眼越近，说明晶状体的弹性越好，亦即眼的调节能力越强。随着人年龄的增长，晶状体的自身弹性下降，变形能力逐渐降低，近点逐渐变远，这种现象称为老视（presbyopia），即通常所称的老花。10 岁儿童的近点平均约为 8.3cm，20 岁左右成人约为 11.8cm，到 60 岁时可达到 200cm。一般说来，人到 40～45 岁后，晶状体的最大调节能力明显减弱，要看清近物（如看书、读报等）就会觉得困难。老视眼远处平行光线仍能聚焦于视网膜上，但近处的光线却聚焦在视网膜的后方。因此，视近物时，须戴上适当折光度的凸透镜才能看清。

2. 瞳孔的调节　瞳孔为虹膜中间的开孔。正常人眼瞳孔的直径可变动于 1.5～8.0mm，瞳孔的大小可以调节进入眼内的光量。当视近物时，可反射性地引起双侧瞳孔缩小，称为瞳孔调节反射（pupillary accommodation reflex）或瞳孔近反射（near reflex of the pupil）。瞳孔近反射的生理意义是减少进入眼内的光线量并减少折光系统的球面像差和色像差，使视网膜上形成更清晰的像。虹膜内有两种平滑肌：①环形的瞳孔括约肌，收缩时可使瞳孔缩小；②放射状排列的瞳孔开大肌，收缩时可使瞳孔散大。当强光照射时，瞳孔缩小；反之，瞳孔散大，用以调节进入眼内的光量。这种随照射光线的强弱而出现瞳孔大小的改变，称为瞳孔对光反射（pupillary light reflex）。瞳孔对光反射是眼的一种重要适应功能。这一反射的意义在于调节进入眼内的光量，使视网膜不致因光量过强而受到损害，也不会因光线过弱而影响视觉。

瞳孔对光反射的通路：光照→视网膜→视神经→两侧视束→中脑动眼神经副核→两侧动眼神经→两侧瞳孔括约肌收缩→两侧瞳孔缩小。

当中脑受损害时，瞳孔对光反射失灵，或出现两侧瞳孔在同一时间不等大。临床上可通过检查瞳孔的直径和瞳孔对光反射可反映视网膜、视神经和脑干的功能状况，还常把它作为判断麻醉的深度和病情危重程度的一个指标。

3. 眼球会聚　当双眼视近物时，发生两眼的眼球内收及视轴同时向鼻侧聚拢的现象，称为眼球会聚（convergence）。眼球会聚是由于两眼内直肌反射性地收缩所致，也称为辐辏反射（convergence reflex）。其生理意义是使双眼看近物时，物像能落在两眼视网膜的对称点上，从而产生单一清晰的

视觉而避免复视。其反射途径是在上述晶状体调节中传出冲动到达正中核后，再经动眼神经核与动眼神经传至双眼内直肌，引起该肌收缩，从而使双眼球发生会聚。

（四）眼折光功能异常及其校正

正常人眼无须对其折光系统进行调节，就可使平行光线聚焦在视网膜上，因而可以看清远处的物体；经过调节的眼，只要物体离眼的距离不小于近点，也能在视网膜上形成清晰的物像而被看清，称为正视眼（emmetropia）。如眼的折光能力异常，或眼球的形态异常，使平行光线不能在视网膜上形成清晰的物像，则称为非正视眼（ametropia）。非正视眼包括近视、远视和散光眼（图9-4）。

图 9-4　眼的折光及折光异常与矫正

1. 近视（myopia）　其发生多数因眼球前后径过长（轴性近视）或折光系统的折光力过强（屈光性近视），使远物发出的平行光线聚焦成像在视网膜之前，而在视网膜上形成模糊的物像，故看远物不清；当看近物时，由于近物入眼的是辐散光线，则眼不需要进行调节或只需进行较小程度的调节，就可使光线聚焦在视网膜上，故可看清近物。因此，近视眼的近点比正视眼近。纠正近视需配戴适当度数的凹透镜，使远物入眼的平行光线经适当分散后，再经眼的折光系统折光成像于视网膜上，就能看清所视物体。

2. 远视（hyperopia）　其发生多数为眼球的前后径过短（轴性远视）或折光系统的折光能力过弱（屈光性远视），使来自远物的平行光线聚焦在视网膜后方，在视网膜上不能形成清晰的物像，故远视眼视远物不清；当视近物时，由于近物入眼的是辐散光线，故聚焦在视网膜后方，也看不清近物。临床上，中高度远视，远近物体都看不清；轻度远视，由于在晶状体的调节限度内，仍可使物像成像于视网膜上，故远近物体都能看清，但其近点较正视眼远。由于远视眼不论是看近物还是看远物都需要进行调节，故易发生疲劳，尤其是在做近距离作业或长时间阅读时，可因调节疲劳而引发头疼。纠正远视需配戴适当度数的凸透镜，使物体入眼的光线经凸透镜适当聚合后，再经眼的折光系统方能折光成像于视网膜上，才能看清所视物体。新生儿的眼轴往往过短，多呈远视。在发育过程中眼轴逐渐变长，一般至6岁后自然成为正视；到青春期，眼球前后径发育迅速，加之读书用眼过度，易于发展为近视。

3. 散光（astigmatism）　正视眼的折光系统，其各个折光面都是正球面，球面上各个方向的曲率半径都相等，因而达到角膜表面各个点上的平行光线经折射后均能聚焦于视网膜上。散光是指眼的角膜或晶状体表面不呈正球面，即其表面不同方位的曲率半径不相等，因此各点的光线不能同时聚焦于视网膜上，有的在视网膜的前方，有的在视网膜的后方。因此，平行光线经角膜表面各个方向入眼后不能在视网膜上形成焦点，而是形成焦线，造成在视网膜上物像不清晰或产生物像变形。散光常发生于角膜表面，少数发生在晶状体表面。纠正散光可用圆柱形透镜，在曲率半径过大的方向上增加折光能力，最终使视网膜上形成清晰的物像。

二、视网膜的感光功能

来自外界物体的光线，通过眼的折光系统在视网膜上形成清晰的物像。物像是一种物理范畴的像。它与外界物体通过照相机中的透镜组在底片上成像并无原则上的区别。但视觉系统最终在主观意识上形成的"像"，则是属于意识或心理范畴的主观印象，是由视网膜的神经信息最终在视觉中枢内形成。眼要看到物体，产生视觉，必须通过视网膜的感光作用，经过光电换能机制，将光能转换为视神经上的动作电位，最后传入视皮层才能完成。

（一）视网膜的结构特点

色素上皮
感光细胞
外段
内段
外核层
外网层
内核层
内网层
节细胞层
视神经纤维

图 9-5 视网膜主要细胞层次及联系模式图

C：视锥细胞；R：视杆细胞；MB：侏儒双极细胞；RB：视杆双极细胞；FB：扁平双极细胞；DG：弥散神经节细胞；MG：侏儒神经节细胞；H：水平细胞；A：无长突细胞

视网膜（retina）是一层透明的神经组织膜，位于眼球最内层的神经组织，厚为 0.1～0.5mm，可简化为四层，由外向内依次为色素细胞层、感光细胞层、双极细胞层和神经节细胞层（图9-5）。

入射光线作用于视网膜时，各层不同细胞的反应是不同的。色素细胞层含有黑色素颗粒和维生素 A，黑色素颗粒可吸收光线，因此能防止光线反射而影响视觉，也能消除来自巩膜侧的散射光线，对感光细胞起营养和保护作用。感光细胞分为视杆细胞（rod）和视锥细胞（cone）两种，它们含有特殊的感光色素，而且在视网膜不同区域的分布很不均匀。在中央凹的中央只有视锥细胞，在此处它的密度最高，从中央凹向两侧递减。视杆细胞最高密度在偏离中央凹 6mm 处，离开该处后则逐渐下降。它们在形态上都可分为四部分：外段、内段、胞体和终足（图9-6）。其中，外段是视色素集中的部位，在感光换能过程中起重要作用。视杆细胞的外段呈长杆状，胞质少，绝大部分空间被重叠成层而排列整齐的圆盘形结构所占据，这些圆盘状结构称为膜盘。其膜上镶嵌着蛋白质，这些蛋白质绝大部分是一种称为视紫红质（rhodopsin）的视色素。

图 9-6 视锥、视杆细胞结构及视紫红质结构模式图

两种感光细胞通过终足和双极细胞发生突触联系，双极细胞再和神经节细胞发生突触联系。视杆细胞在与双极细胞及神经节细胞之间的联系存在着汇集现象。视锥细胞与双极细胞及神经节细胞之间的会聚程度却小得多，在中央凹处常可见到一个视锥细胞仅与一个双极细胞联系，而该双极细胞也只同一个神经节细胞联系的"单线联系"方式。视网膜中除纵向的细胞间联系外，还存在着横向联系，如在感光细胞层和双极细胞层之间有水平细胞，在双极细胞层和神经节细胞层之间有无长突细胞。这些细胞的突起在两层细胞间横向延伸，在水平方向传递信号；有些无长突细胞还可以直接向神经节细胞传递信号。

近几年来发现，视网膜内还存在一种网间细胞，其胞体位于内网状层与外网状层之间，其作用是从内网状层向外网状层逆向传递抑制性信号，通过外网状层的水平细胞来控制视觉信号向外侧扩散，与视觉成像对比度的控制有关。视网膜由黄斑向鼻侧约 3mm 处有一直径约 1.5mm、境界清楚的淡红色圆盘状结构，称为视神经盘。它是视网膜上视神经纤维汇集穿出眼球的部位，该处无感光细胞，不能感受光线刺激，不能产生视觉，称为生理盲点（blind spot）。但正常时由于用两眼看物，一侧眼视野中的盲点可被对侧眼的视野所补偿，因此人们并不会感受到自己的视野中有盲点存在。

（二）视网膜的两种感光换能系统

在人和多数脊椎动物的视网膜中存在着两种感光换能系统：①由视杆细胞和与其相联系的双极细胞和神经节细胞等构成的视杆系统或称晚光觉系统（scotopic vision）。该系统对光的敏感度高，专司暗光觉，但对物体细微结构的分辨能力差，视物无色觉而只能区分明暗。②由视锥细胞和与其有关的传递细胞等组成的视锥系统或称昼光觉系统（photopic vision）。该系统对光的敏感度低，专司昼光觉，但视物时可以辨别颜色，且对物体细微结构具有高度的分辨能力。但其对光的敏感性较差，只有在强光的条件下才能被激活。比较解剖学证实，鸡视网膜中只有视锥细胞，猫头鹰视网膜中只有视杆细胞，所以鸡昼出夜宿，猫头鹰夜出昼宿。

1. 视杆细胞的感光换能机制 感光细胞接受光刺激后，能把光刺激转变成视神经冲动，这种换能作用的物质基础就是视色素。视杆细胞中所含的视色素是视紫红质（rhodopsin）。这是一种结合蛋白质，由 1 分子视蛋白和 1 分子 11-顺式视黄醛的生色基团组成。维生素 A 是一种不饱和醇，在体内可氧化成视黄醛。视紫红质对光非常敏感，在光线作用下，视紫红质可分解为全反型视黄醛和视蛋白，诱发视杆细胞出现感受器电位。在暗处又重新合成视紫红质。这是一个可逆的多阶段的反应，全反型视黄醛在异构酶催化下转变成 11-顺式视黄醛，是耗能的酶促反应。11-顺式视黄醛与视蛋白结合为视紫红质不耗能（图 9-7）。

图 9-7 视杆细胞中视紫红质、视黄醛、视黄醇循环的光化学反应

人眼在暗处视物时，视紫红质既有分解，也有合成，这是暗视觉的基础，但合成超过分解，视杆细胞中的视紫红质浓度较高，使视网膜对弱光的敏感度也增高。在亮处，视紫红质分解，浓度较低，眼对弱光的敏感度降低。事实上，此时人的视觉是依靠视锥系统来完成的，视锥系统在弱光线下不足以被刺激，而在强光下视杆细胞中的视紫红质较多地处于分解状态，视锥系统就取而代之成为强光刺激的感受系统。在视紫红质的分解和再合成过程中，部分视黄醛被消耗。维生素 A 是一种不饱和醇，是体内生成视黄醛的主要原料，故被消耗的视黄醛可由血液中的维生素 A 来补充。当维生素 A 缺乏时，将导致视紫红质合成障碍，影响暗视觉，引发夜盲症（nyctalopia）。

2. 视锥系统换能机制和颜色视觉　视锥细胞功能的重要特点是具有辨别颜色的能力。视锥细胞外段具有特殊的视色素。实验证明，视网膜上有三种不同的视锥细胞，分别含有对红、绿、蓝三种光敏感的感光色素。正常人眼在 380~760nm 能分辨出至少 150 种颜色。当某一波长的光线作用于视网膜时，以一定的比例使三种不同的视锥细胞产生不同程度的兴奋，信息经处理后转化为不同组合的神经冲动，传到大脑皮层就产生不同的色觉。如红、绿、蓝三种视锥细胞兴奋程度的比例为 4:1:0 时，产生红色色觉；比例为 2:8:1 时，产生绿色色觉等。个别人眼受遗传因素影响，缺乏相应的视锥细胞，对红、绿、蓝三种颜色中的一种或两种缺乏辨别能力，称为色盲。色盲可分为全色盲和部分色盲。全色盲极为少见，表现为只能分辨光线的明暗，呈单色视觉。部分色盲又可分为红色盲、绿色盲及蓝色盲，其中以红色盲和绿色盲最为多见。色盲绝大多数是由遗传因素引起的，只有极少数是由视网膜病变引起的。某些人对三种颜色反应能力降低，称为色弱。色弱常由后天因素引起，其并非由于缺乏某种视锥细胞，而只是由于某种视锥细胞的反应能力减弱所致。

三、几种视觉现象

（一）暗适应与明适应

1. 暗适应　当人从亮处进入黑暗的环境，最初任何物体都看不清楚，经过一段时间后，才能逐渐看清暗处的物体，称为暗适应（dark adaptation）。暗适应过程分为两个阶段：①视锥细胞的快暗适应过程，进入暗处后 5~8min 视觉阈值明显下降，主要与视锥细胞中视色素合成增加有关；②视杆细胞的慢暗适应过程，慢暗适应的主要机制，进入暗处后 25~30min 时，阈值下降到最低点，并维持在这一水平，要与视杆细胞中视紫红质合成增加有关。随着视紫红质合成逐渐增多，视网膜对弱光的敏感性逐渐升高，才能在暗处看清物体。

2. 明适应　从黑暗处初来到强光下时，起初感到一片耀眼光亮，不能看清物体，稍待片刻后才恢复视觉，称为明适应（light adaptation）。明适应出现较快，约需 1min 即可完成。初到强光下时的耀眼光感主要是由于在暗处合成的视紫红质迅速分解的结果。在对光敏感的视紫红质迅速分解之后，随着视紫红质的急剧减少，视锥系统逐渐恢复昼光觉作用。

（二）双眼视觉和立体视觉

有些哺乳类动物两眼长在头的两侧，因此两眼的视野完全不重叠，左眼和右眼各自感受不同侧面的光刺激，称为单眼视觉（monocular vision）。人和灵长类动物的双眼都在头部的前方，两眼的鼻侧视野相互重叠，因此落在此范围内的任何物体都能同时被两眼所见，两眼同时看一物体时所产生的视觉，称为双眼视觉（binocular vision）。两眼视物时只产生一个视觉物像，这是因为人的两眼位于面部前方，两眼的视野有相当一部分重叠。当物体成像在两眼视野互相重叠的范围内，而且来自物体同一部分的光线，成像在两眼视网膜的对称点上，这样在主观视觉上就产生单一的像，称为单视。两眼视网膜的中央凹是对称点，中央凹之外，一眼的颞侧视网膜和另一眼的鼻侧视网膜互相对称，一眼的鼻侧视网膜与另一眼的颞侧视网膜互相对称。若物像不落在视网膜的对称点上，将产生复视（diplopia）。双眼视觉的优点：①扩大单眼视觉的视野；②弥补单眼视野中的盲点缺陷；③增强判断物体大小和距离的准确性；④形成立体视觉。立体视觉指两眼视物时，能看到物体的高度、宽度和深度。它主要由两眼的视差造成同一物体在两眼视网膜上形成的像并不完全相同，右眼从右方看到物体的右侧面较多，左眼从左方看到物体的左侧面较多，经过中枢神经系统的综合，就能得到一个立体形象。

（三）临床检测的几个常用概念

1. 视力　又称视敏度（visual acuity），指眼对物体细小结构的分辨能力。一般以眼能分辨两点间的最小距离为衡量标准。眼前一定距离的两个光点发出的光线投射入眼后交叉通过节点时所成的夹角称为视角。在距离一定、光照良好的条件下，视角越大，表示两光点间距离越大，在视网膜上形成的物像也越大。在眼前方 5m 远处视力表上，第 10 行 E 字开口间距离为 1.5mm。来自该 E 字开口两点的光线在眼内形成的视角为 1 分，在视网膜上形成两点物像之间的距离为 4～5μm，恰好相当于一个视锥细胞的直径。这样两条光线分别刺激两个视锥细胞，而且中间至少间隔一个未被刺激的视锥细胞（图 9-8）。在检查人的视力时，把人眼能分辨清该 E 字开口方向的视力，定为正常视力，以 1.0 表示。若同样距离，只能分辨清视角为 2 分角的 E 字的开口方向，其视力定为 1/2＝0.5，即用眼能够分辨出两个光点的最小视角的倒数来表示视力。人眼在视网膜的

图 9-8　视敏度原理示意图

中央凹处，视锥细胞直径可小于 2μm，因此该处的视力可超过 1.0 达到 1.5 或更高。

2. 视野　指单眼固定注视正前方一点不动时，该眼所能看到的空间范围。视野（visual field）的最大界限应以它和视轴形成的夹角大小来表示，可用视野计测定，并用图纸记录下来，称为视野图（图 9-9）。

视野与视网膜上各点的对应位置是相反的，即视野图鼻侧部分成像在视网膜颞侧，视野图上侧部分成像在视网膜下侧。视野的大小取决于视网膜的结构、感光细胞的分布和视线被面部结构的阻挡程度。正常视野图中，颞侧视野大于鼻侧视野，下侧视野大于上侧视野。颜色视野以白色最大，其次是蓝色、红色、绿色，以绿色视野为最小。视野图表示眼所看到的面积，它能反映视网膜的普遍感光功能。因此临床上通过视野的检查来诊断疾病。它常是了解视网膜疾病、视觉传导通路及视皮层病变的重要方法之一。

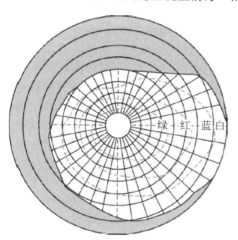

图 9-9　人右眼视野图

3. 房水循环和眼内压　房水为充盈于眼前房和后房中的无色透明液体，是眼折光系统的组成部分。

房水循环途径：

血浆超滤作用由睫状体毛细血管→睫状体细胞外间隙→睫状体色素上皮分泌→进入后房→

越过瞳孔→前房→ { 大部分巩膜角膜结合处前房角→巩膜静脉窦→睫状前静脉
小部分由前膜→进入虹膜静脉
极少量后房→晶状体背面→玻璃体管→视神经旁静脉淋巴管

房水不断生成，不断回流入静脉，两者保持动态平衡，沟通于后房、前房之间，形成房水循环，对维持眼内压的稳定起重要作用。房水的成分类似去蛋白血浆。但 HCO_3^- 和 Na^+ 的含量超过血浆，所以房水的渗透压比血浆为高。房水对角膜和晶状体有营养作用，是维持眼内压的重要因素。我国成人正常眼内压为 17～24mmHg，平均为 20mmHg。眼内压相对稳定对保持眼球，特别是角膜的正常形状和眼的正常折光能力有重要意义。如刺破角膜，房水丢失，眼内压下降，可引起眼球和角膜变形，从而影响眼的折光功能。若房水循环障碍，导致眼内压过高而可引起角膜、晶状体及虹膜等结构的营养代谢障碍，严重时造成角膜混浊、视力丧失，称为青光眼。

第三节　听觉器官

听觉（audition）是由外耳、中耳和内耳的耳蜗及听神经和听觉中枢的共同活动完成的。人耳的

适宜刺激是声波。声源振动引起空气产生的疏密波，通过外耳道、鼓膜和听骨链的传递，引起耳蜗中淋巴液和基底膜的振动，使耳蜗螺旋器中的毛细胞受刺激而产生兴奋，将声波的机械能转变为听神经纤维上的神经冲动，然后传送到大脑皮层的听觉中枢，产生听觉。听觉对人类认识自然和动物适应环境有着重要的意义。在人类，有声语言更是交流思想、互通往来的重要工具。

一、人耳的听阈和听域

耳的适宜刺激是空气振动的疏密波，但振动的频率必须在一定范围内，并且达到一定强度，才能产生听觉。通常人耳能感受的振动频率范围为 20～20 000Hz，强度范围为 0.0002～1000dyn/cm²。对于每一种频率的声波，都有一个刚能引起听觉的最小强度，称为听阈（auditory threshold）。当强度在听阈以上继续增加时，听觉的感受也相应增强，但当强度增加到某一限度时，引起的将不单是听觉感受，可能还有因鼓膜过度振动而引起的疼痛感觉，这个限度称为最大可听阈。人耳的听阈随着声音的频率变化而变化，而且每一种振动频率都有它自己的听阈和最大可听阈，因而就能绘制出人耳对振动频率和强度的感受曲线，两条曲线所包围的区域称为听域（audible area）（图9-10）。从听域图上可以看出，人日常说话的频率和强度恰好在听域图的中间。临床上一般是把 20 岁左右健康人听力的听阈平均值作为 0dB（分贝），测定受试者听力损失的分贝数，并把听力损失 30dB 以上者，诊断为耳聋。

图 9-10　人的正常听域图
上方斜线区域为通常的语言听域区，下方斜线为次要的语言听域区

二、外耳和中耳的传音功能

（一）外耳的功能

外耳包括耳郭和外耳道。耳郭的形状有利于接受外界的声波，有集音作用，并有助于判断声源方向。有些动物能转动耳郭以探测声源的方向。人耳耳郭的运动能力已经退化，但可通过转动头部来判断声源的位置。外耳道是声波的传导通路，全长 20～25mm。其一端开口于耳郭，另一端终止于鼓膜。根据物理学原理，计算得其最佳共振频率约为 3500Hz，该频率的声波由外耳道口传到鼓膜附近时，其强度可以增加约 10dB。

（二）中耳的功能

中耳由鼓膜、听骨链、鼓室和咽鼓管等结构组成。中耳的主要功能是将声波振动的能量高效地传递给内耳淋巴液，其中鼓膜和听骨链在声音传递过程中起着重要的作用。

1. 鼓膜　呈椭圆形，面积 50～90mm²，厚度约 0.1mm，形状如同一个浅漏斗，其顶点朝向中耳，内侧与锤骨柄相连。鼓膜同电话机受话器的振动膜相似，是一个压力承受装置，具有较小的失真度和较好的频率响应性。当频率在 2400Hz 以下的声波作用于鼓膜时，鼓膜都可以复制外加振动的频率，其振动可与声波振动同始同终，没有余振。

2. 听骨链（chain of ossicle）　由锤骨、砧骨和镫骨依次连接而成。锤骨柄附着于鼓膜，镫骨的脚板与前庭窗膜相接，砧骨居中，将锤骨和镫骨连接起来，使三块听小骨形成固定角度的杠杆。锤骨柄为长臂，砧骨长突为短臂。杠杆的支点刚好在听骨链的重心上起近似转运轴作用，因而在能量传递过程中惰性最小，效率最高。鼓膜振动时，如锤骨柄内移，则砧骨的长突和镫骨脚板也做相同

方向的内移（图 9-11）。

图 9-11 中耳和内耳的结构（A）与模式图（B）

3. 中耳的增压效应 声波由鼓膜经听骨链到达前庭窗膜时，其振动的压强增大，而振幅稍减小，这就是中耳的增压作用。其原因：①鼓膜的实际振动面积约为 59.4mm^2，而前庭窗膜的面积只有 3.2mm^2，二者之比为 18.6：1。如听骨链传递的总压力不变，则作用于前庭窗膜上的压强为鼓膜上压强的 18.6 倍。②听骨链杠杆的长臂与短臂之比为 1.3：1，这样，作用在短臂一侧的压力将增大为原来的 1.3 倍。通过以上两个方面的作用，在整个传递过程中，中耳的增压效应为 18.6×1.3 倍，即 24.2 倍。

4. 鼓膜张肌和镫骨肌的保护作用 中耳内的鼓膜张肌和镫骨肌（图 9-11B）也与中耳的传音功能有关。当声强过大时（70dB 以上），可反射性地引起这两块肌肉的收缩，使鼓膜紧张，各听小骨之间的连接更为紧密，导致听骨链传递振动的幅度减小，阻力加大。这种作用一方面可降低中耳的传音功能；另一方面可阻止较强的振动传到耳蜗，从而保护感音装置。但由于该反射有一定的潜伏期，40～160ms，所以对突发性爆炸声的保护作用不大。

5. 咽鼓管的压力平衡作用 咽鼓管是连接鼓室和鼻咽部之间的通道，其鼻咽部的开口常处于闭合状态，在吞咽、打哈欠时开放。咽鼓管开放的主要功能是调节鼓室和大气压之间的压力平衡，进而维持鼓膜的正常位置、形状和振动性能，在维持正常听力方面有重要意义。咽鼓管因炎症阻塞后，鼓室内空气被吸收，可造成鼓膜内陷并影响听力。

（三）声波传入内耳的途径

声波传入内耳的途径有气传导与骨传导两种。在正常情况下，以气传导为主。

1. 气传导 声波经外耳道引起鼓膜振动，再经听骨链和前庭窗膜进入耳蜗，这种传导途径称为气传导（air conduction）。气传导是声波传导的主要途径。此外，鼓膜的振动也可引起鼓室内空气的振动，再经蜗窗膜的振动传入耳蜗。这一传导途径也属于气传导，但在正常听觉过程中并不重要，只有当听骨链运动障碍时才发挥一定的传音作用，但这时的听力较正常时明显降低。

气传导路径：声波 → 外耳道 → 鼓膜 → 听骨链 → 前庭窗 → 前庭阶外淋巴 → 蜗管内

鼓室内空气 → 蜗窗膜

淋巴 → 螺旋器 → 蜗神经 → 大脑皮质听觉中枢。

2.骨传导 声波可直接引起颅骨的振动，引起位于颞骨骨质中耳蜗内淋巴的振动，这种传导途径称为骨传导（bone conduction）。骨传导的敏感性低得多，因此在正常听觉的引起中起的作用甚微。当鼓膜或中耳病变引起传音性耳聋时，气传导明显受损，而骨传导却不受影响甚至相对增强；而当耳蜗病变引起感音性耳聋时，气传导和骨传导均受损。因此，临床上可通过检查患者气传导和骨传导受损情况来判断听觉异常的产生部位和原因。

三、内耳（耳蜗）的功能

内耳又称迷路，由耳蜗和前庭器官组成。耳蜗为声音的感受器官，前庭器官则与平衡感觉有关。耳蜗的主要作用：①传音功能，将前庭窗所受的声能传送到毛细胞；②感音功能，将螺旋器感受到的声能转化为听神经的冲动。

（一）耳蜗的结构

图 9-12 耳蜗管的横断面图

耳蜗是由一条骨质管腔围绕一锥形骨轴向上盘旋转 21/2～23/4 周而成，因形似蜗牛壳而得名。在耳蜗的横断面上有两个分界膜，一为斜行的前庭膜；另一为横行的基底膜，此两膜将管腔分为三个腔，分别称为前庭阶、鼓阶和蜗管（图 9-12）。前庭阶和鼓阶充满外淋巴液，并在蜗顶部通过蜗孔彼此沟通。蜗管是一个充满内淋巴的盲管，声音的感受器螺旋器浸浴在其中。螺旋器也称柯蒂器，由毛细胞及支持胞等组成。毛细胞是听觉的感受细胞，其底部与外淋巴相接触，具有丰富的听神经纤维末梢；其顶部与内淋巴相接触，可分为内毛细胞和外毛细胞两类。在蜗管的近蜗轴侧有一行纵向排列的内毛细胞，靠外侧有 3～5 行纵向排列的外毛细胞。每一个毛细胞的顶部表面都有上百条排列整齐的纤毛，称为听毛。外毛细胞中较长的一些纤毛埋植于盖膜的胶冻状物质中。盖膜在内侧连耳蜗轴，外侧则游离在内淋巴中（图 9-13）。

图 9-13 基底膜和盖膜震动时毛细胞顶部听毛受力情况示意图
A.静止时的情况；B.基底膜在震动中上移时，因与盖膜之间的切向运动，听毛弯向蜗管外侧

（二）耳蜗的感音换能作用

1. 基底膜的振动和行波理论 声波振动通过鼓膜、听骨链传到耳蜗，使耳蜗淋巴液和膜性结构振动。振动波转变为盖膜与基底膜之间的剪切运动，产生剪切力，并使与盖膜接触的毛细胞的纤毛发生弯曲或倾斜，引起毛细胞产生感受器电位，并进一步激发听神经纤维产生动作电位，传入中枢，引起听觉。如声波引起前庭窗膜内移，前庭膜和基底膜下移，前庭阶压力增大，鼓阶内压力增大，使蜗窗膜外移；相反，当前庭窗膜外移时，又做反方向的移动，如此反复，形成振动。在正常气传导的过程中，蜗窗膜起着缓冲耳蜗内压力变化的作用，是耳蜗内结构发生振动的必要条件。

实验表明，基底膜的振动从其底部开始，以行波（travelling wave）方式沿基底膜从耳蜗基底部向耳蜗顶部的方向传播。不同频率的声波引起的行波都是从基底膜的底部开始的，但声波频率不同，行波传播的远近和最大振幅出现的部位也不同。振动的振幅，随着振动由前庭窗向前推进而逐渐增大，传播速度则逐渐减慢，行至一定距离时，振幅达到最大，而后又迅速减小乃至消失（图9-14）。耳蜗不同部位的谐振（共振）频率不同，声波频率越低，行波传播的距离越远，最大振幅出现的部位越靠近基底膜顶部；相反，声波频率越高，行波传播越近，最大振幅出现的部位越靠近前庭窗处。由于每一种频率的声波引起的基底膜振动都有一个特定的行波传播范围和最大振幅区，因此与该基底膜振动区域有关的毛细胞和听神经纤维就会受到最大的刺激，于是，来自基底膜不同区域的听神经纤维冲动传到听觉中枢的不同部位，就可产生不同音调的感觉，这就是耳蜗对声音频率初步分析的基本原理。由此可以理解，临床上观察到耳蜗底部受损时主要影响对高频声波的听力，而耳蜗顶部受损时主要影响对低频声波的听力。如图9-13所示，外毛细胞顶端的听毛有些埋植于盖膜的胶状物中，有的则与盖膜的下面相接触；由于基底膜与盖膜的附着点不在同一个轴上，故当行波引起基底膜振动时，盖膜与基底膜便各自沿着不同的轴而上、下移动，于是两膜之间便发生交错的移行运动，使听毛受到一个剪切力的作用而弯曲，引起毛细胞兴奋，并将机械能转变为生物电变化。

前庭窗
蜗窗
行波
基底膜
鼓阶
前庭阶

图9-14 基底膜振动与行波学说

2. 耳蜗的生物电现象 如上所述，耳蜗将机械能转变为电信号，由此引起耳蜗内一系列过渡性的电变化，最后引起听神经纤维的动作电位，完成耳蜗的换能作用。

（1）耳蜗内电位：在耳蜗未受刺激时，如果以鼓阶外淋巴为参考零电位，那么便可测出蜗管内淋巴中的电位为+80mV左右，称为耳蜗内电位（endocochlear potential）。在静息情况下，毛细胞膜内电位为$-80 \sim -70$mV，由于毛细胞顶端的浸浴液为内淋巴，因此该处毛细胞膜内外的电位差可达160mV左右。而毛细胞周围的浸浴液为外淋巴，该处膜内外的电位差只有80mV左右。这是毛细胞电位与一般细胞电位不同之处。

（2）耳蜗微音器电位：当耳蜗受到声音刺激时，在耳蜗及其附近结构还可记录到一种具有交流性质的电变化，这种电变化的频率和幅度与作用于耳蜗的声波振动完全一致，称为耳蜗微音器电位（cochlear microphonic potential）。微音器电位的特点：无真正的阈值；潜伏期极短，小于0.1ms；没有不应期。在一定范围内，微音器电位的振幅随声压的增大而增大，并且对缺氧和深麻醉相对不敏感。微音器电位不是听神经的动作电位，而是毛细胞活动产生的一种复合电位变化，即多个毛细胞在接受声音刺激时所产生的感受器电位的复合表现。毛细胞的静毛弯曲可使毛细胞的膜电阻发生变化，因而引起毛细胞出现感受器电位。

（3）听神经动作电位：是耳蜗对声音刺激所产生的一系列反应中最后出现的电变化，是耳蜗对声音刺激进行换能和编码的总结果。根据引导方法不同，可以记录听神经复合动作电位或单一听神经纤维动作电位；从整根听神经上记录的是复合动作电位，是听神经中所有纤维活动的综合反应。动作电位的振幅取决于声音的强度、发生兴奋的纤维数目及各纤维放电的同步化程度。

第四节　前庭器官与其他感受器

　　人和动物的身体必须保持正常的姿势才能进行各种活动。正常的姿势的维持又依赖于前庭器官（vestibular apparatus）、视觉器官和本体感受器的协同活动才能完成，其中前庭器官的功能最为重要。前庭器官由内耳中的三个半规管及球囊和椭圆囊组成，是人体感受自身运动状态和头在空间位置的感受器，在保持身体的平衡中起重要的作用。

一、前庭器官的感受装置与适宜刺激

　　前庭器官的感受细胞是毛细胞，它们按一定的形式排列，具有类似的结构和功能。这些毛细胞有两种纤毛，其中有一条最长，位于细胞顶端的一侧边缘处，称为动纤毛；其余的纤毛较短，数量较多，称为静纤毛。每个细胞有静纤毛 60～100 条，在其排列上逐条变长，呈阶梯状。毛细胞的基底部有感觉神经纤维末梢分布。毛细胞的适宜刺激是与纤毛的生长面呈平行方向的机械力的作用。当动纤毛和静纤毛都处于自然状态时，细胞膜的静息电位约为-80mV；同时，与毛细胞相连的神经纤维上有一定频率的持续放电（基础放电）。当在外力作用下，使静纤毛朝向动纤毛的方向弯曲，毛细胞去极化，达到一定阈值（约为-60mV）时，毛细胞的传入神经纤维发放的冲动频率增加，表现为兴奋效应；相反，当外力使动纤毛朝向静纤毛的方向弯曲时，则毛细胞超极化，同时传入冲动减少，表现为抑制效应（图 9-15）。前庭器官中所有毛细胞感受外界刺激所进行的机械电换能机制与耳蜗毛细胞相似。在正常情况下，机体的运动状态和头部空间位置的改变都能以特定的方式改变毛细胞纤毛弯曲的方向，使相应神经纤维的放电频率发生改变。这些信息传到中枢后，能引起特殊的运动觉和位置觉，并出现各种躯体和内脏功能的反射性变化。

图 9-15　前庭迷路中的毛细胞换能示意图

　　人体两侧内耳中各有三个相互垂直的半规管（semicircular canal），即外侧半规管（水平）、前半规管（上）和后半规管。它们分别位于相互垂直的三个平面上。每个半规管约占 2/3 个圆周，与椭圆囊连接处都有一个膨大的部分，称为壶腹。壶腹内有一块隆起的结构称为壶腹嵴，其中有一排面对管腔的毛细胞。毛细胞顶部的纤毛都埋植在胶质性质的圆顶形终帽之中。毛细胞上动纤毛与静纤毛的相对位置是固定的。半规管的适宜刺激是旋转变速运动。当人体头部在冠状面和矢状面上进行旋转，如前滚翻和侧翻时，前半规管和后半规管受到的刺激最大。而当人体直立并在水平方向做旋转运动时，则水平半规管的感受器受刺激最大。以水平旋转为例，当旋转开始时，由于管腔内淋巴的惯性，它的启动将晚于人体和半规管本身的运动。图 9-16 显示，人体向左旋转，开始时左侧水平半规管中的内淋巴压向壶腹的方向，该侧毛细胞兴奋而产生较多的神经冲动；与此同时，右侧水平半规管中的内淋巴压力作用的方向是由壶腹向半规管，于是由该侧壶腹传向中枢的冲动减少。伴随传向中枢的神经信息的变化，在主观上就产生特定的旋转变速感觉，同时，能反射性地引起某些肌张力改变，以保持身体的平衡。当旋转达到匀速状态时，

图 9-16　头部向左转动时，左侧水平半规管内淋巴流动方向示意图

管腔中的内淋巴与管腔呈同步运动，两侧壶腹中的毛细胞都处于不受力状态，中枢获得的信息与不进行旋转时相同。当旋转停止时，由于内淋巴的惯性，两侧壶腹中毛细胞的受力方向和冲动发放情况正好与旋转开始时相反。人脑正是根据来自两侧水平半规管传入信号的差异来判定旋转的方向和旋转状态的。由于三个半规管相互垂直，所以人体可接受不同平面和方向的旋转变速运动的刺激。

椭圆囊和球囊的适宜刺激是直线变速运动。它们的感受细胞是位于其囊斑的毛细胞。毛细胞的纤毛埋植于耳石膜中。耳石膜是一种胶质板，内含耳石。耳石主要由蛋白质和碳酸钙构成，比重大于内淋巴，因而具有较大的惯性。在这两个囊斑的水平面上，几乎每个毛细胞纤毛的排列方向都不完全相同。

当人体站立不动时，椭圆囊的囊斑与地面平行，其耳石膜在毛细胞纤毛的正上方；球囊的囊斑与地面垂直，其耳石膜悬在毛细胞纤毛的外侧。毛细胞纤毛的这种配置有利于分辨人体在囊斑所处平面上进行各种方向的直线变速运动。例如，当人体在水平方向做直线变速运动时，由于惯性作用，耳石膜有维持原位的趋势，而毛细胞则随人体在变速。由此导致毛细胞与耳石膜的相对位置发生改变，发生剪切运动，致使纤毛在剪切力的作用下侧弯。椭圆囊囊斑毛细胞纤毛的侧弯曲，可引起某些特定的传入神经纤维上冲动发放的增加。这种变化了的神经冲动传到中枢后，就会在主观上产生特定的变速感觉。同理，球囊囊斑上的毛细胞也以相似的机制感受头部在空间的位置。不同毛细胞的综合活动，可反射性地引起肌张力改变，以保持身体的平衡。

二、前庭反应与眼震颤

前庭器官的传入冲动，除引起运动觉和位置觉外，还可引起各种姿势调节反射和自主神经功能的改变。例如，当汽车突然加速时，会引起颈背肌紧张性增强而出现后仰的姿势；汽车突然停止时则出现相反的情况。这是前庭器官对变速运动反应而引起的姿势反射，其意义在于维持机体一定的姿势和身体平衡。另外，如果前庭器官受到过强或过长的刺激，或刺激未过量而前庭功能过敏时，常会引起迷走神经兴奋的症状，如恶心、呕吐、眩晕、皮肤苍白，心率减慢，血压下降，呼吸频率加快等现象，称为前庭自主神经反应，严重时可出现晕船、晕车等现象。前庭反应中有一种最特殊的反应，即当躯体做旋转运动时，引起两侧眼球出现同步的往复运动，称为眼震颤（nystagmus），是眼球不自主的节律性运动，主要是由半规管受刺激后引起眼外肌反射性地活动。当人头部前倾 30°，绕纵轴旋转时，两侧水平半规管受到刺激，引起水平方向的眼震颤；前、后半规管受刺激时引起垂直方向的眼震颤。人类在水平面上的活动较频繁（如转身、回顾等），故以水平方向的眼震颤为例来说明眼震颤的情况。当向左旋转时，由于内淋巴的惯性，使左侧壶腹嵴内的毛细胞受刺激增强，而右侧正好相反（图 9-17）。

反射性地引起某些眼外肌兴奋和另一些眼外肌抑制，于是出现两侧眼球向右侧移动，称为眼震颤的慢动相；当眼球移动到两眼裂右侧端时，又快速返回到眼裂正中，称为眼震颤的快动相。以后再出现新的慢动相和快动相，反复不已，这就是眼震颤。当旋转变为匀速转动时，旋转虽在继续，但由于内淋巴与身体的旋转速度相同，故壶腹中的毛细胞回到未旋转时的位置，因此眼震颤停止。当旋转突然停止时，由于内淋巴的惯性而又出现眼震颤，但其慢动相和快动相的方向与旋转开始时正好相反（图 9-17）。眼震颤慢动相的方向与旋转方向相反，是由于对前庭器官的刺激而致；而快动相的运动方向与旋转方向一致，是中枢矫正性运动。临床上常根据眼震颤试验来判断前庭功能是否正常。某些前庭器官有病变的患者，眼震颤消失。

图 9-17　旋转运动时的眼震颤方向示意图

案例思考

　　患者，女性，74 岁。因眩晕、视物不清和步态不稳等症状入院治疗。患者有 20 余年高血压病史，但未坚持服药，感觉头痛时服降压药，减轻后停药。前 3d 晨起感觉头痛和头昏，服复方降压片。近 2d，头痛加重并出现头晕目眩，视物不清，耳鸣，行走困难，进食减少，且进食和饮水时发生呛咳。今晨因不能自行起床、听不见别人问话而入院。查体：身体肥胖，心率 94 次/分，血压 166/104mmHg，呼吸 18 次/分。左侧鼻唇沟变浅，面部皮肤痛感消失，咀嚼能力消失。视网膜小动脉硬化，直径变小，并有散在出血点。右侧肢体肌张力降低，腱反射迟钝。血三酰甘油和血胆固醇、血黏度均较明显升高。心电图见左室前壁心肌缺血性改变。磁共振成像见脑内血管硬化，左小脑前下动脉闭塞。

　　中医辨证：脉弦数有力，舌红绛，苔黄，便秘尿黄。

　　西医诊断：左小脑前下动脉梗死；高血压；冠心病；高脂血症。

　　中医诊断：中风（肝阳暴亢证）。

　　治法：清肝泻火，息风潜阳。

　　代表方：天麻钩藤饮。

　　问题与思考：

　　（1）内耳的功能和维持其正常功能的条件是什么？

　　（2）患者出现眩晕、视物不清、呛咳和步态不稳等症状的原因是什么？

　　（3）高血压和冠心病患者为何会发生小脑前下动脉梗死？

　　提示：

　　（1）供应内耳的血液来自内听动脉，该动脉起于基底动脉的小脑前下动脉。小脑前下动脉梗死，小脑及相邻神经结构缺血，小脑功能障碍。耳蜗缺血常引起耳鸣。内听动脉突然梗死会导致听觉完全丧失。

（2）前庭器官对缺血很敏感，供血不足引起平衡障碍，出现眩晕和恶心等症状。左小脑前下动脉梗死后，出现同侧颅神经受损和对侧肢体瘫痪，故患者左侧面瘫，面部浅感觉障碍及视麻痹和吞咽困难，对侧肌张力降低，腱反射迟钝。

三、嗅觉感受器

嗅觉（olfactory sensation）感受器即嗅细胞（olfactory cell），位于上鼻道及鼻中隔后上部的嗅上皮中，两侧总面积约为 5cm^2，是唯一起源于中枢神经系统且能直接接受环境中化学物质刺激的神经元。嗅上皮由嗅细胞、支持细胞、基底膜等组成（图 9-18）。嗅细胞属于神经元细胞，呈细长瓶形，顶部有 6～8 条短而细的纤毛，埋于嗅腺所分泌的黏液之中；细胞的底端（中枢端）是由无髓纤维组成的嗅丝，穿过筛骨直接进入嗅球。嗅觉感受器的适宜刺激是空气中有气味的化学物质。一般认为，众多的气味是由 7 种基本气味（樟脑味、麝香味、花草味、乙醚味、薄荷味、辛辣味、腐腥味）的组合所引起。嗅觉也和其他感觉系统类似，不同性质的气味刺激有其专用的感受位点和传输线路，各种气味是由于它们在不同的传导通路上引起不同数量的神经冲动的组合，在中枢引起特有的主观嗅觉感受。通过呼吸，这些分子被鼻腔中的黏液吸收，并扩散到嗅纤毛，与纤毛表面膜上的受体蛋白结合，这种结合可通过 G 蛋白引起第二信使类物质（如 cAMP 等）产生，最后导致膜上门控式钠通道开放，引起 Na$^+$内流。在嗅细胞的胞体膜上产生去极化型的感受器电位，后者以电紧张方式触发轴突膜产生动作电位，后沿轴突传向嗅球，进而传向更高级的嗅觉中枢，引起嗅觉。

图 9-18 鼻腔嗅上皮示意图
A.鼻腔内的嗅上皮位置及气流方向；B.嗅上皮的结构及嗅神经走行

嗅觉有两个特点：①阈值很低，空气中只要含有极微量的某一种气味物质，即可引起相应的嗅觉。人的嗅觉十分灵敏。当每毫升空气含有 10^{7}分子的丁硫醇时即能引起人的感觉，大约每次吸气时只要有 8 个分子便可达到阈值。②有明显的适应现象，当某种气味突然出现时，可引起明显的嗅觉；如果这种气味的物质继续存在，感觉很快减弱甚至消失。但对某种气味适应后，对其他气味的嗅觉仍然不变。

对嗅觉生理的了解将有助于对某些疾病的认识。例如，嗅觉的减退或丧失是萎缩性鼻炎的典型症状，中医称之为"鼻槁"，患者应注意改善环境，保持鼻腔清洁、湿润。另外，嗅觉的减退或丧失还可能是导致许多老人或患者厌食的重要原因之一。

四、味觉感受器

味孔　味毛

紧密连接

支持细胞
味细胞
上皮细胞

基底细胞

小胞

→传入纤维

图 9-19　味蕾和味细胞的结构示意图

味觉（gustation）的感受器是味蕾，主要分布在舌背部表面和舌缘，口腔和咽部黏膜的表面也有散在的味蕾存在。分布在人的舌部的味蕾为 2000～5000 个。每一个味蕾都由 50～150 个味细胞、支持细胞和基底细胞等结构组成（图 9-19）。味细胞的顶端有纤毛，称为味毛，是味觉感受的关键部位。味细胞的更新率很高，平均每 10d 更新一次。众多的味道都是由酸、甜、苦、咸四种基本的味觉组合而成。通常不同物质的味道与其分子结构有关。NaCl 能引起典型的咸味，H^+ 是引起酸感的关键因素，有机酸的味道也与它们带负电的酸根有关；甜觉的引起与葡萄糖的主体结构有关；而奎宁和一些植物的生物碱结构能引起典型的苦味。另外，即使是同一种味道，由于其浓度不同所产生的味觉也不相同。如 0.01～0.03mol/L 的食盐溶液呈微弱的甜味，只有当其浓度大于 0.04mol/L 时才引起纯粹的咸味。人舌表面的不同部位对不同味刺激的敏感程度不一样，一般是舌尖部对甜味比较敏感，舌两侧对酸味比较敏感，舌两侧的前部则对咸味比较敏感，软腭和舌根部对苦味比较敏感。味觉的敏感度往往受食物或刺激物本身温度的影响，在 20～30℃，味觉的敏感度最高。另外，味觉的辨别能力也受血液化学成分的影响，如肾上腺皮质功能低下的人，血液中低钠，喜食咸味食物。动物实验证实，摘除肾上腺的大鼠对辨别氯化钠溶液的敏感性显著提高。味觉强度与物质的浓度也有关，浓度越高所产生的味觉越强。中医可通过询问患者的口味，如口苦、口淡、口甜、口酸、口咸和口腻，来了解患者的病情。

研究表明，四种基本味觉的换能或跨膜信号的转换机制并不完全一样。味感受器细胞没有轴突，它产生的感受器电位通过突触传递引起感觉神经末梢产生动作电位，传向味觉中枢。中枢可能通过来自传导四种基本味觉的专用线路上的神经信号的不同组合来认知各种味觉。另外，味觉也有适应现象，某种味质长时间刺激时，味觉的敏感度迅速降低。但此时对其他物质的味觉并不受影响。

第五节　中医脏腑功能与感官生理

中医学关于感觉器官的理论有三大特点：①按五行归纳分类。目、舌、口、鼻、耳五官分别与木、火、土、金、水五行相应。目可视青、赤、黄、白、黑五色；口舌能分酸、苦、甘、辛、咸五味。②五脏以五官为窍。《黄帝内经》指出"心开窍于舌""肺开窍于鼻""肝开窍于目""脾开窍于口""肾开窍于耳"。窍有窗口之意，五脏精气的盛衰及功能的常变可从五窍的变化得以反映，外环境也可通过五窍影响五脏活动。③五官与经络功能密切相关。通过经络的沟通与联系将内脏、孔窍及皮毛、筋肉、骨骼紧密联成一个统一的整体。对大脑和感官的密切联系，《医林改错》有"两耳通脑""两目系如线长于脑""鼻通于脑"之说。

一、脏腑经络与视觉功能

眼能够明视万物，辨别颜色，有赖于五脏六腑精气的濡养。《灵枢·大惑论》说："五脏六腑之精气皆上注于目而为之精。"这里的"精"，是指精明，即眼的视觉功能。视觉功能的正常，有赖五脏精气的充盛及脏腑功能的正常。

1. 肝藏血，肝气和则目能辨色视物 《灵枢·经脉》中直接指出了足厥阴肝经与目系相连。《素问·金匮真言论》在论述五脏应四时、同气相求、各有所归时说"东方青色，人通于肝，开窍于目，藏精于肝"，指出了目为肝与外界联系的窍道。肝所受藏的精微物质，通过经络输送至眼，使眼受到滋养，从而维持其视觉功能。虽然五脏六腑之精气皆上注于目，但目为肝之窍，尤以肝血的濡养最为重要。正如《素问·五脏生成》所说："肝受血而能视。"只有肝血充足，眼睛得到充分的濡养，才能维持其视物的功能。而《灵枢·脉度》说："肝气通于目，肝和则目能辨五色矣。"这就强调了只有肝气冲和条达，眼才能够辨色视物。《素问·宣明五气》说："五脏化液……肝为泪。"泪液对眼珠具有湿润和保护作用，它的分泌和排泄也要受肝气的制约，同样与肝的疏泄功能密切相关。

2. 心主血，目受血方能维持视觉 《素问·五脏生成》说："诸血者，皆属于心""心之合脉也""诸脉者，皆属于目"。《素问·脉要精微论》说："脉者，血之府。"由此可知，心主全身血脉，脉中血液受心气推动，循环全身，上输于目，目受血养，才能维持视觉。而《素问·解精微论》则说："夫心者，五脏之专精也，目者其窍也。"由于心为五脏六腑之大主，而目赖脏腑精气所养，视物又受心神支配，因此，人体脏腑精气的盛衰，以及精神活动的状态，均能反映于目，故有目为心之外窍一说。

3. 脾主升，目得濡则可视物清明 胃为水谷之海，主受纳、腐熟水谷，下传小肠，其精微通过脾的运化，以供养周身，濡养眼络。所以，李东垣《脾胃论·脾胃虚实传变论》有"九窍者，五脏主之，五脏皆得胃气乃能通利"一说，并指出"胃气一虚，耳、目、口、鼻俱为之病"，由此可见胃气于眼之重要。此外，《素问·阴阳应象大论》说："清阳出上窍，浊阴出下窍。"脾胃为机体升降出入之枢纽，脾主升清，胃主降浊，二者升降正常，出入有序，清阳之气升运于目，目得濡养则视物清明；浊阴从下窍而出，则不致上犯清窍。

此外，肺主气，气和则目明；肾藏精，眼得精气则目光敏锐。眼与五脏六腑功能息息相关，只有五脏六腑的功能正常，才能保证眼睛视物功能的正常。

二、脏腑经络与听觉功能

1. 耳与肾的联系主要体现在肾藏精，精充耳窍 《灵枢·五阅五使》说："耳者，肾之官也。"耳的主要生理功能为司听觉，位于头部左右，是清阳之气上通之处，属清窍之一。《证治准绳》说："肾为耳窍之主、心为耳窍之客"，表明肾开窍于耳，肾和耳密切相关。肾为藏精之脏，受五脏六腑之精而藏之，肾之阴液充沛，精气健旺，上通于头面清窍，则耳聪目明。因此，肾的阴液常滋润耳窍，肾之精气上通于耳，耳窍听觉功能聪敏而闻五音。《景岳全书》说："肾气充足，则耳目聪明。若劳伤血气，精脱肾惫，必至聋聩。"肾阴为一身阴液之根本，生髓而化于脑以濡耳窍。若肾阴虚损，阴液不足，髓海空虚，头面清窍失养，耳窍失濡，则耳失聪敏，脑转耳鸣。《灵枢·脉度》说："肾气通于耳，肾和则耳能闻五音。"因此，只有肾精及肾气充盈，髓海得养，才能听觉灵敏，分辨力强；反之，若肾精及肾气衰少，则髓海失养，继而出现耳鸣、听力减退甚至耳聋。临床上常以耳的听觉的变化，作为判断肾精与肾气是否充盛的重要标志。

2. 耳与心的联系主要体现在心主血，血养耳脉 心为君主之官，主血脉而藏神，开窍于舌，寄窍于耳。《医贯》说："盖心窍本在舌，以舌无孔窍，固寄窍于耳。此肾为耳窍之主，心为耳窍之客尔。"心主全身之血，血行脉中而濡养五官九窍，血脉充盈，心气旺盛，输血于耳，则耳窍得养，聪敏而闻五音。若心血虚损，血不濡耳，则致耳鸣，听力障碍。《古今医统·耳证门》说："心虚血耗，必致耳聋耳鸣。"或耳内幻听、持续耳鸣、头晕乏力、听音不真等。血行脉中，若血运不畅，脉络痹阻，血不能上达耳窍，耳窍失养，则可致耳鸣如蝉或听力逐渐减退。

3. 耳与肝的联系主要体现在肝主疏泄，疏通耳络 足少阳胆经从耳后入耳中，出于耳前。肝胆之气入通于耳，气机调畅、气煦血濡、窍清而通，则耳闻五音。若情志不遂，七情气郁，肝气郁结，气机不利,郁滞耳窍,窍闭不通,则变生耳聋、耳内闭塞、耳鸣头晕或耳鸣耳聋等症。若肝火上逆,气火上炎,壅遏清窍,耳为火灼,则耳内胀疼、耳窍轰鸣、听力障碍,甚或鼓膜充血、穿孔、流脓血等。若肝血不足,不能上荣头面,耳窍失养,则头晕目眩,耳内虚鸣,听力障碍。

此外,耳与脾胃、肺都有较密切联系。耳为宗脉之所聚,其与脏腑之间的有机联系,主要依靠经络为之贯通。《灵枢·邪气脏腑病形》说:"十二经脉,三百六十五络,其血气皆上于面而走空窍······其别气走于耳而为听。"其中足少阳胆经、手少阳三焦经均从耳后入耳中,走耳前;而手太阳小肠经则由目锐眦入耳中。上述三条经脉若为外邪所犯,或失养则均可能影响听觉功能。手足少阳经皆入耳,故患少阳病时,每见耳鸣耳聋。同时,耳通过经络的循行与脏腑及全身有广泛的联系,这也是临床耳针诊治疾病的重要依据。

学习框架

1. 感受器具有哪些一般的生理特征?

2. 远视眼是如何看清近物的?

3. 夜盲的常见原因是什么?

(彭　芳　储利胜　明海霞)

第十章 神经系统

🎯 **学习要求**

1. 掌握神经纤维兴奋传导功能的特征；突触传递的过程和原理；神经递质和受体；感觉投射系统；肌牵张反射及脑干对肌紧张的调节；大脑皮层的感觉分析功能和对躯体运动的调节；痛觉生理；自主神经系统的主要功能。

2. 熟悉神经元间信息传递的形式；中枢神经元的联系方式；中枢抑制；各级中枢对内脏活动的调节；大脑皮层的生物电活动。

3. 除列入掌握、熟悉的教学内容外，其他列入的均为了解内容；相关中医内容结合其他课程自学。

🎓 **执医考点** 经典突触传递过程；兴奋性突触后电位与抑制性突触后电位；中枢兴奋传播特征；乙酰胆碱及其受体；去甲肾上腺素及其受体；感觉的特异投射系统与非特异投射系统；内脏痛与牵涉痛；正常脑电图波形及意义；骨骼肌牵张反射；低位脑干对肌紧张的调节；小脑主要功能；基底神经节的运动调节功能；交感和副交感神经系统的功能；脊髓、低位脑干和下丘脑对内脏活动的调节；大脑皮层语言中枢。

神经系统（nervous system）是人体内起主导作用的调节系统，包括中枢和外周两部分。其主要功能是调节机体的反射活动和实现脑的高级活动。前者是通过直接或间接地调控机体各系统、器官、细胞的功能活动，使之相互联系与协调，以适应环境的变化和维持机体内环境的稳态；后者是通过大脑皮层，以实现学习与记忆、语言与思维、觉醒与睡眠等高级神经功能活动。2000 多年以前，《灵枢·大惑论》有"则随眼系以入于脑"的记载。"眼系"便是指视神经，阐述了眼通过视神经与脑的密切联系。《灵枢·海论》曰："脑为髓之海"；《素问·五脏生成》曰："诸髓者，皆属于脑"，可见当时已有了脑的概念。明代李时珍《本草纲目》中有"脑为元神之府"的记载，清代王清任《医林改错》则有"灵机记性，不在心在脑""两耳通脑，所听之声归于脑""鼻通于脑，所闻香臭归于脑"等，可见古代医著对脑的认识与近代神经系统解剖学和生理学相符合。

第一节 神经元与神经胶质细胞

一、神经元

（一）神经元的结构与功能

1. 神经元的基本结构 神经元（neuron）是神经系统的基本结构和功能单位，由胞体和突起两部分组成。突起可分为树突（dendrite）和轴突（axon），树突多而短，由细胞体发出后反复分支，直径不均匀，越向外周直径越细，树突是神经元的感受区，能接受各种刺激进而产生局部兴奋或抑

图 10-1 神经元结构与功能模式图

制的膜电位变化。轴突较长，直径均匀，且多数神经元只有一个轴突，它能够将胞体发出的指令传向指定部位，影响相关细胞的功能活动。神经纤维（nerve fiber）由轴突与外包的髓鞘组成。其主要功能是传导神经冲动。轴突从细胞体发出时常有一锥形隆起称为轴丘，从轴丘至髓鞘的开始段称始段，是产生动作电位的地方。轴突末端分成许多分支，每个分支末梢部分膨大成球形，称为突触小体（synaptic knob），能释放递质（图 10-1）。

2. 神经元的功能　神经元的基本功能是接受、整合和传递信息。有些神经元还能分泌激素，将神经信号转变为体液信号。

（二）神经纤维的分类

生理学中常采用两种分类法：一是根据神经纤维的传导速度及后电位的不同，可将哺乳类动物的外周神经纤维分为 A、B、C 三大类。其中 A 类纤维又分为α、β、γ和δ四类（表 10-1）。二是根据神经纤维的直径大小及来源，可将其分成Ⅰ、Ⅱ、Ⅲ、Ⅳ四类（表 10-2）；也可根据其神经冲动传导的方向分为传入神经纤维和传出神经纤维两类或根据其纤维有无髓鞘分为有髓神经纤维和无髓神经纤维。

表 10-1　神经纤维的分类（一）

纤维分类	来源	纤维直径（μm）	传导速度（m/s）	锋电位时程（ms）	绝对不应期（ms）
A（有髓纤维）					
A$_\alpha$	初级肌梭传入纤维和支配梭外肌的传出纤维	13～22	70～120	0.4～0.5	0.4～1.0
A$_\beta$	皮肤的触-压觉传入纤维	8～13	30～70	0.4～0.5	0.4～1.0
A$_\gamma$	支配梭内肌的传出纤维	4～8	15～30	0.4～0.5	0.4～1.0
A$_\delta$	皮肤痛、温觉传入纤维	1～4	12～30	0.4～0.5	0.4～1.0
B（有髓纤维）	自主神经节前纤维	1～3	3～15	1.2	1.2
C（无髓）					
sC	自主神经节后纤维	0.3～1.3	0.7～2.3	2.0	2.0
drC	后根传导痛觉传入纤维	0.4～1.2	0.6～2.0	2.0	2.0

表 10-2　神经纤维的分类（二）

纤维分类	来源	直径（μm）	电生理分类
Ⅰ$_a$	肌梭的传入纤维	12～22	A$_\alpha$
Ⅰ$_b$	腱器官的传入纤维	12 左右	A$_\alpha$
Ⅱ	皮肤的机械感受器传入纤维（触-压、振动觉）	5～12	A$_\beta$

续表

纤维分类	来源	直径（μm）	电生理分类
III	皮肤痛觉、温度觉、肌肉的深部压觉传入纤维	2～5	Aβ
IV	无髓的痛觉、温度觉、机械感受器的传入纤维	0.1～1.3	C

（三）神经纤维的传导

1. 神经纤维的传导特征　神经纤维的主要功能是传导兴奋。神经细胞产生动作电位，沿神经纤维传导，称为神经冲动（nerve impulse）。神经纤维通过神经冲动的传导，以完成神经元之间及神经元与效应器之间的兴奋传递。其传导特征：①生理完整性，神经纤维传导兴奋必须具备结构和功能的完整，如低温冷冻、药物麻醉或切断、损伤等因素作用于神经纤维某一局部，破坏其完整性，可造成神经冲动的传导阻滞；②绝缘性，一条神经干包含许多根神经纤维，但每根神经纤维在传导兴奋时一般不会互相干扰，这一特性称为绝缘性，其生理意义在于保证神经调节的精确性；③双向性，刺激神经纤维上的任何一点使其兴奋，冲动可沿神经纤维向两端传导，但在整体内，由于神经冲动是由一个细胞沿轴突传向另一个细胞，故神经元突起的延续，主要表现为单向传导；④相对不疲劳性，神经纤维能较持久地保持传导兴奋的能力，由于冲动传导耗能极少，相对比化学突触传递的耗能小得多，故不容易发生疲劳。

2. 神经纤维的传导速度　不同种类的神经纤维具有不同的传导速度（见表 10-1、表 10-2）。其传导速度的快慢主要与纤维的直径大小、有无髓鞘、髓鞘的厚薄和温度高低等有密切关系。一般来说，纤维的直径越大，电阻越小，局部电流越大，其传导速度越快，反之则传导速度越慢。由于髓鞘具有很高的阻抗，故髓鞘厚的神经纤维，其兴奋传导只能从一个郎飞结传到另一个郎飞结，呈现跳跃式传导，因而传导速度加快。温度对神经纤维的传导也有影响，温度在一定范围内升高，可使传导速度加快；相反，温度降低，则传导速度减慢，如恒温动物神经纤维的传导速度比变温动物的传导速度快，临床上可用降低局部温度的方法暂时阻断神经纤维的传导，可产生短期局部麻醉的效果。当周围神经发生损伤或病变时，神经纤维的传导速度将变慢，临床上测定神经纤维的传导速度，可评价神经纤维疾病中神经纤维的损伤程度。

（四）神经纤维的轴浆运输

轴突内的轴浆是经常流动的。轴浆在胞体和轴突末梢之间流动可起到运输物质的作用，故称为轴浆运输（axoplasmic transport）。轴浆的流动是双向的，由胞体向轴突末梢的流动称为顺向轴浆运输；由轴突末梢到胞体的流动称为逆向轴浆运输。轴浆运输以顺向为主，且可分为快速和慢速运输两种（图 10-2）。快速运输主要运输具有膜的细胞器，如线粒体、递质囊泡和分泌颗粒等。在猴、猫等的坐

图 10-2　轴突的顺向轴浆运输和逆向轴浆运输示意图

骨神经内的运输速度约为 410mm/d。慢速运输主要运输微管、微丝等，其速度为 1～12mm/d。有些神经性病毒，如破伤风毒素及狂犬病毒由外周进入中枢就是利用了这种逆向运输的机制。

（五）神经的营养性作用和神经营养因子

1. 神经的营养性作用　神经除了对所支配的组织、器官功能进行调节外，还能通过神经末梢持续地释放营养因子，调整所支配的组织、器官的代谢活动，影响其持久的生化、生理过程，称为神经营养性作用（neurotrophic action）。在切断支配肌肉的神经纤维中可观察到肌肉逐渐萎缩。局部麻醉药阻断神经冲动传导，并不能使所支配的肌肉发生代谢的改变，表明神经营养性作用与神经冲动无关。

2. 神经营养因子　神经纤维所支配的组织及星状胶质细胞能够产生对神经元起营养作用的蛋白分子，称为神经营养因子（neurotrophin，NT）。目前已发现并分离出来的神经营养因子主要有神经生长因子家族、其他神经营养因子和神经营养活性物质三大类。三类中以神经生长因子家族较为重要。其中神经生长因子（nerve growth factor，NGF）是较早被发现的、研究较多的一种。神经生长因子由神经末梢摄取后，经逆向轴浆运输运送到胞体，调节胞体合成相关蛋白质，从而维持神经元的生长、发育、保护与修复等功能。

二、神经胶质细胞

神经胶质细胞（neuroglia）是神经组织的重要组成部分，广泛分布于中枢与周围神经系统中。人类胶质细胞的总数为神经元的 10～50 倍。在中枢神经系统中，脑内胶质细胞约占脑重量的一半，胶质细胞也具有突起，但无轴突和树突之分，与相邻细胞不形成突触样结构。依据其形态、起源和功能的不同，可分为星形胶质细胞、少突胶质细胞和小胶质细胞等。

神经胶质细胞具有多种功能，主要作用：①支持作用，星形胶质细胞以其长突起在脑和脊髓内交织成网，或互相连接构成支架，支持神经元的胞体和纤维。②修复和再生作用，胶质细胞中的星形胶质细胞，能通过增生来填充神经损伤发生变性后所留下的缺损。反应性星形胶质细胞能释放大量神经营养因子，刺激神经细胞及其突起的生长，有利于脑损伤的再生与修复。③引起神经元迁移，在神经系统发育时期，星形胶质细胞有引起神经元迁移的作用，使神经细胞到达预定区域并与其他细胞建立突触连接。④绝缘和屏障作用，中枢神经系统中的少突胶质细胞形成中枢神经纤维的髓鞘，对神经纤维传导起一定的屏障作用。星形胶质细胞的部分突起包绕在毛细血管表面，构成血-脑屏障的重要组成部分。⑤稳定细胞外液 K^+ 浓度，神经元兴奋以后会造成细胞外 K^+ 浓度升高，星形胶质细胞能将 K^+ 摄入细胞内，并通过细胞间的缝隙连接扩散到其他胶质细胞内，维持细胞外液 K^+ 平衡，维持中枢神经系统内环境的离子成分稳定。⑥免疫应答作用，星形胶质细胞能与外来抗原结合并呈递给 T 淋巴细胞，产生免疫反应。⑦摄取和分泌神经递质，中枢神经系统中的一些递质，如谷氨酸、γ-氨基丁酸作用于突触后膜的受体后能被星形胶质细胞摄取，通过细胞内的酶将其转化。此外，星形胶质细胞有调节神经递质释放的作用，能释放其合成或摄入的某些递质。

第二节　神经元的功能联系

神经系统内的各种神经元之间的联系非常复杂，任何一种功能都要依靠神经元的共同活动来完成。神经元之间在结构上并无原生质的直接沟通，只是彼此密切接触，使一个神经元的信息传递给另一个神经元。其中最重要的联系方式就是突触。突触（synapse）是指神经元之间传递信息的特殊结构部位。信息在突触之间的传递过程称为突触传递。

根据突触间信息传递的媒介物质不同，将突触传递分为化学突触传递和电突触传递两种类型。前者是以神经递质为信息传递媒介，后者以局部电流为信息传递媒介。化学突触传递又根据递质释放后影响的范围和距离不同, 分为定向突触传递 (directed synapse transmission) 和非定向突触传递 (non directed synapse transmission)。定向突触传递释放的递质仅作用于短距离的局限部位, 如经典的突触和神经-骨骼肌接头; 非定向突触传递释放的递质则可扩散较远、作用的空间比较广泛, 又称为非突触性化学传递 (non-synaptic chemical transmission), 如神经-平滑肌接头。机体以定向的化学突触传递最为普遍, 本节加以重点叙述。

一、化学突触传递

化学突触传递 (chemical synaptic transmission) 是神经元通过释放化学递质作用于另一个神经元而引起的信息传递, 包括定向突触 (也称经典突触) 传递和非定向突触传递。

（一）定向突触传递

1. 定向突触的基本结构　突触由突触前膜、突触后膜和突触间隙三部分组成。突触前神经元的轴突末梢分成许多小支, 每个小支的末梢部分膨大呈球状, 称为突触小体。突触小体的膜称为突触前膜, 与突触前膜相对的胞体膜或突起膜称为突触后膜, 两膜之间的缝隙称为突触间隙, 宽 20～40nm, 间隙内有黏多糖和糖蛋白。在突触小体的轴浆内含有较多的线粒体和大量囊泡, 后者称为突触小泡 (synaptic vesicle)。小泡直径为 20～80nm, 内含的特殊化学物质称为神经递质。在不同的突触后膜上存在与相应神经递质结合的特异性受体, 递质与受体结合后可发挥生理效应 (图 10-3)。

一个神经元可通过轴突末梢的分支形成许多突触小体, 与许多神经元发生突触联系, 一个神经元可通过突触传递作用于许多神经元; 同时, 一个神经元也能接受许多来自不同神经元的突触小体而形成突触联系。

图 10-3　化学突触示意图

2. 突触的分类　根据神经元接触部位的不同, 通常将经典的突触分为三类: 轴-体突触、轴-树突触、轴-轴突触。根据突触前神经元对突触后神经元所引起的效应不同, 可将突触分为兴奋性突触和抑制性突触两类。此外, 由于中枢存在大量的局部神经元构成的局部神经元回路, 因而还存在树突-树突式、树突-胞体式、树突-轴突式、胞体-树突式、胞体-胞体式、胞体-轴突式突触, 以及两个化学突触或化学突触与电突触组合而成的串联性突触、交互性突触和混合性突触等 (图 10-4)。

图 10-4　突触的分类模式图

A.轴-轴突触; B.轴-体突触; C.轴-树突触

图 10-5　经典突触传递的主要步骤模式图
图中数字序号表示主要过程顺序

3. 突触传递的基本过程

（1）突触前过程的主要步骤：①突触前神经元兴奋、动作电位抵达神经末梢，引起突触前膜去极化；②去极化使前膜结构中电压门控式钙通道开放，产生 Ca^{2+} 内流；③突触小泡前移，与前膜接触、融合；④小泡内神经递质以"倾囊"出胞式释放入突触间隙。

（2）突触后过程的主要步骤：①从间隙扩散到达突触后膜的递质，作用于后膜上特异性受体或化学门控式通道；②突触后膜离子通道开放或关闭，引起跨膜离子活动；③引起突触后膜产生去极化或超级化，即突触后电位（postsynaptic potential），使突触后神经元兴奋性改变；④递质与受体作用之后立即被分解或移除。

从以上全过程来看（图 10-5），化学性突触传递是一个电-化学-电的过程；也就是说，突触前神经元的生物电活动，通过诱发突触前神经末梢化学递质的释放，最终导致突触后神经元的电活动变化。

4. 突触后神经元的电活动　突触前膜释放不同神经递质与突触后膜相应受体结合后，可使突触后神经元产生两种不同的后电位，对突触后神经元产生不同的效应（表 10-3）。

表 10-3　兴奋性突触后电位和抑制性突触后电位的比较

类型	兴奋性突触后电位	抑制性突触后电位
突触前神经元	兴奋性神经元	抑制性神经元
释放递质	兴奋性递质	抑制性递质
突触后膜离子流	Na^+内流、K^+外流，以 Na^+内流为主	Cl^-内流、K^+外流，以 Cl^-内流为主
突触后膜电位	减小（去极化）	增大（超极化）
结果	突触后神经元易产生动作电位（兴奋性升高）	突触后神经元难产生动作电位（兴奋性下降）

（1）兴奋性突触后电位：突触后膜在递质作用下发生去极化，使突触后神经元的兴奋性升高，这种电位称为兴奋性突触后电位（excitatory postsynaptic potential，EPSP）。兴奋性突触兴奋时，突触前膜释放兴奋性神经递质，递质经突触间隙扩散到突触后膜，与突触后膜上特异性受体结合使突触后膜对一价正离子（Na^+、K^+，尤其是 Na^+）通透性增加，Na^+内流，突触后膜产生局部膜的去极化（兴奋性突触后电位），突触后神经元的胞体对局部电位（兴奋性突触后电位）进行总和，使膜电位去极化达到阈电位水平时，就可引发动作电位的产生（图 10-6A）。

（2）抑制性突触后电位：突触后膜在递质作用下发生超极化，使突触后神经元兴奋性下降，这种电位称为抑制性突触后电位（inhibitory postsynaptic potential，IPSP）。在抑制性突触中，突触前神经末梢兴奋，突触前膜释放抑制性神经递质，递质经突触间隙扩散到突触后膜，递质与突触后膜上特异性受体结合，突触后膜对某些小离子（Cl^-、K^+，尤其是 Cl^-）通透性增加，Cl^-内流，突触后膜产生局部膜的超极化（抑制性突触后电位）。突触后神经元的胞体对局部电位（抑制性突触后电位）进行总和，进而使突触后神经元的兴奋性降低，即突触后神经元被抑制（图 10-6B）。

图 10-6 突触后电位产生机制示意图
A.兴奋性突触后电位；B.抑制性突触后电位；a.电位变化；b.突触传递

在中枢内每个神经元常与其他多个神经末梢构成突触，这些突触中既有兴奋性突触又有抑制性突触，突触后神经元的变化性质最终取决于同时产生的兴奋性突触后电位与抑制性突触后电位的代数和，如果兴奋性突触后电位占优势并达阈电位水平，则突触后神经元产生兴奋；反之突触后神经元则呈现抑制状态。

（二）非定向突触传递

非定向突触末梢可扩散到距离较远和范围较广的突触后成分，这种传递模式也称为非突触性化学传递。神经元的轴突末梢有许多分支，在分支上形成串珠状的膨大结构，称为曲张体（varicosity）。曲张体内含有大量的突触囊泡，内含有高浓度的递质；当神经冲动到达曲张体时，递质从曲张体释出，以扩散的方式到达靶细胞，从而发挥生理效应，具体内容详见下文"神经-心肌接头"和"神经-平滑肌接头"。非定向突触传递也可见于中枢神经系统。例如，在大脑皮层内有直径很细的无髓鞘去甲肾上腺素能纤维，其末梢分支上有许多曲张体，黑质多巴胺能纤维也有许多曲张体，中枢5-羟色胺能纤维也如此，这些曲张体及其效应器细胞之间多数形成非定向突触。可见，单胺类神经纤维大都能进行非定向突触传递。此外，非定向突触传递还能在轴突末梢以外的部位进行，如有的轴突膜能释放乙酰胆碱，有的树突膜能释放多巴胺等。

非定向突触传递的特点：①不存在突触前膜与后膜的特殊结构；②不存在一对一的支配关系；③曲张体与效应器间距大于典型突触的间隙间距；④递质扩散距离较远，故传递时间大于突触传递；⑤释放的递质能否发挥效应，取决于效应器细胞上有无相应受体（图10-7）。

图 10-7 非定向突触传递示意图

（三）影响突触传递的因素

突触传递的基本环节包括递质释放、递质清除、与受体结合等环节，因此，影响上述环节的因素都可以影响突触的传递。

1.影响递质释放的因素 递质的释放量主要决定于进入神经末梢的Ca^{2+}，细胞外Ca^{2+}浓度升高可使递质释放增多。到达末梢的动作电位的频率或幅度增加，也可使进入末梢的 Ca^{2+} 增加。此外，突触前膜上存在突触前受体，可以调节前膜递质的释放量，如破伤风毒素可阻碍递质释放，引起痉挛性麻痹。

2. 影响递质清除的因素 递质与受体结合产生效应后需要及时清除。通常递质被突触前膜重新摄取或被酶降解。因此，凡能影响递质重新摄取和酶解代谢的因素均能影响突触传递。如有机磷农药、新斯的明（neostigmine）可抑制胆碱酯酶活性，从而影响突触的传递。

3. 影响与受体结合的因素 递质与受体的结合是突触信息传递的基础。受体数量及与递质亲和力的变化可影响突触传递，干预递质与受体的结合也是临床上许多药物作用的机制。

（四）突触传递的可塑性

可塑性（plasticity）是指突触传递的功能可发生较长时间的增强和减弱。在中枢神经系统内突触传递的可塑性是学习与记忆等大脑高级活动的基础。

突触的可塑性主要有以下几种形式。

1. 强直后增强 突触前末梢接受强直刺激后，突触后电位发生明显增强的现象称为强直后增强（posttetanic potentiation，PTP）。强直后增强的持续时间可长达 60s，其机制是强直性刺激使突触前末梢内 Ca^{2+} 浓度持续升高，突触前膜释放的神经递质增多，导致突触后电位增强。

2. 习惯化和敏感化 反复给予温和的刺激时，突触对刺激的反应逐渐减弱甚至消失，这种可塑性称为习惯化（habituation）。习惯化是重复刺激使前膜钙通道逐渐失活，Ca^{2+} 内流减少，导致神经递质释放减少。敏感化（sensitization）则是重复出现较强的刺激，尤其是伤害性刺激，通过激活腺苷酸环化酶，cAMP 产生增多，使细胞内 Ca^{2+} 浓度升高，递质释放增多，导致突触对刺激的反应性增强。习惯化和敏感化均可作为长时记忆而保持。目前认为，短时记忆不需要蛋白质的合成，长时记忆则与新蛋白质的合成有关。

3. 长时程增强和长时程抑制 长时程增强（long-term potentiation，LTP）是突触前神经元受到短时间的快速重复刺激后，在突触后神经元形成的持续时间较长的突触后电位的增强。实验发现，在海马的单突触传入通路上给予一短串强直刺激后，突触后电位幅度出现长达数天乃至数周的增强。长时程增强被认为是学习和记忆的神经生理学基础。长时程抑制（long-term depression，LTD）是指突触传递效率的长时程降低。长时程抑制也是突触可塑性的重要形式之一，并与学习记忆存在着密切的关系。

二、电突触传递

电突触传递的结构基础是缝隙连接（gap junction）。连接处相邻两个神经元紧密接触的部位上有沟通两细胞质的水通道蛋白，允许带电离子通过，动作电位以局部电流方式传递。由于其电阻低，因而传递速度快，几乎不存在潜伏期，一般为双向传递（图 10-8）。电突触传递广泛存在于中枢神经系统和视网膜中，主要发生在同类神经元之间，具有促进同步化活动的功能。可将电突触与化学性突触特征归纳比较如表 10-4。

Na⁺通道
Na⁺
突触前
局部回路电流
突触后   缝隙连接

图 10-8 电突触示意图

表 10-4 电突触与化学性突触特征的比较

特征	电突触	化学性突触
突触间隙	3.5nm	30~50nm
细胞间胞质连续性	有	无
超微结构	缝隙连接通道	突触前活性区与囊泡，突触后受体

续表

特征	电突触	化学性突触
传递因子	离子流	神经递质
突触延搁	基本无	明显，0.3～0.5ms 或更长
传递方向	通常双向	单向

三、神经-肌肉接头传递

神经-肌肉接头是神经轴突末梢在肌纤维上的接触点。从神经纤维传来的信号即通过接头传给肌纤维。神经-肌肉接头是一种特化的化学性突触。其类型有三种：神经-骨骼肌接头、神经-心肌接头和神经-平滑肌接头。

（一）神经-骨骼肌接头

运动神经元轴突末梢与骨骼肌之间形成的信息传递部位，称为神经-骨骼肌接头（neuromuscular junction），其信息传递过程和经典的化学性突触的信息传递非常类似。

1. 神经-骨骼肌接头的结构特点　运动神经元轴突末梢在接近骨骼肌时先失去髓鞘，以裸露的轴突末梢嵌入肌细胞膜的凹陷（终板膜）内，两者之间有 15～50nm 的接头间隙（图 10-9）。一个运动神经元轴突末梢大约含有 30 万个囊泡，每个囊泡中有 5000～10 000 个乙酰胆碱分子。囊泡的胞吐释放是以囊泡为单位（1 个囊泡的乙酰胆碱为 1 个量子）倾囊而出的，称为量子式释放（quantal release）。终板膜上有 N_2 型胆碱受体（阳离子通道）。

图 10-9　神经-骨骼肌接头处的超微结构模式图

2. 神经-骨骼肌接头的传递过程　在安静状态时，神经末梢可发生每秒 1 次的乙酰胆碱量子自发释放，并引起终板膜电位变化。这种由 1 个乙酰胆碱量子引起的微小终板膜电位变化称为微终板电位（miniature end-plate potential，MEPP）（图 10-10）。通常每个微终板电位的平均幅度仅有 0.1～1.0mV，不足以引起肌细胞的兴奋。实验证明，一次动作电位到达末梢，能使 200～300 个囊泡几乎同步释放，近 10^7 个乙酰胆碱分子进入接头间隙。当乙酰胆碱通过间隙扩散至终板膜时，便与膜上的胆碱能 N_2 型受体阳离子通道结合，并使之激活开放，使终板膜对 Na^+、K^+ 的通透性增加，出现 Na^+ 内流与 K^+ 外流，产生净的内向电流（Na^+ 内流大于 K^+ 外流），导致终板膜去极化，这种去极化局部电位，称为终板电位（end-plate potential，EPP）。终板电位以电紧张扩布的形式影响其邻近的肌细胞膜，使之去极化。当邻近肌细胞膜去极化达阈电位水平时，便暴发动作电位，并扩布到整个肌细胞，引起肌细胞收缩，从而完成神经和骨骼肌之间的信息传递。

图 10-10　终板电位和微终板电位记录

A. 实验布置；B. 终板区附近到的终板电位和动作电位；C. 不施加刺激时，自发出现的微终板电位

应指出，终板电位类似于兴奋性突触后电位，具有局部反应特点。但是运动神经元一次神经冲动到达时，终板电位幅度足够大（可达 50～70mV），不需要总和，即可引起动作电位，使骨骼细胞兴奋，即神经-骨骼肌接头处的兴奋传递是 1:1 的。这点和中枢神经系统内兴奋性突触后电位必须经过总和才能使突触后神经元兴奋不同。

（二）神经-心肌接头和神经-平滑肌接头

自主神经节后神经元的轴突末梢与心肌和平滑肌细胞之间形成的功能联系部位，分别称为神经-心肌接头和神经-平滑肌接头。这些接头处的信息传递仍然依靠神经末梢释放神经递质实现，不过这种信息传递不存在典型的突触结构。交感肾上腺素能神经元的轴突末梢有许多分支，在分支上形成串珠状的膨大结构，称为曲张体，内含有大量小而具有致密中心的突触囊泡，囊泡内含高浓度的去甲肾上腺素。但曲张体并不与平滑肌细胞（突触后成分）形成经典的突触联系，而是沿着分支穿行于平滑肌细胞间隙。当神经冲动到达曲张体时，递质从曲张体中释放，经组织液扩散到邻近的平滑肌细胞，与相应受体结合发挥生理作用，这种传递方式称为非突触性化学传递（non-synaptic chemical transmission），又称为非定向突触传递。

四、神经递质

神经递质（neurotransmitter）指由突触前神经元合成并释放，能特异性作用于突触后神经元或效应器细胞上的受体，产生一定效应的信息传递物质。在化学突触传递和非突触性化学传递中，都有神经递质的参与。并非所有的神经细胞中存在的化学信息物质都是神经递质，神经递质必须具有下列条件：①在突触前神经元中合成，有合成递质的前体物质和相应酶系统，并能合成递质；②递质存在于突触小泡内，受到适宜刺激时，能从突触前神经元释放出来；③与突触后膜上的受体结合并产生一定的生理效应；④在突触中存在使递质失活的酶或摄取机制；⑤有特异的受体激动剂或拮抗剂，能模拟或拮抗其生理效应。

自从第一个递质乙酰胆碱发现以来，由于研究技术的发展，新的递质不断被发现，按化学性质分类主要分为：①胆碱类，乙酰胆碱；②单胺类，去甲肾上腺素、肾上腺素、多巴胺、5-羟色胺等；③氨基酸类，γ-氨基丁酸、甘氨酸、谷氨酸、门冬氨酸等；④多肽类，下丘脑调节肽、血管升压素、催乳素等；⑤其他，前列腺素、组胺、腺苷、NO 等。根据存在部位可分为外周神经递质和中枢神经递质。

（一）外周神经递质

在外周神经系统中，由传出神经纤维末梢释放的神经递质，称为外周神经递质，主要分为乙酰

胆碱、去甲肾上腺素和肽类三类。

1. 乙酰胆碱 副交感神经与交感神经的节前纤维、副交感神经节后纤维、少部分交感神经节后纤维（支配汗腺与骨骼肌的交感舒血管纤维）及躯体运动神经纤维，均释放乙酰胆碱作为递质。这类神经纤维统称为胆碱能纤维。

2. 去甲肾上腺素 大多数交感神经节后纤维末梢释放去甲肾上腺素，释放去甲肾上腺素作为递质的神经纤维称为肾上腺素能纤维。

3. 肽类 在支配消化道的神经纤维中，除胆碱能纤维和肾上腺素能纤维外，近年来发现存在第三类神经纤维，其神经元胞体位于壁内神经丛中，末梢释放肽类化学物质，如血管活性肠肽、促胃液素等。这类神经纤维称为肽能神经纤维。也有学者认为这类纤维末梢释放的是 ATP 和腺嘌呤类物质，属嘌呤能神经纤维。

（二）中枢神经递质

中枢递质主要分为乙酰胆碱、单胺类、氨基酸类和肽类四类（表 10-5）。

表 10-5 主要的中枢神经递质

名称	主要分布部位	功能特点
①乙酰胆碱	脊髓 脑干网状结构 丘脑 边缘系统	与感觉、运动、学习记忆等活动有关
②单胺类 去甲肾上腺素 多巴胺 5-羟色胺	低位脑干网状结构 多沿黑质-纹状体投射系统分布 主要分布于中缝核	与觉醒、睡眠和情绪活动等有关 为锥体外系的重要递质 与镇痛、睡眠、自主神经功能等活动有关
③氨基酸类 γ-氨基丁酸 甘氨酸 谷氨酸	小脑、大脑皮层 脊髓 大脑皮层和感觉传入系统	为抑制性递质 为抑制性递质 为兴奋性递质
④肽类 下丘脑神经肽 阿片样肽 胃肠肽	下丘脑 脑内 脑内	调节自主神经等活动 调节痛觉 与摄食活动等有关

1. 乙酰胆碱 在中枢神经系统中，释放乙酰胆碱的神经元分布非常广泛，主要是脊髓前角运动神经元、脑干网状结构、丘脑、纹状体、尾状核和海马等部位的某些神经元内含有乙酰胆碱递质，其作用以兴奋为主，为兴奋性递质。它与感觉、运动、学习记忆等活动有关。

2. 单胺类 包括多巴胺（dopamine，DA）、去甲肾上腺素、5-羟色胺和组胺（histamine），具有兴奋和抑制两种作用，但以抑制作用为主。它们分别组成不同的递质系统。①多巴胺：含多巴胺的神经元主要位于黑质，沿黑质-纹状体投射系统分布，在纹状体内储存，主要起抑制效应，为锥体外系的重要递质。②去甲肾上腺素：含去甲肾上腺素的神经元多数位于中脑、脑桥和延髓内。上行纤维投射到大脑皮层，起兴奋作用，与觉醒、睡眠和情绪活动等有关。下行纤维达到侧角和前角，与躯体运动及内脏活动的调节有关。③5-羟色胺：含 5-羟色胺的神经元主要集中于中脑下部、脑桥上部和延髓的中缝核群。其纤维向上投射到纹状体、丘脑、下丘脑和大脑皮层，与镇痛、睡眠、自主神经功能等活动有关。④组胺：组胺神经元胞体位于下丘脑后部结节乳头核区，其纤维分布到大脑皮层和脊髓等中枢系统广泛区域，该递质系统可能与觉醒、性行为、腺垂体分泌、饮水、痛觉调节等有关。

3. 氨基酸类 根据氨基酸类递质对中枢神经系统作用的不同可分为两类：①兴奋性氨基酸，主要有谷氨酸、门冬氨酸。谷氨酸主要位于大脑皮层和感觉传入系统；门冬氨酸多见于视皮层的锥体细胞和多棘星状细胞。②抑制性氨基酸，主要有γ-氨基丁酸、甘氨酸。γ-氨基丁酸主要位于小脑和大脑皮层，甘氨酸主要位于脊髓。γ-氨基丁酸在调节内分泌活动，维持骨骼肌的正常兴奋性及镇痛、抗焦虑等方面都起到重要作用，并参与了睡眠与觉醒等机制。

4. 肽类 在中枢神经系统内，神经元可释放一些多肽物质，起信息传递作用。已经发现的肽类物质主要有阿片肽，包括内啡肽、脑啡肽和强啡肽三类。脑啡肽与阿片受体常相伴存在，在脊髓后角胶质区浓度很高，可能是调节痛觉纤维传入活动的神经递质。脑内还存在脑-肠肽，如胆囊收缩素、血管活性肠肽、促胃液素等。

除递质外，神经元还能合成和释放一些化学物质，它们并不在神经元之间直接起信息传递作用，而是增强或削弱递质的信息传递效应，这类对递质信息传递起调节作用的物质称为神经调质（neuromodulator）。调质所发挥的作用称为调制作用（modulation），如阿片肽对交感末梢释放去甲肾上腺素具有调制作用。由于递质在有的情况下也可起调质的作用，而在另一种情况下调质也可发挥递质的作用，因此两者之间并无明确的界限。

（三）递质的合成、储存、释放和失活

递质的种类很多，其中对乙酰胆碱和去甲肾上腺素研究得比较多，现介绍如下。

1. 乙酰胆碱 是在神经元的胞质内由胆碱和乙酰辅酶 A 在胆碱乙酰化酶的催化作用下合成的。合成后由突触囊泡摄取并储存。当神经兴奋，动作电位到达轴突末梢时，乙酰胆碱被释放出来，与突触后膜相应受体结合，发挥生理作用。乙酰胆碱迅速被突触后膜上胆碱酯酶水解而失活，胆碱酯酶的活性很强，一次神经冲动所释放的乙酰胆碱在几毫秒内被完全分解，分解所产生的乙酸和胆碱进入血液，部分胆碱还可被神经末梢再摄取利用。新斯的明是一种抗胆碱酯酶药物，而有机磷农药是较强的胆碱酯酶抑制剂。

$$胆碱+乙酰辅酶A \xrightarrow{\text{胆碱乙酰辅酶}} 辅酶A+乙酰胆碱 \xrightarrow{\text{胆碱酯酶}} 乙酸+胆碱$$

2. 去甲肾上腺素 肾上腺素能神经元从血液摄取酪氨酸作为合成去甲肾上腺素的原料，经过酪氨酸羟化酶的作用形成多巴，多巴在多巴脱羧酶的作用下合成多巴胺。然后被摄取入突触囊泡，在囊泡内经过多巴胺β羟化酶进一步被催化合成去甲肾上腺素。去甲肾上腺素合成后储存于囊泡内，当神经冲动传到轴突末梢时被释放出来。去甲肾上腺素发挥作用后，70%～80%被突触前神经末梢重新摄取并储存于囊泡内，10%～15%在突触后神经元被儿茶酚胺氧位甲基移位酶（catechol-O-methyltrans-ferase，COMT）和单胺氧化酶（monoamine oxidase，MAO）破坏灭活，另有 5%～10%被血液循环带走，再在肝脏中被破坏灭活。利血平（reserpine）能抑制去甲肾上腺素再摄取进囊泡内和妨碍多巴胺进入囊泡，使囊泡中递质的储存逐渐减少，以致耗竭，神经张力降低，从而导致小动脉舒张，血压降低，所以是临床上常用的降压药。其过程如下：

$$酪氨酸 \xrightarrow{\text{酪氨酸羟化酶}} 多巴 \xrightarrow{\text{多巴脱羧酶}} 多巴胺 \xrightarrow{\text{多巴胺β羟化酶}} 去甲肾上腺素 \xrightarrow[\text{MAO}]{\text{COMT}} 重新摄取 破坏灭活$$

在胞质内　　　　在囊泡内　　　　前膜或间隙

（四）递质的共存

过去一直认为一个神经元内仅合成一种递质，它的全部神经末梢均释放同一种递质，这一现象称为戴尔原则（Dale's principle）。但随着神经组织化学技术的发展，发现一些神经元可以同时释放多种神经递质。在外周，部分腹腔交感神经可同时释放去甲肾上腺素和生长抑素；在中枢，5-羟色胺可与 P 物质同时存在，多巴胺可与胆囊收缩素同时存在等。一个神经元内可以存在两种或多种递质，有时还可共存于一个囊泡内，其末梢可同时释放这两种递质，这称为递质共存（neurotransmitter coexistence）。递质共存的意义在于协调某些生理过程。

五、受体

（一）受体的概念与分类

1. 受体的概念　受体（receptor）是指细胞膜或细胞内能与某些化学物质（递质、调质、激素等）特异性结合并诱发生物效应的特殊生物分子。神经递质必须通过与相应受体结合后才能发挥作用。能与受体特异性结合并产生生物效应的化学物质，称为受体的激动剂（agonist）；能与受体特异性结合，但不产生生物效应的化学物质称为受体的拮抗剂（antagonist）或阻断剂（blocker）。激动剂和拮抗剂两者统称为配体（ligand），但多数情况下配体主要是指激动剂。受体与配体的结合具有结构特异性、饱和性、可逆性、高灵敏度和多样性（同一受体可广泛分布于不同组织；同一组织的不同区域，受体密度不同）。

2. 受体的分类　方法有多种：①根据受体所在位置分为细胞膜受体、胞质受体和胞核受体。②根据结合的配体分类与命名，如以乙酰胆碱为配体的受体称为胆碱能受体，以肾上腺素、去甲肾上腺素为配体的受体称为肾上腺素能受体。同一配体可能有两种或两种以上不同的受体，如乙酰胆碱有烟碱型（N）和毒蕈碱型（M）两种受体；去甲肾上腺素有α受体和β受体。每种受体还有不同的受体亚型。③根据受体分布的突触部位不同而分为突触后膜受体和突触前膜受体，因突触前膜受体能感受神经末梢自身释放递质量的变化，进而调节末梢的递质释放，又称为自身受体。④根据配体和受体结合后的胞内信号途径的不同，膜受体可分为离子通道型受体（即促离子型受体）和 G 蛋白耦联受体（即促代谢型受体）。

3. 受体的调节　受体的数目及与配体结合亲和力可随递质的释放发生变化。若递质释放不足，受体的数量逐渐增加，称为受体的上调（up-regulation）；反之，若递质释放增加，受体的数量逐渐减少，称为受体的下调（down-regulation）。受体的活性增加，或与配体结合的亲和力、反应性也增加（致敏现象），而受体的活性降低，与配体结合的亲和力及反应性下降（脱敏现象）。

（二）神经系统的主要受体

根据受体分布的部位可将受体分为外周神经受体和中枢神经受体。外周神经受体主要分为胆碱能受体和肾上腺素能受体。以下就外周神经受体予以重点介绍。

1. 胆碱能受体　根据药理学特性，胆碱能受体可分为两类，一类能与天然植物中的毒蕈碱结合，称为毒蕈碱受体（muscarinic receptor），简称 M 受体；另一类能与天然植物中的烟碱结合，称为烟碱受体（nicotinic receptor），简称 N 受体。M 受体分布在副交感神经节后纤维和胆碱能交感节后纤维所支配的效应器细胞膜上。乙酰胆碱与 M 受体结合后产生 M 样作用，表现为副交感神经兴奋的效应，具体可有心率减慢，支气管、胃肠道平滑肌、膀胱逼尿肌与瞳孔括约肌收缩，消化腺、汗腺分泌，骨骼肌的血管舒张等。阿托品能与 M 受体结合，从而阻断乙酰胆碱的 M 样作用，临床上常用于解除胃肠道平滑肌痉挛和有机磷农药中毒的特效解毒剂。M 受体已分离出 $M_1 \sim M_5$ 五种亚型，它们均为 G 蛋白耦联受体。N 受体分为 N_1 和 N_2 两种亚型。N_1 受体分布在自主神经节的突触后膜上，又称为神经元型烟碱受体（neuron-type nicotinic receptor）。N_2 受体分布在神经-肌肉接头的终板膜上，又称为肌肉型烟碱受体（muscle-type nicotinic receptor）。产生兴奋性突触后电位和终板电位，导致节后神经元兴奋和骨骼肌兴奋，这种现象称为 N 样作用。六烃季铵可阻断 N_1 受体的作用，十烃季铵可阻断 N_2 受体的作用，筒箭毒碱（tubocurarine）可阻断 N_1 和 N_2 受体的作用。有机磷农药中毒可抑制胆碱酯酶的活性，故用阿托品（atropine）和胆碱酯酶复活剂进行治疗。

2. 肾上腺素能受体　能与肾上腺素或去甲肾上腺素结合的受体称为肾上腺素能受体（adrenergic receptor），主要分为α型肾上腺素能受体（α受体）和β型肾上腺素能受体（β受体）两种。它们主要分布在肾上腺素能神经纤维所支配的效应器上。α受体又分为α_1和α_2两个亚型。α_1受体分布在突触后膜上，简称α受体。α_1受体主要位于平滑肌，产生平滑肌兴奋效应，包括血管收缩（尤其是皮肤、黏膜、胃肠与肾脏等内脏血管）、子宫收缩和扩瞳肌收缩等，这种现象称为α型作用。α_1受体的阻断剂为哌唑嗪（prazosin），产生降压作用，也可用于慢性心功能不全的治疗。α_2受体主要存在于突触前膜，为突触前受体。对突触前膜的释放进行反馈调节。育亨宾（yohimbine）能选择性阻断α_2受体。酚妥拉明（phentolamine）能阻断α_1与α_2受体。β受体可分为β_1、β_2、β_3三个亚型。β_1受体存在于心肌细胞膜上，与去甲肾上腺素结合产生的效应是兴奋，引起心脏的活动加强。此外，在肾脏组织中也有，在肾脏组织中能传导兴奋，促进肾素分泌。β_1受体的阻断剂是美托洛尔（metoprolol）。临床上治疗心绞痛伴有肺通气不畅的患者时，应选用β_1受体阻断剂。β_2受体主要分布在血管的平滑肌上。去甲肾上腺素与β_2受体结合主要产生抑制性效应，引起骨骼肌血管、腹腔内脏血管、胃肠道、支气管、子宫平滑肌及膀胱逼尿肌舒张。β_2受体的阻断剂是丁氧胺（butoxamine）。β_1和β_2受体阻断剂是普萘洛尔（propranolol）。β_3受体主要分布于脂肪组织，与脂肪分解有关。由于β受体兴奋所出现的心脏、血管、胃肠道、支气管、子宫平滑肌及逼尿肌等效应，统称为β型作用。

普萘洛尔能阻断β_1受体降低心肌的代谢，可用于治疗心绞痛和心动过速。但它同时又能阻断β_2受体，引起支气管痉挛，故不宜用于伴有呼吸系统疾病的患者。

肾上腺素受体的分布极为广泛，在周围神经系统，多数交感节后纤维末梢到达的效应细胞膜上都有肾上腺素受体，但有些效应器只有α受体或β受体，有些既有α受体又有β受体。当去甲肾上腺素与效应器受体结合后，有的产生兴奋效应，有的产生抑制效应，这就是由于在效应器上分布有不同受体的缘故。

3. 中枢神经受体　中枢神经内的递质种类很多，相应的受体也多。除胆碱能的 M 受体和 N 受体，肾上腺素能的α受体和β受体外，还有多巴胺受体、5-羟色胺受体、γ-氨基丁酸受体、甘氨酸受体和阿片受体等。多巴胺受体分为 D_1、D_2、D_3、D_4、D_5 五种亚型。5-羟色胺受体有 $5-HT_1$、$5-HT_2$、$5-HT_3$、$5-HT_4$、$5-HT_5$、$5-HT_6$、$5-HT_7$ 七种亚型。γ-氨基丁酸受体分为 A、B 两种。阿片受体有μ、κ、δ三种。中枢内受体也有相应的阻断剂，如纳洛酮（naloxone）能阻断阿片受体等。中枢神经系统内的受体种类很多，有些受体又分出多个亚型，作用和分布非常复杂，许多问题还在继续研究之中。

第三节　中枢神经系统活动的一般规律

中枢神经系统神经元数以亿计，联系极为复杂，但在进行某一生理功能时，还是通过神经元的联系，按一定的规律来完成。神经系统对机体功能调节的基本方式是通过反射来实现，反射的结构基础是反射弧。

一、反射中枢

反射中枢（reflex center）是指在中枢神经系统内参与调节某一特定生理功能的神经细胞群。它们分布在中枢神经系统的各个部位。反射中枢的范围可以相差很大。一般来说，较简单的反射活动，参与的中枢范围较为狭窄，如膝跳反射的中枢在脊髓的腰段，角膜反射的中枢在脑桥。但要完成一个复杂的反射活动，参与的中枢范围很广，如调节呼吸运动的中枢分布在延髓、脑桥及下丘脑、大脑皮层。在反射中枢中，起主导作用的部分称为基本中枢。例如，调节心血管功能的基本中枢在延髓，调节体温的基本中枢在下丘脑。要完成一个反射，除基本中枢外，还需要其他中枢的参与，以使基本中枢的调节更趋完善。反射中枢内各种神经元之间有着复杂的结构和功能联系。传入神经和传出神经之间只有一个突触联系的反射弧为单突触反射弧。通过单突触反射弧所完成的反射称为单突触反射。机体内唯一的单突触反射是腱反射。传入神经和传出神经之间有两个以上突触联系的反射弧为多突触反射弧。通过多突触反射弧所完成的反射称为多突触反射。屈肌反射是典型的多突触反射。

二、中枢神经元的联系方式

中枢神经系统内，神经元数目巨大，仅以中间神经元组成的大脑皮层来说，就估计有140亿，神经元相互之间的联系既广泛又复杂，但基本的连接方式有以下几种（图10-11）。

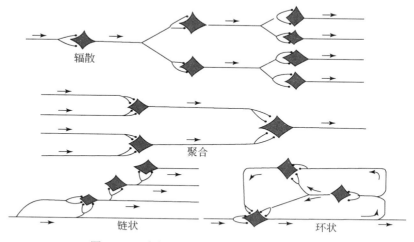

图 10-11　中枢神经元之间的联系方式示意图

1. 单线式　一个神经元轴突仅与一个突触后神经元发生联系，称为单线式联系。例如，视网膜中央凹处的一个视锥细胞只与一个双极细胞发生突触联系，而双极细胞也只与一个神经节细胞形成突触联系，这种联系可使视锥细胞具有较高的分辨能力，保持突触传递的精确性。

2. 辐散式　一个神经元轴突可通过其分支与许多神经元建立突触联系，称为辐散式联系。例如，传入神经的轴突末梢进入中枢神经系统后，与其他神经元发生突触联系多以辐散式为主，所以在感觉传导途径上多见这种联系方式。它通过一个神经元兴奋可使许多神经元同时兴奋或抑制，从而扩大其影响的范围。

3. 聚合式　多个神经元轴突末梢与一个神经元胞体或树突建立突触联系，称为聚合式联系。这种联系可以使许多神经元的作用集中到一个神经元，使神经元发生兴奋或抑制总和。也可以使不同生理功能神经元作用于一个神经元，对神经元的活动起调节作用。在神经系统传出通路中常以聚合形式为主。

4. 环路式　一个神经元通过轴突侧支与中间神经元联系，中间神经元反过来再与该神经元发生突触联系，构成闭合的环路。这种联系是完成反馈作用的结构基础。其意义在于：一方面可能由于反复的兴奋反馈，使兴奋得到效应上的增强和时间上的延续，实现正反馈作用，引起后放现象；另一方面可能由于回返的抑制性反馈，在时间上使活动及时终止，实现负反馈调节，使兴奋及时终止。

5. 链锁式　神经元一个接一个地联系，同时都有侧支传出冲动，称为链锁式联系。它可在空间上加强扩大或时间上延长作用范围。

三、兴奋传递的特征

中枢神经系统神经元之间的信息传递是通过突触来完成的。由于突触结构和化学递质参与等因素的影响，使突触之间的信息传递比神经纤维的兴奋传导复杂得多。主要表现为以下几个方面的特征。

1. 单向传递　在中枢内，兴奋只能由突触前神经元传到突触后神经元，不能反向传递，这一现象称为单向传递（one-way transfer）。因为突触后膜不能合成、释放神经递质，所以不能逆向传递。突触前膜虽有受体，但主要起调节突触前神经递质释放的作用。这就使兴奋沿一定方向传递，保证了神经系统活动有规律地进行。电突触传递则不同，由于其结构无极性，因而兴奋可双向传递。

2. 中枢延搁　兴奋通过突触传递较慢，历时较长的现象，称为中枢延搁（central delay）。因为突触传递要经历递质的合成、释放、扩散与突触后膜受体结合、发生效应等环节，故需要一定的时间。据测定，兴奋通过一个突触所需的时间为 0.3～0.5ms。中枢存在许多中间神经元，反射活动经过中枢时，与中间神经元发生联系，故要经过若干个突触。因此，反射进行过程中通过的突触数越多，中枢延搁所耗时间就越长。从刺激作用于感受器到反射活动出现所需的时间称为反射时。反射时的长短取决于反射过程中突触接替的次数。另外反射中枢的兴奋状态变化时，可以引起反射时的改变。

3. 总和　兴奋性突触后电位和抑制性突触后电位均可发生总和。总和分为时间总和及空间总和两种。前一次冲动引起的突触后电位与相继传来的冲动所引起的突触后电位可以相加，称为时间总和（temporal summation）。一个突触后神经元同时或几乎同时接受不同轴突末梢传来的冲动所产生的突触后电位相加，称为空间总和（spatial summation）。在反射活动中，若兴奋产生的兴奋性突触后电位去极化总和达到阈电位，即可暴发动作电位。中枢兴奋的总和也就是兴奋性突触后电位的总和。同理，抑制性突触后电位也可以产生总和。

4. 兴奋节律的改变　在反射活动中，传出神经发出的冲动频率往往与传入神经上的冲动频率不同。这是因为传出神经元的兴奋节律不仅受传入冲动频率影响，还与其自身功能状态和中间神经元的功能状态及联系方式不同有关。

5. 后放　在有些反射活动中，传入神经刺激停止后，传出神经仍可在一定时间内继续发放冲动，这种现象称为后放（after discharge）。中枢内环路式连接是后放产生的结构基础。此外，在效应器发生反应时，效应器本身的感受器（如骨骼肌中的肌梭）又受到刺激，其冲动又可经传入神经传到中枢，这也是产生后放的原因之一。

6. 对内环境变化的敏感性和易疲劳性　在中枢内突触之间的兴奋传递容易受到内环境变化，如缺氧、CO_2 过多、pH 改变及一些药物等的影响。例如士的宁（strychnine）可使神经递质的释放量减少；咖啡因（caffeine）则使神经递质的释放量增加。

如果突触前神经元连续受到较高频率的刺激时，突触后神经元发放冲动次数会减少，这一现象称为突触传递的疲劳。由于化学突触传递需要递质的合成、释放过程，如果连续刺激突触前神经元，有可能引起中枢递质耗竭。易疲劳性是防止中枢神经系统过度兴奋的一种保护性机制。

四、中枢抑制

在反射活动中，中枢内既有兴奋又有抑制。正常的神经活动是由于兴奋和抑制协调统一而完成的。如当机体运动，屈肌兴奋收缩时，伸肌被抑制而舒张，这样动作才能完成。中枢抑制有利于调整神经中枢兴奋的强度和广度，使反射活动适度、有效，并且使反射准确、协调。中枢抑制产生的部位主要在突触，根据抑制效应在突触中发生的部位不同，将中枢抑制分为突触后抑制和突触前抑制。

（一）突触后抑制

突触后抑制（postsynaptic inhibition）是由抑制性中间神经元引起的一种抑制。在中枢神经系统中存在着大量抑制性中间神经元，当它兴奋时其轴突末梢释放抑制性递质，作用于突触后膜，使突触后膜超极化，形成抑制性突触后电位，从而使突触后神经元呈现抑制状态。根据抑制性中间神经元的功能和联系方式的不同，可将突触后抑制分为传入侧支性抑制和回返性抑制。

1. 传入侧支性抑制　一个传入神经元兴奋一个中枢神经元的同时，经侧支兴奋另一个抑制性中间神经元，进而使另一个神经元抑制，称为传入侧支性抑制（afferent collateral inhibition）或交互抑制（reciprocal inhibition）。例如，伸肌的肌梭传入纤维进入中枢后，一方面兴奋伸肌运动神经元，引起牵张反射，同时发出侧支，兴奋一个抑制性中间神经元，抑制性中间神经元再发出纤维抑制相应的屈肌。"交互抑制"就属于这种形式的抑制。这种抑制使相互拮抗的两个中枢之间的活动协调一致，从而保证反射活动顺利进行（图 10-12）。

2. 回返性抑制 兴奋从中枢发出后，通过反馈环路，再抑制原先发动兴奋的神经元及邻近的其他神经元，这种抑制称为回返性抑制（recurrent inhibition）。脊髓前角运动神经元和闰绍细胞之间的联系，就是这种抑制方式。当支配闰绍细胞的运动神经元兴奋时，闰绍细胞被兴奋，它反过来抑制运动神经元的兴奋。这种负反馈的抑制可使运动神经元的兴奋活动及时中止，并促使同一中枢神经元之间的活动步调一致（图 10-13）。例如，破伤风的发病就是由于破伤风梭菌破坏闰绍细胞，阻止抑制性递质的释放，从而通过阻断回返性抑制，使屈肌强烈收缩造成强直痉挛，表现为伤口附近肌肉痉挛；咀嚼肌痉挛引起牙关紧闭和吞咽困难；躯干及四肢肌肉强直呈特有的角弓反张体征；膈肌痉挛。

图 10-12　传入侧支性抑制模式图　　　　　　图 10-13　回返性抑制模式图

突触后抑制在中枢神经系统内普遍存在，尤其在运动传出通路上多见，它能使传出效应灵活多样，从而更好地适应环境的变化。

（二）突触前抑制

突触前抑制（presynaptic inhibition）主要通过轴-轴式的突触活动，使突触前膜的兴奋性递质释放量减少，从而引起突触后神经元产生抑制效应的一种形式。如图 10-14 所示，神经元的轴突 1 与神经元的胞体 3 形成轴突-胞体型突触。神经元的轴突 1 兴奋时，胞体 3 产生兴奋性突触后电位。神经元轴突 1 与神经元轴突 2 形成轴-轴突触。神经元轴突 2 先兴奋，轴突 1 再兴奋时，由于轴突 1 膜电位减小，产生的动作电位幅值小，释放的兴奋性递质减少，胞体 3 产生的兴奋性突触后电位减小或不能产生，突触后神经元不易暴发动作电位，而呈现抑制效应。因为抑制是发生在突触前膜，故称为突触前抑制，多见于感觉传入途径。它可控制从外周传入中枢的感觉信息，使感觉更加清晰和集中。目前认为神经

图 10-14　突触前抑制模式图

A. 刺激轴突 1 时，胞体 3 产生 10mV 的兴奋性突触后电位；B. 先刺激轴突 2，再刺激轴突 1 时，胞体 3 产生 5mV 的兴奋性突触后电位

元轴突 2 释放的神经递质是γ-氨基丁酸，它可使神经元轴突 1 去极化，膜电位减小。由于突触前抑制是在多个突触结构上形成的，所以它的潜伏期长，持续时间也长。在中枢内突触前抑制广泛存在于感觉传入系统的各级转换站。此外，皮层脑干下行束也可发出侧支到感觉传导束，与之形成轴-轴突触，对感觉传导束进行突触前抑制。

兴奋和抑制是中枢神经系统两种最基本的活动过程。兴奋和抑制既对立又统一，从而使反射活动能够协调、有序地进行。两者在空间、时间和强度上当配合而又互相制约、如果中枢抑制受到破坏，则反射活动就不能协调。

第四节　神经系统的感觉功能

机体内、外环境的各种刺激，由不同的感受器所感受，被转换成相应的神经冲动，再通过特定的神经通路传向中枢，经过中枢神经系统的整合，产生相应的感觉（sensation）。

一、感觉传导通路

躯体感觉的传入一般经过三级神经元接替。第一级神经元是从躯体的各种感受器到脊髓或脑干，其胞体位于脊神经节或脑神经节内；第二级神经元是从脊髓或脑干的神经核到丘脑，胞体位于脊髓后角；第三级神经元是从丘脑的神经核团到大脑皮层，胞体位于丘脑。其主要过程如下

$$\text{躯体感觉} \xrightarrow[\text{第1级}]{\text{传导通路}} \text{脊髓或脑干} \xrightarrow[\text{第2级}]{} \text{丘脑核团} \xrightarrow[\text{第3级}]{\text{感觉投射系统}} \text{大脑皮质代表区} \xrightarrow[\text{整合}]{} \text{产生感觉}$$

（一）浅感觉和深感觉传导通路

由脊髓上传到大脑皮层的感觉传导路径可分为两大类：①浅感觉传导路径，传导痛觉、温度觉和触-压觉，其传入神经经后根进入脊髓，在脊髓后角更换神经元后，再发出纤维在中央管前交叉到对侧，上行形成脊髓丘脑侧束（传导痛、温觉）和脊髓丘脑前束（传导触-压觉），至丘脑更换神经元，然后发出丘脑皮质束，分别到达中央后回上 2/3 区及旁中央小叶；②深感觉传导路径，传导肌肉本体觉和深部压觉，其传入神经经后根进入脊髓，在脊髓同侧后索中上行，形成薄束和楔束，到延髓下部的薄束核和楔束核内换元，发出纤维交叉到对侧形成内侧丘系，在丘脑更换神经元后发出丘脑皮质束，到达中央后回中上部及旁中央小叶。因此，浅感觉的传导路径是先交叉再上行，而深感觉传导路径是先上行再交叉。脊髓半离断、脊髓空洞症的患者的浅感觉障碍出现在离断的对侧，而深感觉障碍出现在离断的同侧（图 10-15）。

图 10-15　躯干感觉传导通路（A）和感觉通路的横断面（B）示意图
S：骶；L：腰；T：胸；C：颈

（二）丘脑的核团

除嗅觉以外，全身大部分感觉冲动都在丘脑更换神经元，最后到达大脑皮层。丘脑的各种细胞群依照它们的功能不同大体上可分为三类。

1. 第一类细胞群 称为感觉接替核（sensory relay nuclei），它们接受除嗅觉外所有的感觉投射纤维，换元后投射到大脑皮层感觉区，是特异性感觉传入系统的换元站。腹后外侧核为躯体感觉的接替核；腹后内侧核为头面部感觉的接替核；内侧膝状体为听觉的接替核；外侧膝状体为视觉的接替核。

2. 第二类细胞群 称为联络核（associated nuclei），它们不直接接受感觉的投射纤维，但接受丘脑感觉接替核和其他皮层下中枢来的纤维，换元后发出纤维投射到大脑皮层的某一特定区域。例如，丘脑外侧腹核接受小脑、苍白球来的纤维，换元后投射到大脑皮层运动区，参与皮层对肌肉运动的调节等。

3. 第三类细胞群 称为非特异投射核（nonspecific nuclei），它们靠近中线的内髓板以内的各种结构，主要是髓板内核群，包括中央中核、束旁核、中央外侧核等。它不与大脑皮层直接联系，通过多突触接替，弥散地投射到整个大脑皮层，维持其兴奋状态。

（三）感觉投射系统

根据丘脑各部分向大脑皮层投射特征的不同，可把丘脑的投射系统分为特异性投射系统和非特异性投射系统（图 10-16）。

1. 特异投射系统 指从丘脑感觉接替核发出的纤维投向大脑皮层的特定区域，具有点对点的投射关系的投射系统，称为特异性投射系统（specific projection system）。投射纤维主要终止于大脑皮层的第四层，与该层内神经元形成突触联系，引起特定感觉。另外，其投射纤维通过若干中间神经元接替，与大锥体细胞形成突触联系，并激发大脑皮层发出传出冲动。通过联络核投射到大脑皮层的部分，不引起特定的感觉，但在大脑皮层有特定的区域，所以也属于特异性投射系统。

2. 非特异投射系统 指丘脑的髓板内核群弥散地投射到大脑皮层广泛区域的非专一性投射系统，称为非特异投射系统（nonspecific projection system）。它是各种不同感觉的共同上行通路。当感觉冲动进入脑干网状结构后，由于经过网状结构神经元的错综复杂的联系并弥散投射到大脑皮层的各层，而且没有点对点的关系，所以没有严格的定位性特征，失去了感

图 10-16　特异性投射系统和非特异性投射系统
网状区代表脑干网状结构；实线代表特异投射系统；虚线代表非特异投射系统；数字代表传导通路的三级神经元所在部位

皮层感觉区
背内核
后腹核
后腹核
内侧膝状体
听神经
①
②
③
坐骨神经

觉的特异性，因此不产生特定的感觉。其上行纤维进入皮层后，以游离末梢的形式与皮层神经元的树突构成突触联系，通过维持、改变大脑皮层的兴奋性，使机体处于觉醒状态，故又称为网状结构上行激动系统（ascending reticular activating system，ARAS）。由于非特异性投射系统在脑干网状结构中多次换元，突触较多，因而易受药物等因素影响。一些麻醉药、催眠药（如巴比妥类）可能就是由于抑制了网状结构上行激动系统而起作用的。将二者的结构和功能特征进行归纳比较见表 10-6。

表 10-6　特异性和非特异性投射系统的结构和功能特征比较

类别	特异性投射系统	非特异性投射系统
纤维起源	主要来自特异接替核、联络核	主要来自非特异投射核
换元数目	多为三级换元	多次、反复换元
皮层联系	大脑皮层特定区域	大脑皮层广泛区域
投射特点	点对点的投射	弥散投射、无明确对应关系
生理功能	形成特定感觉；激发相应的运动；参与各种感觉在丘脑和大脑皮层的联系和协调	改变大脑皮层的兴奋状态，维持机体较长时间的觉醒
药物作用	不易受麻醉药物的影响	易受麻醉药物的影响
受损后表现	丧失特定感觉，但保持清醒	切断相应传导纤维后，动物处于昏睡状态

二、大脑皮层的感觉代表区

各种感觉传入冲动最后到达大脑皮层，通过大脑皮层的分析和综合产生各种感觉，因此，大脑皮层是感觉产生的最高级中枢。特异性投射系统在大脑皮层上的投射区称为皮层感觉区。不同性质的感觉投射到大脑皮层的不同区域。

（一）躯体感觉代表区

从丘脑后腹核携带的躯体感觉信息经特异性投射系统投射到大脑皮层的特定区域，该区域称为躯体感觉代表区（somatic sensory area），主要包括体表感觉区和本体感觉区。

1. 体表感觉代表区　分为第一感觉区和第二感觉区。

（1）第一感觉区：中央后回的 3-1-2 区是全身体表感觉的主要投射区，称为第一体表感觉区。其感觉投射规律如下：①躯体感觉传入向皮层的投射是交叉性的，即一侧体表感觉投射到对侧的相应区域，但头面部感觉的投射是双侧性的；②投射区具有一定的精确定位，并呈倒置安排，即下肢代表区在顶部，上肢代表区在中间，头面部代表区在底部，但头面部代表区内部的安排是正立的；③投射区的大小与感觉分辨的精细程度成正比，如大拇指和食指的代表区面积比躯干代表区的面积还要大（图 10-17）。灵敏部位具有大量的感受装置，皮层与其相联系的神经元数量也必然较多，这种结构特点有利于进行精细的感觉分析。

图 10-17　大脑皮层体表感觉和躯体运动功能代表区示意图

A.皮层感觉区；B.皮层运动区

（2）第二感觉区：在人及猫、猴等高等动物中还存在第二体表感觉区，其全部面积远比第一体表感觉区小。人脑的第二体表感觉区位于中央前回与岛叶之间，它的投射也有一定的空间分布，但有较大程度的重叠，代表区不如中央后回那么完善和具体，而且分布安排属于正立而不是倒置，投射呈双侧性。第二体表感觉区较原始，定位较差，感觉分析粗糙，产生麻木感等。有人认为，第二体表感觉区与痛觉有关。

2. 本体感觉代表区 本体感觉（proprioception）是指肌肉、关节等的运动觉与位置觉。中央前回即 4 区，既是运动区，又是肌肉本体感觉投射的代表区。刺激人脑中央前回，能引起受试者欲进行肢体运动的主观感觉，切除该区可引起反射性运动障碍。

（二）内脏感觉代表区

内脏感觉投射的范围比较弥散，并与体表感觉区有一定的重叠。例如，当刺激一侧内脏大神经时，可以在对侧第一和第二体表感觉区的躯体感觉代表区引出诱发电位；刺激盆神经的传入纤维可在下肢体表感觉代表区引出皮层诱发电位；刺激第二感觉区及其邻近部位会产生味觉、恶心或排便感等。第二体表感觉区及运动辅助区与内脏感觉有关。此外，边缘系统的皮层部位也是内脏感觉的投射区。

（三）特殊感觉代表区

1. 视觉区 视觉代表区位于枕叶皮层，具体部位在皮层内侧面的距状沟上下两缘。左侧枕叶皮层接受左眼的颞侧视网膜和右眼的鼻侧视网膜的传入纤维投射，右侧枕叶皮层接受右眼的颞侧视网膜和左眼的鼻侧视网膜的传入纤维投射。视网膜中央部黄斑区投射到距状沟的后部，周边区投射到距状沟的前部。视网膜的上半部投射到距状沟的上缘，视网膜的下半部投射到距状沟的下缘。

2. 听觉区 人的听觉代表区位于颞横回和颞上回（41 区、42 区）。其投射是双侧性的，但以对侧为主，即一侧皮层代表区与双侧耳蜗感受器有联系，因此，一侧代表区受损对听觉影响不明显。耳蜗底部的高频声感投射到前部；耳蜗顶部的低频声感投射到后部。

3. 嗅觉区 嗅觉在大脑皮层的投射区随着进化而缩小，在高等动物只有边缘叶的前底部区域（包括梨状区皮层的前部、杏仁核的一部分）与嗅觉功能有关。

4. 味觉区 味觉投射区在中央后回头面部感觉投射区的下侧，即相当于脑岛顶叶的盖区。

三、痛觉

痛觉（pain）是由伤害性刺激作用于机体所引起的主观感觉，常伴有情绪不愉快和自主神经系统反应，属于生理心理活动关联现象。疼痛是一种警示信号，对机体有保护意义。疼痛是最常见的临床症状，研究痛觉产生的规律及其机制对临床诊断、解除疼痛和提高生命质量具有重要意义。

（一）痛觉的产生与致痛物质

1. 痛觉的产生 伤害性感受器（nociceptor）广泛地分布于皮肤、肌肉、关节和内脏器官，是脊髓背根神经节和三叉神经节中初级感觉神经元的游离末梢。伤害性感受器最显著的特点：①缺乏适宜刺激，任何形式和性质的刺激只要达到伤害阈值即可使之兴奋；②不易出现适应现象，反复刺激下其敏感性不发生减退或消失。由于伤害性感受器特异性不强，所以对电、机械与化学能量等刺激均能够发生疼痛反应。此外，温热性刺激也可以引起痛觉，但其感受器阈值比伤害性感受器兴奋阈值高 100 倍以上，所以敏感性较差。根据神经纤维特性的不同，伤害感受器可分为多种类型（表 10-7）。

表 10-7　伤害感受器的分类

伤害感受器类型	有效刺激
A_δ机械性	皮肤机械损伤、肌肉强挤压、关节过度扭转
A_δ多觉性	皮肤机械损伤及灼热
A_δ内脏伤害性	内脏强烈机械膨胀、牵拉、灼热
C 多觉性	皮肤伤害性机械、热、冷、化学损伤
C 机械性	皮肤机械损伤、肌肉强挤压、关节过度扭转
C 内脏伤害性	内脏牵拉、灼热和有害化学刺激
C 化学性	肌肉有害化学刺激
III和IV多觉性	肌肉重压和伤害性热

2.致痛物质　是产生痛觉的重要物质基础。目前以化学性刺激学说最受关注，认为伤害性感受器是一种化学感受器。在外伤、炎症、缺血、缺氧等伤害性刺激的作用下，由损伤组织局部合成、释放一些致痛化学物质，如 H^+、K^+、5-羟色胺、组胺、缓激肽、P 物质、前列腺素、白三烯、血栓素与血小板激活因子等，当致痛物质达到一定浓度时，使伤害性感受器发生电位变化而产生痛觉传入冲动，到达皮层引起痛觉。痛觉根据伤害性刺激发生的部位分为躯体痛和内脏痛，躯体痛又分为体表痛和深部痛。

（二）躯体痛

1. 体表痛　发生在体表的疼痛感觉称为体表痛（又称皮肤痛）。伤害性刺激作用于体表时，可先出现快痛（fast pain），后出现慢痛（slow pain）两种性质的痛觉。

快痛的特点：①产生与消失迅速；②定位清楚；③性质多为尖锐的刺痛；④常伴有反射性屈肌收缩；⑤吗啡类药物止痛作用不明显。

慢痛的特点：①产生与消失缓慢，有长时间的后作用；②定位不清楚；③性质多为烧灼样痛；④常伴有情绪反应和心血管、呼吸变化；⑤吗啡类药物止痛作用明显。

在外伤时，快痛和慢痛是相继出现的，不易明确区分。皮肤有炎症时，常以慢痛为主。此外，深部组织（如骨膜、韧带和肌肉等）和内脏的痛觉，一般也表现为慢痛。体表痛的二重性提示在痛觉传导上存在着传导速度不同的两类神经纤维。快痛由较粗的、传导速度较快的 A_δ 纤维传导，其兴奋阈较低；而慢痛则由无髓鞘、传导速度较慢的 C 纤维传导，其兴奋阈较高。快痛主要是经特异投射系统传导到大脑皮层的第一和第二感觉区，引起特定痛觉；而慢痛主要经非特异投射系统传导到大脑皮层第二感觉区和边缘系统，引起定位不明确的痛觉。

2. 深部痛　发生在躯体深部组织，如关节、骨膜、韧带和肌肉等部位的痛觉称为深部痛。深部痛多表现为慢痛性质，定位不清，伴有恶心、出汗、心悸和血压变化等自主神经系统反应。深部痛觉的致痛物质常由于局部炎症、痉挛、缺血等导致其释放，刺激了痛觉感受器而引起痛感。深部痛可由于疼痛使局部组织的病理变化进一步加剧，而出现恶性循环。

（三）内脏痛与牵涉痛

1. 内脏痛　内脏组织因牵拉、缺血、炎症、平滑肌痉挛或化学刺激等引起的疼痛，称为内脏痛（visceral pain）。它是临床上常见的症状之一，与体表痛有所不同。内脏中感觉感受器数量相对较少，所以定位不精确，对刺激的分辨能力差，内脏痛主要表现为慢痛，疼痛发生缓慢，持续时间长。能使皮肤致痛的刺激，如切割、烧灼等，作用于内脏一般不产生疼痛。但内脏对机械性牵拉（如手术中牵拉胃肠）、缺血、痉挛、炎症等刺激较为敏感，往往引起剧烈的疼痛。如结石引起的胆管或输尿管痉挛性收缩，或心肌缺血、胆囊炎等，都会产生剧痛。大部分内脏的传入纤维由交感神经传入纤维传入，而食管、气管、部分盆腔脏器的传入纤维由副交感（迷走神经、盆神经）传入纤维传入。还有一种内脏痛是由于体腔壁层浆膜（胸膜、腹膜、心包膜）受到刺激时产生的疼痛，称为体腔壁痛（parietal pain）。这种疼痛与躯体痛相似，由躯体神经，如膈神经、肋间神经和腰上部脊神经传入。内脏痛常伴随不愉快情绪反应及呼吸、血压等变化，可引起牵涉痛。内脏痛与体表痛有明显不同，二者的比较见表 10-8。

表 10-8　体表痛和内脏痛的比较

类别	体表痛	内脏痛
定义	伤害刺激作用体表引起的疼痛	内脏组织受刺激等引起的疼痛
刺激	对切割、烧灼敏感	对机械牵拉、缺血、痉挛和炎症敏感
感受器	无髓或有髓神经末梢、分布密	无髓神经末梢、分布稀
传入纤维	躯体痛觉传入纤维，每根神经感受区狭窄，按皮节分布	多种传入途径，并入交感和副交感神经中，每根神经分布区广，不按皮节分布
中枢	第一感觉区、第二感觉区、边缘叶	大脑皮层边缘叶、第二感觉区
性质	产生较快，持续较短，定位精确，对刺激分辨力较强（意识感觉强），与情绪反应不密切	缓慢，持续，定位不精确，对刺激分辨力差（意识感觉差），与情绪反应关系密切，可以出现牵涉痛

2.牵涉痛　某些内脏疾病常出现远隔的体表部位疼痛或痛觉过敏，这种现象称为牵涉痛（referred pain）。例如，心肌缺血时可引起心前区、左肩、左上臂尺侧疼痛；胆囊有病变时，右肩会出现疼痛；阑尾炎时，常感上腹部或脐部疼痛；肾结石时腹股沟区可出现疼痛；胃、胰腺的病变会有左上腹、肩胛区的疼痛。躯体深部痛也有牵涉痛的表现。由于牵涉痛的体表放射部位比较固定，许多疾病在早期仅有牵涉痛的临床表现，所以在临床上常提示某些疾病的发生（图 10-18）。

图 10-18　内脏疾病与牵涉痛体表特定部位的示意图

关于发生牵涉痛的原因还不是很清楚。通常用会聚学说来解释，即认为发生牵涉痛的体表部位和患病内脏的传入神经由同一脊神经后根进入脊髓。内脏和皮肤的第一级传入神经元，按汇合的原则会聚在脊髓后角同一第二级神经元上，由于大脑皮层感觉区习惯于识别来自体表的刺激，所以对来自内脏的刺激误认为来自皮肤，产生类似皮肤的痛觉。牵涉痛也有用易化学说来解释的，这一学说认为，患病内脏的痛觉信息传入提高了邻近躯体感觉神经元的兴奋性，使它对体表传入冲动产生

图 10-19　牵涉痛的会聚学说和易化学说示意图

易化作用，即痛觉过敏，平常不引起痛觉的躯体传入也能引起痛觉（图 10-19）。

（四）中医针刺镇痛

针刺机体某些相应穴位能够使疼痛减轻或消失的现象，称为针刺镇痛（acupuncture analgesia）。针刺镇痛是针刺的众多效应之一，实验证明：针刺足三里穴可以抑制由于胃肠平滑肌痉挛引起的腹痛；针刺合谷穴可以使皮肤痛阈提高 80%～100%。对于某些头痛、压痛等疼痛性疾病，针刺治疗表现出较好的止痛效果。在中西医结合临床外科中应用针刺麻醉，能够使患者在清醒状态下进行手术，并展示出良好的镇痛效果。

关于针刺镇痛原理研究，目前虽然还没有能够从根本上予以阐明，但已经提出了一些重要假说，主要的观点多集中在针刺改变了中枢神经系统内源性痛觉调制系统的激活机制，从而产生镇痛作用。中枢内既有内源性痛觉调制结构部位，又有参与镇痛的不同递质或调质，分别在中枢神经系统的不同水平与伤害性刺激传入信息相互作用，抑制伤害性刺激信息的感受与传递，从而产生镇痛效应。

参与介导针刺镇痛作用的递质或调质，可归纳为阿片肽与单胺类两种系统：①内源性阿片肽（内啡肽、脑啡肽与强啡肽等）；②单胺类递质（5-羟色胺、去甲肾上腺素、多巴胺等）。另外，乙酰胆碱、γ-氨基丁酸、催产素、神经降压素和 P 物质等与针刺镇痛也有着密切联系。

第五节　神经系统对姿势和运动的调节

运动是人和动物最基本的功能之一。人体的姿势和躯体运动都是以骨骼肌活动为基础的，而骨骼肌的舒缩活动、不同肌群之间的相互协调，有赖于神经系统各级中枢的调节。

一、脊髓对躯体运动的调节

在脊髓前角和绝大多数脑神经核内（脑干除第 Ⅰ、Ⅱ 和Ⅷ对脑神经核外）存在大量运动神经元。它们接受来自躯干四肢和头面部皮肤、肌肉和关节等处的外周传入信息，同时也接受从脑干到大脑皮层各级高位中枢的下传信息，产生反射传出冲动，直达所支配的骨骼肌，因此它们是躯体运动反射的最后公路（final common path）。脊髓是躯体运动反射的最后公路，但作为调节躯体运动的最基本中枢，脊髓也可单独完成一些简单的反射。因此，脊髓包括两个方面的功能：传导和反射功能。

（一）脊髓的运动神经元与运动单位

脊髓前角存在大量运动神经元，主要有三类运动神经元，它们经前根离开脊髓后直达所支配的肌肉。

1. α-运动神经元和运动单位　α-运动神经元发出的 A_α 传出纤维末梢分出许多小支，每一小支支配一根骨骼肌纤维。由一个运动神经元及其所支配的全部肌纤维构成的功能单位，称为运动单位（motor unit）。运动单位的大小根据功能的不同有很大的差别：①小运动单位有利于所支配的肌肉进行精细运动，如一个眼外肌运动神经元只支配 10 根左右的肌纤维；②大运动单位有利于产生巨大的肌张力，如一个四肢肌肉的运动神经元所支配的肌纤维数目可达 2000 根左右。同一个运动单位的肌纤维，可以和其他运动单位的肌纤维交叉分布，以维持肌肉收缩的协调和均衡。

2. γ-运动神经元和β-运动神经元　γ-运动神经元发出的 A_γ 传出纤维分布于肌梭内的梭内肌纤维

两端的收缩成分上，支配骨骼肌的梭内肌纤维。γ-运动神经元兴奋性较高，常以较高频率持续放电，其主要功能是调节肌梭对牵张刺激的敏感性。α-运动神经元和γ-运动神经元末梢都是释放乙酰胆碱作为神经递质。另一种运动神经元是β-运动神经元，它对梭内肌、梭外肌纤维均有支配。

（二）脊休克

脊髓是中枢神经系统的低级部位。通过脊髓能完成一些比较简单的反射。但脊髓的活动受到高位中枢的影响。要研究脊髓单独的反射功能，必须排除高位中枢对其活动的影响。通常采用的方法就是在脊髓与延髓之间将其断离。但为了保持动物的自主呼吸功能，通常是在第5颈椎水平将动物的脊髓切断，以保留膈神经对膈肌呼吸运动的传出支配。这种只保留脊髓的动物称为脊髓动物。当脊髓与高位脑中枢突然离断后，断面以下的脊髓反射活动将暂时丧失，进入无反应状态，这种现象称为脊髓休克（spinal shock），简称脊休克。

脊休克的主要表现为横断面以下脊髓所支配的骨骼肌反射消失，肌紧张减弱甚至消失，外周血管扩张，血压下降，发汗反射消失，直肠和膀胱中粪、尿潴留，排便、排尿反射丧失。脊休克经过一段时间后，脊髓反射可逐渐恢复，恢复速度与动物的进化程度有关。低等动物如蛙的脊休克恢复较快，一般只需数分钟。犬和猫持续数小时以至数日才能恢复，人类可长达数周至数月才能恢复。在反射恢复过程中，一些比较简单，如屈肌反射、腱反射等比较原始的反射恢复较快，一些比较复杂的反射恢复较慢。在脊休克反射恢复的同时，血压逐渐上升并维持一定水平，而且有一定的排尿、排便反射。反射恢复后，有些反射比正常时加强，如屈肌反射、发汗反射。有些反射比正常减弱，但断面以下的躯体感觉和随意运动则永远丧失。动物越高级，脊休克持续的时间越长。

脊休克产生的原因并非是对脊髓离断直接损伤所致，脊休克恢复后，再次切断脊髓，并不能再一次引起脊休克。可见脊休克发生的原因是离断的脊髓突然失去了高级中枢的调节，主要是失去了大脑皮层、脑干网状结构和前庭核下行纤维对脊髓的易化作用，使脊髓内神经元兴奋性下降，对刺激的反应能力降低。脊休克的恢复，说明脊髓可以完成一些简单的反射活动，但这些反射活动受到高位中枢的影响。高位中枢下行到脊髓的纤维对其有易化和抑制两个方面作用。正常高位中枢的下行纤维可提高脊髓内神经元的兴奋性，使其容易对传入冲动发生反应，这种作用称为易化作用。如丧失这种高级中枢的易化作用，脊髓即处于暂时的无反应状态。

案例思考

17岁，女性，患者伤前为体操运动员。一次训练时失误，头先着地，造成第6和第7颈椎开放性、粉碎性骨折，75%错位。四肢和胸部以下躯体失去知觉和运动功能。

中医辨证：脉细涩。舌质暗淡，边有瘀斑，苔厚腻。二便失禁。

西医诊断：高位截瘫；中医诊断：痿证（痰瘀阻络证）。

治法：活血行瘀，化痰通络。

代表方：补阳还五汤加味。

问题与思考：

（1）试述脊髓的功能。

（2）脊休克期间患者功能活动有何改变？

（3）脊休克后哪些功能可以恢复或部分恢复？为什么？

提示：

（1）大脑通过脊髓中各种上、下行传导束神经纤维的冲动传递实现与躯干和四肢的功能联系。脊髓横断伤后，损伤部位以下躯体将丧失感觉和运动的功能。

（2）膈神经由颈3~5颈神经丛发出。安静状态下，因膈肌收缩而增加的胸廓容积为肺通气总量的4/5，因颈4以下损伤，膈肌仍能保持完整功能，而肋间肌则全部瘫痪，导致急性呼吸功能不全。横断面以下脊髓支配的躯体和内脏的反射活动减退或消失，出现脊休克的系列改变。

（3）脊休克发生一段时间后，以脊髓为基本中枢的反射活动可逐渐恢复，如屈肌反射、腱反射等，血压也可回升到一定水平，排便和排尿能力有所恢复。但恢复的反射活动不能很好地适应机体功能活动变化的需要。虽然脊髓能完成某些简单的反射活动，但这些反射是在高位中枢的控制下进行的。

（三）脊髓对姿势的调节

中枢神经系统调节骨骼肌的紧张度或产生相应的运动以保持或改正身体在空间的姿势，称为姿势反射。脊髓的运动反射主要包括牵张反射、屈肌反射、对侧伸肌反射等。其中对侧伸肌反射、牵张反射属于姿势反射。

1. 屈肌反射和对侧伸肌反射　脊髓动物的肢体皮肤受到伤害刺激时，常引起受刺激侧肢体屈肌收缩，伸肌舒张，使肢体屈曲，称为屈肌反射（flexor reflex）。其目的在于避开有害刺激，对机体有保护意义。屈肌反射的强度与刺激强度有关。随着刺激强度增大，发生屈肌反射的范围也扩大。

图 10-20　屈肌反射和对侧伸肌反射示意图

如足部的弱刺激只引起踝关节屈曲，刺激加强可出现膝关节甚至髋关节也同时屈曲。当刺激加大达一定强度时，在同侧肢体发生屈肌反射的基础上，出现对侧肢体伸直的反射活动，称为对侧伸肌反射（crossed extensor reflex）。该反射是一种姿势反射，当动物一侧肢体屈曲时，对侧肢体伸直起到支持体重的作用，对维持姿势及保持机体的平衡具有生理意义（图 10-20）。

屈肌反射在脊髓通过多个神经元的联系，中枢延搁时间比牵张反射时间长。屈肌反射同时出现对侧伸肌反射，是由于屈肌反射的中间神经元的轴突侧支与对侧脊髓伸肌运动神经元发生联系，使伸肌兴奋收缩的结果。

2. 牵张反射　有神经支配的骨骼肌在受到外力牵拉时能引起受牵拉的同一肌肉收缩的反射活动，称为牵张反射（stretch reflex）。

（1）牵张反射的类型：牵张反射有腱反射和肌紧张两种类型。

腱反射（tendon reflex）：是指快速牵拉肌腱时肌肉出现迅速而明显的缩短。如叩击膝关节下的股四头肌肌腱，股四头肌即发生一次快速收缩，称为膝反射。叩击其他肌腱也可以引起相应的腱反射。敲击肌腱所引起的牵张反射，表现为被牵拉肌肉快速、明显收缩，并造成相应关节的移位，故又称为位相性牵张反射。腱反射的感受器为肌梭，传入纤维经脊髓后根进入脊髓后与前角运动神经元发生单突触联系，经传出神经引起受牵拉的同一肌肉收缩。腱反射为单突触反射，用时 0.6ms，潜伏期较短，主要兴奋肌肉内收缩较快的快肌纤维成分。临床上常通过检查腱反射来了解神经系统的功能状态。一般来说反射减弱为反射弧损害；增强为高位中枢的病变。

肌紧张（muscular tension）：是指缓慢持续牵拉肌腱时发生的牵张反射，其表现为受牵拉的肌肉发生持续紧张性收缩，以阻止其被拉长，故又称为紧张性牵张反射。人在直立时，由于重力的作用，使支持体重的关节趋向于弯曲，如垂头、弯腰和屈腿等。关节弯曲使伸肌肌腱受到持续的牵拉，从而产生牵张反射，引起该肌肉的收缩以对抗关节的屈曲，维持抬头、挺胸、伸腰和直腿的直立姿势。

肌紧张的感受器也是肌梭，中枢突触的联系属于多突触反射。其效应器主要是肌肉内收缩较慢的慢肌纤维成分。肌紧张的反射收缩力量并不大，只是抵抗肌肉被牵拉，而不表现明显的动作。肌紧张所引起的肌肉收缩不是同步收缩，而是不同运动单位进行交替性的收缩，所以肌紧张能持久而不易疲劳。肌紧张可对抗重力，是维持躯体姿势最基本的反射活动，是姿势反射的基础，也是其他运动的基础。它的主要生理意义在于维持站立姿势，因此，伸肌比屈肌的牵张反射明显。将二者的特征比较归纳为表 10-9。

表 10-9　腱反射和肌紧张的比较

类别	腱反射	肌紧张
定义	快速牵拉肌腱时发生的牵张反射	缓慢持续牵拉肌腱时发生的牵张反射
感受器	肌梭（主要是核袋纤维）	肌梭（主要是核链纤维）
传入纤维	主要是 I a 类	主要是 II 类
收缩成分	主要是快肌纤维	主要是慢肌纤维
收缩特点	同步性快速收缩	持续交替性收缩，不易疲劳
反射弧	单突触反射	多突触反射
作用	肌肉的快速收缩、产生动作	受牵拉的肌肉紧张性收缩，阻止被拉长
生理意义	反映神经系统的功能状态：反射弧受损时减弱；高位中枢病变时亢进	维持站立姿势，是姿势反射的基础
举例	①膝腱反射；②跟腱反射	重力作用对肌腱牵拉作用

（2）牵张反射的感受器：肌梭（muscle spindle）是腱反射和肌紧张的感受器。肌梭的外层为一结缔组织囊，囊内所含的特殊肌纤维称为梭内肌纤维（intrafusal muscle fiber），囊外的一般肌纤维则称为梭外肌纤维（extrafusal muscle fiber），是普通的骨骼肌纤维。肌梭与梭外肌纤维呈并联关系。梭内肌纤维的收缩成分位于纤维两端，而感受装置位于中间部，两者呈串联关系。因此，当梭外肌收缩时，梭内肌感受装置所受牵拉刺激减少；当梭外肌被拉长或梭内肌收缩时，均可使肌梭感受器受到牵拉刺激而兴奋。

梭内肌纤维分核袋纤维（nuclear bag fiber）和核链纤维（nuclear chain fiber）两种类型。肌梭的传入神经纤维有 I a 和 II 类纤维两类。一类是 I a 类传入纤维，直径较粗，末梢呈螺旋形缠绕于核袋纤维和核链纤维的感受装置部位；另一类是 II 类传入纤维，直径较细，末梢呈花枝状，主要分布于核链纤维的感受装置部位。两类传入纤维都终止于脊髓前角的α-运动神经元。α-运动神经元发出 A_α 传出纤维支配梭外肌纤维。γ-运动神经元发出的 A_γ 传出纤维支配梭内肌纤维，其末梢分别为支配核袋纤维的板状末梢和支配核链纤维的蔓状末梢（图 10-21）。

图 10-21　肌梭与神经联系示意图
A. 传出和传入神经支配：1、4. 传出纤维，2. I a 类传入纤维，3. II 类传入纤维；B. 核袋纤维与核链纤维

（3）牵张反射的作用和γ环路的意义：当肌肉受外力牵拉时，梭内肌感受装置被拉长，使螺旋形末梢发生变形而导致 I a 类传入纤维的传入冲动增加，神经冲动的频率与肌梭被牵拉程度成正比，肌梭的传入冲动引起支配同一肌肉的α-运动神经元活动，通过 A_α 传出纤维引起梭外肌收缩，从而完成一次牵张反射。

刺激 A_γ 传出纤维并不能直接引起肌肉收缩，因为梭内肌收缩的强度不足以使整块肌肉缩短；但

图 10-22　γ-环路示意图

由γ-运动神经元发出的 A_γ 传出纤维可使梭内肌收缩，从而牵拉核袋纤维感受装置，通过 I a 类传入纤维改变α-运动神经元兴奋状态，从而调节肌肉收缩。这种由γ-运动神经元→梭内肌→感受器→ I a 类传入纤维→α-运动神经元→梭外肌所形成的环路，称为γ-环路（γ-loop）（图 10-22）。所以γ-运动神经元发出活动可增加肌梭的敏感性。其生理意义对调节牵张反射，特别是肌紧张起重要作用，使肌肉维持于缩短状态。在正常情况下，高级中枢通过下行通路影响脊髓γ-运动神经元和α-运动神经元的兴奋状态，对肌紧张进行调节。

3. 腱器官与反牵张反射　除肌梭外，还有一种称为腱器官（tendon organ）的牵张感受器，感受张力的变化。它分布在肌腱胶原纤维之中，与梭外肌纤维呈串联关系。当肌肉做等长收缩时，张力作用于腱器官使之兴奋，其传入冲动经 I b 类纤维由后根进入脊髓，兴奋抑制性中间神经元，从而使脊髓前角α运动神经元（支配同一肌肉）抑制，使冲动减少，肌肉出现舒张现象。从而使牵张反射受到抑制，这种肌肉受到强烈牵张所产生的舒张反应，称为反牵张反射（inverse stretch reflex），它的生理意义是调节骨骼肌的收缩程度，避免骨骼肌过度牵拉对肌肉的损伤。

4. 节间反射　脊髓某节段神经元发出的轴突与邻近上下节段的神经元发生联系，通过上下节段之间神经元的协同活动所进行的一种反射活动，称为节间反射（intersegmental reflex），如在脊动物恢复后期刺激背部皮肤引起后肢发生的搔扒反射。

二、脑干对肌紧张和姿势的调节

正常情况下，高位脑中枢对肌紧张的调节是通过对脊髓前角α-运动神经元和γ-运动神经元的调节来进行的。脑干在肌紧张和姿势的调节中起着重要的作用。

（一）脑干对肌紧张的调节

1. 脑干网状结构易化区和抑制区　脑干网状结构中存在抑制肌紧张及肌肉运动的区域，称为抑制区（inhibitory area）；也存在加强肌紧张及肌肉运动的区域，称为易化区（facilitatory area）。

（1）易化区和抑制区的分布：抑制区位于延髓网状结构腹内侧部分；易化区分布范围较广，包括延髓网状结构背外侧部分、脑桥被盖、中脑中央灰质及被盖，也包括脑干以外的下丘脑和丘脑中线核群等部位。另外，大脑皮层运动区、纹状体、小脑前叶蚓部等区域也通过抑制区参与抑制肌紧张的作用；而前庭核、小脑前叶两侧部等部位则通过易化区参与加强肌紧张的作用（图 10-23）。

图 10-23　猫脑干网状结构易化区和抑制区示意图

1.网状结构易化区，发放下行冲动加强脊髓牵张反射；2.延髓前庭核，有加强脊髓牵张反射的作用；3.网状结构抑制区，发放下行冲动抑制脊髓牵张反射，这一区接受 4、5 和 6 传来的冲动；4.运动皮层；5.基底神经节；6.小脑

（2）易化区和抑制区的作用：在功能上，易化区与抑制区的活动相互拮抗，从而维持正常的肌紧张。①易化区的主要作用是通过网状脊髓束，加强γ-运动神经元的兴奋性，提高肌梭的敏感性，通过γ-环路，使肌紧张和肌运动加强；②抑制区的主要作用是发出冲动通过下行的网状脊髓束，抑制γ-运动神经元的兴奋性，使肌梭的敏感性降低，使肌紧张和肌运动减弱。从活动强度比较，易化区具有持续的自发放电活动，其自主活动较强；而抑制区本身无自发放电活动，当在接受高位中枢传入冲动时，才被激活而发挥下行抑制作用。因此，在肌紧张的平衡调节中易化区略占优势。

2. 去大脑僵直 在中脑上、下丘之间横断脑干后，动物出现抗重力肌（伸肌为主）的肌肉紧张亢进，表现为四肢伸直、坚硬如柱、头尾昂起、脊柱挺硬，这一现象称为去大脑僵直（decerebrate rigidity）（图10-24）。去大脑僵直是由于切断了大脑皮质和纹状体等部位与网状结构的功能联系，造成易化区活动明显占优势的结果。

图 10-24 去大脑僵直示意图

去大脑僵直的产生机制有两种：①是由于高位中枢的下行易化作用，直接或间接通过脊髓中间神经元提高脊髓前角α-运动神经元的活动，从而导致肌紧张加强而出现僵直，称为α-僵直；②是由于高位中枢的下行易化作用，首先提高了脊髓前角γ-运动神经元的活动，使肌梭的敏感性提高而传入冲动增多，转而使脊髓α-运动神经元的活动提高，从而导致肌紧张加强而出现的僵直，称为γ-僵直。

实验表明，经典的去大脑僵直主要属于γ-僵直。临床上脑损伤、脑出血等脑部疾病或蝶鞍囊肿由于肿瘤压迫，使大脑皮层与皮层以下失去联系时，可出现明显的下肢伸肌强直及上肢半屈的状态，这种现象称为去皮层僵直（decorticate rigidity）。病毒性脑炎、中脑的血肿、肿瘤等严重疾病可出现去大脑僵直，表现为头后仰，上、下肢均僵硬伸直，上臂内旋，手指屈曲，出现去大脑僵直常提示病变已严重侵犯脑干，是预后不良的信号。

（二）脑干对姿势的调节

机体正常姿势的维持是依靠中枢神经系统的整合而实现的。由脑干整合而完成的姿势反射有状态反射（attitudinal reflex）、翻正反射及直线加速度反射等。

1. 状态反射 指头部在空间的位置发生改变及头部与躯干的相对位置发生改变时，可反射性地引起躯体肌肉的紧张性改变的反射活动。状态反射在完整动物处于高位中枢控制下不易表现出来，只有在去大脑动物才明显可见。状态反射有两种类型：①颈紧张反射（tonic neck reflex），是指当颈部扭曲时颈部脊椎关节韧带和肌肉本体感受器传入冲动对四肢肌肉紧张性的反射性调节。其反射中枢位于颈部脊髓。该反射对于维持动物一定的姿势起重要作用。②迷路紧张反射（tonic labyrinthine reflex），是指内耳迷路的椭圆囊和球囊的传入冲动对躯体伸肌紧张性的反射性调节。其反射中枢主要是前庭核。

2. 翻正反射（righting reflex） 指正常动物可保持站立姿势，若将其推倒则可翻正过来。这一反射包括一系列的反射活动，最先是头部位置的异常刺激视觉与内耳迷路，从而引起头部的位置翻正；头部位置翻正后，头与躯干之间的相对位置异常，从而刺激颈部关节韧带和肌肉，使躯干的位置也翻正。

三、基底神经节对躯体运动的调节

（一）基底神经节的组成与功能

图 10-25 基底神经节的构成示意图

基底神经节（basal ganglia）是指大脑基底部的一些核团，主要包括尾核、壳核、苍白球，统称为纹状体（图10-25）。其中苍白球是最古老的部分，称为旧纹状体，而尾核和壳核则进化较新，称为新纹状体。此外，丘脑底核、中脑的黑质和红核及被盖网状结构等也归属于基底神经节系统。一般来说，尾核和壳核是基底神经节的主要输入核，苍白球内侧部、脚内核和黑质网状部是基底神经节的主要输出核，基底神经节与大脑皮层之间的纤维联系见图 10-26。

图 10-26　基底神经节纤维联系和黑质-纹状体环路示意图

A.基底神经节及其纤维联系；B.黑质-纹状体环路；1.胆碱能神经元；2.γ-氨基丁酸能神经元；3.多巴胺神经元

　　基底神经节主要与稳定随意运动、调节肌紧张、处理本体感觉传入信息等功能有关。通过动物实验及对人类基底神经节疾病的分析表明，基底神经节还参与运动的设计和程序编制，将一个抽象的设计转换为一个随意运动。它们发出的冲动经丘脑外侧腹核到达大脑运动皮层，运动皮层再发出冲动经皮层脊髓束和皮层脑干束传送到脊髓和脑干的运动神经元，调节神经元的活动。

　　（二）基底神经节损伤时的运动障碍

　　迄今为止，人们对基底神经节功能的认识仍不十分清楚。目前对基底神经节运动功能的了解，主要来自人类基底神经节损伤引起的运动障碍。

　　临床上基底神经节损害的主要表现分为两大类：①肌紧张过强而运动过少综合征。例如帕金森病（Parkinson disease，又称震颤麻痹），主要症状有全身肌紧张增强、肌肉强直、随意运动减少、动作迟缓、面部表情呆板等，常伴有静止性震颤（static tremor），多出现于上肢等。帕金森病产生的机制与患者中脑黑质病变有关。神经递质在基底神经节的活动中起了重要作用，目前认为，黑质与纹状体之间存在环状联系，正常时保持平衡，从而维持正常的肌紧张和运动的协调性（见图 10-26）。当黑质病变时，多巴胺能神经元受损，黑质和纹状体中多巴胺含量明显减少，而乙酰胆碱递质系统功能亢进，从而产生震颤麻痹。临床上给予患者多巴胺的前体左旋多巴（levodopa）或 M 受体阻断剂东莨菪碱（scopolamine）能够改善肌肉强直和动作缓慢等症状。②肌紧张过低而运动过多综合征，如舞蹈症（chorea）和手足徐动症（athetosis）等。患者的主要临床表现为不自主的上肢和头部的舞蹈样动作，并伴有肌张力降低等。病理改变的主要部位在新纹状体，而黑质-纹状体通路完好，脑内多巴胺含量也正常，给予这类患者左旋多巴反而加剧症状，在临床上用利血平耗竭多巴胺类递质，可以达到缓解舞蹈症的症状。因此，舞蹈症主要是由于新纹状体内γ-氨基丁酸能神经元变性或遗传性缺损，胆碱能神经元功能受此影响而相对减退，造成黑质多巴胺能神经元功能相对亢进所致。

四、小脑对躯体运动的调节

　　小脑是调节躯体运动的重要中枢。根据与小脑联系的传入和传出纤维情况，将小脑划分为三个主要的功能部分，即前庭小脑、脊髓小脑和皮层小脑（图 10-27）。其功能主要是维持身体平衡、协调随意运动、调节肌紧张和参与随意运动的设计等。

（一）维持身体平衡

前庭小脑（vestibulocerebellar）由绒球小结叶构成。因其在进化时间上较早，故又称为古小脑。切除猴的绒球小结叶后，可出现平衡失调，表现站立不稳、步态蹒跚和容易跌倒等现象，但随意运动仍能协调进行，能很好完成进食动作。所以它的功能是维持身体平衡，协调肌群活动。

图 10-27　小脑的功能分区示意图
→表示纤维走向；小脑的功能分区（前庭小脑、脊髓小脑和皮层小脑）及其不同的传出投射

绒球小结叶的平衡功能与前庭器官和前庭核的活动有密切联系，其反射途径是前庭器官→前庭核→绒球小结叶→前庭核→脊髓运动神经元→骨骼肌。前庭小脑接受前庭器官传入的有关头部位置变化和直线或旋转加速度运动的平衡感觉信息，从而通过脊髓运动神经元调节躯干和四肢近端肌肉的活动，以维持身体的平衡。临床上前庭小脑病变的患者可以患平衡失调综合征，主要表现为身体倾斜，站立不稳，醉步，但不影响随意运动。

（二）协调随意运动和调节肌紧张

脊髓小脑（spinocerebellar）由蚓部和半球中间部构成。脊髓小脑主要接受脊髓小脑束和三叉小脑束传入纤维及部分视觉和听觉的纤维投射，也接受皮层脊髓侧束的投射。其传出冲动分别通过网状脊髓束、前庭脊髓束及腹侧皮层脊髓束的下行系统调节肌紧张；同时也经丘脑腹外侧核上行至运动皮层代表区，其主要功能是调节正在进行过程中的运动，协助大脑皮层对随意运动进行适时的控制。脊髓小脑受损后，主要表现为随意运动的力量、方向及限度不易控制。如患者不能完成精巧的动作，在动作进行中肌肉发生抖动而把握不住方向，特别在精细动作的终末出现震颤，故称为意向性震颤（intention tremor）；行走时跨步过大而躯干落后，从而容易发生倾倒，或走路摇晃呈酩酊蹒跚状，沿直线行走则更不平稳，不能进行快速的交替运动，但在静止时则无异常的肌肉运动出现。小脑损伤后出现的这种动作性协调障碍，称为小脑性共济失调（cerebellar ataxia）。

脊髓小脑对肌紧张的调节具有易化和抑制双重作用，分别通过脑干网状结构易化区和抑制区而发挥作用。加强肌紧张的区域是小脑前叶两侧部和半球中间部；抑制肌紧张的区域是脊髓小脑蚓部。当人类的脊髓小脑受损后常可出现肌张力减退、四肢乏力等现象。

（三）参与随意运动的设计

皮层小脑（corticocerebellar）是指小脑半球的外侧部。皮层小脑不接受外周感觉的传入，而主要与大脑皮层感觉区、运动区和联络区构成回路。皮层小脑的主要功能是参与随意运动的设计和程序的编制。一个随意运动的产生包括运动的设计和执行两个阶段。皮层小脑与基底神经节参与随意运动的设计过程，而脊髓小脑则参与运动的执行过程。在学习某种精巧运动，如打字、体操动作和演奏乐器时，大脑皮层与小脑之间不断进行联合活动，其中皮层小脑参与了运动计划的形成和运动程序的编制，待运动熟练后，皮层小脑内就储存了一套运动程序。当大脑皮层发动精巧运动时，首先通过大脑-小脑回路从皮层小脑提取程序，并将它回输到运动皮层，再通过皮层脊髓束发动运动。这样运动就变得协调、精巧和快速。当小脑外侧部损伤后可出现运动起始延缓和已形成的快速及熟练动作的缺失等表现。

综上所述,基底神经节和小脑都参与运动的设计和程序编制、肌紧张的调节及对本体感觉传入信息的处理等活动。但两者在功能上是有区别的。基底神经节主要在运动的准备阶段起作用,而小脑则主要在运动进行过程中起作用。基底神经节可能主要参与运动的设计,而小脑除参与运动的设计外,还参与运动的执行。

五、大脑皮层对躯体运动的调节

人类的随意运动受大脑皮层控制,它是调节躯体运动的最高级中枢。与躯体运动有密切关系的皮层区域称为大脑皮层运动区,其信息经下行通路最后抵达位于脊髓前角和脑干的运动神经元来控制躯体运动。

(一)大脑皮层的运动区

大脑皮层各层细胞呈纵向柱状排列,每一小的立方柱实施同一功能,是大脑皮层进行信息加工的基本功能单位。在皮层运动区的称为运动柱(motor column)。一个运动柱可控制同一关节几块肌肉的活动,而一块肌肉可接受几个运动柱的控制。

1. 主要运动区 皮层运动区(cortical motor area)包括中央前回(4区)和运动前区(6区)。主要运动区接受本体感觉投射,感受躯体的姿势和躯体各部分在空间的位置及运动状态,并根据各种状态调整和控制全身的运动。主要运动区有以下功能特征:①交叉性支配,皮层运动区对躯体运动的控制是交叉的,即一侧皮层运动区支配对侧躯体的肌肉,但头面部肌肉多数是双侧支配的。所以当一侧内囊损伤时,头面部的肌肉并不完全麻痹;②功能定位精细,呈倒置排列,刺激一定部位的皮层只引起少数肌肉的收缩,不引起肌群协同运动。其总的安排与体表感觉区相似,为倒置的人体投影分布,但头面部代表区的内部安排仍呈正立分布;③区域大小与运动精细程度相关,运动越精细、越复杂的部位,在皮层运动区内所占的范围越大。如手与五指所占的区域几乎与整个下肢所占的区域大小相等(图10-17B)。

2. 其他运动区 也参与设计运动动作,协调随意运动,与双手的协调性动作有关。可分为:①运动辅助区,位于纵裂内缘及扣带回,刺激该区可引发肢体运动和发声,反应一般为双侧性;②第二运动区,位于中央前回与岛叶之间,与第二躯体感觉代表区的位置有交叉。

(二)皮层传导束及功能

大脑皮层运动区发出的对躯体运动进行调节的主要传导通路有皮层脊髓束和皮层脑干束。由皮层发出,经内囊、脑干下行到达脊髓前角α-运动神经元和γ-运动神经元的传导束,称为皮层脊髓束;而由皮层发出,经内囊到达脑干的运动神经元的传导束,称为皮层脑干束。

1. 皮层脊髓束 分为皮层脊髓侧束和皮层脊髓前束。皮层脊髓束中约80%的纤维在延髓锥体跨过中线到达对侧,在脊髓外侧索下行,纵贯脊髓全长,形成皮层脊髓侧束;其余约20%的纤维不跨越中线,在脊髓同侧前索下行,形成皮层脊髓前束。前束只下降到胸段,终止于双侧的脊髓前角运动神经元(图10-28)。在人类,皮层脊髓侧束在种系发生上较新,它们的纤维与脊髓前角外侧部分的运动神经元形成单突触联系。这些神经元控制四肢远端

图10-28 皮层脊髓束示意图

的肌肉，与精细的、技巧性的运动有关。皮层脊髓前束在种系发生上较古老，它们经中间神经元接替后，再与脊髓前角内侧部分的运动神经元形成突触联系。这部分神经元控制躯干和四肢近端的肌肉，尤其是屈肌，与姿势的维持和粗大的运动动作有关。

2. 皮层脑干束 是经皮层、内囊后到达脑干内各脑神经运动神经元，直接或间接止于脑神经核（Ⅲ、Ⅳ、Ⅵ、Ⅶ和Ⅹ等）组成的传导束。发出的纤维支配面部、口、舌和咽的肌肉，以调节咀嚼和眼肌等随意运动。

皮层脊髓束和皮层脑干束发出的侧支与一些直接起源于皮层运动区的纤维，经脑干某些核团后构成顶盖脊髓束、网状脊髓束和前庭脊髓束，下行与脊髓前角运动神经元形成突触，参与躯体近端肌肉的运动、维持姿势平衡；红核脊髓束下行纤维与脊髓前角运动神经元形成突触后，主要参与对四肢远端肌肉的精细运动的调节。

临床上常见运动传导通路损伤后，出现的随意运动的丧失有两种类型：①柔软性麻痹（软瘫），为随意运动的丧失伴有牵张反射减退或消失；②痉挛性麻痹（硬瘫），为随意运动的丧失伴有牵张反射亢进。

在人类，若出现巴宾斯基征（Babinski sign）阳性体征即提示皮层脊髓侧束损伤。检查方法即以钝物划足跖外侧，出现拇趾背屈和其他四趾外展，呈扇形散开的体征。婴儿因皮层脊髓束发育尚不完全，或成人在深睡状态，或处于麻醉状态下，都可出现巴宾斯基征阳性。临床上常用此体征来检查皮层脊髓侧束功能是否正常。

运动传导通路常分为锥体系（pyramidal system）和锥体外系（extrapyramidal system）两个系统。锥体系是指皮层脊髓束和皮层脑干束；锥体外系则为锥体系以外所有控制脊髓运动神经元活动的下行通路。但由于这两个系统在皮层起源的部位有重叠，且它们之间存在广泛的纤维联系，所以由皮层到脑干之间的通路损伤而引起的运动障碍往往分不清究竟是单纯的锥体系功能缺损，还是单纯的锥体外系功能缺损。临床上所谓的锥体束综合征，实际上是这两个系统合并损伤的结果。

第六节 神经系统对内脏活动的调节

通常平滑肌、心肌和腺体等各种内脏活动的调节不受意识控制，故称为自主神经系统（autonomic nervous system），亦称植物性神经系统或内脏神经系统。自主神经系统由中枢和外周两部分构成，中枢部分包括从脊髓到大脑的相关神经结构，外周部分包括传入神经和传出神经。习惯上自主神经仅指外周部分的传出神经，并将其再分为交感神经（sympathetic nerve）和副交感神经（parasympathetic nerve）。

一、自主神经系统的功能特点

（一）自主神经系统的结构特点

自主神经由节前神经元和节后神经元组成，前者的胞体位于中枢内，其所发出的纤维称为节前纤维（preganglionic fiber），为有髓鞘的 B 类纤维，传导速度较快；节前纤维到达自主神经节后换元，发出的纤维称为节后纤维（postganglionic fiber），属于无髓鞘的 C 类纤维，传导速度较慢。交感神经节离效应器较远，其节前纤维短而节后纤维长；副交感神经节位于效应器官内，其节前纤维长而节后纤维短。

1. 交感神经的结构特点 交感神经起源于脊髓胸腰段（胸1～腰3）的灰质侧角；分别在椎旁和椎前神经节换元，其节后纤维在全身广泛分布，几乎支配全身所有内脏器官、血管、汗腺等；交感神经的一根节前纤维和许多节后纤维发生突触联系，由节后神经元发出的节后纤维终止于多个内脏器官。因此，交感神经兴奋时产生的效应比较广泛。

2. 副交感神经的结构特点　副交感神经起源于脑干第Ⅲ、Ⅶ、Ⅸ、Ⅹ对脑神经核和骶段脊髓（骶2～4）灰质相当于侧角的部位，迷走神经中约有 75% 的副交感神经纤维下行，主要支配胸腔和腹腔内的内脏器官，其功能与副交感神经一致。副交感神经节后纤维分布相对局限，有些器官不受副交感神经支配，如皮肤和肌肉的血管，一般的汗腺、竖毛肌、肾上腺髓质和肾脏，都只有交感神经支配。副交感神经的一根节前纤维只与几条节后纤维形成突触，因此副交感神经兴奋时产生的效应比较局限（图 10-29）。

图 10-29　自主神经系统的分布示意图

（二）自主神经系统的功能

　　自主神经系统的功能主要在于调节心肌、平滑肌和腺体（消化腺、汗腺、部分内分泌腺）的活动，其调节功能是通过不同的递质和受体系统实现的。交感神经和副交感神经的主要递质和受体是去甲肾上腺素和乙酰胆碱及其相应的受体。表 10-10 总结了自主神经系统的主要生理功能。

表 10-10　自主神经系统胆碱能受体和肾上腺能受体的分布及生理功能

器官	交感神经	副交感神经
循环器官	心率加快、心肌收缩力加强	心率减慢、心房收缩减弱
	腹腔内脏、皮肤血管显著收缩，外生殖器、唾液腺的血管收缩，对骨骼肌血管则有的收缩（肾上腺素能），有的舒张（胆碱能）	少数血管舒张，如外生殖器血管
呼吸器官	支气管平滑肌舒张	支气管平滑肌收缩
		促进呼吸道黏膜腺体分泌
消化器官	抑制胃肠运动，促进括约肌收缩，促进唾液腺分泌黏稠的唾液	促进胃肠道平滑肌收缩与蠕动，促进胆囊运动，促使括约肌舒张，促进唾液腺分泌稀薄唾液，促使胃液、胰液、胆汁的分泌增多
泌尿生殖器官	促进尿道内括约肌收缩，逼尿肌舒张，抑制排尿，对未孕子宫平滑肌引起舒张，对已孕子宫平滑肌则引起收缩	促进膀胱逼尿肌收缩，尿道内括约肌舒张，促进排尿
眼	促进虹膜辐射肌收缩，瞳孔开大	促使虹膜环状肌收缩，瞳孔缩小；使睫状肌收缩，促进泪腺分泌
皮肤	汗腺分泌，竖毛肌收缩	
内分泌腺和新陈代谢	促进肾上腺髓质分泌激素，促进肝糖原分解	促进胰岛素分泌

1. 紧张性作用　正常情况下，交感和副交感神经不断有低频神经冲动传出，使所支配的效应器官处于一定的紧张状态，称为自主神经的紧张性作用。例如，正常状态下，交感神经的紧张性作用几乎使全身血管收缩到接近最大直径的一半，当交感神经的紧张性活动增强时可使血管进一步收缩，而当其紧张性降低时，血管则扩张。与交感神经相似，副交感神经也存在紧张性活动，尤以迷走神经最为明显，形成所谓迷走紧张性。例如，切断心迷走神经后，心率则加快，说明正常情况下迷走神经对心脏产生抑制性效应。自主神经的紧张性作用，对维持效应器官的正常功能活动起重要作用。

2. 双重支配　体内大多数组织器官都同时受交感和副交感神经的双重支配，两者的作用往往相互拮抗。如心交感神经能加强心脏活动，而心迷走神经则抑制心脏活动。自主神经的相互拮抗，使内脏器官的功能更能适应机体的需要。但有的器官只受交感神经的单一支配，如机体中的大多数血管只受交感缩血管神经单一支配。此外，有时交感和副交感神经对某一器官的作用也表现为协同作用，如在促进唾液腺分泌时，交感神经兴奋能使唾液腺分泌少量黏稠的唾液；而副交感神经兴奋则能引起分泌大量稀薄的唾液。

3. 与效应器的功能状态有关　自主神经的外周性作用与效应器本身的功能状态关系密切。例如，刺激交感神经可使未孕子宫平滑肌运动受到抑制，而使有孕子宫平滑肌运动加强；刺激迷走神经可使处于收缩状态的胃幽门舒张，而使处于舒张状态的胃幽门收缩。

4. 参与整体生理功能的调节　交感神经系统的活动一般比较广泛，常作为一个完整的系统参与反应，其主要作用在于动员机体许多器官的潜在功能，以适应环境的急骤变化。例如，在剧烈运动、窒息、失血或寒冷刺激等紧急情况下，机体出现如心率加快、皮肤及内脏血管收缩、红细胞增多、体内血库释放血液以增加循环血量，保证重要器官的血液供应；支气管平滑肌舒张，肺通气增加；肝糖原分解加速、血糖升高，代谢增强；肾上腺素分泌增加等一系列的功能活动改变。这一系列交感-肾上腺髓质系统亢进的现象称为应急反应（详见第十一章第五节肾上腺髓质激素）。副交感神经系统的活动相对比较局限，其活动常伴有胰岛素的分泌，称之为迷走-胰岛素系统。该系统的主要作用为保护机体、休整恢复、促进消化、蓄积能量及加强排泄和增强生殖功能等。机体在安静状态时，副交感神经活动往往增强。交感-肾上腺髓质系统和迷走-胰岛素系统是机体调节内脏活动的两大功能系统。尽管交感神经和副交感神经在不同状态下发挥作用，但对于整体来说，副交感神经的活动是促进合成及能量储存，而交感神经的活动是分解、耗能的过程。

二、各级中枢对内脏活动的调节

（一）脊髓对内脏活动的调节

脊髓是调节内脏活动的初级中枢。基本的血管张力反射、发汗反射、排尿反射、排便反射、阴茎勃起反射等活动可在脊髓完成，但平时这些反射活动受高位中枢的控制。仅靠脊髓本身的反射活动，不能很好地适应生理功能的需要。例如，脊髓高位横断的患者虽有一定的反射性排尿能力，但排尿不受意识控制，且排尿常不完全。

（二）低位脑干对内脏活动的调节

低位脑干是很多内脏活动的基本中枢所在部位。由延髓发出的副交感神经传出纤维（Ⅶ、Ⅸ、Ⅹ对脑神经）支配头部的所有腺体、心脏、支气管、喉头、食管、胃、胰腺、肝和小肠等；延髓网状结构中存在许多与心血管、呼吸和消化系统等内脏活动有关的神经元，其下行纤维调节着脊髓的自主神经功能。脑桥有角膜反射中枢、呼吸调整中枢；中脑有瞳孔对光反射中枢，当病变侵害中脑，可使瞳孔对光反射消失。研究表明，延髓内还存在整合心血管活动的关键部位。因此，许多基本生命活动的反射性调节在延髓内已初步完成，一旦延髓受损可立即致死，故延髓有"生命中枢"之称。此外，延髓还是吞咽、咳嗽、喷嚏、呕吐等反射活动的整合部位。

（三）下丘脑对内脏活动及情绪反应的调节

下丘脑是皮层下最高级的内脏活动调节中枢。作为重要的整合中枢，对摄食行为、水平衡、情绪活动、生物节律，内脏活动、维持体温及内分泌等重要生理活动具有调节作用。

1. 体温调节　调节体温的基本中枢在下丘脑。目前认为，视前区-下丘脑前部存在温度敏感神经元，能感受温度的变化，当此处温度超过或低于调定点时，则通过调节机体的产热和散热活动使体温保持相对稳定（详见第七章第二节）。

2. 摄食行为调节　下丘脑是调控摄食行为的基本中枢。下丘脑外侧区存在摄食中枢（feeding center），电刺激该区可使已饱食的动物继续进食；下丘脑腹内侧核存在饱中枢（satiety center），电刺激该区可使正在进食的动物停止进食。用微电极记录法观察到动物在饥饿时，摄食中枢放电频率较高而饱中枢放电频率较低；静脉注入葡萄糖后，摄食中枢放电减少而饱中枢放电增多，说明摄食中枢与饱中枢的活动具有相互制约的关系，而且血糖水平的高低可能调节着摄食中枢和饱中枢的活动。另外，摄食行为还受脑其他部位如室旁核、腹侧盖核、苍白球及皮层的控制。

3. 水平衡调节　水平衡包括机体对水的摄入与排出。毁损下丘脑可导致动物烦渴与多尿，说明下丘脑能调节水的摄入与排出，从而维持机体的水平衡。下丘脑前部存在的渗透压感受器（osmoreceptor），既能通过血液中的晶体渗透压变化调节抗利尿激素的分泌，以控制肾脏排水；同时又能控制渴感和饮水行为，以调节水的摄入。

4. 情绪反应调节　情绪是一种心理现象，伴随着情绪活动也会发生一系列生理变化，发怒、温和、愉快和恐惧等都是情绪的外部表现。这些客观的生理变化，称为情绪生理反应（emotional physiological reaction），包括自主神经、躯体运动和内分泌的功能改变等。实验切除间脑水平以上大脑的猫，会出现一系列交感神经系统兴奋亢进的现象，并且张牙舞爪，称为假怒（sham rage）。说明平时下丘脑的这种活动受到大脑的抑制而不易表现。切除大脑后抑制解除，下丘脑的防御反应功能被释放出来。在下丘脑近中线两旁的腹内侧区存在防御反应区（defense area），电刺激该区可出现一系列交感神经活动表现和防御性行为。此外，电刺激下丘脑外侧区会出现攻击行为，电刺激下丘脑背侧区则出现逃避行为。下丘脑与情绪反应具有密切关系。临床上人类的下丘脑疾病也常出现情绪反应的异常。

5. 生物节律控制 机体内的各种活动按一定的时间顺序发生周而复始的变化，这种变化节律称为生物节律（biorhythm）。生物节律的形成是机体在进化过程中形成的适应时间变化的内部调节功能。按其频率的高低可分为日节律、月节律、年节律等。其中日节律最为多见。一些重要的生理功能多呈现昼夜的周期性波动，称为日节律，如血压、体温、血细胞数、某些激素的分泌等在一天内均有一个波动周期。下丘脑视交叉上核（suprachiasmatic nucleus）是体内日节律的控制中心，使机体的昼夜节律与外环境的昼夜节律统一起来，趋于同步化。如摘除双眼而自由行走的大鼠，其白昼睡眠多于夜间的节律仍存在，若再破坏视交叉上核，这种日节律则完全丧失。

6. 内脏活动调节 下丘脑存在重要的心血管整合中枢，它可通过脑干心血管中枢间接影响心血管活动。如下丘脑前区-视前区参与压力感受性反射，是该反射的整合中枢；下丘脑的内侧区分别参与心血管的压力与化学感受性反射；下丘脑背内核还接受容量感受器的传入信息，通过调节血管升压素的合成与释放来调节血量及血压。下丘脑还可通过垂体门脉系统和下丘脑垂体束调节腺垂体及神经垂体的活动，因此，下丘脑又是调节内分泌的高级中枢。

（四）大脑皮层对内脏活动的调节

大脑皮层是调节内脏活动的最高级中枢。人类的大脑皮层分为新皮层、旧皮层和原皮层。大脑皮层对内脏功能活动的调节，是通过大脑新皮层和边缘系统的共同作用实现的，都是调节内脏活动的高级中枢。通过整合来自其以下内脏调节中枢和各种内脏反射的信息，进而对本能行为、情绪活动、摄食和饮水等功能活动进行精确的调节，使体内各种内脏活动相互协调并与整体功能状态保持一致。

1. 新皮层 是指大脑半球外侧面结构，分化程度高、进化较新。新皮层与内脏活动密切相关，并具有区域分布特征。电刺激新皮层，除能引起躯体运动外，也常伴有内脏活动的改变，如血管舒缩、呼吸运动、汗腺分泌及消化道运动等变化。而且引起内脏活动的皮层区域与引起躯体运动代表区基本一致。如切除动物新皮层，除有感觉和运动丧失外，很多内脏功能（血压、排尿、体温等）也发生异常。可见，新皮层是内脏活动的高级中枢与高级整合部位。

新皮层是自主性功能的高级中枢与高级整合部位。电刺激新皮层，除了引起躯体运动反应外，常伴有内脏活动。例如，刺激皮层4区内侧可引起直肠与膀胱运动的变化，刺激4区外侧产生呼吸与血管运动的变化，刺激4区底部出现消化道运动和唾液分泌的变化。如果切除动物新皮层，除有感觉运动丧失外，很多自主性功能如血压、排尿、体温等调节均发生异常。这些现象表明，新皮层与内脏活动密切相关，而且有区域分布特征。

2. 边缘系统 旧皮层和原皮层是指大脑内侧面结构，其中围绕着脑干最内侧的海马、穹窿等环形结构为原皮层，较外圈的环形结构包括扣带回、海马回等为旧皮层。原皮层和旧皮层又称为边缘叶，其在结构和功能上与大脑皮层的岛叶、颞极、眶回，以及皮层下杏仁核、隔区、下丘脑、丘脑前核等关系密切，故将边缘叶连同上述结构称为边缘系统（limbic system）。此外，中脑的中央灰质、被盖等也与边缘系统有着密切的纤维联系，因此将该部分结构也归入边缘系统之中。边缘系统是调节内脏活动的高级中枢，对心血管、消化与吸收、呼吸及内分泌等自主性功能活动均有影响，故有"内脏脑"（visceral brain）之称。但刺激同一部位所表现出的结果比较复杂，甚至有时出现相反的效应。例如，刺激扣带回前部可引起呼吸抑制或加速、血压下降或上升、心率减慢、胃运动抑制、瞳孔扩大或缩小；刺激隔区可引起阴茎勃起、血压下降或上升、呼吸暂停或加强；刺激杏仁核可引起咀嚼、唾液和胃液分泌增加、胃蠕动增强、排便、心率减慢、瞳孔扩大。可见边缘系统对内脏活动的调节作用复杂而多变。

3.大脑-边缘系统 是协调内脏-躯体行为的高级整合中枢。大脑皮层的内脏感觉区范围较弥散，并与体表感觉区有一定的重叠。第一感觉区的躯干与下肢部位有内脏感觉代表区；人脑的第二感觉区和运动辅助区都与内脏感觉有关；边缘系统的皮层部位也是内脏感觉的投射区。大脑皮层的内脏感觉区既可接受脑干的内脏信息传入，也可接受丘脑整合的内脏感觉信息。大脑皮层的内脏运动区（如扣带回）发出纤维投射至杏仁、下丘脑、中脑中央灰质、臂旁核、孤束核和延髓网状结构，构成调节内脏活动的高级中枢网络。大脑-边缘系统的高级整合调控功能，可使内脏活动与机体各种行为的改变相协调，与躯体活动（感觉、运动）、情绪反应相适应（图 10-30）。

图 10-30　大脑内侧面边缘系统各部分

第七节　脑的高级功能

脑是人体各种生理功能的最高级调节中枢，具有感觉和对躯体、内脏活动的调节功能，还具有更复杂的功能，如觉醒与睡眠、学习与记忆及语言与思维等功能活动。脑的生物电活动是中枢神经系统调节各种生命活动的基础，了解脑电活动的表现及产生机制，对阐明脑的各种功能活动具有十分重要的作用。

一、大脑皮层的生物电活动

大脑皮层有两种生物电活动，一种是自发脑电活动，另一种是诱发脑电活动。在无明显刺激时，大脑皮层经常性地出现自发的、节律性的电位变化，称为自发脑电活动（spontaneous electric activity of the brain），它与非特异性投射系统活动有关。在头皮上用电极所记录到的皮层自发电位变化称为脑电图（electroencephalogram，EEG）。在感觉传入冲动的激发下，在大脑皮层的一定部位产生的较为局限的电位变化，称为皮层诱发电位（evoked cortical potential）。它与特异性投射系统的活动有关。

（一）脑电图

1.脑电图的波形　根据自发脑电活动的频率和振幅不同，可将脑电波分为α、β、θ和δ四种基本波形。在不同脑区和不同条件下，如安静、激动、困倦和睡眠等情况下，脑电图的波形可有显著差别（图 10-31）。

（1）α波：频率 8～13Hz，振幅为 20～100μV，是成年人安静时的主要脑电波。α波常表现为振幅由小变大、再由大变小反复变化的梭形波。α波在清醒、安静并闭眼时出现；当睁开眼睛或受到其他刺激时，α波立即消失，这一现象称为α波阻断（α-block）。如被试者又安静闭目，则α

图 10-31　脑电图记录方法与正常脑电图波形
Ⅰ和Ⅱ示引导电极分别放置在枕叶和额叶的部位；R 示无关电极放置在耳郭

波重新出现。不同生理情况下脑电波也有变化，如血糖、体温和糖皮质激素处于低水平，以及动脉血氧分压处于高水平时，α波的频率减慢。

（2）β波：频率14～30Hz，振幅为5～20μV。在受试者睁眼视物或接受其他刺激时出现。在额叶和顶叶比较显著。因此，β波的出现一般代表大脑皮层兴奋。

（3）θ波：频率4～7Hz，振幅为100～200μV。在幼儿常见到θ波形，可见于成年人在困倦时，它是中枢神经系统抑制状态的一种表现。

（4）δ波：频率0.5～3Hz，振幅为20～200μV，常见于成年人睡眠时，但极度疲劳或深度麻醉、缺氧或大脑有器质性病变时可出现。在婴儿的枕叶常可见到δ波。

在临床上，脑电图可作为对某些疾病进行辅助诊断的依据。例如，癫痫患者常出现异常的高幅的脑电波或在高频、高幅脑电波后跟随一个慢波的综合波形；在颅内占位病变（肿瘤等）、炎症、昏迷、脑死亡等，均可出现异常的脑电图波形。因此可结合临床资料及脑电图改变进行诊断、探索肿瘤部位、观察疾病转归及药物治疗效果等（表10-11）。

表10-11　正常脑电图各种波形的特征、常见部位和出现条件

脑电波	频率（Hz）	幅度（μV）	常见部位	出现条件
α	8～13	20～100	枕叶	成人安静、闭眼、清醒时
β	14～30	5～20	额叶、顶叶	成人睁眼视物或思考时
θ	4～7	100～200	枕叶、顶叶	少年正常脑电，或成人困倦时
δ	0.5～3	20～200	颞叶、枕叶	婴幼儿正常脑电，或成人熟睡时

2. 脑电图形成的原理　目前认为脑电波主要是由大量神经元同步发生的突触后电位经总和后形成的。其形成有两个方面：①锥体细胞在皮层排列整齐，其顶树突相互平行并垂直于皮层表面，因此同步电活动易发生总和而形成较强的电场，从而改变皮层表面的电位；②大量皮层神经元的同步电活动则依赖于皮层与丘脑之间的交互作用，一定的同步节律的非特异性投射系统活动，可促进皮层电活动的同步化。

（二）皮层诱发电位

皮层诱发电位是指外加特定刺激作用于外周感受器或感觉投射系统的有关结构及脑区，在皮层某一局限区域所引导出的形式较为固定的电位变化。

二、觉醒与睡眠

觉醒（wakefulness）与睡眠（sleep）是一种昼夜节律性生理活动。觉醒时机体能迅速适应环境变化，从事各种体力和脑力劳动。睡眠时机体的意识暂时丧失，失去对环境的精确适应能力。其主要作用是促进精力和体力恢复。

觉醒与睡眠的昼夜交替是人类生存的必要条件。如发生睡眠障碍，常导致中枢神经系统活动异常，发生幻觉、记忆力减退和工作能力下降等。与觉醒时对比，睡眠时许多生理功能发生变化，一般表现为：①嗅、视、听和触等感觉功能暂时减退；②骨骼肌反射活动和肌紧张减弱；③伴有一系列自主神经功能的改变，如血压下降、心率减慢、瞳孔缩小、尿量减少、体温下降、代谢率减低、呼吸变慢、胃液分泌增多而唾液分泌减少、发汗功能增强等。

（一）觉醒状态的维持

1. 觉醒的维持　觉醒状态的维持与非特异性感觉投射系统有关。躯体感觉传入通路中第二级神经元的上行纤维在通过脑干时，发出侧支与网状结构内的神经元发生突触联系。脑干网状结构存在上行激动系统，该系统通过非特异性感觉投射系统弥散地投射到大脑皮层广泛区域，从而维持和改变大脑皮层的兴奋状态，维持觉醒状态。

2. 觉醒的类型 觉醒状态可分为行为觉醒和脑电觉醒两种：行为觉醒（behavioral arousal）是指动物出现觉醒时的各种行为表现，对新异刺激有探究行为；脑电觉醒（electroencephalographic arousal）是指脑电图由睡眠时的慢波变为觉醒时快波，但不一定有探究行为。目前认为，行为觉醒的维持可能与黑质多巴胺能系统的功能有关。脑电觉醒的维持与蓝斑上部去甲肾上腺素能系统和脑干网状结构胆碱能系统的作用都有关。

（二）睡眠时相与产生机制

一般情况下，成年人每天需要睡眠 7～9h，儿童需要更多睡眠时间，新生儿需要 18～20h，老年人所需睡眠时间则较少。通过对整个睡眠过程的研究，发现睡眠具有两种不同的时相：慢波睡眠（slow wave sleep）和快波睡眠（fast wave sleep）。睡眠过程的两个时相互相交替。成人进入睡眠后，首先是慢波睡眠，持续 80～120min 后转入快波睡眠，维持 20～30min 后，又转入慢波睡眠；整个睡眠过程有 4～5 次的交替。两种睡眠时相状态均可直接转为觉醒状态，但在觉醒状态下，一般只能进入慢波睡眠，而不能直接进入快波睡眠。

1. 慢波睡眠 根据脑电波的特点，可将慢波睡眠分为四个时期，即入睡期（Ⅰ期）、浅睡期（Ⅱ期）、中度睡眠期（Ⅲ期）和深度睡眠期（Ⅳ期）。脑电波的变化特点是α波逐渐减少，θ波、δ波大量出现，深度睡眠期呈现连续的高幅δ波，数量超过 50%（图 10-32）。此时，人的意识暂时丧失，各种躯体感觉功能减退，骨骼肌反射活动和肌紧张减弱，并伴有血压下降、瞳孔缩小、体温下降、呼吸减慢、胃液分泌增加等一系列自主神经功能的改变。在慢波睡眠中机体耗氧量下降，但脑的耗氧量不变，同时，腺垂体分泌生长激素明显增多。慢波睡眠的意义在于促进生长和恢复体力。

图 10-32 根据脑电图划分的睡眠期及睡眠各期的顺序循环示意图

A.睡眠各期的脑电图记录；注意入睡期和快波睡眠期的脑电均表现为Ⅱ期的低幅快波形式，两者可辅以眼动图和肌电图加以鉴别。
B.一青年人一夜睡眠的典型形式；快波睡眠所花费的时间分别用直方图顶部涂黑的横杆表示；注意首次快波睡眠通常较短，以后各次倾向于延长；在睡眠后期，慢波睡眠的深度大为减弱

2. 快波睡眠 快波睡眠的脑电波呈不规则的β波，与觉醒时很难区别，故又称异相睡眠（paradoxical sleep，PS）。其表现与慢波睡眠相比，各种感觉进一步减退，唤醒阈提高。骨骼肌反射和肌紧张进一步减弱，肌肉几乎完松弛，可有间断的阵发性表现，如部分躯体抽动、心率加快、血压升高、呼吸加快而不规则等，这可能与某些疾病易于在夜间发作有关，如心绞痛、哮喘、阻塞性肺气肿缺氧发作等，特别是可出现眼球快速运动，所以又称为快速眼球运动睡眠（rapid eye movement sleep，REMS）。此外，做梦也是快波睡眠期间的特征之一。快波睡眠时脑血流量增多，脑内蛋白质合成加快。快波睡眠的意义是有利于幼儿神经系统的发育成熟，有利于成年人建立新的突触联系，促进学习记忆和精力的恢复。

3. 睡眠的机制 目前认为，睡眠不是脑活动的简单抑制，而是一个主动过程。脑干尾端存在能引起睡眠和脑电波同步化的中枢，其上行抑制系统作用于大脑皮层，与脑干上行激动系统的作用相

对抗，从而调节睡眠与觉醒的相互转化。睡眠是对机体各种功能有广泛影响的复杂过程，由许多中枢神经系统结构和递质的协同作用来完成，其中蓝斑核与中缝核的关系最为密切。蓝斑核的中后部和中缝核的尾部在功能上互相协同，共同实现异相睡眠；而蓝斑核头部参与觉醒状态的维持，中缝核头部参与慢波睡眠的维持。

三、学习与记忆

学习和记忆是两个相互联系的神经活动过程。学习（learning）是指机体为适应环境的变化而获得新的行为习惯或经验的过程；记忆（memory）是指习得行为的储存与读出，即经验在大脑中的再现过程。

（一）学习的形式

1. 非联合型学习（nonassociative learning） 属于简单学习，不需要在刺激和反应之间形成某种明确的联系，具有习惯化和敏感化的特点。习惯化指个体受到一种反复出现的非伤害性刺激时，对该刺激的反应逐渐减弱的过程，从而使个体学会忽略无意义的刺激。敏感化是指个体在受到某种强烈或伤害性刺激后，对其他刺激的反应性增强的现象。

2. 联合型学习（associative learning） 是将有关或无关的两个事件在时间上很靠近地重复发生，在脑内逐渐形成联系的过程。学习是以中枢神经活动为基础的，与条件反射的建立有着密切的关系。

（二）反射的类型与条件反射的建立

1. 反射的类型 根据反射形成过程将其分为非条件反射和条件反射。①非条件反射是以与生俱来、反射弧固定、数目有限而永不消退为其特点的低级性神经活动，如婴儿的吸吮反射。其意义在于种族繁衍、本能生存活动的需要。②条件反射是个体在后天生活中建立在非条件反射基础上的一种高级性神经活动，其反射弧不固定、数量无限，但是随着机体需要可建立也可消退。其意义是为了进一步扩展机体对环境变化的适应能力，提高机体活动的精确性和预见性。根据刺激形式不同，条件反射的类型又分为经典条件反射、操作式条件反射等。

2. 条件反射的建立

（1）经典条件反射的建立：最常用的是铃声对唾液分泌的刺激实验。进餐引起狗的唾液分泌，是非条件反射，而铃声则不引起唾液分泌，故称铃声为无关刺激。若在铃声之后马上给予食物，并结合多次后，犬每当听到铃声就会分泌唾液，此时铃声已变成了进食的信号，由无关刺激变成了条件刺激（conditioned stimulus），由这种条件刺激与非条件刺激在时间上的结合，则形成了经典的条件反射，并将这一过程称为强化（reinforcement）。在经典的条件反射形成过程中，一种刺激成为预示另一种刺激即将出现的信号，即是一种联合型学习的过程。

（2）操作式条件反射的建立：较复杂，是在给予动物刺激后，要求其完成一定的躯体运动。动物必须通过自己完成一定的动作或操作，才能获得某种条件反射并得以强化，但这种反射更能代表动物日常生活的习得性行为。如将大鼠放在实验箱内，只要它在走动中偶然踩在内设的杠杆上，即给予食物，经过多次重复，大鼠就学会了为获得食物而主动去踩杠杆。

3. 条件反射的泛化、分化和消退 当一种条件反射建立后，若给予近似的条件刺激，也可获得同样的条件反射，称为条件反射的泛化。它是由于条件刺激引起大脑皮层兴奋向周围扩散所致。如果这种近似刺激得不到非条件刺激的强化，该近似刺激就不再引起条件反射，这种现象称为条件反射的分化。如上实验，条件反射建立后，如果反复只给予铃声刺激而不再与食物相结合，条件反射则减弱或完全消失，称为条件反射消退。反射的消退并不是条件反射的简单丧失，而是一个新的学习过程，是中枢把原先引起兴奋性效应的信号转变为产生抑制性效应的信号。

（三）两种信号系统

人类的条件反射除了可用现实具体的信号如铃声作为条件刺激外，也可以用抽象的语词代替具体的信号来建立条件反射。为此，将对机体的刺激信号分为第一信号系统和第二信号系统。第一信号是指现实具体信号，如食物的性状、灯光与铃声等都是以本身的理化性质来发挥刺激作用的信号。对第一信号刺激建立条件反射的大脑皮层功能系统，称为第一信号系统（first signal system）。第二信号是指抽象信号，即语言、文字等具有代表某种含义而发挥刺激作用的信号。对第二信号刺激所形成条件反射的大脑皮层功能系统，称为第二信号系统（second signal system）。人类同时具有这两类系统，而动物仅有第一信号系统，这是人类区别于动物的主要所在。人类有了第二信号系统活动，就能借助语言和文字来表达思维，并通过抽象思维进行推理，从而扩展其认识的能力和范围，发现和掌握事物的规律。在临床上语言运用恰当，可以起到治疗疾病的作用，而运用不当则可能成为致病因素甚至使病情恶化。

（四）记忆的形式与过程

1. 记忆的形式　根据记忆保留时间的长短将记忆分为短时程记忆（short-term memory）和长时程记忆（long-term memory）两类。短时程记忆的保留时间仅几秒钟到几分钟，仅能完成某项极为简单的工作，如打电话时的拨号，拨完后记忆随即消失。长时程记忆的保留时间可达数天至数年甚至一生，如与自己及最亲近的人密切相关的信息，可终生保持。

2. 记忆的过程　可分为四个阶段：感觉性记忆→第一级记忆→第二级记忆→第三级记忆（图 10-33）。前两个阶段相当于短时记忆，后两个阶段相当于长时记忆。感觉性记忆是指外界信息通过感受系统进入脑的感觉区内短暂储存的阶段，一般不超过 1s。如果对传入信息进行加工处理，将信息整合成新的连

图 10-33　感觉性记忆至第三级记忆过程中信息的储存示意图

续性的印象，则由感觉性记忆转入第一级记忆。信息在第一级记忆中停留的时间也只有数秒钟到数分钟，且记忆容量有限。经过反复学习和运用，使信息在第一级记忆中循环，并容易从第一级记忆转入第二级记忆。信息可在第二级记忆阶段储存数分钟至数年而不被忘记，但其信息也可因先前的或后来的信息干扰而造成遗忘。在克服上述干扰或有些长年应用的记忆痕迹，则转入第三级记忆。第二级记忆和第三级记忆属于长时记忆。长时记忆形成痕迹，非常牢固，不易受干扰而发生障碍。其形成过程是一个有高度选择性的信息储存过程，只有那些对个体反复起作用并具有重要意义的信息才会被长期储存下来，而绝大部分进入大脑的信息不能以长时记忆形式储存下来而被遗忘。

3. 遗忘（loss of memory）　指部分或完全失去回忆或再认的能力。产生的原因与条件刺激久不给予强化，长久不复习所引起的消退抑制及后来信息的干扰有关。遗忘的形式分为两种：①不能保留新近获得的信息，称为顺行性遗忘，多见于慢性酒精中毒；②不能回忆脑功能障碍发生之前一段时间内的经历，称为逆行性遗忘，多见于脑震荡。

（五）学习与记忆的机制

迄今为止，有关学习和记忆的机制仍不十分清楚，但研究表明，学习和记忆在脑内有一定的功能定位，与学习和记忆密切关系的脑区有大脑皮层联络区、海马及其邻近结构、杏仁核、丘脑及脑干网状结构等，学习和记忆产生可能有以下几种机制。

1. 神经生理学机制 感觉性记忆和第一级记忆主要是神经生理活动的功能表现。各种感觉信息传入中枢后，引起与学习和记忆相关的脑区大量神经元同时活动，在刺激停止后，活动仍存留一定时间，即出现神经元活动的后发放，感觉性记忆的机制可能属于这一类。通过神经元之间的环路联系，也可使该传入信息在环路中持续较长的时间，形成记忆的保持。目前认为，与近期记忆有关的神经环路是海马回路（hippocampal circuit），即海马→穹窿→下丘脑乳头体→丘脑前核→扣带回→海马。海马回路的连续活动就与第一级记忆的保持及第一级记忆转入第二级记忆有关。

2. 神经生物化学机制 从生物化学的角度看，较长时间的记忆必然与脑内的物质代谢有关，尤其是与脑内蛋白质的合成有关。蛋白质的合成和基因的激活通常发生在短时记忆开始到长时记忆建立这段时间。实验证明，动物在每次学习训练后的 5min 内接受麻醉、电击、低温处理或给予阻断蛋白质合成的药物，则长时记忆不能建立；如果将干预时间延长到每 4h 一次，则长时记忆的建立将不受影响。人类类似的情况是脑震荡或电休克治疗后出现的逆行性遗忘症。

3. 神经解剖学机制 永久性记忆可能与新的突触联系的建立及脑的形态学改变有关。研究表明，生活在复杂环境中的大鼠，其皮层厚度大，而生活在简单环境中的大鼠，其皮层厚度小。这一现象说明学习和记忆活动多的大鼠大脑皮层相对比较发达，突触的联系较多。

四、大脑皮层的语言中枢和一侧优势

（一）皮层语言中枢

语言是人类独有的认知功能之一，有其特殊的定位结构和联系。与语言有关的脑区位于大脑侧裂附近。当人们看到某一物体并说出该物体名称时，整个信号传递的过程是：视觉信息→视网膜→外侧膝状体→初级视皮层（17 层）→高级视皮层（18 层）→角回（39 区）→韦尼克区语言区（22 区）→Broca 区→面部运动区（14 区）→启动唇、舌、喉的运动而发音。若损伤相应的语言中枢，将引起相应的语言活动功能障碍。

临床上人类左侧大脑皮层一定区域的损伤可引起各种特殊的语言活动功能障碍：①流畅失语症（fluent aphasia），由韦尼克区受损所致。患者语言输出流畅，但言语错乱、语言过多，复述语言的能力受损，不能理解别人说话和书写的含义。②运动失语症（motor aphasia），由 Broca 区受损引起。患者可以看懂文字和听懂别人的谈话，却不会说话，不能用语言来口头表达自己的思想。③失写症（agraphia），因损伤额中回后部接近中央前回的手部代表区所致。患者可以听懂别人说话，看懂文字，自己也会说话，但不会书写。④感觉性失语症（sensory aphasia），由颞上回后部的损伤所致。患者可以讲话及书写，也能看懂文字，但听不懂别人谈话的含义，常答非所问。⑤失读症（alexia），由角回受损所造成。患者视觉和其他语言功能（书写、说话和听懂别人谈话等）均健全，但看不懂文字的含义。可见，大脑皮层语言功能具有一定的区域，语言活动的完整功能与广大皮层区域的活动密切相关（图 10-34）。严重的失语症可同时出现上述多种语言活动功能的障碍。

以上各区在语言功能上虽然有不同的侧重面，但各区的活动却是紧密相连的。正常情况下，通过它们的协调活动才得以完成复杂的语言功能。

图 10-34　大脑皮层与语言功能有关的主要区域
A. 外侧面；B. 内侧面

（二）大脑皮层功能的一侧优势

人类两侧大脑半球的功能是不对等的，大多是以一侧皮层占优势。主要使用右手的成年人，语言活动功能主要由左侧大脑皮层管理，左侧皮层在语言活动功能上占优势的现象称为优势半球（dominant hemisphere）。这种一侧优势的现象虽与遗传有一定关系，但主要是后天生活实践中逐步形成的，这与人类习惯使用右手有关。人类的左侧优势自 10～12 岁起逐步建立。若成年后左侧半球受损，就很难在右侧皮层再建立语言中枢。

左、右半球各自具有其优势功能。左半球起决定作用的功能活动：①语言相关的各种能力；②计算、创造性和逻辑思维能力及分析能力；③对问题的理解能力；④听觉和空间辨认；⑤意识；⑥复杂随意运动的控制。右半球起决定作用的功能活动：①非语言视觉图像的感知和分析等方面的能力及整体性综合能力；②对音乐、美术的认识和工作的能力；③情绪及感情方面的能力；④深度感知、触觉认识；⑤学习、记忆和完成运动任务方面的能力；⑥时间概念。一侧优势的现象说明人类两侧大脑半球的功能是不对称的。左侧半球在语言活动功能上占优势，而右侧半球在非词语性的认知功能上占优势，对于主要使用左手的人来说，左右两侧的皮层有关区域都可能成为语言活动中枢。

（三）两侧大脑皮层功能的相关性

人类左右两侧大脑皮层虽有各自的专门功能，但其功能不是分离的，通过两侧半球之间的联合纤维能够互相传送信息。胼胝体是最大的联合纤维结构，进化越高等的动物胼胝体越发达。人类的胼胝体估计含有 100 万根纤维。联合纤维在完成双侧半球的运动、一般感觉和视觉的协调有重要作用。在临床上为了防止顽固性癫痫发作从一侧大脑半球扩散到另一侧，可以施行手术切断胼胝体的联合纤维。

第八节　中医有关神经系统的论述

一、脑髓的功能及与诸脉的联系

中枢神经系统在《灵枢·海论》与《灵枢·经脉》中被称为脑髓。认为人体有四大"海"，"人有髓海，有血海，有气海，有水谷之海"。《灵枢·海论》认为"脑为髓之海""诸髓者皆属于脑"。

（一）脑与髓的功能

《黄帝内经》说："人始生，先成精，精成而脑髓生"。可见脑与髓都来源于先天之精。中医认为脑髓有两个方面的功能。一方面髓生骨骼。"髓者骨之充也"。如果骨髓充足，则能够促使骨骼强壮，骨髓不足，就不利于骨骼的生成。即"骨枯而髓减，发为骨痿"（《素问·痿论》）。另一方面，脑为元神之府，《灵枢·海论》上有"髓海有余，则轻劲多力，自过其度，髓海不足，则脑转耳鸣，胫痠眩冒，目无所见，懈怠安卧"的论述。《素问》说得更明确，"头者精明之府"。

（二）脑与诸脉的联系

中医认为诸脉皆通于脑。诸脉类似于外周神经，因此，"诸脉皆通于脑"可认为是中枢神经系统与外周神经系统相互联系的思想萌芽。《灵枢·邪气脏腑病形》中说"十二经脉，三百六十五络，其血气皆上于面而走空窍"。《备急千金要方》还说："头者诸阳之会也。"《针灸大成》明确指出"首为诸阳之会，百脉之宗……百脉之皆归于头"，可以看出中医思想体现了中枢与外周相互联系的正确思路。

二、脏腑与脑高级功能的关系

中医学以五行学说为基础，重视五脏在人体精神情志活动中的重要性，提出"五脏为中心"理论体系。中医把人的精神活动、某些神经系统的功能直接寄寓于内脏本身。如《素问·阴阳应象大论》说："人有五脏化五气，以生喜、怒、悲、忧、恐"。脑的生理病理总统于心而分属于五脏，其中与心、肝、肾三脏及胆尤为密切。

1. 心主神明　中医有心为君主之官，主神明的说法，神是指人的思维活动，明是指意识状态。即认为大脑的思维、意识是心脏的功能表现。《灵枢·邪客》说："心者，五脏六腑之大主也，精神之所舍也。"《素问·宣明五气》说："心藏神。"心处于生命活动的主宰地位，因此，中医特别强调心的重要意义。心主神明正常，则神志清晰，思考敏捷，精力充沛。人情绪紧张时常在心脏活动中得到表现，即心慌意乱。直至今日，人们仍习惯地保留着称脑为心的用语，如"用心""专心""小心"、"心理学"等。

2. 肝主谋虑　《素问·灵兰秘典论》说："肝者将军之官，谋虑出焉"，即肝主谋虑。人的情志活动除了心所主之外，还与肝气有密切关系。肝气疏泄是否正常直接影响精神状态。肝病可以导致情志的异常。如肝气过亢，可表现为急躁易怒、失眠多梦、头晕目眩的症状。此外，肝喜条达而恶抑郁，"怒伤肝"。

3. 肾主藏精　《素问·灵兰秘典论》说："肾者作强之官，伎巧出焉。""作强"是指精力充沛，劳动轻松有力的意思。"伎巧"是指意识思维精巧的意思。肾主藏精，髓为肾所藏的先天之精所化生，脑为髓之海，髓充脑健，则精力充沛，耳聪目明，智力发达。

4. 胆主决断　《素问·灵兰秘典论》说："胆者，中正之官，决断出焉"，即胆主决断，不偏不倚，准确判断，显示出胆在人体思维意识、精神活动范畴内的功能。直至今日，人们仍用"大胆"说明有勇气和冒险精神，用有胆有识说明智勇双全。

此外，《素问·宣明五气》所说"心藏神，肺藏魄，肝藏魂，脾藏意，肾藏志"及"心在志为喜，肺在志为忧，肝在志为怒，脾在志为思，肾在志为恐"的理论均系统地阐述了五脏与脑神经系统的密切联系。

三、"神"与精神活动

中医之"神"一词有两层含意：①狭义的"神"是指人的思维意识活动，为心所主；②广义的"神"是指人的整体生命活动及外在表现，即精气神之神，包括精神活动及脏腑、精、气、血、津液的活动。"神"产生于先天之精气，但又必须不断依赖后天水谷精气之滋养。故"神者水谷之精气也""形与神俱"，神和人的形体是不可分离的，有形才能有神，形健则神旺，形衰则神疲。把"神"理解为生命活动的总体表现，较好地反映了中医整体观的思想体系。

四、经络与神经的关系

目前有研究表明，经络与神经的关系密切，认为经络的概念中包括神经系统，特别是有外周神经系统的内涵。中医通过长期临床实践，认识到人体作为一个整体，存在着信息传递系统与物质运输系统，而经络的概念正是包含了这两个系统。神经系统在人体信息联系中占主导地位。神经系统的功能在经络理论中得以体现。《素问·缪刺论》曰："夫邪客大络者，左注右，右注左，上下左右与经相干，而布于四末，其气无常处，不入于经俞，命曰缪刺"，说的是经络为人体各部联系的网络，与外周神经系统的分布是相应的概念。"诸脉皆通于脑"在一定程度上也反映外周神经与中枢神经的联系。

中医学通过对以上四个方面有关神经系统功能的阐述，尽管模糊，但也体现了整体结构和机体各部相互联系的构思。

学习框架

1. 试述兴奋性突触和抑制性突触的传递过程。

2. 简述胆碱能受体的分类及其阻断剂。

3. 基底神经节损伤时可能出现什么病症？它是如何产生的？

4. 简述特异和非特异投射系统的概念、功能及特点。

5. 简述内脏痛的特点。

6. 举例说明牵涉痛的概念及在临床的应用。

7. 什么叫肌紧张？低位脑干是如何对肌紧张进行调节的？

8. 比较屈肌反射和腱反射之间的异同。

9. 简述小脑的结构与功能。

10. 简述自主神经系统对内脏活动的双重支配作用。

11. 下丘脑对内脏活动的调节功能有哪些？

12. 简述正常成年人脑电图的基本波形。

13. 慢波睡眠和快波睡眠的主要特点和意义有哪些？

（杜 联 赵 慧 刘慧慧）

第十一章 内 分 泌

🎯 **学习要求**

1. 掌握生长激素、甲状腺激素、糖皮质激素的作用和分泌调节。

2. 熟悉内分泌系统和激素的概念；激素的传递方式和作用机制；下丘脑与垂体间的功能联系；神经垂体释放的激素和作用；甲状旁腺激素、降钙素和维生素 D_3 的作用；肾上腺髓质激素的作用；胰岛素和胰高血糖素的作用。

3. 除列入掌握、熟悉的教学内容外，其他列入的均为了解内容。

🎓 **执医考点** 下丘脑与垂体之间的功能联系；下丘脑调节肽；腺垂体激素的种类；生长激素的生物学作用及分泌调节；甲状腺激素的生物学作用及分泌调节；甲状旁腺激素的生物学作用及其机制；降钙素的生物学作用及其机制；维生素 D_3 的生物学作用及其机制；胰岛素的生物学作用及分泌调节；肾上腺糖皮质激素的生物学作用及分泌调节。

内分泌系统通过分泌各种激素全面调控与个体生存密切相关的基础功能活动，如维护组织和细胞的新陈代谢，调节机体的生长、发育、生殖及衰老等过程。内分泌系统与神经系统和免疫系统都是机体的重要调节系统，分别从不同的方面调节和维持机体的内环境稳态。

第一节　内分泌与激素

一、内分泌与内分泌系统

（一）内分泌

分泌作为腺上皮组织的基本功能，可分为外分泌和内分泌两种方式。外分泌（exocrine）是腺泡细胞产生的物质通过导管分泌到体内管腔或体外的分泌形式。内分泌（endocrine）是指腺细胞将其产生的活性物质（激素）直接分泌到血液或者细胞外液等体液中，并以它们为媒介对靶细胞产生调节效应的一种分泌形式。具有这种功能的细胞称为内分泌细胞（endocrine cell），典型的内分泌细胞集中位于垂体、甲状腺、甲状旁腺、肾上腺、胰岛等组织，形成内分泌腺（endocrine gland）。研究表明，神经元、心肌、血管内皮、肝、肾、脂肪及免疫细胞等非典型的内分泌细胞也可产生激素。内分泌不仅仅是一种分泌形式的表述，而是机体通过分泌激素发布调节信息的整合性功能活动。

（二）内分泌系统

内分泌系统（endocrine system）由经典的内分泌腺与能产生激素的器官及组织共同构成，是发布信息整合机体功能的调节系统。内分泌系统可感受内、外环境的刺激，最终通过作为化学信使的激素产生调节效应，是机体具有信息传递功能的调节系统。内分泌系统分泌的高效生物活性物质统称为激素（hormone），它以体液为媒介，作用于相应的靶细胞、靶组织或靶器官发挥其调节作用，并与神经系统紧密联系，相互配合，共同调节全身各系统的生理功能，维持机体内环境稳态。

激素通过不同的途径实现细胞之间的信息传递。其中激素被分泌后通过血液循环向远距离部位的靶组织或靶细胞传递信息，称为远距分泌（telecrine），即内分泌。若激素经组织液扩散向邻近靶细胞传递信息，称为旁分泌（paracrine）。若分泌的激素扩散于局部，又返回作用或不扩散直接作用于自身内分泌细胞起信息调节作用，称为自分泌（autocrine）或内在分泌；某些神经元可合成激素称为神经激素（neurohormone），后者沿着轴突运送到神经末梢释放，称为神经内分泌（neuroendocrine）（图11-1）。

图 11-1　激素作用的传递方式
A. 内分泌（远距分泌）；B. 神经内分泌；C. 内在分泌；D. 自分泌；E.旁分泌

二、激素的化学性质与分类

激素分子形式多样，种类复杂。激素的化学性质决定了其对靶细胞的作用方式。根据化学结构的不同，可分为多肽或蛋白质激素（polypeptide and protein hormone）、胺类激素（amine hormone）和脂类激素（lipid hormone）三大类（表11-1）。多肽或蛋白质类激素和大多数胺类激素属于含氮类亲水性激素，它们与靶细胞膜受体结合对靶细胞产生调节效应；类固醇激素和甲状腺激素等亲脂性激素可直接进入靶细胞内发挥作用。

表 11-1　激素的主要来源与化学性质

腺体/组织	生成的激素	英文缩写	化学性质
下丘脑	促甲状腺激素释放激素	TRH	肽类
	促性腺激素释放激素	GnRH	肽类
	生长激素释放抑制激素（生长抑素）	GHIH（SS）	肽类
	生长激素释放激素	GHRH	肽类
	促肾上腺皮质激素释放激素	CRH	肽类
	促黑（素细胞）激素释放因子	MRF	肽类
	促黑（素细胞）激素释放抑制因子	MIF	肽类
	催乳素释放因子	PRF	肽类
	催乳素抑制因子	PIF	胺类
	血管升压素（抗利尿激素）	VP（ADH）	肽类
	缩宫素	OT	肽类
腺垂体	促肾上腺皮质激素	ACTH	肽类
	促甲状腺激素	TSH	蛋白质类
	卵泡刺激素	FSH	蛋白质类
	黄体生成素	LH	蛋白质类

续表

腺体/组织	生成的激素	英文缩写	化学性质
腺垂体	促黑（素细胞）激素	MSH	肽类
	催乳素	PRL	蛋白质类
	生长激素	GH	蛋白质类
甲状腺	甲状腺素（四碘甲腺原氨酸）	T_4	胺类
	三碘甲腺原氨酸	T_3	胺类
甲状腺 C 细胞	降钙素	CT	肽类
甲状旁腺	甲状旁腺激素	PTH	肽类
胰岛	胰岛素		蛋白质
	胰高血糖素		肽类
肾上腺皮质	皮质醇		类固醇类
	醛固酮	Ald	类固醇类
肾上腺髓质	肾上腺素	E	胺类
	去甲肾上腺素	NE（NA）	胺类
睾丸	睾酮	T	固醇类
	抑制素		蛋白质类
卵巢、胎盘	雌二醇	E_2	类固醇类
	雌三醇	E_3	类固醇类
	孕酮	P	类固醇类
	人绒毛膜促性腺激素	HCG	蛋白质类
消化道、脑	促胃液素		肽类
	缩胆囊素-促胰酶素	CCK-PZ	肽类
	促胰液素		肽类
心房肌	心房钠尿肽	ANP	肽类
松果体	褪黑素	MT	胺类
胸腺	胸腺素		肽类
多种组织	前列腺素	PG	廿烷酸
肝脏	胰岛素样生长因子	IGFs	
肾	1,25 二羟维生素 D_3	1,25-$(OH)_2$-D_3	固醇类
脂肪组织	瘦素		蛋白质类
血管内皮	内皮素	ET	肽类

（一）多肽和蛋白质类激素

多肽和蛋白质类激素主要包括下丘脑调节肽、垂体激素、甲状旁腺激素、胰岛素、胃肠道激素等。这类激素种类繁多，分布广泛，属亲水激素，在血液中主要以游离形式存在于血液中，与靶细胞的膜受体结合，继而启动膜内信号转导系统引起细胞发生生物效应，而其自身并不进入细胞内。

（二）胺类激素

胺类激素主要为酪氨酸的衍生物，包括肾上腺素、去甲肾上腺素和甲状腺激素等。前二者属亲水性激素，与膜受体结合发挥调节作用；甲状腺激素属亲脂性激素，可进入靶细胞直接与核内受体结合发挥调节作用。

（三）脂类激素

脂类激素是以脂质为原料合成的激素。

1. 类固醇激素 由共同前体胆固醇衍生而成，包括肾上腺皮质激素、性激素和胆钙化醇（维生素 D_3）等。此类激素属亲脂性激素，在血液中主要以与运载蛋白结合的形式存在于血液中，进入靶细胞与胞质或核内受体结合发挥调节作用。

2. 廿烷酸类激素 由花生四烯酸转化而成的，包括前列腺素族、血栓素类和白细胞三烯（白三烯）类等。这类激素既可以通过膜受体也可通过胞内受体发挥调节作用。

三、激素作用的特性

（一）激素的生理特性

激素对靶细胞调节所产生的效应虽然不尽相同，但它们在发挥调节作用的过程中表现出某些共同的作用特性。

1. 激素的信息传递作用 激素在细胞间的作用是调节靶细胞固有的、内在的生物效应，而不作为某种反应物直接参与细胞物质与能量代谢的具体环节，也不产生新的生理生化反应。

2. 激素作用的相对特异性 激素作用的特异性表现为激素只选择性地对能够识别它的靶细胞起作用。这种特异性主要取决于细胞是否存在能与某激素发生特异结合的受体有关，即激素释放入血后，只能选择性地结合具有特异受体的细胞，并产生生物效应。

3. 激素的高效生物信息放大作用 在生理状态下，激素在血中的浓度很低，一般在皮摩尔（pmol/L）到纳摩尔（nmol/L）数量级，但其作用显著。激素与受体结合后，可引发细胞内一系列信号转导程序或酶促反应，并逐级放大，形成一个效能极高的生物放大系统。例如，0.1μg 促肾上腺皮质激素释放激素，可引起腺垂体释放 1μg 促肾上腺皮质激素，后者能引起肾上腺皮质分泌 40μg 糖皮质激素，生物效应放大了 400 倍。

4. 激素间的相互作用 当多种激素可共同参与某一生理功能的调节时，不同激素之间可以发生相互作用，表现为协同作用、拮抗作用和允许作用，以维持该生理功能活动的相对稳定。例如，肾上腺素、生长激素、糖皮质激素及胰高血糖素在升高血糖效应上有协同作用；而胰岛素降低血糖，与上述升血糖激素起拮抗作用。有些激素对某些组织细胞的生物效应并没有直接作用，但它的存在却是另一种激素发挥该效应的必要基础，这种现象称为允许作用（permissive action），如糖皮质激素本身对心肌和血管平滑肌并无收缩作用。但是，必须有糖皮质激素的存在，儿茶酚胺才能很好地发挥对心血管的调节作用，称为糖皮质激素对儿茶酚胺的允许作用。

（二）激素作用的阴阳对立统一关系

根据中医阴阳对立统一观点，认为人体是一个有机整体，人体内部充满着阴阳对立统一的关系，人体正常的生理活动，是阴阳双方保持着对立统一的协调关系的结果。

激素对机体功能的调节也充分体现了阴阳对立统一的关系。就其对糖代谢的调节来看，生长素、甲状腺激素、肾上腺素，胰高血糖素及肾上腺皮质激素等都参与血糖的调节，虽然作用环节和方式不尽相同，但都有使血糖升高的作用；而胰岛素则与上述激素作用相拮抗，具有降低血糖的作用，这种增强和减弱是对立统一的结果，使血糖浓度相对恒定。甲状旁腺激素升高血钙作用与降钙素降低血钙的作用也是阴阳对立统一的关系，维持血钙浓度的相对恒定。机体各脏腑功能普遍存在这种阴阳对立统一的规律，作为人体功能调节的内分泌系统，在调节阴阳平衡方面可能起着重要的作用。

（三）激素调节的相生相克关系

中医阴阳五行学说认为世界是物质的，物质世界是在阴阳二气作用的推动下得以资生、发展和变化；并认为各种物质和功能之间相互资生、相互制约，从而使其处于不断的运动变化之中。这种相互资生、相互制约即为五行之间的相生相克关系，是物质或功能活动存在的前提和基础。

内分泌系统也广泛存在这种相生相克的关系。内分泌系统通过相互协调、相互制约共同调节机体新陈代谢、生长发育、生殖等各方面的功能，使机体功能保持相对稳定。内分泌系统本身不仅受神经调节，而且各内分泌腺之间，以及同一腺体内的不同内分泌细胞，也是相生相克、相互协调的。如胰腺胰岛素的分泌可抑制胰高血糖素的分泌，胰高血糖素又能促进胰岛素和生长抑素的分泌，而生长抑素能抑制胰岛素和胰高血糖素的分泌。某些刺激因素可刺激多种激素的分泌，这些激素通过相生相克联系，使调节更为精细准确。如血糖升高，促进胰岛素分泌的同时抑制了胰高血糖素分泌，胰岛素还可以直接抑制胰高血糖素的分泌，二者共同作用，使胰高血糖素分泌受到显著抑制，从而使胰岛素得以更为有效地发挥作用。血糖升高还可刺激生长抑素的分泌，生长抑素则抑制胰岛素的分泌。

下丘脑释放一些释放激素，通过垂体门脉系统，促使垂体激素的释放，垂体释放的促激素作用于相应的靶腺，使靶腺分泌增加、腺体增生，当靶腺所分泌的激素在血液中浓度过高时又能反馈性地抑制下丘脑和垂体的功能，垂体分泌的促激素也能反馈性地抑制下丘脑。下丘脑-腺垂体-靶腺轴存在的这种相生相克的制约联系，不仅在内分泌系统本身活动的调节体现相生相克的关系，而且通过内分泌使各个器官的功能之间也得以相互联系、相互影响、相互制约，充分体现了中医学说的相生相克的联系。

四、激素作用的机制

激素作为化学信使物质与靶细胞膜受体或细胞内受体结合后，引起跨膜和细胞内信号转导过程并最终产生生物效应。近年来，随着分子生物学技术的应用和研究，人们对激素作用机制的认识也更加深入。

（一）细胞膜受体介导的激素作用机制——第二信使学说

该学说认为激素作为第一信使（first messenger），先与靶细胞膜上的特异受体结合，激活膜内的腺苷酸环化酶（AC），在 Mg^{2+} 存在的条件下，AC 催化细胞内的 ATP 转化为 cAMP，cAMP 作为第二信使，激活依赖无活性的蛋白激酶，进而催化细胞内各种底物蛋白的磷酸化反应，引起细胞各种生物效应，如腺细胞的分泌、肌细胞的收缩、胞膜通透性改变及细胞内各种酶促反应等（图 11-2）。

第二信使除 cAMP 外，cGMP、肌醇三磷酸、二酰甘油和 Ca^{2+} 等均可作为第二信使。蛋白激酶除蛋白激酶 A，还有蛋白激酶 C、蛋白激酶 G 等。

（二）细胞内受体介导的激素作用机制——基因调节学说

细胞内受体是指位于细胞内的胞质受体和核受体。该学说认为类固醇激素为脂溶性的小分子物质，可透过胞膜进入细胞，先与胞质受体结合形成激素胞质受体复合物，获得通过核膜的能力，再进入胞核，与核受体结合，激发 DNA 的转录过程、生成新的 mRNA、诱导新的蛋白质合成，产生生物效应。有些类固醇激素可直接穿越胞膜和核膜，与核受体结合，调控基因表达（图 11-3）。

一般认为糖皮质激素和盐皮质激素受体为胞质受体，而性激素、1，25-二羟基维生素 D_3 受体为核受体。甲状腺激素虽不属于类固醇激素，但其受体为核受体，可通过调节基因发挥效应。

图 11-2　含氮激素的作用调节机制示意图
PLC：磷脂酶 C；AC：腺苷酸环化酶；cAMP：环磷酸腺苷；
CaM：钙调蛋白；PKC：依赖 Ca²⁺的蛋白激酶；
DAG：二酰甘油

图 11-3　类固醇激素的基因调节机制示意图
图中数字序号表示调节过程顺序

　　实验表明，有些激素可通过不同细胞信号转导机制发挥多种作用。例如，糖皮质激素既可通过基因调节发挥作用（数小时或数天），也可迅速调节神经细胞的兴奋性（数秒或数分钟），而且不被基因转录和翻译抑制剂抑制，显然这是通过膜受体及离子通道发挥效应；又如孕激素可与γ-氨基丁酸 A（GABA$_A$）受体结合，影响 Cl⁻电导；这种效应称为类固醇激素的非基因效应（non-genomic effect）。前列腺素可通过 G 蛋白耦联膜受体进行信号转导，也可通过核受体基因转录引起靶细胞效应。

第二节　下丘脑与垂体

　　中枢神经系统内的某些神经细胞既能产生和传导神经冲动，又能合成和释放激素，这些神经细胞被称为神经内分泌细胞（neuroendocrine cell）。现已明确，神经内分泌细胞主要集中在下丘脑，下丘脑与垂体在结构和功能上的联系非常密切，组成下丘脑-垂体功能单位（hypothalamus hypophysis unit），包括下丘脑-神经垂体系统和下丘脑-腺垂体系统两部分（图 11-4）。

　　1. 下丘脑-神经垂体系统　位于下丘脑视上核、室旁核的大细胞肽能神经元主要合成血管升压素（vasopressin，VP）即抗利尿激素（antidiuretic hormone，ADH）和缩宫素（oxytocin，OT），经下丘脑垂体束的轴突运输到神经垂体并储存，构成下丘脑-神经垂体系统。

　　2. 下丘脑-腺垂体系统　位于下丘脑内侧基底部促垂体区的小细胞肽能神经元主要合成下丘脑调节肽（hypothalamus regulatory peptide，HRP），

图 11-4　下丘脑-垂体功能单位示意图
M 为大细胞神经元，释放抗利尿激素和缩宫素；1 和 2 为小细胞肽能神经元，分泌肽类激素和促释放因子（激素）

这些部位的神经元轴突末梢到达正中隆起，与垂体门脉系统（hypophysial portal system）的第 1 级毛细血管网接触，其释放的下丘脑调节肽经垂体门脉系统运输到腺垂体，调节腺垂体细胞的内分泌功能，构成下丘脑-腺垂体系统。

由于下丘脑神经内分泌细胞本身具有神经元的功能，可接受大脑皮层或中枢神经系统其他部位传来的神经信息，实现以下丘脑为枢纽协调神经调节与体液调节的关系，共同调节机体的生理功能。

一、下丘脑调节肽

下丘脑调节肽是由下丘脑促垂体区小细胞肽能神经元分泌的肽类激素，现已发现的下丘脑调节肽共有九种，化学结构已被确定的有促甲状腺激素释放激素、促性腺激素释放激素、生长抑素、生长激素释放激素及促肾上腺皮质激素释放激素。还有四种对腺垂体催乳素和促黑激素的分泌起促进或抑制作用的物质，因其化学结构尚未确定，暂称为因子。下丘脑调节肽的主要生物学作用见表 11-2。

表 11-2 下丘脑调节肽的主要生物学作用

下丘脑调节肽	英文缩写	主要生物学作用
促甲状腺激素释放激素	TRH	促进促甲状腺激素释放，也能刺激催乳素释放
促性腺激素释放激素	GnRH	促进黄体生成素和卵泡刺激素释放（以黄体生成素为主）
促肾上腺皮质激素释放激素	CRH	促进促肾上腺皮质激素释放
生长激素释放激素	GHRH	促进生长激素释放
生长抑素	GHIH（SS）	抑制生长激素（及腺垂体其他激素）释放
促黑激素释放因子	MRF	促进促黑激素释放
促黑激素释放抑制因子	MIF	抑制促黑激素释放
催乳素释放因子	PRF	促进催乳素释放
催乳素释放抑制因子	PIF	抑制催乳素释放

由于下丘脑促甲状腺激素释放激素、促性腺激素释放激素及促肾上腺皮质激素释放激素的分泌均呈现脉冲式释放，导致腺垂体相应的激素分泌也出现脉冲式波动。各种下丘脑调节肽的作用机制有所不同，如调节肽与腺垂体靶细胞膜受体结合后，生长激素释放激素等以 cAMP 作为第二信使；促甲状腺激素释放激素、促性腺激素释放激素等以 IP_3/DG 或 Ca^{2+} 作为第二信使；生长抑素、促肾上腺皮质激素释放激素等则二者兼而有之，分别调节腺垂体相应激素的释放。

二、神经垂体激素

神经垂体无内分泌细胞，不能合成激素。神经垂体释放的激素是由下丘脑视上核、室旁核的神经元胞体合成，并以神经分泌的方式经下丘脑-垂体束下行到神经垂体储存。神经垂体激素含血管升压素和缩宫素，当视上核、室旁核的神经元受到刺激兴奋时，其产生的神经冲动传导到位于神经垂体的神经末梢，引起神经垂体激素释放入血而发挥调节作用。

（一）血管升压素

血管升压素也称抗利尿激素。在正常饮水情况下，血浆中的血管升压素浓度很低（1～4ng/L），其主要生理作用是促进肾远端小管和集合管对水的重吸收，即抗利尿作用。在机体脱水或失血情况下，血管升压素释放量明显增多，起升高和维持血压及保持体液量的作用。

（二）缩宫素

缩宫素的生物学作用主要是促进哺乳期乳腺排出乳汁，刺激分娩时子宫收缩。

1. 对乳腺的作用 哺乳期妇女的乳腺不断分泌乳汁，储存于腺泡中。当婴儿吸吮乳头时，可引起射乳反射（milk ejection reflex）。婴儿吸吮乳头的感觉信息沿传入神经到下丘脑，使分泌缩宫素的神经元兴奋，神经冲动经下丘脑垂体束到神经垂体，使缩宫素释放入血，缩宫素作用于乳腺中的肌上皮细胞使其收缩，引起射乳。缩宫素除引起射乳外，还有营养乳腺的作用，可维持哺乳期乳腺丰满（图 11-5）。

婴儿吸吮乳头的刺激除引起射乳反射外，还可引起下丘脑多巴胺能神经元兴奋，多巴胺和β-内啡肽释放增多，二者抑制下丘脑促性腺激素释放的激素释放，使腺垂体促卵泡激素和黄体生成素分泌减少，导致哺乳期妇女月经周期暂停。

2. 对子宫的作用 缩宫素促进子宫平滑肌收缩，但此种作用与子宫的功能状态有关。缩宫素对非孕子宫的作用较弱，而对妊娠子宫的作用较强。当临近分娩时，子宫平滑肌细胞表面缩宫素受体数量明显增多，所以缩宫素的作用在分娩时显著增强。缩宫素促进子宫收缩的机制是使细胞外 Ca^{2+} 内流，提高子宫平滑肌细胞内的 Ca^{2+} 浓度，引起肌细胞收缩。缩宫素虽然能刺激子宫收缩，但它并不是分娩时发动子宫收缩的决定因素。在分娩过程中，胎儿刺激子宫颈可反

图 11-5　缩宫素和催乳素的神经内分泌调节示意图

射性引起缩宫素的释放，形成正反馈调节，使子宫收缩进一步加强，有助于分娩。在性交过程中，阴道和子宫颈受到刺激也可引起缩宫素分泌和子宫平滑肌收缩，有利于精子在女性生殖道内的运行。此外，缩宫素对机体的神经内分泌、学习与记忆、痛觉调制、体温调节等生理功能也有一定的影响。

三、腺垂体激素

腺垂体是体内最重要的内分泌腺，主要分泌七种激素，其中促甲状腺激素、促肾上腺皮质激素、促卵泡激素与促黄体生成素均有各自的靶腺，称为促激素，通过靶腺激素发挥作用；另三种激素即生长激素、催乳素与促黑激素，直接作用于靶组织或靶细胞，调节机体的物质代谢、个体生长，影响乳腺发育与泌乳，以及体内黑色素的代谢等生理过程。

（一）生长激素

生长激素（growth hormone，GH）含 191 个氨基酸残基，分子量为 22 000，其化学结构与催乳素近似，故有微弱的交叉作用。生长激素的基础分泌呈节律性脉冲式释放，每隔 1～4h 出现一次释放脉冲。入睡后生长激素的分泌明显增加，约 60min 达到高峰，以后逐渐减少。50 岁以后，睡眠时的生长激素分泌峰逐渐消失。

1. 生长激素的生物学作用 生长激素的主要生理作用是促进机体生长发育和物质代谢，对各个器官组织均有影响，尤其是对骨骼、肌肉及内脏器官的作用。

（1）促进生长发育：机体生长发育受多种激素影响，但生长激素起关键作用。生长激素的促生长发育作用在于它能促进骨、软骨、肌肉及其他组织细胞分裂增殖，蛋白质合成增加，从而加快机体的生长发育。实验表明，幼年动物摘除垂体后，生长立即停止，如给摘除垂体的动物及时补充生长激素，仍可正常生长。人幼年时期如生长激素分泌不足，患儿生长发育则停滞，身材矮小，称为侏儒症（dwarfism）；如果幼年时期生长激素分泌过多，则患巨人症（giantism）。成年后生长激素分泌过多，由于骨骺已经闭合，长骨不再生长，而肢端的短骨、头部的面骨及其软组织仍可出现异常的生长，以

致出现手足粗大、下颌突出、鼻大唇厚及内脏器官如肝、肾等增大现象，称为肢端肥大症（acromegaly）。

（2）调节代谢作用：生长激素具有促进蛋白质合成，加速脂肪分解和升高血糖的作用。同时，生长激素使机体的能量来源由糖代谢向脂肪代谢转移，有利于机体的生长发育和组织修复。①蛋白质代谢：生长激素促进氨基酸进入细胞，加强 DNA、RNA 的合成，加速蛋白质合成，而分解减少，呈正氮平衡；②脂肪代谢：生长激素可激活对激素敏感的脂肪酶，促进脂肪分解，使组织尤其是肢体的脂肪量减少，促使脂肪酸进入组织氧化分解，为机体提供能量；③糖代谢：生长激素还可抑制外周组织对葡萄糖的利用，减少葡萄糖的消耗，升高血糖。生长激素分泌过多的患者，因血糖过高而出现糖尿，称为垂体性糖尿。

此外，生长激素还是机体重要的应激激素之一，参与机体的应激反应。

2. 生长激素的作用机制　生长激素是通过靶细胞膜上的生长激素受体完成信号转导的。生长激素受体位于许多组织细胞的细胞膜上，如肝、脑、骨骼肌、心、肾、肺、胃、肠、软骨、胰腺、睾丸、前列腺、卵巢、子宫、骨骼等组织及脂肪细胞、成纤维细胞、淋巴细胞等都有生长激素受体。生长激素具有两个与生长激素受体结合的位点。生长激素与生长激素受体的结合促使生长激素受体二聚化，通过多途径信号转导，调节靶细胞的生物效应，包括调节基因转录、某些蛋白激酶与离子通道激活、代谢物转运等，改变细胞生长和代谢活动。胎儿或新生儿时期，各类细胞上的生长激素受体数量最多，所以对生长激素的反应最敏感（图 11-6）。

图 11-6　生长激素作用机制示意图

生长激素的部分效应是通过生长激素介质（somatomedin，SM）实现的。生长激素与生长激素受体的结合可诱导某些靶细胞（肝细胞等）产生生长激素介质。因生长激素介质的化学结构和功能与胰岛素近似，故又称为胰岛素样生长因子（insulin-like growth factor，IGF）。现已分离出 IGF-1 和 IGF-2。生长激素的促生长作用主要是通过 IGF-1 介导。在青春期，随着生长激素分泌增多，血中 IGF-1 浓度明显增高。给幼年动物注射生长激素介质能明显地刺激动物生长，其身长和体重都增加。年幼动物比年老动物对生长激素介质更敏感。生长激素介质的主要作用是促进软骨生长，它除了促进钙、磷、钠、钾、硫等元素进入软骨组织外，还促进氨基酸进入软骨细胞，增强 DNA、RNA 和蛋白质的合成，促进软骨组织增殖和骨化，使长骨加长。生长激素介质还能刺激多种组织细胞如成纤维细胞、肌细胞、肝细胞、脂肪细胞及肿瘤细胞等有丝分裂，加强细胞增殖。

3. 生长激素分泌的调节　生长激素的分泌受多种因素的调节。

（1）下丘脑对生长激素分泌的调节：腺垂体生长激素的分泌受下丘脑生长激素释放激素与生长抑素的双重调控。生长激素释放激素促进生长激素分泌，而生长抑素则抑制其分泌。一般认为，生长激素释放激素是生长激素分泌的经常性调节者，而生长抑素则是在应激刺激生长激素分泌过多时才对生长激素分泌起抑制作用（图 11-7）。

图 11-7　生长激素分泌的调节
实线代表促进或刺激；虚线代表抑制或减弱

（2）反馈调节：生长激素和其他垂体激素一样，可对下丘脑和腺垂体产生负反馈调节。生长激素不仅对下丘脑生长激素释放激素的释放有反馈抑制作用，而且生长激素释放激素对其自身释放也有负反馈调节作用。此外，IGF-1 对生长激素的分泌也有负反馈调节作用，IGF-1 能刺激下丘脑释放生长激素释放激素和生长抑素，从而抑制生长激素的分泌。

（3）影响生长激素分泌的其他因素：①睡眠，人在觉醒状态下，生长激素分泌较少；进入慢波睡眠后，生长激素分泌明显增加；转入异相睡眠后，生长激素分泌减少。慢波睡眠时，生长激素的分泌增多有利于机体的生长发育和体力的恢复。②代谢因素，运动、应激刺激、饥饿、低血糖等因素可引起生长激素分泌增多，其中以低血糖对生长激素分泌的刺激作用最强。③激素的作用，甲状腺激素、雌激素与睾酮均能促进生长激素分泌。青春期，由于血中雌激素或睾酮浓度增高，生长激素分泌明显增多而机体生长速度增快。

（二）催乳素

催乳素（prolactin，PRL）是由 199 个氨基酸残基和 3 个二硫键构成的蛋白质，分子量为 22 000。成人血浆中催乳素浓度<20μg/L。

1. 催乳素的生物学作用 催乳素的生物学作用非常广泛，主要是促进乳腺和性腺的发育与分泌，并参与应激反应和免疫调节。

（1）对乳腺的作用：催乳素促进乳腺的发育，发动并维持哺乳期妇女乳腺泌乳。在女性青春期乳腺的发育中，雌激素、孕激素、生长激素、糖皮质激素、胰岛素、甲状腺激素及催乳素都起着重要作用。到妊娠期，随着催乳素、雌激素与孕激素分泌增多，乳腺组织进一步发育至成熟，使其具备泌乳能力但不泌乳。这是由于妊娠期血中雌激素与孕激素浓度非常高，抑制了催乳素对成熟乳腺的泌乳作用。分娩后，血中的雌激素和孕激素浓度大大降低，催乳素才能发挥其始动和维持泌乳的作用。

（2）对性腺的作用：催乳素对卵巢黄体功能的影响是刺激黄体生成素受体的生成，调控卵巢内黄体生成素受体的数量。催乳素与黄体生成素配合，发挥其促进排卵和黄体生成并维持孕激素的分泌。在男性，催乳素促进前列腺及精囊的生长，还可增强黄体生成素对间质细胞的作用，使睾酮合成增加。

（3）对免疫的调节作用：催乳素可协同一些细胞因子共同促进淋巴细胞的增殖，促进淋巴细胞分泌 IgM 和 IgG。同时 T 淋巴细胞和胸腺淋巴细胞可以产生催乳素，以自分泌或旁分泌的方式发挥免疫调节作用。

（4）参与应激反应：催乳素在应激状态下，血中浓度升高，应激刺激停止后数小时恢复正常。与腺垂体分泌的促肾上腺皮质激素和生长激素共同组成三种重要的应激激素。

2. 催乳素分泌的调节 催乳素的分泌受下丘脑催乳素释放因子与催乳素释放抑制因子的双重控制，前者促进催乳素分泌，后者抑制其分泌。平时以催乳素释放抑制因子的抑制作用为主。促甲状腺激素释放激素对催乳素分泌也有促进作用。此外，母亲哺乳时，婴儿吸吮乳头的刺激能反射性地引起下丘脑催乳素释放因子神经元兴奋，腺垂体分泌催乳素增多，促进乳腺泌乳（见图 11-5）。

（三）促黑激素

人的促黑激素（MSH）是由腺垂体远侧部的细胞内阿黑皮素原（pro-opiomelanocortin，POMC）水解生成的肽类激素，包括α-MSH（十三肽）、β-MSH（十八肽）、γ-MSH（十二肽）。

1. 促黑激素的作用 体内黑色素细胞分布于皮肤、毛发、眼球、虹膜及视网膜色素层等。促黑激素主要作用于黑色素细胞，使细胞内酪氨酸转变为黑色素，同时使黑素颗粒在细胞内散开，使肤色、毛发等颜色加深。此外，促黑激素还参与生长激素、醛固酮、促肾上腺皮质激素释放激素、胰岛素及黄体生成素等激素分泌的调节，并有抑制摄食的作用。

2. 促黑激素分泌的调节　主要受下丘脑促黑激素释放抑制因子和促黑激素释放因子的双重调节，前者抑制促黑激素分泌，后者促进其分泌，平时以前者的抑制作用占优势。促黑激素也可通过负反馈调节腺垂体的促黑激素分泌。

图 11-8　下丘脑-腺垂体-靶腺轴的调节

（四）促激素

由腺垂体分泌的促进靶腺生长并分泌靶腺激素的激素称为促激素（tropic hormones）。由于促激素受下丘脑调节肽的调控，在下丘脑、腺垂体和靶腺之间形成分泌活动的调节轴，即下丘脑-腺垂体-甲状腺轴、下丘脑-腺垂体-肾上腺皮质轴、下丘脑-腺垂体-性腺轴。对甲状腺激素、肾上腺皮质激素和性腺激素分泌的调节起着重要的作用。

一般来说，下丘脑分泌的下丘脑调节肽经垂体门脉系统促进腺垂体分泌促激素，促激素经血液循环作用于靶腺分泌靶腺激素。在平时，靶腺激素和促激素又可通过负反馈调节，维持血中下丘脑调节肽、促激素和靶腺激素浓度的相对稳定。通常将靶腺激素对下丘脑、腺垂体的负反馈活动称为长反馈（long-loop feedback），将促激素对下丘脑的负反馈活动称为短反馈（short-loop feedback），将下丘脑调节肽对下丘脑的自身负反馈称为超短反馈（ultra-short-loop feedback）（图 11-8）。促激素除了促进靶腺合成和分泌靶腺激素之外，还可促进靶腺细胞的增生和腺体肥大。

第三节　甲　状　腺

甲状腺是人体内最大的内分泌腺，重 20～25g，由许多大小不等的滤泡构成。滤泡由单层上皮细胞围成，上皮细胞是甲状腺激素（thyroid hormone，TH）合成与释放的部位。滤泡腔内充满滤泡上皮细胞分泌的胶质，其主要成分是含有甲状腺激素的甲状腺球蛋白（thyroglobulin，TG）。甲状腺是唯一把合成的激素储存在细胞外的内分泌腺。在甲状腺滤泡与滤泡之间和滤泡上皮细胞之间有滤泡旁细胞（parafollicular cell），也称 C 细胞（clear cell），可分泌降钙素（见本章第四节）。

一、甲状腺激素的合成与代谢

甲状腺激素主要有四碘甲腺原氨酸（T_4 或称甲状腺素）和三碘甲腺原氨酸（T_3）两种，此外还能分泌少量的逆 T_3（reverse T_3，rT_3），它们都是酪氨酸的碘化物。其中 T_3 的生物活性是 T_4 的 5 倍，rT_3 无生物活性。

碘是合成甲状腺激素不可缺少的原料。人每天从食物中摄取碘 100～200μg，约有 1/3 的碘进入甲状腺，甲状腺含碘量为 8～10mg，全身总碘量为 20～50mg。甲状腺球蛋白由滤泡上皮细胞合成，然后转运至滤泡腔内储存。甲状腺球蛋白上的酪氨酸残基碘化后可合成甲状腺激素。甲状腺激素的合成过程包括以下三个步骤（图 11-9）。

（一）甲状腺滤泡聚碘

聚碘是将细胞外液中的碘转运至甲状腺滤泡上皮细胞内。正常甲状腺滤泡上皮细胞内，碘的浓度比血浆高 25～50 倍，细胞膜静息电位为-50mV，故聚碘是一种主动转运。在滤泡上皮细胞基底

图 11-9　甲状腺激素合成与代谢示意图

①TG 在滤泡上皮细胞合成后分泌到滤泡腔；②滤泡上皮细胞基底膜的 NIS 介导的继发性主动转运将 I⁻ 转运进细胞内；③I⁻ 被 TPO
活化；④TG 分子上酪氨酸残基经 TPO 作用被碘化为 MIT 和 DIT，继续缩合生成 T₄ 和 T₃；⑤在 TSH 刺激下，滤泡上皮细胞吞饮
含甲状腺激素的胶质滴，溶酶体蛋白酶水解甲状腺激素，释放 T₄、T₃ 及 MIT 和 DIT；⑥T₄、T₃ 分泌释放入血；⑦脱碘，碘回收；
TG：甲状腺球蛋白；TPO：甲状腺过氧化酶；NIS：钠-碘同向转运体；MIT：一碘酪氨酸残基；DIT：二碘酪氨酸残基

膜侧有钠-碘同向转运体，其和膜上的钠泵协同转运可实现 I⁻ 的继发性主动转运。用哇巴因抑制钠
泵，则聚碘作用立即发生障碍。有些离子，如高氯酸根离子（ClO_4^-）和硫氰酸根离子（SCN^-）等
与 I⁻ 竞争钠-碘同向转运体，从而抑制甲状腺的聚碘作用。甲状腺功能亢进可导致聚碘能力超过正
常，腺体的碘摄取增加；功能低下时则低于正常，腺体的碘摄取减少，故临床常用摄取放射性碘的
能力来检查与判断甲状腺的功能状态。

（二）碘的活化

摄入滤泡上皮内的 I⁻ 在甲状腺过氧化酶（thyroid peroxidase，TPO）的催化下转变为活化的碘。
活化过程在滤泡上皮细胞顶端膜微绒毛与滤泡腔交界处完成。

（三）酪氨酸碘化与碘化后酪氨酸的耦联

酪氨酸碘化是由活化碘在 TPO 的作用下取代甲状腺球蛋白上的酪氨酸残基上的氢，生成一碘
酪氨酸残基（MIT）和二碘酪氨酸残基（DIT）。两个分子的 DIT 耦联生成 T₄，一分子的 MIT 与一
分子的 DIT 耦联则生成 T₃。TPO 由滤泡上皮细胞合成，活性受促甲状腺激素的调控，其作用是促
进碘的活化、酪氨酸碘化及碘化酪氨酸的耦联。在一个甲状腺球蛋白分子上，T₄ 与 T₃ 之比为 20∶1，
这种比值常受碘含量的影响，当甲状腺内碘化活动增强时，DIT 增多，T₄ 含量也相应增加，在缺碘
时，则 MIT 增多，T₃ 含量明显增加。临床上，硫氧嘧啶与硫脲类药物可抑制 TPO 的活性而减少甲
状腺激素的合成，可用于治疗甲状腺功能亢进。

（四）甲状腺激素的储存、释放、运输与代谢

1. 储存　合成的甲状腺激素仍结合在甲状腺球蛋白上，储存在滤泡腔胶质内。因此，甲状腺激
素储存的特点：①储存在细胞外（滤泡腔内）；②储存量大，占各种激素首位，可供机体利用 50～
120d，所以应用抗甲状腺药物时，需要较长时间才能奏效。

2. 释放 当甲状腺受到促甲状腺激素刺激后，甲状腺滤泡上皮细胞顶端膜的微绒毛伸出伪足，将含有 T_3、T_4 的甲状腺球蛋白胶质小滴吞饮到滤泡上皮细胞内；吞入的甲状腺球蛋白胶质小滴随即与溶酶体融合而形成吞噬体，在溶酶体水解酶的作用下，甲状腺球蛋白被水解，T_3、T_4、MIT 和 DIT 被释放。T_4 和 T_3 迅速释放入血液，MIT 和 DIT 受胞质脱碘酶的作用脱碘，被重新利用。甲状腺球蛋白分子上的 T_4 数量远远超过 T_3，因此甲状腺分泌的激素主要是 T_4，占总量的 90% 以上，但 T_3 的生物活性比 T_4 约大 5 倍。

3. 运输 T_4 和 T_3 释放入血后，以结合型和游离型两种形式运输，两者之间可互相转化，维持动态平衡。只有游离型的甲状腺激素才能进入靶细胞，与核受体结合，发挥生物学效应。血中 T_3 与各种蛋白的亲和力 T_4 比小得多，所以，T_3 主要以游离形式存在。正常成年人血清 T_4 浓度为 51～142nmol/L，T_3 浓度为 1.2～3.4nmol/L。

4. 代谢 血浆 T_4 半衰期约为 7d，T_3 半衰期约为 1.5d。约 80% 的 T_4 在外周组织脱碘酶的作用下，变为 T_3（占 45%）与 rT_3（占 55%），T_4 脱碘变成 T_3，是 T_3 的主要来源，血液中的 T_3 有 75% 来自 T_4，其余来自甲状腺；rT_3 仅有少量由甲状腺分泌，绝大部分是在组织内由 T_4 脱碘而来。

二、甲状腺激素的生物学作用

甲状腺激素的主要作用是促进物质与能量代谢，促进生长和发育过程。甲状腺激素为亲脂性激素，主要与核受体结合影响基因转录过程，表达功能蛋白质，发挥生物学效应。机体未完全分化与已分化的组织，对甲状腺激素的反应可以不同，而成年后，不同的组织对甲状腺的敏感性也有差别。甲状腺激素除了与核受体结合，在核糖体、线粒体、细胞膜上也发现了它的结合位点，可能对转录后的过程、线粒体的生物氧化作用及膜的转运功能均有影响。

（一）对代谢的影响

1. 对能量代谢的影响 甲状腺激素能提高绝大多数组织尤其是促进心、肝、骨骼肌和肾等大多数组织的能量消耗，使基础代谢率增高。研究表明，1mg T_4 可增加 4200kJ 热量，提高基础代谢率 28%。T_3 的产热作用比 T_4 强 3～4 倍，但持续时间较短。由于甲状腺激素的产热效应，临床上甲状腺功能亢进患者基础代谢率明显提高，怕热多汗、体温偏高；而甲状腺功能减退患者则相反，出现基础代谢率降低，喜热怕冷、体温偏低。研究表明，动物注射甲状腺激素后，心、肝、肾和骨骼肌等组织出现产热效应时，Na^+, K^+-ATP 酶活性明显升高，如用哇巴因抑制此酶活性，则甲状腺激素的产热效应可完全被消除。又如，甲状腺功能减退的大鼠，血中甲状腺激素含量下降，其肾组织细胞膜 Na^+, K^+-ATP 酶活性减弱，若给予 T_4，酶的活性可恢复甚至增加，由此看来，甲状腺激素的产热作用与 Na^+, K^+-ATP 酶的关系十分密切。

2. 对物质代谢的影响

（1）蛋白质代谢：T_4 或 T_3 作用于核受体，刺激 DNA 转录过程，促进 mRNA 形成，加速蛋白质与各种酶的生成。肌肉、肝与肾的蛋白质合成明显增加，细胞数量增多，体积增大，尿氮减少，表现为正氮平衡。甲状腺激素分泌不足时，蛋白质合成减少，肌肉收缩无力，但组织间的黏蛋白增多，可结合大量的正离子和水分子，引起黏液性水肿（myxedema）。甲状腺分泌过多时，则加速蛋白质分解，特别是促进骨基质蛋白质分解，使肌酐含量降低，肌肉收缩无力，尿酸含量增加，并可促进骨的蛋白质分解，从而导致血钙升高和骨质疏松，尿钙的排出量增加。

（2）糖代谢：甲状腺激素促进小肠黏膜吸收葡萄糖，增强肝糖异生和糖原分解，使血糖升高；同时拮抗胰岛素，协同肾上腺素、胰高血糖素、糖皮质激素和生长激素使血糖升高。此外甲状腺激素又增强外周组织对糖的利用，使血糖降低。因此甲状腺功能亢进患者常表现为餐后血糖升高，甚至出现糖尿。

（3）脂类代谢：甲状腺激素促进脂肪酸氧化，增强儿茶酚胺与胰高血糖素对脂肪的分解。对于胆固醇代谢，甲状腺激素既能加速其合成，又可促进其从血中清除。由于对脂类物质的分解的速度超过合成，所以甲状腺功能亢进患者体脂减少，血中胆固醇含量低于正常，甲状腺功能减退低患者体脂比例升高，胆固醇含量升高。

（二）对生长与发育的影响

甲状腺激素具有促进组织分化、生长与发育成熟的作用，尤其对脑和骨的发育更为重要。在胚胎期，甲状腺激素是胎儿和新生儿脑正常生长与发育的关键激素。甲状腺激素刺激骨化中心正常发育、软骨骨化等过程，促进长骨和牙齿的正常生长。在胚胎期，甲状腺激素对骨的生长并非必需，所以甲状腺激素低下的胎儿出生时身高可以基本正常，但脑的发育已经受到不同程度的影响。一般在出生后数周至 3~4 个月，就会出现明显的智力迟钝和长骨生长迟滞，以致智力低下、身材矮小，称为呆小症，即克汀病（cretinism）。在儿童生长发育的过程中，甲状腺激素能增强生长激素基因转录，生长激素生成增加；甲状腺激素还能提高机体对 SM 的反应性，与生长激素有协同作用。

（三）对神经系统的影响

甲状腺激素不仅影响中枢神经系统的发育，而且对已分化成熟的神经系统有提高兴奋性的作用。甲状腺激素可易化儿茶酚胺的效应，使交感神经系统兴奋。甲状腺功能亢进时，患者中枢神经系统的兴奋性提高，表现为注意力不易集中、易激动、喜怒无常、烦躁不安、失眠多梦、肌肉震颤等。甲状腺功能减退时，中枢神经系统兴奋性降低，患者出现记忆力减退，说话和行动迟缓，淡漠无情与嗜睡等症状。

（四）对心血管活动的影响

甲状腺激素对心血管系统的活动也有明显的影响。T_3 能增加心肌细胞膜上 β 受体的数量和对儿茶酚胺的敏感性，促进肌质网 Ca^{2+} 释放，加快心率、增强心肌收缩力、增加心排血量，故甲状腺功能亢进患者常可因心动过速、过度耗竭而致心力衰竭。甲状腺激素因增加产热量、氧耗量而间接使外周血管舒张，外周阻力降低，所以甲状腺功能亢进患者的脉压常增大。

三、甲状腺功能的调节

甲状腺功能主要受下丘脑-腺垂体-甲状腺轴的调节，也接受自主神经的调节，并对血碘水平有一定程度的自身调节。

（一）下丘脑-腺垂体-甲状腺轴的调节

1. 下丘脑-腺垂体对甲状腺的调节　下丘脑促垂体区内的促甲状腺激素神经元能合成和释放促甲状腺激素释放激素，通过垂体门脉系统运输到腺垂体，促进腺垂体合成促甲状腺激素并释放入血，促甲状腺激素通过血液循环作用于甲状腺。促甲状腺激素是调节甲状腺功能的主要激素，促进甲状腺激素的合成与释放，促甲状腺激素的长期效应是促进甲状腺滤泡上皮细胞内的核酸和蛋白质合成，刺激细胞增生，腺体增大。切除垂体之后，血中促甲状腺激素迅速消失，甲状腺发生萎缩，甲状腺激素分泌明显减少。

下丘脑促甲状腺激素释放激素神经元接受神经系统其他部位传来的信息，如寒冷刺激的信息传到下丘脑体温调节中枢的同时，还能通过神经递质去甲肾上腺素来增强促甲状腺激素释放激素神经元的活动，使下丘脑-腺垂体-甲状腺轴的活动增强。当机体受到应激刺激时，下丘脑可释放较多的生长抑素，抑制腺垂体促甲状腺激素的释放。另外，情绪反应也可影响促甲状腺激素释放激素和促甲状腺激素的分泌。

图 11-10 甲状腺激素分泌调节的示意图

2. 甲状腺激素的负反馈调节 血中游离甲状腺激素水平是调节垂体促甲状腺激素分泌的经常性负反馈因素，腺垂体促甲状腺激素细胞对血中游离的 T_4 与 T_3 浓度的变化十分敏感。血中 T_4 或 T_3 浓度升高可下调胞膜上的促甲状腺激素释放激素受体数量，降低其对促甲状腺激素释放激素的反应性，使促甲状腺激素合成和分泌减少，同时刺激腺垂体促甲状腺激素细胞产生一种抑制蛋白，该蛋白可直接抑制促甲状腺激素合成与释放；反之，血中 T_4 与 T_3 浓度过低，对腺垂体的负反馈作用减弱，促甲状腺激素分泌增多。这种负反馈式的调节在血液 T_3 和 T_4 正常浓度范围内波动时，也会引起促甲状腺激素的分泌发生相应的波动（图 11-10）。

有些激素也可影响腺垂体分泌促甲状腺激素，如雌激素可增强腺垂体对促甲状腺激素释放激素的反应，从而使促甲状腺激素分泌增加，而生长激素与糖皮质激素则对促甲状腺激素的分泌有抑制作用。

由于食物及饮水缺碘，引起血中 T_3、T_4 降低，促甲状腺激素增多及甲状腺肿大为特征的疾病称为地方性甲状腺肿。缺碘导致 T_3、T_4 合成不足，后者对腺垂体的负反馈作用减弱，以致出现促甲状腺激素分泌增多及甲状腺增生、肥大。有些青春期、妊娠及哺乳期的妇女，由于机体消耗较多甲状腺激素，血中 T_3、T_4 水平稍低，也可出现甲状腺生理性肿大，其机制与此相似。

有些甲状腺功能亢进患者的血中可出现一种称为促甲状腺激素受体刺激抗体（TSH-R stimulating antibody），产生类似于激动促甲状腺激素的效应，刺激甲状腺分泌 T_3、T_4，促进腺体增生肥大。因血中 T_3 和 T_4 浓度增多，对腺垂体负反馈作用增强，血中促甲状腺激素减少。

（二）甲状腺的自身调节

在没有神经和体液因素影响的情况下，甲状腺还具有根据血碘水平调节自身对碘的摄取及合成与释放甲状腺激素的能力；在缺乏促甲状腺激素或促甲状腺激素浓度不变的情况下，这种调节仍能发生，称为甲状腺的自身调节（autoregulation）。碘对甲状腺活动的调节具有重要意义，可以缓冲食物中摄入碘量的差异对甲状腺激素合成和分泌的影响。当血碘含量不足时，甲状腺可增强其聚碘能力，并加强 T_3 和 T_4 的合成。当血碘浓度高于正常时，最初 T_3 和 T_4 的合成有所增加，但血碘浓度超过 1mmol/L 后，甲状腺聚碘能力及 T_3 和 T_4 的合成速度反而下降。当血碘浓度达到 10mmol/L 时，甲状腺聚碘作用完全消失。这种过量的碘所产生的抗甲状腺聚碘合并抑制甲状腺激素合成的作用，称为碘阻滞效应（iodine blocking effect）。这一效应的产生机制，尚不清楚，可能是高浓度的碘抑制了 TPO 的活性。若再持续加大碘的供应量，则碘阻滞效应消失，T_3 和 T_4 合成再次增加，称为碘阻断的"脱逸"（escape）现象。临床上常利用此效应，使患者服用过量碘来减少甲状腺手术后甲状腺危象的发生。

（三）自主神经对甲状腺活动的影响

在甲状腺滤泡细胞膜上存在α受体、β受体和 M 受体，受交感神经和副交感神经支配。刺激交感神经，T_3 和 T_4 合成和分泌增加；刺激副交感神经则抑制 T_3 和 T_4 合成及分泌。

案例思考

患者，女性，22 岁，近 2 个月摄食量日渐增多却身体消瘦，怕热多汗，心情烦躁，感觉疲倦。每天不时出现心慌和不自主的手颤动。1 周前感觉眼睛肿胀不适。

检查：患者甲状腺无明显肿大，血中 T_3、T_4 轻度增高，CT 显示颅内无占位性病变。

中医辨证：脉弦数。舌质红，苔黄。大便秘结，小便黄。

西医诊断：甲状腺功能亢进；中医诊断：颤证（风阳内动证）。

治法：镇肝息风，舒筋止颤。

代表方：天麻钩藤饮合镇肝熄风汤。

问题与思考：

（1）甲状腺激素的生理作用是什么？

（2）甲状腺功能亢进时为什么会发生身体消瘦、怕热多汗等临床表现？

提示：

（1）甲状腺激素对蛋白质代谢的影响主要表现为促进合成，但在甲状腺功能亢进时骨骼肌蛋白分解增加，同时糖和脂肪的分解代谢也增强，从而引起身体消瘦。

（2）甲状腺激素对能量代谢的影响主要表现为促进作用，可提高大多数组织的耗氧量，使产热增加。在甲状腺功能亢进时基础代谢率升高一倍，患者喜凉怕热，极易出汗。

第四节　甲状旁腺和甲状腺 C 细胞

甲状旁腺主细胞分泌甲状旁腺激素（parathyroid hormone，PTH），甲状腺 C 细胞分泌降钙素（calcitonin，CT），肾脏近端小管细胞可羟化生成 1,25-二羟维生素 D_3，三者共同调节机体的钙、磷代谢，维持血钙和血磷浓度的稳定。

一、甲状旁腺激素

甲状旁腺激素是含 84 个氨基酸残基的直链多肽，分子量为 9500。健康人血浆甲状旁腺激素浓度呈昼夜节律波动，清晨 6 时最高，以后逐渐降低，到下午 4 时达最低，以后又逐渐升高，波动范围为 10～50ng/L。血浆甲状旁腺激素半衰期为 20～30min，主要在肝内水解灭活，代谢产物经肾排出体外。

（一）甲状旁腺激素的生物学作用

甲状旁腺激素的主要作用是升高血钙、降低血磷，调节血钙和血磷的稳态。临床上甲状腺手术时不慎将甲状旁腺摘除，会引起严重的低血钙，钙离子对维持神经和肌肉组织正常兴奋性起重要作用，当血钙浓度降低时，神经和肌肉的兴奋性异常增高，可发生低血钙性手足搐搦，严重时可引起呼吸肌痉挛甚至因喉部肌肉痉挛，造成窒息死亡。甲状旁腺激素作用的靶器官是骨组织和肾脏（图 11-11）。

1. 对骨的作用　甲状旁腺激素动员骨钙入血，其作用包括快速效应与延迟效应两个时相。快速效应在甲状旁腺激素作用后数分钟即可发生，甲状旁腺激素能迅速提高骨膜细胞对 Ca^{2+} 的通透性，使骨液中的 Ca^{2+} 进入骨膜细胞内，进而增强骨膜细胞的细胞外液侧膜上的钙泵活性，将胞内的 Ca^{2+} 转运至细胞外液中，引起血钙升高。延缓效应在甲状旁腺激素作用后 12～14h 出现，通常要几天甚至几周后达高峰，甲状旁腺激素能刺激破骨细胞增殖并加强其活动。破骨细胞能加速骨组织溶解，使钙、磷进入血液，血钙浓度长时间升高。甲状旁腺激素还能抑制成骨细胞活动，减少钙盐在骨中沉积，使血钙浓度进一步提高。

图 11-11　甲状旁腺激素的作用及其分泌的调节

2. 对肾脏的作用　甲状旁腺激素能促进肾远端小管和集合管对钙离子的重吸收，使尿钙排泄减少，升高血钙；同时抑制近端小管对磷酸盐的重吸收，促进磷酸盐的排出，降低血磷。此外，甲状旁腺激素还能激活肾脏的 1α-羟化酶，使来自肝脏的 25-羟维生素 D_3 转化成有高度活性的 1, 25-二羟维生素 D_3。1, 25-二羟维生素 D_3 可促进小肠黏膜上皮细胞对钙和磷的吸收，升高血钙和血磷。

（二）甲状旁腺激素分泌的调节

1. 血钙水平对甲状旁腺激素分泌的调节　甲状旁腺激素的分泌主要受血浆钙浓度变化的调节。血钙浓度下降，在 1min 内即可引起甲状旁腺激素分泌增加，促进骨钙释放和肾小管对钙的重吸收，使血钙回升。相反，血浆钙浓度升高，则甲状旁腺激素分泌减少，使血钙浓度回降。若长时间处于高血钙状态，可使甲状旁腺发生萎缩；而长时间处于低血钙状态则可使甲状旁腺增生。近年研究表明，在甲状旁腺主细胞的膜上存在钙受体，当血 Ca^{2+} 水平升高时，可通过钙受体-G 蛋白-PLC- IP_3/DG-PKC 信号转导途径，抑制甲状旁腺激素的分泌。

2. 其他因素对甲状旁腺激素分泌的调节　甲状旁腺主细胞的膜上有β受体，儿茶酚胺可通过β受体-G 蛋白-AC-cAMP-PKA 信号转导途径，促进甲状旁腺激素的分泌。PGE_2 促进甲状旁腺激素分泌，而 $PGF_2α$ 则使甲状旁腺激素分泌减少。血磷升高可使血钙降低，刺激甲状旁腺激素的分泌。血镁浓度降至较低时，可使甲状旁腺激素分泌减少。

二、降钙素

降钙素是由甲状腺 C 细胞分泌的肽类激素，内含有一个二硫键的三十二肽，分子量为 3400。人血清中降钙素浓度正常为 10～20ng/L，血浆半衰期小于 1h，主要在肾脏降解后排出。

（一）降钙素的生物学作用

降钙素的主要作用是降低血钙和血磷，靶器官是骨和肾脏。

1. 对骨的作用　抑制破骨细胞活动，减弱溶骨过程，同时加强成骨细胞活动，增强成骨过程，减少骨组织钙、磷释放，增加沉积，降低血钙与血磷水平。

2. 对肾的作用　能抑制肾小管对钙、磷、钠及氯等离子的重吸收，增加这些离子在尿中的排出量。

（二）降钙素分泌的调节

1. 血钙水平　降钙素的分泌主要受血钙浓度调节。甲状腺 C 细胞对血钙浓度的变化很敏感，当血钙浓度升高时，降钙素的分泌增加；反之，血钙浓度降低时，降钙素的分泌减少。降钙素与甲状旁腺激素相比，有两个主要的差别：①降钙素分泌启动较快，在 1h 内即可达到高峰，而甲状旁腺激素分泌则需几个小时；②降钙素只对血钙水平产生短期调节作用，其作用很快被更强的甲状旁腺激素作用所拮抗，后者对血钙浓度发挥长期调节作用。由于降钙素的作用快速而短暂，所以，对高钙饮食引起的血钙升高恢复到正常水平起着重要作用。

2. 其他调节　进食可刺激降钙素的分泌，这可能与几种胃肠激素如促胃液素、促胰液素、缩胆囊素及胰高血糖素的分泌有关，它们均可促进降钙素的分泌，其中以促胃液素的作用最强。

此外，血 Mg^{2+} 浓度升高也可刺激降钙素分泌。

三、维生素 D_3

（一）$1,25$-二羟维生素 D_3 的生成与代谢

维生素 D_3（$VitD_3$）是胆固醇的衍生物，也称胆钙化醇（cholecalciferol），其活性形式有 25 羟维生素 D_3［25-(OH)-D_3］和 $1,25$-二羟维生素 D_3［$1,25$-$(OH)_2$-D_3］两种，其中以 $1,25$-$(OH)_2$-D_3 为主要活性形式。

体内的维生素 D_3 主要由皮肤中 7-脱氢胆固醇经日光中的紫外线照射转化而来，也可从食物中获取。维生素 D_3 无生物活性，它首先在肝脏被 25-羟化酶催化为具有一定生物活性的 25-(OH)-D_3，然后在肾近端小管 1α-羟化酶的催化下生成活性更高的 $1,25$-$(OH)_2$-D_3。

（二）$1,25$-$(OH)_2$-D_3 的生物学作用

1. 对小肠的作用　$1,25$-$(OH)_2$-D_3 进入小肠黏膜细胞内，促进小肠黏膜对钙的吸收，也促进小肠黏膜细胞对磷的吸收。因此，它既能升高血钙，也能增加血磷。

2. 对骨的作用　$1,25$-$(OH)_2$-D_3 既能刺激成骨细胞的活动，促进骨钙沉积和骨的形成，降低血钙，又能提高破骨细胞的活动，增强骨的溶解，使骨钙、骨磷释放入血，升高血钙和血磷，但总的效应是血钙浓度升高。此外，$1,25$-$(OH)_2$-D_3 还可增强甲状旁腺激素对骨的作用，在缺乏 $1,25$-$(OH)_2$-D_3 时，甲状旁腺激素对骨的作用明显减弱。

成骨细胞能合成一种能与钙结合的 49 个氨基酸残基组成的多肽，称为骨钙素（osteocalcin），其分泌受 $1,25$-$(OH)_2$-D_3 的调节。骨钙素被分泌至骨基质中，对调节与维持骨钙起着重要作用。

3. 对肾脏的作用　$1,25$-$(OH)_2$-D_3 能促进肾小管对钙、磷的重吸收，减少尿钙、磷排出量。

中医学认为"肾主骨"。骨与齿的生长发育均有赖于"肾"气的滋养，"肾"气盛，则齿更发长。"肾"气虚则腰脊不举，骨枯而髓减，变为骨痿。"肾"的这一功能，其生理学基础可能是甲状旁腺激素 $1,25$-$(OH)_2$-D_3 和降钙素这三种激素的相互调节与平衡的结果。在体内，甲状旁腺激素、降钙素和 $1,25$-$(OH)_2$-D_3 共同对钙磷代谢进行调节，现将甲状旁腺激素、$1,25$-$(OH)_2$-D_3 和降钙素对血钙浓度的作用部位及其分泌调节总结于表 11-3。

表 11-3　三种激素对钙磷代谢的调节

名称	主要作用	作用的靶部位	分泌调节
甲状旁腺激素	提高血钙、降低血磷	促进骨细胞钙外流；加强被骨细胞活性，动员骨钙入血。促进肾小管对钙的重吸收，抑制磷的重吸收。刺激 $1,25$-$(OH)_2$-D_3 的形成	血钙和血磷的浓度

续表

名称	主要作用	作用的靶部位	分泌调节
降钙素	降低血钙和血磷	抑制破骨细胞活性，减少溶骨，增强成骨细胞活性。抑制肾小管对钙、磷的重吸收	血钙浓度
维生素 D_3	提高血钙和血磷	对骨盐沉积和骨钙动员均有作用。促进肾小管、小肠对钙、磷的重吸收	血钙和血磷水平

第五节 肾 上 腺

肾上腺由周围部的肾上腺皮质和中央部的肾上腺髓质两部分组成。肾上腺皮质和髓质是两个在结构和功能上均不相同的内分泌腺。肾上腺皮质分泌类固醇激素，在维持机体基本生命活动中起着重要作用。肾上腺髓质分泌胺类激素，在机体应急反应中起重要作用。

一、肾上腺皮质激素

肾上腺皮质由外向内可分为球状带、束状带和网状带。肾上腺皮质激素按其生理功能不同可分为三类：①调节水盐代谢为主的盐皮质激素（mineralocorticoid，MC），以醛固酮（aldosterone）为代表，由球状带细胞分泌；②调节碳水化合物代谢为主的糖皮质激素（glucocorticoids，GC），以皮质醇（cortisol）为代表，主要由束状带细胞分泌，网状带细胞也少量分泌；③调节性腺活动为主的性激素（gonadal hormone），包括脱氢表雄酮（dehydroepiandrosterone）、雌二醇（estradiol），由网状带细胞分泌。

血中的肾上腺皮质激素以游离型和结合型两种形式存在，75%~80%与血中皮质激素运载蛋白结合，15%与血浆白蛋白结合，5%~10%的皮质醇是游离的，两种类型皮质醇可以相互转化，但只有游离型的肾上腺皮质激素才能发挥生物学作用。健康成人清晨血清皮质醇浓度为 110~520nmol/L，醛固酮浓度为 220~430pmol/L。

皮质醇的半衰期为 70min，醛固酮的半衰期为 20min，它们都在肝脏中降解，降解产物随尿排出体外。肾上腺皮质激素产生的代谢产物主要是四氢皮质醇，由于四氢皮质醇在 C_{17} 上有羟基，故称为 17-羟类固醇。因此尿中的 17-羟类固醇含量可反映肾上腺皮质激素的分泌水平。

动物摘除双侧肾上腺后，如不适当处理，一两周即死去，如仅切除肾上腺髓质，动物可以存活较长时间，说明肾上腺皮质对维持生命的重要性。分析动物死亡的原因，有下列原因：缺乏糖皮质激素，机体不能对应激的生化反应过程进行限制与调节，尤其对各种有害刺激的防御力降低；缺乏盐皮质激素，机体水盐损失严重，导致血压降低，循环系统异常；此外，缺乏糖皮质激素使机体的糖、蛋白质、脂肪等物质代谢发生严重紊乱。

（一）糖皮质激素

1. 糖皮质激素的生物学作用

（1）对物质代谢的影响：糖皮质激素对糖、蛋白质和脂肪代谢均有作用。①糖代谢：因糖皮质激素能显著升高血糖效应而得名，它主要通过增加糖的来源和减少糖的去路升高血糖。增加糖皮质激素能促进蛋白分解，产生的氨基酸转入肝脏，同时增强肝脏内与糖异生有关酶的活性，使糖异生过程加强。糖皮质激素有抗胰岛素作用，降低肌肉与脂肪等组织对胰岛素的反应性，使外周组织对葡萄糖的利用减少。如果糖皮质激素分泌过多（或服用此类激素药物过多），会出现血糖升高甚至出现糖尿，称为类固醇性糖尿病；相反，肾上腺皮质功能低下患者，则可发生低血糖。②蛋白质代谢：糖皮质激素可促进肝外组织，尤其是肌肉组织的蛋白质分解，加速氨基酸转移至肝，为糖异生提供原料。因此，糖皮质激素分泌过多时，患者可出现肌肉消瘦、皮肤变薄、骨质疏松、淋巴组织萎缩等现象。③脂肪代谢：糖皮质激素可促进脂肪分解，增强脂肪酸在肝内的氧化过程，有利于糖异生作用。当肾上腺皮质功能亢进时，糖皮质激素对身体不同部位的脂肪作用不同，四肢脂肪组织分解增强，而躯干、头面部的脂肪合成有所增加，导致体内脂肪发生重新分布，出现"满月脸""水牛背""水桶腰"而四肢消瘦的特殊体形，称为向心性肥胖。

（2）对水盐代谢的影响：糖皮质激素具有类似盐皮质激素作用，但促进肾的远端小管和集合管保钠、排钾和保水的作用远弱于醛固酮（约为1/500）。糖皮质激素还可降低肾小球入球小动脉的阻力，增加肾血浆流量，使肾小球滤过率增加；糖皮质激素对水负荷时水的快速排出有一定的作用，肾上腺皮质功能不足患者，排水能力明显降低，严重时可出现"水中毒"，如补充适量的糖皮质激素即可得到缓解。有资料指出，在缺乏皮质醇时，抗利尿激素释放增多，集合管对水的重吸收增加。

（3）对血细胞的影响：糖皮质激素可刺激骨髓造血，使血中红细胞、血小板的数量增加；可抑制胸腺与淋巴组织细胞的DNA合成和有丝分裂，使淋巴细胞减少；动员附着在小血管壁的中性粒细胞进入血流，使中性粒细胞数量增多；可促进肺和脾脏收留嗜酸性粒细胞，使外周血嗜酸性粒细胞数减少；糖皮质激素还能抑制T淋巴细胞产生白细胞介素-2。

（4）对循环系统的影响：糖皮质激素并不直接引起血管收缩，但能增强血管平滑肌对儿茶酚胺的敏感性，维持一定的血管紧张性，称为糖皮质激素对儿茶酚胺的允许作用（permissive action）。另外，糖皮质激素能抑制具有血管舒张作用的前列腺素的合成及降低毛细血管的通透性，减少血浆的滤出，有利于维持血容量。肾上腺皮质功能低下时，血管平滑肌对儿茶酚胺的反应性降低，毛细血管扩张，通透性增加，血压下降，补充皮质醇后可恢复。离体实验表明，糖皮质激素可增强心肌的收缩力，但在整体条件下对心脏的作用并不明显。

（5）参与应激反应：应激反应（stress reaction）是指当机体受到刺激时，产生的一种以促肾上腺皮质激素和糖皮质激素分泌增加为主，多种激素共同参与的、增强机体抵抗力的非特异性反应。在应激反应中，除了促肾上腺皮质激素、糖皮质激素与儿茶酚胺的分泌增加外，β-内啡肽、生长素、催乳素、抗利尿激素、胰高血糖素及醛固醇等均可增加，说明应激反应是多种激素参与并使机体抵抗力增强的非特异性反应。应激刺激可引起一些物质（缓激肽、蛋白水解酶及前列腺素等）的产生并产生一定的不良作用，而强烈的应激（stress）刺激包括缺氧、感染、创伤、手术、饥饿、疼痛、寒冷及精神紧张和焦虑不安等有害刺激。在强烈的应激刺激下，下丘脑-腺垂体-肾上腺皮质轴的功能大大增强，促肾上腺皮质激素和糖皮质激素分泌大大增加，可提高机体对应激刺激的耐受性和生存能力；与此同时，交感-肾上腺髓质系统的活动也加强，血中儿茶酚胺含量也相应增加；其他激素如β-内啡肽、生长激素、催乳素、胰高血糖素、抗利尿激素及醛固酮等分泌也增加。实验表明，切除肾上腺髓质的动物，可以抵抗应激刺激而不产生严重后果；而当切除肾上腺皮质时，机体应激反应减弱，尤其对有害刺激的抵抗力大大降低，若不适当处理，一两周内即可死亡，如及时补给糖皮质激素，则可生存较长时间。

（6）其他作用：除上述的主要作用外，糖皮质激素还有促进胎儿肺泡表面活性物质的生成；提高胃腺细胞对迷走神经与促胃液素的反应性，增加胃酸及胃蛋白酶原的分泌，抑制蛋白质合成和结缔组织增生，使黏液分泌量和胃黏膜上皮细胞转换率降低。糖皮质激素可增强骨骼肌的收缩力；提高大脑皮层兴奋性、维持中枢神经系统的正常功能；使骨基质Ⅰ型胶原和小肠对钙的吸收减少，抑制骨的生成。

此外，药理剂量的糖皮质激素还具有抗炎症、抗休克、抗过敏、抗中毒和抑制免疫功能的作用。

2. 糖皮质激素分泌的调节　肾上腺皮质分泌皮质激素的束状带及网状带，处于腺垂体促肾上腺皮质激素的经常性控制之下，无论是糖皮质激素的基础分泌，还是在应激状态下的分泌，都受促肾上腺皮质激素的调控（图11-12）。

图 11-12　糖皮质激素的分泌调节示意图

（1）下丘脑-腺垂体对肾上腺皮质功能的调节：下丘脑促垂体区合成并释放促肾上腺皮质激素释放激素，通过垂体门脉系统运输到腺垂体，促进腺垂体合成促肾上腺皮质激素并释放入血，促肾上腺皮质激素通过血液循环作用于肾上腺皮质的束状带及网状带细胞，一方面促进糖皮质激素的合成与释放；另一方面促进束状带及网状带细胞内的腺细胞增生、肥大。实验表明，在束状带与网状带的胞膜上存在促肾上腺皮质激素受体，促肾上腺皮质激素与其受体结合后，通过 G 蛋白-AC-cAMP-PKA 信号转导途径，加速胆固醇进入线粒体，激活合成糖皮质激素的各种酶系，增强糖皮质激素的合成与分泌。切除动物的腺垂体，肾上腺皮质束状带和网状带萎缩，糖皮质激素分泌显著减少；如及时补充促肾上腺皮质激素，可使已萎缩的束状带和网状带基本恢复，糖皮质激素分泌水平回升。

（2）糖皮质激素对下丘脑和腺垂体的负反馈调节：下丘脑促肾上腺皮质激素释放激素神经元和腺垂体分泌促肾上腺皮质激素的细胞对糖皮质激素很敏感。当血中糖皮质激素浓度升高时，可通过长反馈的途径抑制下丘脑释放促肾上腺皮质激素释放激素和腺垂体合成与分泌促肾上腺皮质激素，同时，腺垂体对促肾上腺皮质激素释放激素的反应性也减弱。此外，腺垂体分泌的促肾上腺皮质激素浓度升高，也可通过短反馈的途径，抑制下丘脑促肾上腺皮质激素释放激素神经元的活动，使促肾上腺皮质激素释放激素分泌减少。

在非应激状态下，通过糖皮质激素和促肾上腺皮质激素的负反馈调节，使下丘脑-腺垂体-肾上腺皮质轴的活动处于基础分泌阶段。基础分泌的下丘脑-腺垂体-肾上腺皮质轴的活动呈现昼夜节律波动，表现为清晨 6～8 时分泌最高，白天维持在较低水平，入睡后分泌再逐渐减少，午夜分泌最低，随后又逐渐增多。在各种有害刺激的信息传入的应激状态下，下丘脑-腺垂体-肾上腺皮质轴的活动增强，下丘脑和腺垂体对促肾上腺皮质激素、糖皮质激素的负反馈调节的敏感性暂时减弱或不敏感，以致血中促肾上腺皮质激素、糖皮质激素的浓度处于高水平状态的负反馈。促肾上腺皮质激素、糖皮质激素浓度的升高程度与应激刺激强度成正比，并维持高水平的平衡以适应应激环境的需要。

临床上，患者由于长期使用大量的外源性糖皮质激素，通过负反馈抑制促肾上腺皮质激素的分泌，造成肾上腺皮质萎缩。如果患者突然停药，由于肾上腺皮质自身分泌糖皮质激素不足或缺乏，可引起肾上腺皮质功能危象，危及生命。因此必须采取逐渐减量的撤药方法或间断给予促肾上腺皮质激素，以防肾上腺皮质功能衰竭。

（二）盐皮质激素

盐皮质激素主要包括醛固酮、11-去氧皮质酮和11-去氧皮质醇。以醛固酮作用最强，11-去氧皮质酮其次。

盐皮质激素的生物学作用：醛固酮主要促进肾脏的远曲小管和集合管保 Na^+、保水和排 K^+ 作用，即促进 Na^+ 和水的主动重吸收，同时引起 K^+ 的排出，这对于维持细胞外液和循环血量的稳态起着重要作用。当醛固酮分泌过多时，可导致机体 Na^+ 和水的潴留及 K^+ 的排泄，引起高血钠、高血压、低血钾和碱中毒；相反，如醛固酮缺乏，则导致机体 Na^+ 和水的排出过多及 K^+ 的潴留，出现低血钠、低血压、高血钾和酸中毒。

此外，与糖皮质激素一样，醛固酮也能增强血管平滑肌对儿茶酚胺的敏感性。

二、肾上腺髓质激素

肾上腺髓质的内分泌细胞为嗜铬细胞，直接受交感神经胆碱能节前纤维支配，在功能上相当于交感神经节后神经元。嗜铬细胞分泌肾上腺素和去甲肾上腺素，属于胺类激素。肾上腺髓质激素的合成过程与交感神经节后纤维合成去甲肾上腺素的过程基本一致，不同的是嗜铬细胞的胞质内有大量苯乙醇胺氮位甲基移位酶（PNMT）可使去甲肾上腺素甲基化生成肾上腺素（图 11-13）。因此，肾上腺髓质分泌的激素中，以肾上腺素为主，约占 80%，去甲肾上腺素约占 20%。血液中的去甲肾上腺素，除由肾上腺髓质分泌外，主要由交感神经节后纤维末梢分泌，而血液中的肾上腺素主要来自肾上腺髓质。体内的肾上腺素和去甲肾上腺素主要被单胺氧化酶（MAO）及儿茶酚-O-位甲基转换酶（COMT）降解灭活。

图 11-13　肾上腺髓质激素生物合成示意图
NADPH：还原型辅酶 II（烟酰胺腺嘌呤二核苷酸）；
PNMT：苯乙醇胺氮位甲基移位酶

髓质激素的合成与交感神经节后纤维合成去甲肾上腺素的过程基本一致，不同的是在嗜铬细胞胞质中存在大量的苯乙醇胺氮位甲基移位酶，可使去甲肾上腺素甲基化而成肾上腺素。

酪氨酸 $\xrightarrow{\text{酪氨酸羟化酶}}$ 二羟苯丙氨酸(多巴) $\xrightarrow{\text{芳香族氨基酸脱羧酶}}$ 多巴胺 $\xrightarrow{\text{多巴胺β-羟化酶}}$ 去甲肾上腺素 $\xrightarrow{\text{苯乙醇胺氮位甲基移位酶}}$ 肾上腺素

近年来发现，肾上腺髓质嗜铬细胞还能分泌一种由 52 个氨基酸残基组成的单链多肽，称为肾上腺髓质素（adrenomedulin），它具有扩张血管、降低血压、抑制内皮素和血管紧张素 II 释放等作用。外源性肾上腺髓质素可使肾小管重吸收 Na^+ 减少，有利钠、利尿作用。

（一）肾上腺髓质激素的生物学作用

肾上腺素与去甲肾上腺素是通过胞膜上的肾上腺素能受体发挥作用。由于肾上腺素能受体的分型和在体内分布广泛，肾上腺素与去甲肾上腺素对各器官、各组织的作用也十分复杂，这里主要介绍其对代谢的影响和在应急反应中的作用。

1. 对代谢的影响　肾上腺素与去甲肾上腺素可促使糖原分解增加、葡萄糖利用减少、糖原异生增加、减少胰岛素的分泌，从而使血糖升高；促使脂肪分解、产热增加，增加血中游离脂肪酸含量；提高机体耗氧量、产热量和基础代谢率。

2. 在应急反应中的作用　肾上腺髓质受交感神经节前纤维支配，两者组成交感-肾上腺髓质系统。当机体遭遇特殊紧急情况时，如畏惧、焦虑、剧痛、失血、脱水、乏氧、暴冷暴热及剧烈运动等，这一系统立即被动员起来，肾上腺素与去甲肾上腺素的分泌大量增加。它们提高中枢神经系统兴奋性，使机体处于警觉状态，反应灵敏；使呼吸加强、加快，肺通气量增加；使心跳加强、加快，心排血量增加，血压升高，血液循环加快；使肾脏、腹腔脏器血管收缩，而心、脑、骨骼肌等血管舒张，全身血液发生重新分配，有利于保证重要器官和活动器官的血液供应；使机体分解代谢增强，肝糖原分解，血糖升高，脂肪分解加速，血中游离脂肪酸增多，同时葡萄糖与脂肪酸氧化过程增强，提供更多的能量。这一系统的活动有利于增强机体主动适应环境或与环境紧急变化做斗争的能力。在紧急情况下，机体通过交感-肾上腺髓质系统发生的适应性反应，称为应急反应（emergency reaction）。应急与应激是两个不同但又相关的概念。实际上，引起应急反应的各种刺激，往往也是引起应激反应的刺激。在应急反应中，通过机体做斗争能力增强，主动适应环境变化；在应激反应中，通过机体耐受性的提高，被动适应环境变化，两种反应相辅相成，使机体能更好地适应环境的变化（图 11-14）。

图 11-14　机体对紧急事件的反应及机制

单箭头表示促进或作用方向；双箭头表示往返作用

（二）肾上腺髓质激素分泌的调节

1. 交感神经的作用　肾上腺髓质受交感神经胆碱能节前纤维支配。交感神经兴奋时，其末梢释放乙酰胆碱，作用于嗜铬细胞上的神经受体，引起肾上腺素与去甲肾上腺素的释放。若交感神经兴奋时间较长，还可使合成髓质激素所需要的酶，如酪氨酸羟化酶、多巴胺β-羟化酶及苯乙醇胺氮位甲基移位酶的活性增强，促进肾上腺素与去甲肾上腺素的合成。

2. 促肾上腺皮质激素与糖皮质激素的作用　促肾上腺皮质激素可通过糖皮质激素的间接作用或其直接作用提高嗜铬细胞内酪氨酸羟化酶、多巴胺β-羟化酶与苯乙醇胺氮位甲基移位酶的活性，促进肾上腺素与去甲肾上腺素的合成。糖皮质激素可直接提高多巴胺β-羟化酶与苯乙醇胺氮位甲基移位酶的活性，促进肾上腺素与去甲肾上腺素的合成。

3. 肾上腺髓质激素的负反馈调节　当嗜铬细胞内髓质激素合成到一定浓度时，可反馈抑制合成髓质激素的酶活性。反之，髓质激素的合成增加。

第六节　胰　　岛

胰岛是散布于胰腺腺泡组织之间的内分泌细胞群，至少可分为 5 种功能不同的内分泌细胞，其中β细胞数量最多，分泌胰岛素（insulin）；α细胞其次，分泌胰高血糖素（glucagon）；δ细胞分泌生长抑素；$δ_1$ 细胞分泌血管活性肠肽（vasoactive intestinal peptide，VIP）；PP 细胞数量很少，分泌胰多肽（pancreatic polypeptide，PP）。

一、胰岛素

胰岛素是由 51 个氨基酸残基组成的小分子蛋白质，分子量为 5808，含有 A、B 两条肽链。A 链含21 个氨基酸残基，B 链含 30 个氨基酸残基，A、B 链之间借两个半胱氨酸的二硫键连接。胰岛素是小分子的蛋白质，具有抗原性，应用异种动物胰岛素可以使人体内产生相应的免疫性抗体，从而逐渐抵消所用胰岛素的功效。现采用 DNA 重组技术生产的人胰岛素广泛应用于临床，可以避免抗体形成。

健康人空腹状态下血清胰岛素浓度为 35～145pmol/L，以结合型和游离型两种形式存在，二者保持动态平衡。只有游离型的胰岛素才有生物活性。胰岛素在血中的半衰期平均为 6min，主要在肝脏失活，肾脏和肌肉也有灭活作用。胰岛素的作用机制是通过靶细胞膜上的胰岛素受体实现的，几乎体内所有细胞膜上都有胰岛素受体。胰岛素受体是一种受体型酪氨酸激酶（receptor tyrosine kinase），本身具有酪氨酸蛋白激酶活性。胰岛素与受体结合并激活酶，使受体内的酪氨酸残基发生磷酸化，介导多种蛋白激活，对跨膜信息的转导、细胞功能的调节起着重要作用。

（一）胰岛素的生物学作用

胰岛素是促进机体合成代谢的关键激素，对调节血糖浓度起重要作用。

1. 对糖代谢的调节　胰岛素促进全身组织细胞，尤其是肝脏、肌肉和脂肪组织对葡萄糖的摄取和利用，促进糖原合成并储存，促进葡萄糖转变为脂肪酸，储存于脂肪组织，结果使体内糖的去路增加；胰岛素同时也抑制糖原异生，使糖的来源减少，血糖浓度下降。胰岛素也是体内唯一降低血糖的激素。胰岛素缺乏时，血糖浓度升高，如超过肾糖阈，尿中将出现葡萄糖，引起胰源性糖尿病。

2. 对脂肪代谢的调节　胰岛素促进葡萄糖进入脂肪细胞，用于合成脂肪酸，还能将其转化为α-磷酸甘油，并使脂肪酸与α-磷酸甘油合成三酰甘油，储存于脂肪细胞中。胰岛素也促进肝脏合成脂肪酸，然后转运到脂肪细胞用于合成三酰甘油。胰岛素还抑制脂肪酶的活性，减少脂肪的分解。胰岛素缺乏时，糖的利用减少，脂肪分解增强，脂肪酸大量增加，在肝内氧化生成大量的酮体，可引起酮症酸中毒。由于大量脂肪酸氧化，产生乙酰辅酶 A，为胆固醇合成提供了原料，加以肝脏利用胆固醇能力降低，故胰源性糖尿病患者常伴有胆固醇血症，易发生动脉硬化及心血管系统疾病。

3. 对蛋白质代谢的调节　胰岛素促进蛋白质的合成，抑制蛋白质分解。胰岛素可在蛋白质合成的各个环节发挥作用，如使氨基酸跨膜转运进入细胞；加快 DNA 和 RNA 的复制及转录；加速核糖体的翻译过程，使蛋白质合成增多。此外，胰岛素还抑制肝糖异生，有利于血中的氨基酸用于蛋白质的合成。虽然胰岛素能增强蛋白质的合成，对机体的生长有促进作用，但胰岛素单独作用时，对生长的促进作用并不强，只有与生长激素共同作用时，才能发挥明显的促生长效应。

（二）胰岛素分泌的调节

1. 血糖浓度的负反馈调节　血糖浓度是调节胰岛素分泌的最重要因素。它可直接刺激胰岛β细胞分泌胰岛素。当血糖浓度升高时，胰岛素分泌随之增多，使血糖浓度下降至正常。相反，当血糖浓度降低时，胰岛素分泌则迅速减少，几分钟内血糖可升高至正常水平。若在持续高血糖刺激下，胰岛素的分泌可分为三个阶段：①血糖升高 5min 内，胰岛素分泌量增加 10 倍，这是由于β细胞内储存的胰岛素释放所致，但持续时间不长，5～10min 后便下降 50%。②血糖升高 15min 后，胰岛素分泌出现第 2 次增多，在 2～3h 达高峰，持续时间较久。这主要是激活了β细胞内的胰岛素合成酶系，合成大量新的胰岛素所致。③若血糖升高持续一周左右，胰岛素的分泌可进一步增加，这是由于长时间的高血糖刺激，使β细胞增殖所致。

2. 氨基酸和脂肪酸的调节　血中氨基酸、脂肪酸和酮体大量增加时，可刺激胰岛β细胞分泌胰岛素，尤以精氨酸和赖氨酸的作用较强。如果血糖升高，同时伴有氨基酸升高时，则可增强氨基酸促胰岛素分泌的作用。脂肪酸也能刺激胰岛素分泌，但作用较弱。

3. 激素对胰岛素分泌的调节

（1）胃肠激素：某些胃肠激素如促胃液素、促胰液素、缩胆囊素和肠抑胃肽能刺激胰岛素分泌，以肠抑胃肽作用最为明显。实验表明，小肠黏膜分泌的肠抑胃肽才是重要的肠内促胰岛素分泌因子，而促胃液素、促胰液素、缩胆囊素则可能是通过升高血糖间接刺激胰岛素分泌的。

（2）生长激素、糖皮质激素及甲状腺激素：可通过升高血糖刺激胰岛素分泌。如长期大剂量应用这些激素，有可能使胰岛β细胞衰竭而导致糖尿病。

（3）胰高血糖素和生长抑素：胰岛α细胞分泌的胰高血糖素可通过旁分泌直接作用于β细胞或通过升高血糖间接促进胰岛素分泌。胰岛δ细胞分泌的生长抑素可通过旁分泌抑制β细胞分泌胰岛素。

除上述激素外，促进胰岛素分泌的激素尚有促甲状腺激素释放激素、生长激素释放激素、促肾上腺皮质激素释放激素、血管活性肠肽和胰高血糖样肽等，抑制胰岛素分泌的激素有肾上腺素、胰腺细胞释放抑制因子、甘丙肽、瘦素、神经肽 Y 和 C 肽等。

4. 神经调节　胰岛受交感和副交感神经的双重支配。迷走神经兴奋可通过释放乙酰胆碱递质，作用于β细胞上的 M 受体促进胰岛素分泌，也可刺激胃肠激素促进胰岛素分泌。交感神经兴奋可通过释放去甲肾上腺素，作用于β细胞上的α$_2$受体抑制胰岛素分泌（图 11-15）。

图 11-15　胰岛素分泌调节示意图

CCK：缩胆囊素；VIP：血管活性肠肽；TRH：促甲状腺激素释放激素；

GHRH：生长激素释放激素；ACTH：促肾上腺皮质激素

二、胰高血糖素

胰高血糖素是由 29 个氨基酸残基组成的直链多肽，分子量为 3 485。胰高血糖素在血清中浓度为

50～100ng/L，血浆中的半衰期为5～10min，主要在肝脏失活，肾脏也有降解作用。

1.胰高血糖素的生物学作用 与胰岛素的作用相反，胰高血糖素是一种促进机体分解代谢的激素。胰高血糖素作用的靶器官是肝脏，具有很强的促进肝糖原分解和氨基酸转化为葡萄糖的糖异生的作用，使血糖明显升高。胰高血糖素还可激活脂肪酶，促进脂肪分解，同时又可加强脂肪酸氧化，使酮体生成增多。此外，胰高血糖素还抑制蛋白质的合成。

2.胰高血糖素分泌的调节 影响胰高血糖素分泌的因素很多，其中血糖浓度是最重要的因素。血糖降低时，胰高血糖素分泌增加，血糖升高时，胰高血糖素分泌减少。氨基酸的作用与葡萄糖相反，能促进胰高血糖素的分泌。蛋白餐或静脉注射氨基酸可刺激胰高血糖素分泌增多。血中氨基酸增多，一方面可促进胰岛素释放，使血糖降低；另一方面又刺激胰高血糖素分泌使血糖升高，这对防止低血糖有一定的生理意义。

胰岛素可以通过降低血糖间接刺激胰高血糖素的分泌，但胰岛素和生长抑素可通过旁分泌直接作用于邻近的α细胞，抑制胰高血糖素的分泌。缩胆囊素、促胃液素可促进胰高血糖素的分泌，而促胰液素抑制胰高血糖素的分泌。

交感神经兴奋可通过释放去甲肾上腺素，作用α细胞膜上的β受体促进胰高血糖素分泌。迷走神经兴奋可通过释放乙酰胆碱，作用α细胞膜上的 M 受体抑制胰高血糖素分泌。

知识拓展

脑也是激素的靶器官

机体神经内分泌活动的调节不仅包括神经对内分泌的控制，也体现在激素对脑的作用上。许多激素如甲状腺激素、类固醇激素等对中枢神经系统具有广泛的影响。研究发现，肾上腺皮质激素可以通过基因调节机制广泛影响各种神经功能活动，如皮质激素，对垂体的反馈作用，有许多是通过各种神经结构，如海马、杏仁核，特别是下丘脑，然后再影响各种释放激素的分泌。肾上腺皮质激素分泌的昼夜节律可能负责激活动物的探索活动、觅食行为、食欲，也可能影响到突触效率。这些作用是通过海马的糖皮质激素及盐皮质激素受体实现的。

激素对脑功能的影响也体现在情感等脑的高级功能上。糖皮质激素可以影响个体的情感、感觉及应激等行为。高水平的糖皮质激素也可以促进脑老化，抑制心理承受能力（performance）。正常的肾上腺皮质应激反应是正常情绪及认知功能所必需的。在成年动物中，类固醇激素可以调节情绪性、动机性、感觉及行为改变。类固醇激素可以激活一些神经通路，而这些通路是协调细胞行为、双亲行为及一系列非性行为包括动作、玩耍、攻击、摄食、感觉、学习、记忆所必需的。

科学家们在研究激素对脑作用的过程中发现一些有趣现象。例如，有些应激可以引起海马神经元损伤，而有些应激则不引起其损伤。他们认为很有必要弄清楚其各自的神经化学及激素"印记"是什么。

第七节 中医脏腑功能与内分泌生理

中医学的"肾"功能包括多个方面，肾为"先天之本""生命之根"。其生理功能是藏精、主水、主骨、生髓、开窍于耳、司二阴。肾主藏精，"精"是构成人体的精微物质，包括先天的生殖之精和后天的五脏六腑之精。《灵枢·经脉》记载"人始生，先成精，精成而脑髓生，骨为干，脉为营，筋为刚，肉为墙，皮肤坚而毛发长"，是指先天之精。《素问·上古天真论》记载"肾能受五脏六腑之精而藏之"，是指后天之精。先天之精与后天之精相互依存、相互促进，共同维持人体生理活动的动态平衡。

一、肾阴、肾阳的生理学基础

中医学认为肾有阴阳,为水火之脏。肾阴肾阳被称为人体的元阴元阳或真阴真阳,为生命之本。历代医家十分重视肾阴、肾阳的作用。

肾阴、肾阳的生理功能十分广泛,表现在多方面的作用,这是因为肾乃藏精之所,精藏于此,为人体生命之根。肾阴为一身阴液的根本,对各脏腑组织器官起着滋养、濡润作用;肾阳为一身阳气的根本,温煦各脏腑组织器官和激发推动各脏腑组织器官的功能活动。肾阴肾阳相互制约,互相依存,相互为用。

肾阴不足,人体各个脏腑失去其滋养作用,从而发生病变。如肝失滋养则肝阴虚,肝阳亢甚至出现肝风;心失滋养则心阴虚、心火旺、心烦失眠、心神不安;脑失滋养则眩晕耳鸣。反过来,各个脏腑的阴液严重不足时,也会导致肾阴不足,如热邪侵犯灼伤胃、胃阴不足,进一步就会损伤肾阴,称为"肾阴干涸"。由于"阴虚则阳亢""阴虚生内热",肾阴虚往往会出现潮热、颧红、舌红、口干咽燥、脉数无力等热象,但也有虚而无热,则称为肾精亏损。

肾阳不足,使各个脏腑失去温煦作用,从而发生病变,如肺为气之主,肾为气之根,肾不纳气则出现气急、吸气不足等症;脾失肾阳的温煦则出现五更泄泻、完谷不化等症;心失肾阳的鼓动则出现心悸、气急、胸闷、唇舌青紫等心阳不足的症候;膀胱失去肾阳的气化则出现小便不利或失禁或余沥不尽或遗尿;津液的吸收与输布失去肾阳的气化则发生水肿;肾脏本身气化不足则出现阳痿、遗精、腰脊酸软等症;如果肾阳衰微则出现面色苍白、四肢厥冷、冷汗如油、脉微欲绝等危险的症候,称为亡阳。"阳虚则阴盛""阳虚生外寒",肾阳虚必然会产生寒象,如形寒肢冷、面色苍白、腰脊冷痛、喜热饮、小便清长、大便清稀、舌淡苔白等症。

二、肾阴、肾阳与下丘脑-腺垂体-靶腺调节轴的功能

中医认为"肾"的功能与机体内分泌系统的功能有密切关系。人体内分泌系统是一个很广泛的功能系统。各种内分泌激素在体内各有其生理作用,在作用上互相依存,互相协调,有的又互相拮抗。以阴阳属性归属,则有的属阴,有的属阳,人体内分泌系统可视为一阴阳对立的矛盾统一体。

现代医学认为在人体内分泌系统中,下丘脑-腺垂体-内分泌腺轴是人体内分泌系统中重要的组成部分。下丘脑通过分泌下丘脑调节肽调节腺垂体的分泌,腺垂体通过分泌促激素分别调节肾上腺皮质、甲状腺和性腺的分泌及其功能。外周靶腺所分泌的激素,又反过来对下丘脑和腺垂体发挥反馈调节作用。从而形成了丘脑-腺垂体-肾上腺皮质轴、下丘脑-腺垂体-甲状腺轴和下丘脑-腺垂体-性腺轴。研究肾阴、肾阳与三大内分泌轴的关系,对揭示肾阴、肾阳的实质有重要的意义。

(一)肾阴、肾阳与下丘脑-腺垂体-肾上腺皮质轴

研究发现,肾阳虚患者尿中 17-羟皮质类固醇的排出量降低,反映了肾上腺皮质功能有不同程度的降低,又发现对促肾上腺皮质激素的反应有延迟。采用温补肾阳药物治疗,可使之恢复正常,说明临床上对肾上腺皮质功能衰退患者,采用助阳药有效。而在肾阴虚患者尿中,发现 17-羟皮质类固醇有异常升高,应用滋阴药可使其得到调整。在临床上,滋阴药可减少由激素所产生的副作用。实验性肾性高血压模型,应用助阳药无效,但滋阴药如六味地黄丸有效,说明临床上对肾上腺皮质功能衰退患者,可采取助阳药取效。

(二)肾阴、肾阳与下丘脑-腺垂体-甲状腺轴

甲状腺分泌的激素主要有 T_4 和 T_3。T_4 作用范围十分广泛,作用缓慢而持久。可使许多组织耗氧量和产热量增加,基础代谢增高,表现阴虚阳亢的症候。甲状腺功能低下者相反,基础代谢降低,皮肤冷而苍白,体温偏低,表现为阳虚症候。生理状态下,促进蛋白合成;促进组织的生长及分化,维

持机体的正常生长发育，尤其影响脑、长骨和性腺的发育及生长。以上所论，正与中医"肾"的温养全身，温煦腠理，主生长发育的功能相同。研究发现，肾阳虚患者，血中 T_3 水平降低，在促甲状腺激素释放激素兴奋试验中延迟。应用助阳药治疗，可使之恢复正常。动物实验，应用甲巯咪唑造成甲状腺功能减退，动物出现类似于"肾阳虚"的表现，并引起腺垂体和甲状腺形态学的改变。使用助阳药治疗，可使之恢复正常。而在甲状腺功能亢进的患者中，则表现出一派阴虚火旺的证候，可用滋阴药治疗。在动物实验，使用 T_4，造成"甲状腺功能亢进"，类似于阴虚，采用滋阴药治疗有效。

学习框架

1.简述激素传递信息的主要方式和作用特征。

2.试述下丘脑与垂体之间的功能联系。

3.叙述甲状腺激素是如何维持稳定的。

4.叙述糖皮质激素在应激反应中所起的作用。

5.长期使用糖皮质激素类药物的患者，会引起什么不良反应？能否突然停药？为什么？

6.胰岛素和胰高血糖素是如何维持机体血糖稳定的？

7.试述血钙水平的维持靠哪些激素及这些激素的作用机制。

（闵建新　蒋　筱　董战玲）

第十二章 生 殖

🎯 学习要求

1. 掌握雄激素、雌激素和孕激素的生理作用；月经周期的形成机制。

2. 熟悉卵巢与子宫内膜的周期性变化；妊娠的基本过程，胎盘的内分泌功能。

3. 了解睾丸生精功能，卵巢生卵功能；男女两性的性反应及其差异；受精与着床；相关中医内容结合其他课程自学。

🎓 执医考点 睾酮的生理作用及其分泌调节；雌激素、孕激素的生理作用；卵巢周期和子宫周期的激素调节。

生殖（reproduction）是指生物体生长发育成熟后，能够产生与自身相似的子代个体的功能。生殖对于种系的繁衍、遗传信息的传递、物种的进化都起着重要作用。生殖的全过程都是在下丘脑-腺垂体-性腺轴的调控下完成的。性激素不仅是青春期发育的动力来源，也是导致两性差别的根本原因。男女两性在出生时生殖器官结构上的差异是人的第一性征（primary sexual characteristics）；由于体内性激素种类和生物学作用的不同，所致青春期后在体征、外貌表现出的明显差异，称为第二性征（secondary sexual characteristics）或副性征。人类的生殖功能不但在个体的生活中发挥重要的作用，同时也具有较为特殊的社会效应。因此，人类生殖的研究不仅是生理学研究的基本课题，也涉及社会科学领域的许多方面。

第一节 男 性 生 殖

男性生殖系统包括主性器官和附性器官。主性器官睾丸具有产生精子和分泌激素的双重功能，附属性器官包括附睾、输精管、精囊、前列腺、尿道球腺和阴茎等具有完成精子的成熟、储存、运输及排射的功能。

一、睾丸的生精功能

（一）精子的生成过程

睾丸由生精小管和间质细胞组成，生精小管是精子发生和发育成熟的场所，曲细精管由生精细胞和支持细胞构成。原始的生精细胞为精原细胞，紧贴于生精小管基膜上；支持细胞具有支持和营养生精细胞的作用，为生精细胞的分化和发育提供相对稳定的微环境。从青春期开始，每个精原细胞经数次分裂后可生成近百个精子。精子的生成是连续的过程，从精原细胞经过有丝分裂形成初级精母细胞；再分别经过两次减数分裂，形成次级精母细胞和精子细胞（图 12-1）；从精原细胞发育成为精子的过程需两个半月。在曲细精管管壁中，不同发育阶段的生精细胞由基膜至管腔顺序排列，直至成熟精子脱离支持细胞进入管腔。

图 12-1　睾丸曲细精管生精过程示意图

支持细胞对各级生精细胞起支持与保护作用，为生精细胞的分化发育提供必要的营养物质和适宜的微环境。相邻支持细胞间的"紧密连接"形成了血-睾屏障（blood-testis barrier），此屏障有三个方面功能：①防止血液中有害分子进入生精小管损害生精细胞；②防止生精细胞的抗原物质进入血液，避免自身免疫反应；③保证生精小管内液体含有较高的雄激素、雌激素、钾离子、肌醇、谷氨酸和门冬氨酸等成分。

正常情况下，阴囊内温度比腹腔内温度低 2℃左右，以适于精子的生成和存活。如在胚胎发育期，由于某种原因，睾丸未下降至阴囊而停留在腹腔内或腹股沟内，称为隐睾症。隐睾症患者的睾丸温度较高，影响精子的生成和存活，是男性不育症的原因之一；但睾酮分泌不受影响。

（二）精子的运输

新生的精子进入生精小管的管腔后，本身并无运动能力，主要靠小管外周肌样细胞的收缩及管腔液的移动而被运送至附睾；在附睾内精子进一步成熟，停留 18～24h 才获得运动能力。附睾内可储存少量的精子，大量的精子则储存于输精管及其壶腹部，与附睾、精囊腺、前列腺和尿道球腺的分泌物混合形成精液。在性生活中，正常男子每次射出精液为 3～6ml，每毫升精液含 2000 万到 4 亿个精子。吸烟与酗酒可导致精子活力与数量降低，畸形率增加。如每毫升精液少于 2000 万个精子，则不易使卵子受精。

二、睾丸的内分泌功能

睾丸间质细胞分泌的雄激素以睾酮为主，支持细胞主要分泌抑制素。

（一）雄激素

1. 雄激素的合成与代谢　雄激素（androgen）主要包括睾酮（testosterone，T）、脱氢表雄酮（dehydroepiandrosterone，DHEA）和雄烯二酮（androstenedione）等。其中，睾酮分泌量最多，进入靶细胞后可转变为双氢睾酮（dihydrotestosterone，DHT）；双氢睾酮的活性最强，其次为睾酮，其余的均很弱。

睾酮由间质细胞内的胆固醇经羟化、侧链裂解形成孕烯醇酮，再经 17-羟化并脱去侧链而形成。睾酮在其靶器官（如附睾和前列腺）内被 5α-还原酶作用转化为活性最强的双氢睾酮，再与靶细胞内的受体结合，通过调节靶细胞的基因表达过程而发挥作用。

血液中 98%的睾酮与血浆蛋白结合，只有 2%游离形式的睾酮才能离开血液循环进入靶细胞，与细胞内的受体结合形成激素受体复合物，通过促进基因转录而发挥生物学作用。在血浆中，65%的睾酮与性激素结合球蛋白结合，而 33%睾酮与血浆白蛋白或其他蛋白结合，结合状态的睾酮与游离状态的睾酮可以互相转化，处于动态平衡状态。睾酮主要在肝脏被灭活，大部分以 17-酮基类固醇等代谢产物随尿液排出，少数经粪便排出。血浆中少量的睾酮在芳香化酶作用下还可以转化为雌激素。

血浆中睾酮的水平与年龄有关，20～50 岁含量最高，浓度为 19～24nmol/L，50 岁以后随年龄增长浓度逐渐降低。睾酮的分泌还存在生物周期节律性现象，但个体的差异性较大。

2. 睾酮的主要生理作用　睾酮作用比较广泛，主要表现为以下几个方面。

（1）影响胚胎的性分化：胚胎 7 周时分化出睾丸，并分泌雄激素，诱导含 Y 染色体的胚胎向男性分化；雄激素的影响也导致了神经系统分化的性差异；此外，睾酮对睾丸的下降也起重要作用。如果睾酮在胚胎时期含量过低，可能导致男性假两性畸形。

（2）维持生精作用：睾酮自间质细胞分泌后，经支持细胞进入生精小管与生精细胞相应的受体结合，促进精子生成；此外，附睾是精子成熟的场所，其功能的完整性很大程度取决于附睾中雄激素含量。因此，睾酮对于维持正常的精子发生和成熟是至关重要的。

（3）刺激附性器官发育与维持性欲：睾酮可直接刺激睾丸、阴囊与阴茎的正常发育，刺激精囊与前列腺的发育及其正常分泌。在睾酮作用下，青春期男性的外表开始出现一系列区别于女性的特征，称为男性副性征或第二性征，如骨骼粗壮、肌肉发达、肌力增强、体毛生长并呈男性分布、喉结突起、发音低沉、皮脂腺分泌增多等。雄激素对于男性性功能及性欲的维持也是非常重要的。血浆中雄激素水平降低时，常出现阳痿或性欲降低，用雄激素治疗效果较好。

（4）对代谢的影响：睾酮促进蛋白质的合成并抑制其分解，这种促进作用不仅表现在促进附属性器官组织蛋白的合成，还表现在促进肌肉、骨骼及其他组织的蛋白质合成，因而能加速机体生长；睾酮还参与机体水和电解质代谢的调节，使体内钠、水潴留。此外，睾酮还能促进肾脏分泌促红细胞生成素，调节红细胞的生成。

（二）抑制素

抑制素（inhibin）是睾丸支持细胞分泌的糖蛋白激素。生理剂量的抑制素可选择性作用于腺垂体，对卵泡刺激素的分泌有很强的抑制作用，而对黄体生成素的分泌却无明显的影响。此外，在性腺中还存在与抑制素结构类似而作用相反的物质，称为激活素（activin），可刺激卵泡刺激素的分泌。

三、睾丸功能的调节

睾丸的生精和内分泌功能均受下丘脑-腺垂体的调节，而睾丸分泌的激素又能反馈调节下丘脑-腺垂体的分泌活动。下丘脑、腺垂体、睾丸在功能上密切联系，互相影响，称为下丘脑-腺垂体-睾丸轴（hypothalamus-adenohypophysis-testes axis）。此外，睾丸内部还存在复杂的局部调节机制。

（一）下丘脑-腺垂体对睾丸活动的调节

下丘脑释放的促性腺激素释放激素经垂体门脉到达腺垂体，促进腺垂体促性腺细胞分泌卵泡刺激素和黄体生成素。

1. 对睾酮分泌的调节　黄体生成素促进间质细胞合成、分泌睾酮，所以黄体生成素又称为间质细胞刺激素（interstitial cell stimulating hormone，ICSH）。下丘脑分泌的促性腺激素释放激素促进腺垂体分泌黄体生成素，黄体生成素与间质细胞膜上的黄体生成素受体结合后，激活腺苷酸环化酶，使细胞内 cAMP 增加，激活依赖 cAMP 的蛋白激酶，促进睾酮合成酶体系的磷酸化，加速睾酮的合成。幼年动物摘除垂体后，睾丸及附性器官不能发育成熟，呈幼稚状态。摘除成年雄性动物的垂体后，睾丸及附属性器官发生萎缩，生精过程停止，睾酮分泌减少。

2. 对生精作用的调控　黄体生成素与卵泡刺激素对生精过程都具有调节作用，黄体生成素刺激间质细胞产生睾酮，通过睾酮实现对生精的支持作用。卵泡刺激素则调控精原细胞的分化与增殖，两者协同调控精子发生功能。动物实验表明，如果生精过程已经开始，只要给予适量的睾酮，生精过程便可维持；如果生精过程尚未开始，或因某种原因中断，仅有睾酮则难以使生精过程启动或恢复，该过程必须有卵泡刺激素的作用。因此，卵泡刺激素在生精过程中发挥始动作用，睾酮则有维持生精的效应。

（二）睾丸激素对下丘脑-腺垂体的反馈调节

血中睾酮达到一定浓度后，作用于下丘脑和腺垂体，降低促性腺激素释放激素和黄体生成素的分泌，产生负反馈调节作用，使血中睾酮维持在一定水平。腺垂体两种促性腺激素受负反馈调节的机制可能不同，卵泡刺激素主要受抑制素调控，黄体生成素主要受雄激素的负反馈调节。

睾丸生精小管的支持细胞存在芳香化酶，可将睾酮转化为雌二醇，雌二醇可与间质细胞中的雌二醇受体结合，抑制 DNA 合成，使睾酮的合成减少，同时也可对下丘脑-腺垂体进行反馈调节（图 12-2）。

综上所述，一方面，下丘脑-腺垂体调节睾丸的功能；另一方面，睾丸分泌的激素又能负反馈调节下丘脑和腺垂体的分泌活动。

图 12-2　睾丸激素对下丘脑-腺垂体的反馈调节
（+）表示促进作用；（-）表示抑制作用

案例思考

患者，男性，63 岁，以小便困难多年为主诉就诊。体检：前列腺增大，血清前列腺特异性抗原（PSA）为 12 个单位，（正常值 PSA<4 个单位）。患者行前列腺摘除术，病理检查显示除前列腺良性结节外，还有癌灶出现。骨扫描结果为阴性。患者接受 2 个疗程的放射治疗和抗雄激素治疗。之后两年 PSA 恢复正常。在放射治疗结束后的第 3 年，患者出现了腿及背部疼痛，骨扫描结果提示有转移灶，PSA 升高至 80 个单位。6 个月后，患者出现精神症状，头部 CT 显示脑中转移灶，血液检查提示肾衰竭。

中医辨证：脉沉迟无力，舌质淡，苔白，大便久泻不止，小便清长。

西医诊断：前列腺癌；中医诊断：癃闭（肾阳衰惫证）。

治法：温补肾阳，化气利水。

代表方：济生肾气丸。

问题与思考：

（1）如何解释患者的排尿困难？为什么医生在患者第一次就诊时就考虑肾衰竭？

（2）用抗雄激素治疗前列腺癌的理论基础是什么？

提示：

（1）前列腺在雄激素和雌激素的作用下，上皮细胞和基质（平滑肌）增生、肥大导致前列腺增生。增大的前列腺阻塞尿道穿过前列腺的部分。尿流受阻，可能导致肾小囊内压增大，肾小球滤过率下降，引起肾衰竭。

（2）多数前列腺癌细胞中有雄激素受体，抗雄激素治疗可阻止肿瘤生长，使大量癌细胞死亡。抗雄激素治疗对非依赖雄激素生长特性的癌细胞没有作用。肾上腺和睾丸都能产生雄激素，用抗雄激素治疗的疗效要比单纯切除睾丸的疗效好。

四、男性的性反应

性兴奋是由于肉体和精神等方面的刺激，在神经内分泌系统的参与调控下，从性欲的激发到性交、再到高潮直至消退的一系列过程。它包括兴奋期、平台期、高潮期和消退期，性反应周期时间的长短也因人而异。而性行为主要是指在性兴奋的基础上，男女两性发生性器官接触即性交的过程。在人类，性行为除了能保证种族繁衍的目的外，尚能满足人类性生理和性心理的需要。

当有效地刺激引起人的性欲后，又激发了一系列的条件反射和非条件反射，迅速进入兴奋期。当性兴奋紧张度持续稳定在较高水平的阶段即进入平台期；此时阴茎变坚硬、直径增粗，阴茎头颜色加深，尿道口出现尿道副腺分泌物（一般不含精子）以利于阴茎插入。性兴奋持续达到一定程度，性刺激充分积累后，即进入性高潮期；此期时间较短，仅有几秒钟。高潮后性兴奋逐渐消退，出现一种疲惫无力、松弛乏力的感觉。

男性的性兴奋反应除了心理性变化外，主要表现为阴茎勃起和射精，这个过程需要神经内分泌系统、血管系统、生殖器官及良好精神心理状态的协同作用。

1. 阴茎勃起（erection） 是由于进入性兴奋期后，白膜被绷紧，阴茎海绵体充血，压力升高所致。勃起可以由大脑皮层的刺激引起（精神性勃起）和外生殖器局部机械性刺激引起（反射性勃起）。

阴茎受交感神经肾上腺素能纤维与副交感神经胆碱能纤维的双重支配，副交感神经纤维释放乙酰胆碱和血管活性肠肽，使阴茎内血管舒张。此外，非胆碱能和非肾上腺素能纤维中含有一氧化氮合酶（NOS），可催化 NO 的形成，NO 激活鸟苷酸环化酶，使 cGMP 生成增加，cGMP 具有强烈的舒血管效应。勃起时阴茎内动脉扩张，血流量明显增加，且阴茎的静脉回流受阻起到维持勃起的作用，使阴茎海绵体内的压力达到 75mmHg。交感神经缩血管纤维的传出冲动可以终止勃起。一般来说，男性从性交开始到射精的时间为 3～15min。

2. 射精（ejaculation） 是性交过程中将精液排出体外的过程，射精过程分为移精和排射两个阶段。当腹下神经丛及膀胱丛兴奋时，附睾、精囊、前列腺等分泌增加，精子与其分泌液混合成为精液，同时附睾、输精管和精囊壁的平滑肌收缩，将精液泄入后尿道中，此过程为移精。由于储存在后尿道的精液量增加，触发阴部神经的反射性活动，使尿道周围及会阴部肌群发生节律性收缩，强力压迫尿道而使精液排射出尿道，同时达到了性高潮（orgasm）。在正常情况下，射精动作出现的一瞬间，膀胱内括约肌应同时收缩，从而关闭了尿道和膀胱的通路，迫使精液从后尿道向前射出。在射精后的一段时间不能再次产生勃起与射精，称为不应期。不应期的长短与年龄和身体状况等多种因素有关。

遗精（spermatorrhea）是指在无性交活动的情况下发生的一种射精，它可以发生在睡眠状态中，或者发生在清醒状态时，是未婚男子常见的生理现象。

第二节 女 性 生 殖

女性的主性器官是卵巢，附性器官包括输卵管、子宫、阴道和外生殖器等，女性生殖功能主要包括卵巢的生卵作用、内分泌功能、妊娠与分娩等。

一、卵巢的生卵作用

（一）卵泡的发育

卵泡期（follicular phase）指卵泡生长、发育直至成熟的阶段。卵泡（ovarian follicle）由卵母细胞和卵泡细胞组成，出生后，两侧卵巢中有 30 万～40 万个原始卵泡，青春期减至 4 万个。一般卵泡期约为 14d，但可有不同程度的变化。自青春期起，每月有 15～20 个卵泡开始生长发育，但通常只有一个卵泡发育成为优势卵泡并成熟排卵，其余的卵泡均在不同的发育阶段发生凋亡并退化为闭锁卵泡。

原始卵泡经历初级卵泡、次级卵泡（secondary follicle）两个发育阶段，最后才成为成熟卵泡。在初级卵泡向成熟卵泡发育的过程中，卵泡出现一系列形态上的变化：卵母细胞逐渐增大；卵泡细胞由单层棱形或扁平细胞变为颗粒细胞，并分泌糖蛋白包绕卵母细胞形成透明带；卵泡周围的间质细胞分化增殖为内膜细胞和外膜细胞；颗粒细胞由单层变为多层，形成次级卵泡。之后，颗粒细胞分泌的黏多糖及血浆成分进入卵泡形成卵泡液和卵泡腔，把覆盖有颗粒细胞的卵细胞推向一侧形成卵丘，最后转变为成熟卵泡（图 12-3）。

图 12-3　卵巢生卵过程示意图

在卵泡发育过程中，细胞膜上相继生成卵泡刺激素、睾酮、催乳素、雌二醇及前列腺素等激素的受体，内膜细胞和颗粒细胞也逐渐具有了内分泌功能。

（二）排卵与黄体的形成

成熟卵泡壁发生破裂，卵细胞、透明带与放射冠随同卵泡液一起排入腹腔，称为排卵（ovulation）。排卵后，卵巢破裂口被纤维蛋白封闭，残余的卵泡壁内陷，血管破裂，血液进入腔内凝固，形成血体。此后新生血管长入，残留卵泡细胞增殖，在黄体生成素的作用下颗粒细胞和内膜细胞分别转化为颗粒黄体细胞和卵泡膜黄体细胞，外观呈黄色，称为黄体（corpus luteum）。在黄体生成素作用下，黄体细胞可分泌大量的雌激素和孕激素，这一阶段称为黄体期（luteal phase）。黄体的寿命一般为 12～16d，若排出的卵子未能受精，在排卵后第 9～10d 黄体开始退化，逐渐被结缔组织取代成为白体。黄体的退化导致血液中孕激素与雌激素水平的急剧下降，随后新的卵泡期开始。

二、卵巢的内分泌功能

卵巢可以合成并分泌雌激素、孕激素和少量雄激素及其他一些多肽类激素。卵泡的颗粒细胞、内膜细胞和黄体细胞都参与雌激素的分泌，体内的雌激素主要有 3 种：雌二醇（estradiol，E_2）、雌酮（estrone）和雌三醇（estriol）。其中雌二醇的分泌量最大，活性最强。雌酮的生物活性仅为雌二醇的 10%，雌三醇的活性最低。孕激素则主要由黄体细胞分泌，主要为孕酮（progesterone）。另外，卵巢的颗粒细胞也能分泌抑制素。

（一）雌激素的生理作用

雌激素（estrogen）主要促进女性生殖器官的发育和副性征的出现，并维持在正常状态；此外，雌激素对代谢也有明显的影响。

1. 对生殖器官的作用　①协同卵泡刺激素促进卵泡发育，诱导排卵前黄体生成素峰的出现并引发排卵。②促进输卵管上皮细胞增生、分泌及输卵管运动，有利于精子与卵子的运行。③促进子宫的生长发育，如青春期前雌激素分泌过少，生殖器官不能正常发育；雌激素分泌过多，则会出现性早熟现象；绝经后雌激素水平降低，生殖器官萎缩。除此之外，雌激素还能促进子宫平滑肌细胞增生肥大，在妊娠晚期提高子宫平滑肌的兴奋性及对催产素的敏感性，有助于启动分娩。④使子宫内膜发生增生期的变化，内膜逐渐增厚，血管和腺体增生。⑤促使子宫颈分泌大量清亮、稀薄的黏液，有利于精子穿行及存活。⑥促使阴道上皮细胞增生和角化，糖原含量增加。糖原分解使阴道环境呈酸性（pH4～5），有利于阴道乳酸杆菌的生长，抑制其他微生物的繁殖，增强阴道的抵抗力。

2. 对副性征和乳腺的影响　雌激素可促进乳房发育，刺激乳腺导管和结缔组织的增生，产生乳晕；也可促使脂肪沉积于乳房、臀部等部位，维持女性第二性征；并促进女性第二性征和性欲的产生。

3. 对代谢和其他的影响　雌激素对人体新陈代谢的作用比较广泛：①促进蛋白质合成，特别是促进生殖器官细胞的增殖与分化，促进生长发育。②刺激成骨细胞的活动，促进钙、磷在骨质沉积，尤其是促进青春期骨的成熟，促进骨骺的愈合。③促进醛固酮分泌，导致水、钠潴留，增加细胞外液量。④促进血管内皮细胞的修复、抑制血管平滑肌增殖；雌激素还能抗氧化、降低血浆低密度脂蛋白，发挥对心血管的保护作用。

（二）孕激素的生理作用

孕激素（progesterone）主要作用于子宫内膜和子宫平滑肌，为受精卵的着床和妊娠维持提供基本的保障作用。由于孕酮受体含量受雌激素调节，因此孕酮的绝大部分作用都必须在雌激素作用的基础上才能发挥。

1. 对子宫的作用　在雌激素作用下使增生的子宫内膜进一步增厚，并发生分泌期的变化，为孕卵着床提供适宜的环境；减少宫颈黏液分泌，增大其稠度，黏蛋白分子交织成网形成黏液栓，阻止精子通过。

2. 维持妊娠　孕酮能使实验动物的子宫平滑肌细胞膜发生超极化，兴奋性降低，阈值升高，降低子宫平滑肌对催产素的敏感性，也能抑制母体对胎儿的免疫排斥反应，因而有利于胚胎在子宫内的生长发育。此外，孕激素还可以抑制输卵管节律性收缩。

3. 对乳腺的作用　在雌激素作用的基础上，孕激素可促进乳腺腺泡的发育、成熟，并与其他相关激素一起为分娩后的泌乳做好充分准备。

4. 产热作用　女性基础体温在排卵前先出现短暂降低，在排卵后升高 0.5℃左右，并在黄体期一直维持在此水平。女性在绝经或卵巢切除后，这种双相的体温变化消失，注射孕酮则可使基础体温升高，因此，临床上常将女性基础体温的双相变化作为判定排卵的标志之一。

三、卵巢功能的调节

卵巢的周期性活动受下丘脑-腺垂体的调节，而卵巢所分泌激素的周期性变化又使子宫内膜发生周期性改变，同时对下丘脑-腺垂体进行正、负反馈性调节，形成下丘脑-腺垂体-卵巢轴（hypothalamus-adenohypophysis-ovaries axis）。下丘脑正中隆起释放的促性腺激素释放激素呈脉冲式分泌，通过三磷酸肌醇和二酰甘油调节腺垂体卵泡刺激素和黄体生成素的分泌，并在月经周期中呈现周期性变化。

女性进入青春期，下丘脑的促性腺激素释放激素分泌增多，腺垂体卵泡刺激素和黄体生成素分泌也相应增多，使卵巢出现周期性变化，并伴有雌、孕激素的分泌增多，而增高的雌、孕激素对下丘脑和腺垂体的功能又具有反馈性调节作用。

下丘脑及腺垂体均存在雌、孕激素的受体，雌、孕激素可反馈性地调节下丘脑促性腺激素释放激素和腺垂体卵泡刺激素及黄体生成素的分泌。一般认为，孕激素对下丘脑和腺垂体呈现负反馈性调节，即孕激素分泌增多时，下丘脑促性腺激素释放激素、腺垂体卵泡刺激素和黄体生成素的分泌相应减少。雌激素的作用则比较复杂，在黄体期，雌激素水平增高时，主要以负反馈方式抑制腺垂体黄体生成素的分泌；但在排卵前一天左右，由于卵泡产生大量雌激素，血中雌激素水平达到最高值，形成月经周期中雌激素的第一次高峰，高浓度的雌激素促进促性腺激素释放激素的释放，继而引起排卵前黄体生成素和卵泡刺激素释放，以血中黄体生成素浓度增加最明显，形成黄体生成素峰（图 12-4）。雌激素这种促进黄体生成素大量分泌的作用，称为雌激素的正反馈效应。

　　在月经周期的大部分时间内，卵巢甾体激素可反馈抑制促性腺激素的分泌。故当卵巢切除或卵巢功能低下及绝经后，血中性激素水平下降，黄体生成素和卵泡刺激素水平则明显升高。

四、月经周期

　　女性自青春期起，卵巢功能开始活跃，在卵巢激素周期性分泌的影响下，每月一次子宫内膜发生周期

图 12-4　下丘脑-腺垂体对卵巢活动的调节
　　——→ 促进　　-----→ 抑制

性脱落、出血，这种周期性经阴道流血的现象称为月经（menstruation），女性的这种生殖周期称为月经周期（menstrual cycle）。

　　月经周期的长短因人而异，成年妇女平均为 28d，在 20～40d 均属正常，但每个女性自身的月经周期是相对稳定的。通常，我国女性在 12～14 岁出现第一次月经，称为初潮；初潮后的一段时间内，月经周期可能不规律，一般 1～2 年后逐渐规律起来；45～55 岁，月经不复再现，进入绝经期。绝经期是由于卵巢功能衰退而致，而下丘脑-腺垂体-卵巢轴的功能仍保持正常。

　　月经周期中子宫内膜的周期性变化一般分为月经期、增殖期和分泌期，前两期相当于卵巢周期的卵泡期，分泌期相当于黄体期。卵巢的周期性变化是月经周期形成的基础，卵巢与子宫内膜的周期性变化，是在下丘脑-腺垂体-卵巢轴的调控下完成的。

（一）卵泡期（月经期和增生期）

　　卵泡刺激素是卵泡生长发育的始动激素，颗粒细胞和内膜细胞均有卵泡刺激素受体，卵泡刺激素还能使颗粒细胞上出现黄体生成素受体。卵泡期开始时，由于卵泡未发育成熟，血中雌激素与孕激素浓度均处于低水平，对腺垂体卵泡刺激素与黄体生成素分泌的反馈抑制作用较弱，血中卵泡刺激素表现逐渐增高的趋势，1～2d 后黄体生成素也有所增加。

　　在卵泡刺激素的作用下，卵泡加速生长，颗粒细胞大量分泌雌激素，血中的雌激素浓度迅速上升。同时，其反馈性抑制作用使血中卵泡刺激素的水平有所下降。至排卵前一天左右，血中雌激素浓度达到顶峰，在其正反馈作用下，下丘脑促性腺激素释放激素分泌增加，刺激腺垂体黄体生成素与卵泡刺激素的分泌，尤其以黄体生成素的分泌增加最为明显，形成黄体生成素峰（LH surge）。成熟卵泡在黄体生成素峰的作用下发生排卵（ovulation）。卵泡期内，在逐渐增高的雌激素作用下，使月经期后的子宫内膜修复增厚，腺体和血管增生、变长，但尚不分泌（图 12-5）。

（二）黄体期（分泌期）

　　排卵后的卵泡壁塌陷，结缔组织和毛细血管伸入，随即卵泡的内膜细胞和颗粒细胞迅速增生肥大而转化为黄体。在黄体生成素作用下，黄体细胞分泌大量的孕激素与雌激素，血中孕激素和雌激素水平逐渐升高，一般在排卵后 7～8d 形成孕激素分泌峰及雌激素的第二个高峰。与卵泡期第一个

图 12-5　月经周期中子宫内膜及相关激素的变化示意图

GnRH：促性腺激素释放激素；FSH：卵泡刺激素；LH：黄体生成素

雌激素高峰相比，黄体期第二个高峰的升高的程度略低。在黄体期，由于高浓度的雌激素和孕酮对下丘脑与腺垂体分泌的负反馈抑制作用，促性腺激素释放的激素释放减少，卵泡刺激素与黄体生成素在血中浓度相应下降。

在黄体期，子宫内膜在雌激素作用的基础上又受到孕激素的刺激，内膜细胞体积增大，糖原含量增加，腺管由直变弯，分泌含糖原的黏液，故称为分泌期（相当于月经周期的第 15～28d）。在此期内，黄体分泌雌激素和大量孕激素，孕激素能促使子宫内膜进一步增生变厚，血管扩张充血，腺体增大，腺细胞的胞质出现许多颗粒，内膜呈现高度分泌状态。子宫内膜变得松软并富含营养物质，子宫平滑肌相对静止，为胚泡着床和发育做好准备。

若未能受精，则在高浓度雌、孕激素的负反馈作用下，腺垂体卵泡刺激素和黄体生成素的分泌减少。失去 LH 的支持，黄体逐渐退化为白体，血中孕激素与雌激素水平明显下降。子宫内膜失去雌、孕激素的支持，血管发生痉挛性收缩，随后子宫内膜脱落、出血、经阴道流出，出现月经。因子宫内膜组织中含有丰富的纤溶酶原激活物，使经血中的纤溶酶原被激活成纤溶酶，降解纤维蛋白，故月经血不凝固。因黄体的退化，雌激素与孕激素分泌减少，负反馈抑制作用减弱，腺垂体卵泡刺激素与黄体生成素的分泌又开始增加，进入下一个卵巢周期。

月经周期较容易受心理因素影响，并对身体健康状况比较敏感，强烈的精神刺激，急剧的环境变化及体内其他系统的严重疾病，均可能引起月经失调。

中医学认为"肾"主藏精，包括男、女两性生殖之精，是繁育后代的物质基础。生殖功能的调控也有赖于"肾气"的充盛。"肾"对人体生殖功能起着关键作用。生殖功能还需要"气血"的扶养，女性尤以血为本。肝脾的功能也与生殖功能调节有关。肝主疏泄，脾主运化；肝藏血，脾统血；

这些功能若发生改变也将影响正常的生殖功能（图 12-6A）。研究表明，人的生殖功能是在下丘脑-腺垂体-性腺轴的调节下进行的。生殖功能也需营养、代谢、免疫等功能参与，这又涉及甲状腺、肾上腺皮质、胰岛的功能。以女性生殖功能的调节为例，可简示如图 12-6B。中西医在此方面认识有很大的相似性。临床研究表明，"肾气""天癸""冲任"等与下丘脑-腺垂体-性腺轴相关。所谓"冲为血海""任主胞胎"也相近于雌激素与孕激素的作用。

图 12-6 "肾"主生殖的相关机制与女性生殖的神经内分泌机制比较

A. "肝""脾"对肾主生殖功能的影响；B. 甲状腺、肾上腺、胰腺对女性生殖功能的影响

五、女性的性反应

女性的性反应主要包括阴道润滑、阴蒂勃起及性高潮。女性性兴奋期是以阴道润滑为特点，经历的时间较男性长；同时有心率加快、肌肉紧张和生殖器充血的改变。在性兴奋期之后，性紧张性持续稳定在较高水平，进入平台期；此时阴道的外 1/3 发生显著的血管充血，并滤出一种稀薄的黏性液体，润滑阴道和外阴，有利于性交进行。阴蒂是女性的性感受器之一，阴蒂头部分布有丰富的感觉神经末梢，是女性性器官中最敏感的部位。女性性高潮的快感由阴蒂开始，向整个下腹部放射。在性高潮过后，身体和情绪均恢复平静即消退期。女性的性高潮后不应期并不明显，所以女性具有多次性高潮的潜在能力。

女性的心理因素对性高潮的出现有明显的影响，情绪不佳时性反应可不出现，更不会达到性高潮。

第三节　妊娠与分娩

妊娠（pregnancy）是指在母体内胚胎的形成及胎儿的生长发育过程，包括受精、着床、妊娠的维持和胎儿的生长发育，是一个非常复杂、协调的生理过程。以末次月经来潮的第一天算起，人类的妊娠全过程平均约为 280d。

一、受精与着床

1. 受精（fertilization）　是精子与卵子融合的过程。受精的部位在输卵管壶腹部。射入阴道的精子在女性生殖道内运行的过程较为复杂，需要穿过子宫颈管和子宫腔，并沿输卵管运行相当长的一段距离，才能到达受精部位。精子运行的动力一方面依靠其自身尾部鞭毛的摆动；另一方面需借助于女性生殖道平滑肌的运动和输卵管纤毛的摆动。一次射精虽能排出数以亿计的精子，但是，阴道内的精子绝大部分被阴道内的酶杀伤失去活力，存活的精子随后又遇到宫颈黏液的拦截，故最后能到达受精部位的只有 15～50 个精子，到达的时间在性交后 30～90min。精子与卵子在女性生殖

道中保持受精能力的时间很短，精子为 1～2d，卵子仅为 6～24h。

人类和大多数哺乳动物的精子必须在雌性生殖道内停留一段时间，方能获得使卵子受精的能力，称为精子获能（capacitation）。获能的本质就是暴露精子表面与卵子识别的装置。精子经过在附睾中的发育，已经具备了受精能力，但由于附睾与精浆中存在去获能因子，致使精子的受精能力受到抑制。当精子进入雌性生殖道后，去获能因子被去除，精子随即恢复受精能力。获能的主要场所是子宫，其次是输卵管。

获能精子与卵子在输卵管壶腹部相遇时，精子首先与卵子透明带上的精子受体蛋白。如 ZP_3 结合，使精子的顶体膜破裂，释放其顶体酶，以溶解卵细胞外围的放射冠及透明带，使精子得以穿行，这一过程称为顶体反应（acrosomal reaction）。当精子进入卵细胞后，激发卵母细胞中的颗粒释放，释放

物与透明带反应，封锁透明带，使其他的精子难以再进入。因此，到达受精部位的精子虽然有数个，但一般只有一个精子能与卵子结合。进入卵细胞的精子，其尾部迅速退化，细胞核膨大形成雄性原核，雄性原核随即与雌性原核融合，形成含有 23 对染色体的受精卵（图 12-7）。

图 12-7 输卵管发育中的受精卵和胚胎植入部位

随着受精理论的完善，推动了体外受精技术（试管婴儿）的发展。目前，人们已经使精子在适宜的培养液中获能，并使这样的精子与取自母体的成熟卵子在试管中受精。卵子受精后继续培养，当受精卵分裂成 2～8 个分裂球时，再转移到母体子宫内着床、发育、成长，直至分娩。

2. 着床（implantation） 是胚泡植入子宫内膜的过程，也称为植入。其包括定位、黏着、穿透 3 个阶段。受精卵在移动至子宫腔的途中，继续进行细胞分裂。大约在排卵后第 4d 抵达子宫腔，此时，受精卵已经形成胚泡。着床于受精后 5～6d 起始，至受精后 11～12d 完成。着床成功的条件在于：①透明带必须消失；②胚泡的滋养层细胞迅速增殖分化，形成合体滋养层细胞；③胚泡与子宫内膜必须同步发育和相互配合；④体内必须有足够的孕激素，并在雌激素的配合下，使子宫出现一个极短的敏感期，才能接受胚泡着床。成功着床的关键在于胚泡与子宫内膜的同步发育。

在着床过程中，胚泡不断地发出信息，使母体能识别胚泡并发生适应性变化。胚泡可产生人绒毛膜促性腺激素（human chorionic gonadotropin，hCG），刺激卵巢黄体转变为妊娠黄体，继续分泌维持妊娠所需要的雌、孕激素。

二、胎盘激素与妊娠的维持

正常妊娠的维持有赖于垂体、卵巢和胎盘（placenta）分泌的各种激素的相互配合。在受精后的第 6d 左右，胚泡滋养层细胞便开始分泌人绒毛膜促性腺激素，以后逐渐增多，刺激卵巢的月经黄体变为妊娠黄体，继续分泌孕激素和雌激素。胎盘形成后，即成为妊娠期一个重要的内分泌器官，它能分泌大量的蛋白质激素、肽类激素和类固醇激素，以适应妊娠的需要和促进胎儿的生长发育。胎盘所分泌的激素主要包括四种，即人绒毛膜促性腺激素、孕激素和雌激素、人绒毛膜促生长激素（human chorionic somatomammotropin，hCS）。

1. 人绒毛膜促性腺激素 是由胎盘绒毛组织的合体滋养层细胞分泌的一种糖蛋白激素，其分子结构与黄体生成素极为相似，因此，人绒毛膜促性腺激素与黄体生成素的生物学作用和免疫特性基本相同。

人绒毛膜促性腺激素于受精后第 8～10d 就出现在母体血中，随后其浓度迅速升高，至妊娠 8～

10 周达到顶峰，20 周左右降至较低水平，并一直维持至妊娠结束。如果分娩时无胎盘残留，于产后 4d 血中人绒毛膜促性腺激素消失。妊娠过程中，尿中人绒毛膜促性腺激素含量的动态变化与血液相似，检测母体血中或尿中的人绒毛膜促性腺激素，可作为诊断早孕的准确指标。

人绒毛膜促性腺激素的生理作用：①在妊娠早期刺激母体的月经黄体转变为妊娠黄体，并使其继续分泌大量雌激素和孕激素，以维持妊娠过程的顺利进行；②抑制淋巴细胞的活力，防止母体对胎儿产生排斥反应，具有"安胎"的效用。对于男性胎儿，人绒毛膜促性腺激素可促使其睾丸分泌睾酮，参与男性胎儿的性分化过程。

妊娠黄体的寿命只有 10 周左右，以后便发生退化。与此同时，胎盘分泌孕激素和雌激素的功能已经基本成熟，并逐渐接替了妊娠黄体的作用，以更快的速度分泌雌激素、孕激素。

2. 人绒毛膜促生长激素　是由胎盘合体滋养层细胞分泌的一种单链多肽，含191个氨基酸残基，其中96%与人生长激素相同，因此具有生长激素样的作用，可调节母体与胎儿的糖、脂肪及蛋白质代谢，促进胎儿生长。妊娠第 6 周母体血中可测出人绒毛膜促生长激素，以后稳步增多，第 12 周左右开始维持在高水平，直至分娩。

3. 雌激素和孕激素　胎盘与卵巢的黄体一样，能够分泌雌激素和孕激素。在妊娠两个月左右，人绒毛膜促性腺激素的分泌达到高峰，以后开始减少，妊娠黄体逐渐萎缩，由妊娠黄体分泌的雌激素和孕激素也减少。此时胎盘所分泌的雌激素和孕激素逐渐增加，接替妊娠黄体的功能以维持妊娠，直至分娩。

（1）雌激素：胎盘分泌的雌激素主要成分为雌三醇，活性虽低，但分泌量极高。其前身物质是胎儿体内生成的 16α-羟脱氢表雄酮硫酸盐，随血液进入胎盘后，再经芳香化酶转化为雌三醇。所以雌三醇是胎儿和胎盘共同参与合成的。如果在妊娠期间胎儿死于子宫内，孕妇的血液和尿液中雌三醇会突然减少，因此，临床上检测孕妇血液或尿液中雌三醇的含量，有助于了解胎儿的存活状态。妊娠期间的雌激素主要作用是促进母体子宫、乳腺的生长；松弛骨盆的韧带；调节母体与胎儿的代谢。

（2）孕激素：由胎盘合体滋养层细胞分泌。胎盘自母体血中摄取胆固醇，合成孕酮。来自胎儿体内的孕烯醇酮也可被胎盘转变为孕酮。孕酮对妊娠维持的主要作用是维持子宫内膜蜕膜化，为早期胚胎提供营养物质；降低子宫的收缩性，保持妊娠子宫的安静；促进乳腺腺泡的发育，为泌乳做准备。

三、分娩

分娩（parturition）是指成熟胎儿及其附属物从母体子宫产出的过程。临产发动的机制尚不清楚，人类分娩的产生是多因素作用引起的，如胎儿对子宫下段和宫颈的机械性扩张作用、胎盘和胎儿内分泌激素的作用及子宫组织本身结构的变化等。

子宫节律性收缩是分娩的主要动力，缩宫素、雌激素及前列腺素等是调节子宫肌肉收缩的重要因素。另外，在妊娠妇女的血中可出现一种称为松弛素（relaxin）的肽类激素，它主要由卵巢的妊娠黄体分泌，子宫蜕膜与胎盘也能产生。松弛素的主要作用是使妊娠妇女骨盆韧带松弛，胶原纤维疏松，子宫颈松软，以利于分娩的进行。

自然分娩过程分为三个产程：第一产程从规律性子宫收缩开始至子宫颈完全扩张；第二产程是胎儿经子宫颈和阴道排出母体的过程；第三产程是胎盘与子宫分离，胎盘及其附属物排出母体的过程。

第四节　中医脏腑功能与生殖生理

一、肾藏精，主人体生殖

中医学的"肾"不仅包括五脏之一的肾脏，还包括生殖器和生殖内分泌等功能。

1. 肾主生殖　中医学认为"肾"具有藏精、主生殖的功能。肾对精气的闭藏作用，不使精气无故流失，让其在体内充分发挥其应有的生理效应。

"肾"中精气的主要生理效应是促进机体的生长、发育并逐步具备生殖能力，《黄帝内经》对此做了较详细的论述。《素问·上古天真论》说："女子七岁，肾气盛，齿更发长。二七而天癸至，任脉通，太冲脉盛，月事以时下，故有子。三七，肾气平均，故真牙生而长极。四七，筋骨坚，发长极，身体盛壮。五七，阳明脉衰，面始焦，发始堕。六七，三阳脉衰于上，面皆焦发始白。七七，任脉虚，太冲脉衰少，天癸竭，地道不通，故形坏而无子也"。此段论述指出了在人体的生长、发育及衰老的生理过程中，肾中精气的盛衰起着关键作用。

中医临床以补肾为指导原则治疗青春期功能性子宫出血、下丘脑-腺垂体功能性闭经均取得良好的效果。补肾治疗并不是激素替代治疗，而是在中医理论指导下以中药改善机体的调节机制。由此可见肾主生殖的理论对于基础理论的研究与临床实践都是很有意义的。

2. 肾阴、肾阳与下丘脑-腺垂体-性腺轴　肾主生殖，而生殖是在下丘脑-腺垂体-性腺轴系统的调节下进行的。故肾阴与肾阳的作用也包含下丘脑-腺垂体-性腺轴的功能。阴阳是相对的概念，肾阴、肾阳是宏观的指导原则。性别有男女，以此角度来分，雄属阳，雌属阴，故雄激素归为阳，雌激素归为阴。如从功能角度分，肾阳虚表现为机体功能减退，而肾阴虚则表现为某些功能亢进，这都是机体失去平衡的表现。

研究表明，对男性肾阳虚的患者，测定血液激素水平发现，雌二醇、黄体生成素偏高，睾酮偏低，而且促性腺激素释放激素对黄体生成素的促进分泌作用延迟；用温补肾阳的药物可改善这些状态。在下丘脑-腺垂体-性腺轴中，下丘脑-腺垂体属阳，性激素属阴。女性的下丘脑-腺垂体功能减退常表现为阳虚症状；若卵巢功能减退，雌激素水平下降，垂体促性腺激素水平过高，则表现为阴虚症状，如更年期综合征。

从生理学的分子水平进行研究能揭示肾阴、肾阳作用的某些共同规律，对阐明肾阴肾阳的本质非常有意义。在动物实验中，摘除大鼠的甲状腺、肾上腺造成卵巢功能减退，此时元阳受损，应用补肾药物如附子、肉桂、巴戟天、菟丝子、肉苁蓉等有较好的治疗效果，而滋阴药物如生地黄、枸杞则无效。

二、肝主疏泄与生殖功能的关系

生殖由肾所主，然而与肝的关系也尤为紧密。《素问·上古天真论》所说："肾者主水，受五脏六腑之精而藏之。"而男精女血，需要定时疏泄，其疏泄则依赖于肝的疏泄功能。在生理上，肝藏血，肾藏精，精血充盈，会于冲任，下达于胞宫，由肝疏泄。可见，女子经血的来潮，是肾主闭藏与肝主疏泄协同作用的结果；同样，男子的排精，亦是肾藏与肝泄的相反相成的作用。

肝藏血，血养精；肾藏精，精化血，肝肾精血之间可以互生互化，相互协调，故称为精血同源。肝肾精血充足，则胞宫得养，生殖力旺；若肝肾精血亏虚，则胞宫失养，而致女子经少经闭甚至不孕，男子腰酸耳鸣、精少不育。

1. 肝主疏泄调摄天癸　女子月经来潮与男子泄精作用，依赖于肝主疏泄与肾主闭藏的相反相成的作用。《素问·上古天真论》曰：女子"二七，天癸至，任脉通，太冲脉盛，月事以时下"；男子"二八，天癸至，精气溢泻，阴阳和故能有子"。男精女血属于人体的精微物质，天癸是先天之精，具有生化精血的功能，从而使男女具有生殖能力。天癸虽受肾气盛衰的支配，但与肝亦有密切联系，如果肝肾疏泄摄藏协调失调，就会引起精神抑郁或紧张，往往导致男性阳痿或早泄；对女性则会影响排卵或受孕。

2. 肝主疏泄调节气血　冲任同起胞宫之中，作用于胞宫，冲为血海，任主胞胎，冲任二脉同源相资，太冲脉盛，女子月事以时下，男子精气溢泻，故能有子。肝的疏泄功能能调畅气机，能运行血液和输布津液。若肝失疏泄，经气不畅，致冲任不能相资；如肝郁日久，可克伐脾土、化火伤阴，致肾阴亏损,肝肾、冲任二脉及胞宫阴阳转化障碍,从而阻碍月经来潮及卵子排出,造成不孕。

3.肝主疏泄调节情志 肝喜条达而恶抑郁,临床上不孕不育患者,多与精神情志不畅,疏泄失常,气血失和,冲任不能相资有关。现代医学认为长期处于紧张焦虑状态下的妇女,肝主疏泄功能异常可影响大脑皮层神经递质,进而影响"下丘脑-腺垂体-卵巢"轴导致卵巢功能失调而不孕。

三、命门与生殖的意义

中医学认为命门蕴藏先天之气,集中体现肾的功能,故对五脏六腑的功能发挥着决定性的作用。"命门"一词最早见于《灵枢·根结》中,秦汉以后才把它作为脏象学说中的一个概念。尽管诸家对命门的形态和位置见解不一,但对其在人体生命活动中的作用都十分重视。

命门在男子能藏生殖之精,在女子则紧密联系着胞宫,对两性生殖功能有重要影响;命门内含有真阳(真火)、真阴(真水),五脏六腑及整个人体的生命活动都由它激发和主持。青春期前命门参与协调和完善五脏系统的功能,使五脏精气充盈,同时命门的元气得到蓄养和维持。青春期的来至,"天癸"使第二性征出现,机体生长发育至壮盛,为生殖活动进行能量积累与物质储备。当机体进行性活动,命门元阳处于一种被激发态,这时命门系统才得以全面开放。这种全身整合的机制在于命门的元阴、元阳被激发,作用于五脏系统,发为五脏阳气,从而激发和转化更多的阴精,释放出大量能量,所以中医认为命门是五脏整合的调节中枢。

学习框架

1.试述睾丸功能及其调节,并分析成年男性睾丸功能降低,可能会出现哪些表现。

2.试述睾酮的生理作用。

3.试述卵巢激素的作用。

4.试述月经周期中子宫内膜的周期性变化与激素的关系。

(张雨薇 鞠 迪)

主要参考文献

柴金苗. 2011. 眼科疾病. 北京：科学出版社

郭益民等. 2009. 生理学. 北京：人民卫生出版社

季钟朴. 1991. 现代中医生理学基础. 北京：学苑出版社

李国彰. 2011. 生理学. 2 版. 北京：人民卫生出版社

李家邦. 2008. 中医学. 北京：人民卫生出版社

施建蓉，赵铁建. 2016. 生理学. 北京：中国中医药出版社

施雪筠. 2007. 生理学. 2 版. 北京：中国中医药出版社

王德山. 2009. 中西医结合生理学. 北京：中国中医药出版社

王清任. 2005. 医林改错. 李天德，张学文整理. 北京：人民卫生出版社

王庭槐. 2018. 生理学. 9 版. 北京：人民卫生出版社

毋桂花. 2010. 耳鼻咽喉及口腔科疾病. 北京：科学出版社

徐大椿. 2007. 医学源流论. 万芳注解. 北京：人民卫生出版社

徐志伟，罗荣敬. 2003. 中西医结合生理学. 北京：科学出版社

姚泰. 2009. 生理学. 北京：人民卫生出版社

张志雄. 2011. 生理学. 2 版. 上海：上海科学技术出版社

张仲景. 2005. 伤寒论. 钱超尘注解. 北京：人民卫生出版社

赵铁建. 2012. 神经生理学. 北京：人民卫生出版社

赵铁建. 2013. 中西医结合生理学. 北京：科学出版社

赵铁建，朱大诚. 2021. 生理学. 北京：中国中医药出版社

朱大年. 2008. 生理学. 7 版. 北京：人民卫生出版社

朱启文，高东明. 2012. 生理学. 2 版. 北京：科学出版社

朱文玉. 2003. 医学生理学. 北京：北京大学医学出版社

Levy M N，Stanton B A，Koeppen B M. 2008. 生理学原理. 4 版. 梅岩艾，王建军译. 北京：高等教育出版社